重症度の階層化とその対策

Minimal requirements of the management for perioperative complications in gastroentrological surgery

消化器外科周術期合併症の minimal requirements

監修
北野正剛
大分大学長

編集
白石憲男
大分大学医学部地域医療学センター外科分野教授

上田貴威
大分大学医学部地域医療学センター外科分野

MEDICAL VIEW

本書では，厳密な指示・副作用・投薬スケジュール等について記載されていますが，これらは変更される可能性があります。本書で言及されている薬品については，製品に添付されている製造者による情報を十分にご参照ください。

Minimal requirements of the management for perioperative complications in gastroentrological surgery
（ISBN978-4-7583-1520-3　C3047）

Chief Editor　：Seigo Kitano
　　　Editors：Norio Shiraishi
　　　　　　　Yoshitake Ueda

2015. 12. 20　1st ed

©MEDICAL VIEW, 2015
Printed and Bound in Japan

Medical View Co., Ltd.
2-30 Ichigayahonmuracho, Shinjyukuku, Tokyo, 162-0845, Japan
E-mail　ed @ medicalview.co.jp

監修者ご挨拶

　「一般社団法人National Clinical Database(NCD)」が設立して4年の歳月が過ぎた。NCD設立の目的は，我が国の外科医療の現状把握や専門医制度に連動する制度として機能することである。驚くことに，このわずか4年という短期間に我が国の一般外科医が行っている手術の95％以上を占める年間120数万件の手術症例が登録されるに至っている。そして，すでに多くの領域において，合併症や手術関連死亡率に関する報告がなされてきた。今後，これらの膨大なデータを用いて，患者のリスク評価や施設の評価などが可能になると思われる。外科医にとって，これらは，かけがえのないデータであり，多くのことを学ぶことができることと確信している。

　本来，外科医は，治療学の専門家として，患者に安全で適切な手術を提供する使命がある。しかしながら，「外科手術は人的外傷を負わせて治療する」という側面をもつため，生命を脅かすような合併症の発生を経験することもある。全身麻酔法の確立と発展，抗菌薬の開発と使用法の確立，IVRなどの関連手技の発達により，手術の安全性が向上している。しかし，NCDからの報告を見ると，手術関連死亡率や合併症の発生率は，決して満足のいくものではない。外科手術の安全性を今後どのようにして担保するかは，議論の多いところであるが，外科医の教育の重要性が，さらに強調されることは疑う余地はない。

　これまで，消化器外科専門医に必要な知識の整理書である「消化器外科専門医のためのminimal requirements」やその実践書である「消化器外科minimal requirements 実践応用編」が，大分大学医学部地域医療学センター(外科分野)の白石憲男教授の編集のもと，出版され好評を得ている。周術期合併症の対策書である本書「消化器外科周術期合併症のminimal requirements」は，教育に対する情熱と安全な手術の実践を後輩たちに教育している編者ならではのものと考えている。近年，日本消化器外科学会専門医試験においても，合併症に関する問題が散見される。本書が，これから専門医を志す外科医の教科書としてのみならず，指導書として，また勉強会のテキストとしても役立つものであると確信している。本書「消化器外科周術期合併症のminimal requirements」は，これまでのminimal requirementsシリーズ同様，すべての消化器外科医に，ぜひ一読いただきたい書物である。

　最後に，このような書物を出版していただいたメジカルビュー社編集部の吉田富生氏と宮澤進氏に心から感謝いたします。

平成27年11月

大分大学長　北野　正剛

序

　消化器外科は，やりがいのある仕事である。急性疾患や悪性腫瘍の病巣を自らの手で除去し，患者さんの社会復帰を手助けすることができる。笑顔で退院する患者さんをみては，外科医になってよかったと思う。多くの患者さんは，「楽に治療を受けたい」とか，「1日でも早く社会復帰したい」と考えているに違いない。しかしながら，このような患者さんの気持ちに，外科医としていつも応じることができたかと質問されると，少し自信がない。術後合併症を発症して，院内を駆け回った日々を思い出すからである。

　医師になりたての頃，癌治療について，ある先輩から，「拡大リンパ節郭清が予後因子になるという論文はないといっても過言ではない。しかし，そのために生じる術後合併症は予後不良因子になるという論文は多い。癌治療に対して外科医にできることは，合併症のないR0の手術をすることだ」と教わった。当時，「拡大手術」こそが，癌治療の原則と考えていた私たちには，衝撃的な言葉であった。以来，どうすれば，合併症を回避できるか，合併症が生じた時には，どのように対処すればよいのか，ということを考えるようになった。NCDのデータや専門医のあり方などからも，社会が外科医に求めている1つとして，「安全に手術を行える外科チームの育成」にあるように思われる。超高齢化社会を迎えている現代において，多くの既往症を有した高齢患者の手術件数が増加している。このことは，合併症の発生が増加する危険を意味しているかも知れない。周術期において，科学的に患者を評価し，具体的にケアできる外科チームの育成が，今こそ必要だと感じている。

　そこで，「周術期の患者さんを科学的に評価する方法を学ぼう！」，「具体的なケアができるようになろう！」という掛け声のもと，日本消化器外科学会専門医取得前後の若き外科医たちと勉強会を開始した。そういう意味で，本書「消化器外科周術期合併症のminimal requirements」は，これまで，出版していただいた知識の整理書「消化器外科専門医のためのminimal requirements」や知識の利用書「消化器外科minimal requirements 実践応用編」の姉妹書と考えている。驚くことに，近年の日本消化器外科学会専門医試験の公表問題にも，周術期合併症に関する問題が散見している。そのため，本書の各項目は，症例問題形式でまとめることにした。専門医試験をめざしている者のみならず，後期研修医や指導医の方々にも，大いに利用していただきたいと念願している。本書を通じて，「私たち，失敗しないから」という外科チームの育成に少しでも貢献できれば幸いである。

　最後に，情熱を失わず，ともに勉強してきた著者6名に感謝いたします。また，編集に関するアドバイスや自験例の集積など，ご協力いただいた先生方，および事務業務を担当してくれた秘書の衛藤千鶴さんに心から感謝します。最後に，本書を出版していただいたメジカルビュー社編集部の吉田富生氏と宮澤進氏に心から感謝申し上げます。

平成27年11月

編者　白石　憲男
　　　上田　貴威

編集者・執筆者・協力者一覧

| 監修 | 北野　正剛 | 大分大学長 |

| 編集 | 白石　憲男 | 大分大学医学部 地域医療学センター外科分野教授 |
| | 上田　貴威 | 大分大学医学部 地域医療学センター外科分野 |

執筆者(五十音順)	赤木　智徳	大分大学医学部 消化器・小児外科学講座
	上田　貴威	大分大学医学部 地域医療学センター外科分野
	河野　洋平	豊後大野市民病院 外科
	白石　憲男	大分大学医学部 地域医療学センター外科分野
	二宮　繁生	有田胃腸病院 外科
	平塚　孝宏	大分大学医学部 消化器・小児外科学講座

| 学術アドバイザー | 猪股　雅史 | 大分大学医学部 消化器・小児外科学講座教授 |
| | 野口　剛 | 前大分大学医学部 地域医療学センター外科分野准教授 |

症例集積協力者	川崎　貴秀	天心堂へつぎ病院 外科
	二日市琢良	大分県立病院 救命救急センター
	圓福真一朗	大分大学医学部 消化器・小児外科学講座
	渡邉　公紀	大分大学医学部 消化器・小児外科学講座
	一万田充洋	大分大学医学部 消化器・小児外科学講座
	蔀　由貴	大分大学医学部 消化器・小児外科学講座
	髙山　洋臣	大分大学医学部 消化器・小児外科学講座
	藤島　紀	大分大学医学部 消化器・小児外科学講座
	嵯峨　邦裕	大分大学医学部 消化器・小児外科学講座

目 次

I 消化器外科患者の併存疾患の術前評価(階層化)と対策

A. [解説] 術前管理・ケアのポイント

併存疾患の術前評価(階層化)と術前ケア ……………………………………………… 2
概説/既往疾患に対する術前管理のポイント ……………………………………… 5

B. 全身麻酔下の消化器外科手術を安全に行うための耐術評価の階層化と対策

1. 循環器機能

ポンプ機能不全(心不全)を生じやすい患者
- 術前テーマ1　(1)心筋症(拡張型)を有する患者の手術 …………………………………… 9
- 術前テーマ2　(2)弁膜症(大動脈弁, 僧帽弁)を有する患者の手術 ………………… 19
- 術前テーマ3　不整脈を既往に有する患者の手術 ……………………………… 28
- 術前テーマ4　心筋梗塞の既往のある患者の手術 ……………………………… 35

2. 呼吸器機能

- 術前テーマ5　慢性閉塞性肺疾患(COPD)を有する患者の手術 ……………… 43
- 術前テーマ6　気管支喘息を有する患者の手術 ………………………………… 52
- 術前テーマ7　間質性肺炎を有する患者の手術 ………………………………… 60

C. 術後に臓器障害を生じる可能性のある併存疾患の評価の階層化と対策

3. 肝機能

- 術前テーマ8　肝機能障害を有する患者の開腹手術 …………………………… 69
- 術前テーマ9　残肝機能が問題となる患者の肝臓切除術 ……………………… 77
- 術前テーマ10　黄疸を示した胆管切除予定の患者 ……………………………… 84

4. 腎機能

- 術前テーマ11　保存期腎不全患者の手術 …………………………………… 94
- 術前テーマ12　透析患者の手術 ……………………………………………… 101

5. 凝固異常

- 術前テーマ13　静脈血栓塞栓症の既往のある患者の手術 ………………… 110
- 術前テーマ14　抗凝固療法を受けている患者の手術 ……………………… 117

6. 代謝・内分泌異常

- 術前テーマ15　甲状腺疾患を有する患者の手術 …………………………… 129
- 術前テーマ16　糖尿病にて治療中の患者の手術 …………………………… 139
- 術前テーマ17　ステロイド服用中の患者の手術 …………………………… 149
- 術前テーマ18　高度肥満患者の手術 ………………………………………… 158

D. 局所病変がすでに全身状態に影響している患者の術前評価の階層化と対策

- 術前テーマ19　食物の通過障害にて術前に低栄養状態を示している患者の手術 ………… 167
- 術前テーマ20　消化管出血にて高度貧血を示している患者の手術 ……… 175
- 術前テーマ21　大腸穿孔による汎発性腹膜炎の患者 ……………………… 184
- 術前テーマ22　腸閉塞症を認める患者の手術 ……………………………… 196

II 消化器外科手術の術後合併症の早期診断と治療方針

A. [解説] 術後管理・ケアのポイント

消化器外科手術の術後合併症の早期診断と治療方針 …………………………… 208

B. 臓器間に共通で頻度の高い合併症の重症度の階層化と対策

概説/消化器外科手術に共通して生じる頻度の高い術後合併症 ………………… 211

- **術後テーマ1** 手術終了5時間後の頻脈と低血圧 …………………………… 214
- **術後テーマ2** 手術後7日目の呼吸不全 ……………………………………… 224
- **術後テーマ3** 手術後3日目の頻脈と呼吸苦 ………………………………… 232
- **術後テーマ4** 手術後4日目の急激な胸痛と意識消失 ……………………… 242
- **術後テーマ5** 手術後4日目の意識消失,心肺停止 ………………………… 249
- **術後テーマ6** 手術後5日目の微熱と創部発赤 ……………………………… 259
- **術後テーマ7** 手術後14日目の腹痛と嘔吐 …………………………………… 267
- **術後テーマ8** 手術後4日目の夜間の不穏行動 ……………………………… 276

C. 臓器別手術合併症の重症度の階層化と対策

1. 食道の手術後の合併症

概説/食道の手術後の合併症 ……………………………………………………… 287

- **術後テーマ9** 食道切除術後,5日目の発熱と頸部発赤 …………………… 290
- **術後テーマ10** 食道癌術後に胸腔ドレーンからの大量の排液 ……………… 299
- **術後テーマ11** 食道切除術後の嗄声と術後7日目の発熱 …………………… 310
- **術後テーマ12** 食道癌術後の発熱・低酸素血症 ……………………………… 318

2. 胃の手術後の合併症

- 概説/胃の手術後の合併症 329
- **術後テーマ13** 腹腔鏡下胃全摘術後5日目の発熱と腹痛 332
- **術後テーマ14** 胃切除後12日目の食物のつかえ感と嘔気 342
- **術後テーマ15** 残胃全摘術の術後7日目の発熱と腹痛 350
- **術後テーマ16** 胃切除術後7日目の腹水(白色調)貯留 358
- **術後テーマ17** 胃切除術後5日目の発熱 369

3. 大腸の手術後の合併症

- 概説/大腸の手術後の合併症 379
- **術後テーマ18** S状結腸切除後5日目の発熱と下腹部痛 382
- **術後テーマ19** 結腸切除術後の7日目の嘔吐 390
- **術後テーマ20** 大腸癌手術後のドレーンからの大量の排液 400
- **術後テーマ21** 直腸癌術後の排尿障害 413

4. 肝臓の手術後の合併症

- 概説/肝臓の手術後の合併症 426
- **術後テーマ22** 肝切除後にドレーンからの大量の出血 429
- **術後テーマ23** 肝切除術後6日目の発熱,腹痛 438
- **術後テーマ24** 肝切除後4日目の異常行動・興奮状態 448

5. 胆道・膵臓の手術後の合併症

- 概説/胆道・膵臓の手術後の合併症 456
- **術後テーマ25** 肝門部胆管癌の術後4日目の発熱と腹痛 459
- **術後テーマ26** 胆嚢摘出後,ドレーンから黄色の排液 468
- **術後テーマ27** 膵頭十二指腸切除術後7日目の発熱 478
- **術後テーマ28** 膵切除術後,3日目の発熱と上腹部痛 488
- **術後テーマ29** 膵頭十二指腸切除術後3週間目,突然のショック ... 498

索引 507

疾患目次

術前

テーマ番号	機能障害	術前併存症	ページ
1	心機能	心筋症（拡張型）	9
2	心機能	弁膜症	19
3	心機能	不整脈	28
4	心機能	心筋梗塞既往	35
5	呼吸機能	慢性閉塞性肺疾患（COPD）	43
6	呼吸機能	気管支喘息	52
7	呼吸機能	間質性肺炎	60
8	肝機能	肝機能障害（一般手術）	69
9	肝機能	肝機能障害（肝切除）	77
10	肝機能	閉塞性黄疸	84
11	腎機能	保存期腎不全	94
12	腎機能	透析患者	101
13	凝固機能	静脈血栓塞栓症の既往	110
14	凝固機能	抗凝固療法中	117
15	代謝・内分泌機能	甲状腺機能亢進症	129
16	代謝・内分泌機能	糖尿病	139
17	代謝・内分泌機能	ステロイド服用中	149
18	代謝・内分泌機能	高度肥満	158
19	その他	低栄養状態	167
20	その他	高度貧血	175
21	その他	汎発性腹膜炎	184
22	その他	腸閉塞症	196

術後

テーマ番号	切除臓器別	術後合併症	ページ
1	臓器間共通	腹腔内出血	214
2	臓器間共通	肺水腫	224
3	臓器間共通	うっ血性心不全	232
4	臓器間共通	不整脈	242
5	臓器間共通	肺動脈塞栓症	249
6	臓器間共通	SSI（Surgical site infection）	259
7	臓器間共通	腸閉塞症	267
8	臓器間共通	せん妄	276
9	食道	縫合不全	290
10	食道	乳び胸	299
11	食道	反回神経麻痺	310
12	食道	肺炎	318
13	胃	縫合不全	332
14	胃	吻合部狭窄	342
15	胃	膵液漏（瘻）	350
16	胃	リンパ漏	358
17	胃	急性胆嚢炎	369
18	大腸	縫合不全	382
19	大腸	腸閉塞症	390
20	大腸	尿管損傷	400
21	大腸	性機能障害・排尿障害	413
22	肝臓	腹腔内出血	429
23	肝臓	胆汁漏（離断型）	438
24	肝臓	肝不全	448
25	胆道・膵臓	胆汁漏（交通型）	459
26	胆道・膵臓	胆道損傷	468
27	胆道・膵臓	胆管炎	478
28	胆道・膵臓	膵液瘻	488
29	胆道・膵臓	術後後期腹腔内出血	498

I

消化器外科患者の併存疾患の術前評価(階層化)と対策

術前／解説

併存疾患の術前評価（階層化）と術前ケア

術前管理・ケア

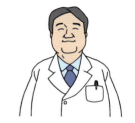

　手術は，多くの患者さんにとって，一生の間で一度経験するか否かの一大イベントである。そのため，外科医をはじめとする外科チームへの患者の期待は大きく，外科チームは「安全に目的を達成する」というミッションを担っている。ここに外科医や外科チームの構成員たちは，やりがいと誇りを感じ，ミッションを成し遂げたときには，「至福の時」を過ごすことができるのである。

　ご存知のように，手術の周術期は，術前・術中・術後からなる。術中の全身管理は，麻酔科チームによって行われるので，外科チームが担当する周術期管理・ケアは，術前と術後となる。

　周術期のなかでも，術前は手術の計画や準備を行う時期であり，「準備あれば憂いなし！」である。合併症ゼロをめざした外科チームのすべての構成員には，外科治療の特性を理解し，術前管理・ケアを実践することが求められている。

外科治療の特性

　外科治療の基本は「手術」であり，「手術」は，患者さんの体に外傷を負わせる操作である。すなわち，人的外傷を負わせて，患部を摘出したり，機能改善のための作り替えを行ったりする。消化器外科手術は，開腹や腹腔鏡操作によって患部にアプローチし，患部を摘出した後，再建を行う操作である。そのため，手術操作の特徴として，**❶鎮痛・鎮静を得ることのできる全身麻酔下に操作を行う，❷外傷（組織損傷や出血など）性の侵襲を与える，❸手術侵襲により生体反応を引き起こす**，などがあげられる。そのため，外科治療の適応を考える際には，患部の評価のみならず，全身的な耐術性の評価が重要であることは言うまでもない。

> **鉄則 ①　外科治療の特性**
> 1．麻酔が必要⇒薬物による鎮痛・鎮静・分泌物の抑制
> 2．外傷である（侵襲を与える）⇒組織損傷，出血
> 3．手術侵襲により生体反応を引き起こす

術前管理・ケアで行うべきこと

手術の計画・準備期間である術前において行うべきことは，❶患部の評価，❷耐術性の評価，❸患部環境と全身環境の整備，❹精神的なサポートである。

（1）患部の評価

患部の評価の目的は，❶手術適応の有無，❷術式選択，❸アプローチなど手術手順（設計図）の作成，である。具体的には，「手術は，患部に対する治療として最適か？」「どのような術式がよいか？」「どのような手順で進めていくか？」「どのような偶発症が生じうるか？」などを明らかにすることが患部評価のミッションである。

（2）耐術性の評価

耐術性の評価においては，❶心・肺・肝・腎の評価と階層化（重症度評価），❷併存疾患（既往症）の有無とその重症度の階層化（重症度評価），❸薬剤歴の評価（薬物の依存度），が重要である。前述のように，手術中は，鎮静・鎮痛状態を維持するため，多くの薬物を用い，人工呼吸や輸液などにより生命維持を人的に行う。「臓器機能は正常だろうか」「薬物の輸送や代謝に影響しないだろうか」「手術侵襲に耐えられるであろうか」「過剰な生体反応を生じないだろうか」「術後合併症を生じる危険はどのくらいあるのだろうか」「服用中の薬物による弊害はないだろうか」などを明らかにすることが耐術性の評価のミッションである。

（3）患部環境と全身環境の整備

不良な患部環境や全身環境は，手術の合併症の危険因子となることが知られている。したがって，術前管理・ケアにおいて重要なことは，前述のような「患部の評価」や「耐術性の評価」に基づいて，患部環境や全身環境をできる限り改善し，手術に臨むことである。例えば，大腸イレウスを生じている大腸癌の術前に口側大腸の減圧処置を行うことや，抗凝固薬を服用している患者の手術に対し，術前に薬剤の中止や変更を行うことなどが求められる。個々の患者の患部環境や全身環境を整えることは，合併症ゼロの手術を実践するための近道の一つである。

（4）精神的なサポート

手術を受ける患者さんは，手術に対する不安，将来に対する不安，家族に対する心配，などを抱えている。患者さんとご家族の精神的サポートが必要なことは言うまでもない。

鉄則❷　術前管理・ケアで行うこと

1. 患部の評価
2. 耐術性の評価
3. 患部環境と全身環境の整備
4. 精神的なサポート

> **鉄則③** 術前管理 ― 患部の評価
> 1. 手術適応の有無
> 2. 術式選択
> 3. アプローチなど手術手順（設計図）の作成

> **鉄則④** 術前管理 ― 耐術性の評価
> 1. 心・肺・肝・腎の機能評価とその階層化（重症度）
> 2. 併存疾患（既往症）の有無と重症度の階層化（重症度）
> 3. 薬剤歴の評価（依存度）

併存疾患の重症度の階層化

　高齢化社会を迎え，患者さんの多くが併存疾患を有している。このような併存疾患の多くは，術後合併症の危険因子となることが多く，全身的な合併症のみならず，局所合併症の発生にも関与する。例えば，糖尿病を併存疾患として有する患者さんにおいて，糖尿病の存在以外に，血管病変の存在，創傷治癒不全，易感染性など，その影響は全身に及ぶ。そのため，術中の愛護的操作や周術期の注意深い全身管理とケアが外科チームに求められる。

　一方，併存疾患が生体に及ぼす影響は，その重症度によって異なる。そのため，科学的に周術期管理やケアを行うためには，併存疾患の重症度について適切な階層化を行い，それに準じた周術期管理やケアが要求される。外科チームは，頻度の高い併存疾患についての階層化を理解し，実臨床に応用できる「チーム力」を備えておく必要がある。

> **鉄則⑤** 併存疾患に対する術前評価
> 1. 併存疾患は，患部局所の環境や術後生体反応へ影響する
> 2. 併存疾患は，術後合併症の危険因子となる
> 3. 併存疾患の重症度の階層化とそれに準じた周術期管理・ケアが必要

既往疾患に対する術前管理のポイント

消化器外科手術患者における頻度の高い既往症

- 高齢者社会を迎え，さまざまな既往症を有する患者が増加している。
- 頻度の高い既往症を図1に示した。
- 術前管理は，①病変からみた手術適応，②耐術能の評価，③手術時にベストな状況へもっていく，ことが目的。
- 既往症は術後合併症の発生に影響する。

図1 頻度の高い既往症

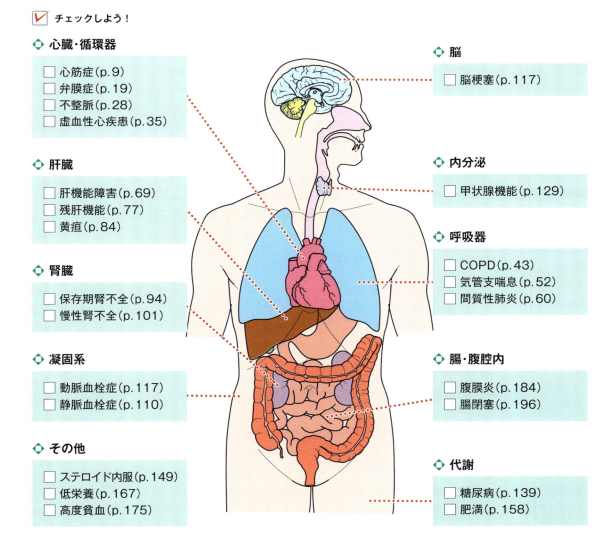

✓ チェックしよう！

心臓・循環器
- □ 心筋症(p.9)
- □ 弁膜症(p.19)
- □ 不整脈(p.28)
- □ 虚血性心疾患(p.35)

肝臓
- □ 肝機能障害(p.69)
- □ 残肝機能(p.77)
- □ 黄疸(p.84)

腎臓
- □ 保存期腎不全(p.94)
- □ 慢性腎不全(p.101)

凝固系
- □ 動脈血栓症(p.117)
- □ 静脈血栓症(p.110)

その他
- □ ステロイド内服(p.149)
- □ 低栄養(p.167)
- □ 高度貧血(p.175)

脳
- □ 脳梗塞(p.117)

内分泌
- □ 甲状腺機能(p.129)

呼吸器
- □ COPD(p.43)
- □ 気管支喘息(p.52)
- □ 間質性肺炎(p.60)

腸・腹腔内
- □ 腹膜炎(p.184)
- □ 腸閉塞(p.196)

代謝
- □ 糖尿病(p.139)
- □ 肥満(p.158)

- 既往症の重症度を階層化し，階層化別処置やケアを行い，ベストな状況での手術を受けるように管理する。

消化器外科手術患者における頻度の高い既往症とその関連術後合併症

- 既往症は，消化器外科手術の術後合併症の危険因子になることが多い。
- 既往症を落ち着いた状況に管理し手術に臨むことは，術後合併症を減じるために重要である。
- それゆえ，既往症の病態を理解し，発生しうる術後合併症との関連性を理解しておかなければならない(**表1**)。
- 詳細は，本文(記載ページ)にて記載している。

術前に術後合併症を予期するための患者評価の階層化(図2)

- 手術の危険度や術後合併症の発生予測のために術前評価による重症度の階層化が行われてきた。
- 特に，急変すると生命の危険が発生する心・循環器と呼吸器に関する重症度分類が多い。
- **表2**は，アメリカ麻酔科学会による全身状態の分類であり，Class Ⅲ以上の手術では，十分な配慮が必要と考えられている。
- 術前評価法には，①日常生活態度による評価法，②検査データなどによる数値化による評価法，③個々の疾患に特有な検査結果による評価法，がある。

表2 アメリカ麻酔科学会による全身状態の評価分類(ASA分類)

Class Ⅰ	手術病巣が限局し，臓器的・生理的・生化学的・精神的な全身状態の障害がない患者
Class Ⅱ	軽度から中等度の全身障害が原疾患と合併あるいはその結果として認められる患者
Class Ⅲ	全身状態に重度の障害のある患者
Class Ⅳ	全身状態の重度の障害が生命を脅かし，不可逆的と判断される患者
Class Ⅴ	すでに瀕死で，手術による救命が期待できない患者

表1 頻度の高い既往疾患とその関連周術期（術後）合併症

領域	術前既往症	既往症の病態	発生しうる周術期（術後）合併症	記載ページ
心臓・循環器機能	心筋症	ポンプ機能不全	①慢性心不全の増悪 ②不整脈の発生（増悪） ③血栓／塞栓の発生	p.9
	弁膜症	ポンプ機能不全	①慢性心不全の増悪 ②不整脈の併存	p.19
	不整脈	電気信号異常	①不整脈の原因疾患の増悪 ②致死的不整脈の発生	p.28
	虚血性心疾患	冠動脈異常	①心筋梗塞の発生 ②不整脈の発生 ③心不全の発生	p.35
呼吸器機能	慢性閉塞性肺疾患	閉塞性障害（気流閉塞障害）	①気流閉塞の急性悪化による急性呼吸困難	p.43
	気管支喘息	閉塞性障害（発作性）	①喘息発作（重積）による急性呼吸不全 ②気胸・縦隔気腫・無気肺	p.52
	間質性肺炎	拘束性障害	①間質性肺炎の急性増悪による急性呼吸不全	p.60
肝機能	肝機能障害	耐術性不良状態	①急性肝不全 ②肝炎の増悪	p.69
	残肝機能障害	残肝機能不全	①急性肝不全（残肝の機能不全）	p.77
	黄疸肝	肝機能障害，胆道感染	①急性肝不全 ②敗血症	p.84
腎機能	保存期腎不全	腎機能障害	①慢性腎不全の急性増悪	p.94
	慢性腎不全	透析管理中	①臓器不全による死亡（併存疾患による）	p.101
凝固機能	静脈血栓症の既往	凝固異常状態（静脈血栓）	①深部静脈血栓 ②肺梗塞 ③心原性の脳梗塞	p.110
	動脈血栓症の既往	凝固異常状態（動脈血栓）	①心筋梗塞 ②脳梗塞（アテローム硬化による）	p.117
代謝機能	甲状腺疾患	甲状腺機能異常（中毒症）	①甲状腺クリーゼの予防と発症	p.129
	糖尿病	耐糖能異常	①外科的糖尿病 ②糖尿病合併症の悪化（虚血性心疾患，腎不全）	p.139
	ステロイド服用中	免疫異常	①急性副腎不全 ②ステロイド糖尿病 ③感染症	p.149
	肥満患者	脂質代謝異常	①肥満関連合併症 ②手術関連合併症	p.158
現疾患の併存症	低栄養	創傷治癒遅延・免疫異常など	①縫合不全 ②感染症	p.167
	高度貧血	循環障害・組織酸素低下など	①急性循環不全（心不全） ②臓器不全（脳・肝・腎）	p.175
	腹膜炎	SIRS，敗血症など	①エンドトキシン・ショック ②多臓器不全	p.184
	腸閉塞（大腸）	閉塞性腸炎，低栄養，脱水など	①吻合不全 ②イレウス	p.196

図2 術前評価による併存疾患の重症度分類（階層化）

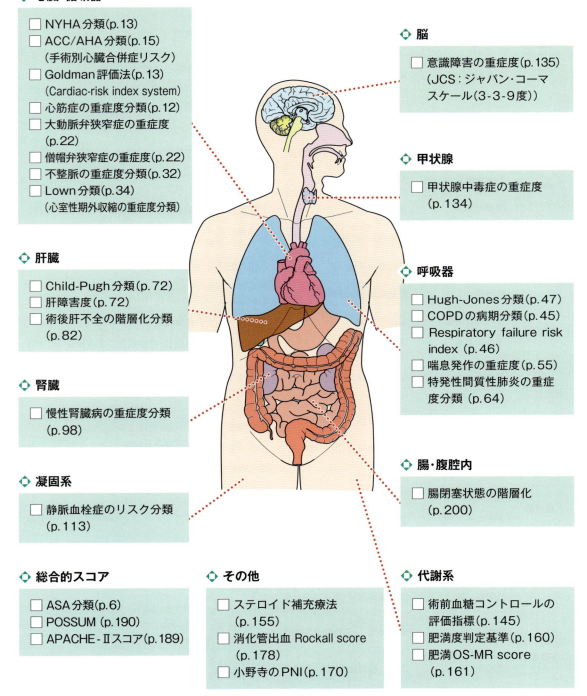

☑ チェックしよう！

◆ 心臓・循環器
- [ ] NYHA分類（p.13）
- [ ] ACC/AHA分類（p.15）（手術別心臓合併症リスク）
- [ ] Goldman評価法（p.13）（Cardiac-risk index system）
- [ ] 心筋症の重症度分類（p.12）
- [ ] 大動脈弁狭窄症の重症度（p.22）
- [ ] 僧帽弁狭窄症の重症度（p.22）
- [ ] 不整脈の重症度分類（p.32）
- [ ] Lown分類（p.34）（心室性期外収縮の重症度分類）

◆ 肝臓
- [ ] Child-Pugh分類（p.72）
- [ ] 肝障害度（p.72）
- [ ] 術後肝不全の階層化分類（p.82）

◆ 腎臓
- [ ] 慢性腎臓病の重症度分類（p.98）

◆ 凝固系
- [ ] 静脈血栓症のリスク分類（p.113）

◆ 総合的スコア
- [ ] ASA分類（p.6）
- [ ] POSSUM（p.190）
- [ ] APACHE-Ⅱスコア（p.189）

◆ 脳
- [ ] 意識障害の重症度（p.135）（JCS：ジャパン・コーマスケール（3-3-9度））

◆ 甲状腺
- [ ] 甲状腺中毒症の重症度（p.134）

◆ 呼吸器
- [ ] Hugh-Jones分類（p.47）
- [ ] COPDの病期分類（p.45）
- [ ] Respiratory failure risk index（p.46）
- [ ] 喘息発作の重症度（p.55）
- [ ] 特発性間質性肺炎の重症度分類（p.64）

◆ 腸・腹腔内
- [ ] 腸閉塞状態の階層化（p.200）

◆ その他
- [ ] ステロイド補充療法（p.155）
- [ ] 消化管出血 Rockall score（p.178）
- [ ] 小野寺のPNI（p.170）

◆ 代謝系
- [ ] 術前血糖コントロールの評価指標（p.145）
- [ ] 肥満度判定基準（p.160）
- [ ] 肥満OS-MR score（p.161）

1. 循環器機能

B. 全身麻酔下の消化器外科手術を安全に行うための耐術評価の階層化と対策

術前テーマ1

ポンプ機能不全（心不全）を生じやすい患者

心筋症（拡張型）を有する患者の手術

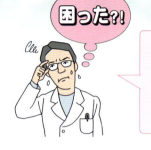

外科専門医をめざしている卒後5年目のH君。心筋症（拡張型）にて加療中の直腸癌患者を担当することになった。先輩からは，十分な周術期ケアをするように指示されたが，どのようにすればよいのか，わからない。困った！

症例

　58歳，男性。貧血（便潜血陽性）の精密検査にて，直腸 Ra 領域に約5cmの2型直腸癌（c Stage Ⅱ）を指摘され，治療目的にて入院となった。

　既往歴として，5年前から心筋症（図1 拡張型）の診断にて薬物療法を受けていた。2年前，心不全が悪化し，僧帽弁閉鎖不全症と三尖弁閉鎖不全症の診断にて，僧帽弁置換術，三尖弁形成術，植込み型除細動器の装着を受けた。その後は，日常的な身体活動で疲労と呼吸困難を生じるが，安静時には無症状である。現在，β遮断薬，アンジオテンシン変換酵素阻害薬（ACE阻害薬），利尿薬，ワーファリン®を服用している。

　入院時，血圧102/62mmHg，脈拍80回/分（ペーシング中），血液生化学検査では，赤血球320万/μL，Hb10.7g/dL，Ht30.2%，白血球5,600/μL，血小板12.6万/μL，肝機能に異常を認めず，腫瘍マーカーも正常であった。BNP 264pg/mL（正常20pg/mL以下）。

　胸部単純写真では，心胸郭比は55%，肺うっ血は認めない。

　心臓超音波検査では，左室拡張末期径/左室収縮末期径69/63mm（正常48±4mm），左室駆出率18%（正常64±5%），心室中隔壁厚 9mm（正常 7〜12mm），左室後壁厚 7mm（正常7〜12mm）。

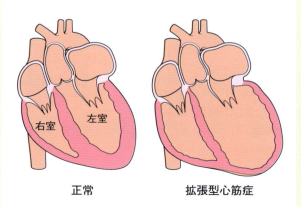

図1

1. 循環器機能

Q1 心筋症の重症度（JCSガイドライン）と慢性心不全分類（NYHA）の正しい組み合わせを選べ。

a. 心筋症（中等度群） － NYHA Ⅱ度
b. 心筋症（中等度群） － NYHA Ⅲ度
c. 心筋症（中等度群） － NYHA Ⅳ度
d. 心筋症（重症群）　 － NYHA Ⅱ度
e. 心筋症（重症群）　 － NYHA Ⅲ度

Q2 心筋症を有する直腸癌患者の周術期管理について，誤った記載を1つ選べ。

a. 一般に，他臓器に異常がなく，弁疾患や心筋疾患がなければ，心駆出率40％以上で通常の麻酔管理が可能である。
b. 本症例のような心筋症（拡張型）の麻酔管理での要点は，心筋収縮力の維持と後負荷・心抑制の回避である。
c. 本症例では，血管内ボリューム管理のため，肺動脈カテーテルを装着する。
d. 本症例では，循環動態の維持のための大動脈バルーンパンピングを使用する可能性がある。
e. 本症例では，後負荷増大につながる術後疼痛の軽減のため，硬膜外麻酔を用いる。

1. 患者の状況把握 ⇒ 情報収集から

▶注目すべき所見

Ⅰ. 直腸癌について
　①便潜血の精査にて発見
　②直腸Ra領域に約5cmの2型直腸癌
　③c Stage Ⅱ ⇒ 切除可能直腸癌
　④貧血（赤血球320万/μL，Hb 10.7 g/dL，Ht 30.2％）
　⑤腫瘍マーカーは正常

Ⅱ. 心筋症について
　①5年前から心筋症にて投薬
　②2年前心不全の既往（僧帽弁閉鎖不全と三尖弁閉鎖不全）あり
　③僧帽弁置換術，三尖弁形成術，植込み型除細動器の装着を受けた
　④日常的な身体活動で疲労と呼吸困難を生じる（安静時には無症状）
　⑤β遮断薬，アンジオテンシン変換酵素阻害薬（ACE阻害薬），利尿薬，ワーファリン®を服用
　⑥心胸郭比55％
　⑦肺うっ血は認めない
　⑧BNP 264 pg/mL
　⑨左室拡張末期径/左室収縮末期径 69/63 mm（正常48±4 mm）
　⑩左室駆出率18％（正常64±5％）
　⑪心室中隔壁厚 9 mm（正常7～12 mm），左室後壁厚 7 mm（正常7～12 mm）

眼点はここ!

拡張型心筋症にて加療中の患者さん。心筋症は，心筋の障害であり，収縮障害や拡張障害を生じている。

一方，周術期は，輸液による循環血液量の変化や麻酔・手術侵襲による自律神経の乱れなどにより，心臓のポンプ機能障害（心不全）が生じやすい環境にある。

術前の心筋障害が，術中・術後の合併症の発生にどのような影響を与えるかを考えてみよう！

Goal！ 拡張型心筋症を既往に持つ患者の術前評価と周術期管理について学ぶ！

☞【階層化へのキーワード】
①拡張型心筋症の重症度分類（心筋症の重症度の評価）による階層化
②NYHA分類（耐術評価）
③Cardiac risk index（術後合併症の発生予知）
④ACC/AHA　心不全ステージ分類（合併症の重症度の評価）

2. 診断（重症度の階層化）しよう！

Check 1　心筋症の重症度の階層化と周術期管理の着眼点は？

- 一般に，消化器外科の周術期としての心臓の見方の基本は，①ポンプ機能（⇒ 心不全），②電気信号（⇒ 不整脈），③冠動脈（⇒ 狭心症，心筋梗塞），である。
- 心筋症（拡張型）の病態の基本は，①心室内腔の拡大と②心筋収縮能の著明な低下である[1]。
- 心筋症の分類は，特発性と特定心筋症（虚血性，弁膜性，高血圧性，炎症性，代謝性，など）に分類される[2]。
- 心筋症患者の周術期管理（ケア）を考えるポイントは，①心不全の発生や悪化の阻止，②不整脈の発生抑制，③血栓や塞栓の発生予防，である。
- 心筋症（拡張型）は，心不全の症状や所見を示すので，心不全の程度に基づいた階層化が行われ，治療が施される（しばしば，進行性）。
- 心筋症（拡張型）の重症度分類は，左室の駆出率（EF）により，軽症群，中等度群，重症群，に階層化される（**図2**）。
- 心筋症（拡張型）の重症度に応じた薬物療法や左室機能補助療法を行う（**表1**）。
- 特定心筋症（拡張型）では，原因疾患の治療も考える。
- 術前に循環器内科を受診し内科的治療にて状態を安定させて手術に臨むべき心筋症は，①中等度以上の心機能障害を有する場合，②不整脈を有する場合，③植込み型除細動器の装着の場合，である[1]。

1. 循環器機能

図2 心筋症（拡張型）の重症度分類

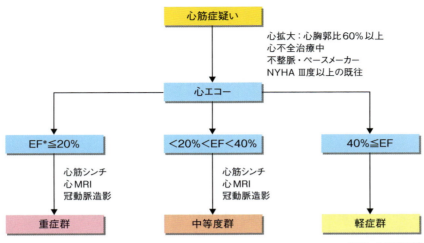

(*EF：左室駆出率)

(2007年度合同研究班報告．非心臓手術における合併心疾患の評価と管理に関するガイドライン(JCS 2008)．より引用)

表1 心筋症の代表的な治療

	重症群	中等度群	軽症群
EF	≦20%	20〜40%	40%≦
β遮断薬	++	+	−
カテコラミン	+	−	−
LVAS*	+	−	−

(*LVAS：補助人工心臓)

(2007年度合同研究班報告．非心臓手術における合併心疾患の評価と管理に関するガイドライン(JCS 2008)．より引用)

Check 2　心筋症による慢性心不全の術前評価（階層化）は，どのように行うか？

- 心不全の重症度の階層化に，よく用いられる分類としては，NYHA分類とACC/AHAステージ分類がある[3]。
- NYHA分類Ⅲ度では，厳重な管理下で中等度リスク（消化器外科手術の多くは中等度リスク）の手術が可能（**表2**）。
- NYHA分類Ⅳ度では，手術不可と判断する。
- ACC/AHA「非心臓手術患者の周術期心血管系評価ガイドライン」[2]では，心不全も含め，合併症の発生頻度をRisk indexとして提示している（**表3**）。
- **表3**のように，Class Ⅲ（13〜25点）では心合併症を11%に，心臓死を2%に発症している。厳重に管理しながら手術を行う。
- その他，術後合併症の危険因子として，①NYHA Ⅲ度，②心不全の既往，③未診断例，などがあげられている。

表2 NYHA（New York Heart Association）分類

Ⅰ度	心疾患はあるが身体活動に制限はない。 日常的な身体活動では著しい疲労，動悸，呼吸困難あるいは狭心痛を生じない。
Ⅱ度	軽度の身体活動の制限がある。安静時には無症状。 日常的な身体活動で疲労，動悸，呼吸困難あるいは狭心痛を生じる。
Ⅲ度	高度な身体活動の制限がある。安静時には無症状。 日常的な身体活動以下の労作で疲労，動悸，呼吸困難あるいは狭心痛を生じる。
Ⅳ度	心疾患のためいかなる身体活動も制限される。 心不全症状や狭心痛が安静時にも存在する。わずかな労作でこれらの症状は増悪する。

表3 Cardiac Risk Index System (CRIS)

病歴	70歳以上	5
	6カ月以内の心筋梗塞	10
	大動脈狭窄	3
身体所見	S3ギャロップ，頸静脈怒張，うっ血性心不全	11
ECG	洞性以外のリズム	7
	＞5PVC/分	7
一般状態 および 検査所見	PaO_2＜60mmHg	3
	$PaCO_2$＞50mmHg	3
	K+＜3mEq/L	3
	BUN＞50mg/dL	3
	Creatinine＞3mg/dL	3
	寝たきりの状態	3
手術	緊急	4
	胸腔内手術	3
	腹腔内手術	3
	大動脈手術	3

分類	心合併症	心臓死
Class Ⅰ（0～5点）	1%	0.2%
Class Ⅱ（6～12点）	5%	2%
Class Ⅲ（13～25点）	11%	2%
Class Ⅳ（26点以上）	22%	56%

（2007年度合同研究班報告．非心臓手術における合併心疾患の評価と管理に関するガイドライン（JCS 2008）[2]．より引用）

1. 循環器機能

Q1 解説と答え

- 症例は，直腸癌に対して手術を予定している患者。
- 心筋症（拡張型）の診断はすでについており，左室駆出率は18％と不良な状態である（重症群）。
- 現症としての慢性心不全の階層化については，NYHA分類のⅡ度に相当する。
- Cardiac Risk Index スコアは，データが不明なものがあり，判断できないが，Class Ⅲ（〜Ⅳ）であることが推測される。
- 心臓合併症の発生頻度は高く，心臓死もある。周術期の十分な管理が望まれる。

（正解▷ d）

Points!

1. 拡張型心筋症の病態は，①心室内腔の拡大と②心筋収縮能の著明な低下である。
2. 拡張型心筋症の周術期管理の着眼点は，①心不全，②不整脈，③血栓や塞栓，である。
3. 拡張型心筋症の周術期管理において大切なことは，心筋症の重症度の階層化と心不全の重症度階層化。
4. 心筋症の重症度は，左室駆出率(EF)の程度，心不全の重症度はNYHA分類とAHA/ACCステージ分類である。

Check 3 慢性心不全を伴う心筋症患者の薬物治療はどのようにして行われているか？

- 慢性心不全の薬物治療は，「慢性心不全治療ガイドライン（2010年改定版）[4]」に従って行われており，拡張型心筋症もこのガイドラインに準じる（図3）。
- 慢性心不全の重症度判定は，NYHA分類とACC/AHAステージ分類によって行われる。
- ACC/AHAステージ分類を導入する理由は，比較的早期から薬物療法を開始するためである。
- 慢性心不全の無症候性（NYHA分類ⅠやACC/AHAステージ分類A, B）においても，ACE阻害薬（アンジオテンシン変換酵素阻害薬）やARB（アンジオテンシンⅡ受容体拮抗薬）が用いられる。
- ただし，術中・術直後にACE阻害薬やARBを用いると，低血圧になりやすい（術中の低血圧は心・腎合併症の頻度が増加する）ので，これらの薬物は，術後，循環血液量が通常状態に戻って使用する。
- 拡張型心筋症においては，1990年以前は難治性不整脈による死亡が多く，診断された後の5年生存率は54％であった[5]。治療の進歩（ACE阻害薬や植込み型除細動器の装着など）により，最近の5年生存率は76％と報告されている[5]。

図3　心不全の重症度からみた薬物治療指針

	← 無症候性 →		軽症	中等度〜重症	難治性
NYHA分類	I		II	III	IV
ACC/AHAステージ分類	ステージA	ステージB	ステージC		ステージD

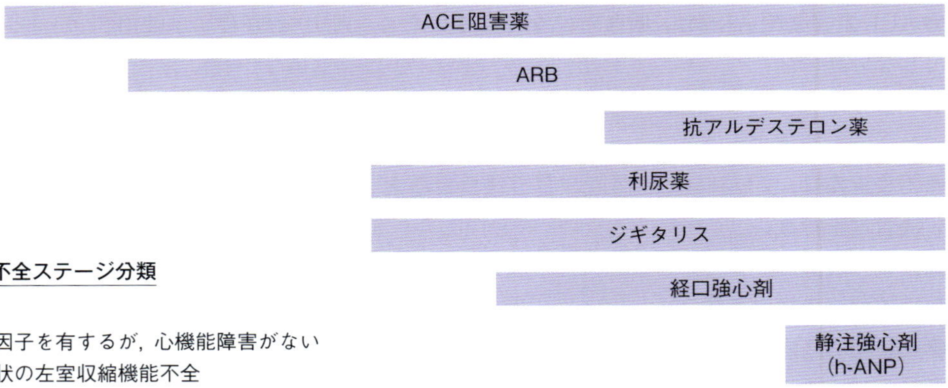

- ACE阻害薬
- ARB
- 抗アルデステロン薬
- 利尿薬
- ジギタリス
- 経口強心剤
- 静注強心剤（h-ANP）

ACC/AHA　心不全ステージ分類
ステージ分類
ステージA：危険因子を有するが，心機能障害がない
ステージB：無症状の左室収縮機能不全
ステージC：症候性心不全
ステージD：治療抵抗性心不全

（2009年度合同研究班報告．慢性心不全治療ガイドライン（2010年改訂版）より引用）

Check 4　拡張型心筋症患者の術前評価の階層化に準じた周術期管理はどのようにするか？

- 拡張型心筋症の周術期管理の原則は，①心不全の悪化防止［左室（心不全）の機能評価］，②不整脈の発生予防（致死的不整脈の有無），③血栓・塞栓の予防（抗凝固薬の投与など），である．
- 不整脈の発生や血栓・塞栓は，致死的になる可能性があり，周術期には予防的治療が行われる．
- 拡張型心筋症の階層化別のケア対象は，心不全に対するケアである．
- 拡張型心筋症において，①中等度群や重症群（EFが40％以下），②不整脈併発群では，周術期の厳重な管理が必要であり，循環器内科や麻酔科と周術期管理について相談する．
- NYHA分類のIVやACC/AHAのCardiac Risk IndexのClass IV，ならびに慢性心不全のステージ分類Dでは手術は危険であり，手術以外の治療を選択する．

（1）拡張型心筋症の階層化に基づいた心不全悪化防止

- 心不全悪化防止の原則は，①心筋収縮力の維持，②後負荷・心抑制の回避，である．

1. 循環器機能

- 拡張型心筋症の重症群（EFが20％以下）では，大動脈内バルーンパンピング（IABP）[注1]を用いることがある．
- IABP挿入時には，血栓やヘパリンによる出血に注意する．
- 拡張型心筋症の中等度群や重症群では，心筋収縮力の維持のための薬物として，ドパミン（強心作用・利尿作用）やPDEⅢ阻害薬（ホスホジエステラーゼⅢ阻害薬：心筋収縮力増加作用・血管拡張作用）を用いることが多い．
- ACE阻害薬やARBは，低血圧になりやすいため，術中・術直後には使用しない．
- 拡張型心筋症の中等度群や重症群では，肺動脈カテーテルを留置し，ボリューム管理する．
- 術後疼痛は，交感神経の活性化に伴う後負荷増大を生じるため，十分な疼痛管理を行う．
- 硬膜外麻酔は，ワーファリン®（抗凝固薬）使用時には禁忌である．

（2）不整脈の発生予防

- 拡張型心筋症では，心筋異常により不整脈を生じやすい．
- 拡張型心筋症では，心房細動の他，致死的不整脈（心室頻脈，心室細動）を生じることがある．
- 術前から，カテーテルアブレーション，植込み型除細動器，薬物などにより，不整脈をコントロールしておく．
- 術中，必要あればリドカインの持続静注を用いる．

（3）血栓・塞栓の予防

- 拡張型心筋症では，低心機能による左室内血栓，心房細動による心房内血栓が生じやすい．
- 術前から，ワーファリン®や抗血小板薬を使用していることが多い．
- ワーファリン®服用の場合には，周術期はヘパリンに変更する．
- 抗血小板薬服用の場合には，術前から中止する．

Q2 解説と答え

- 一般に心駆出率が40％以上であれば，通常の麻酔管理が可能である．
- 拡張型心筋症の周術期管理の原則は，心筋収縮力の維持と後負荷・心抑制の回避である．
- 拡張型心筋症の中等度型や重症型ではボリューム管理のために，肺動脈カテーテルを装着する．
- 本例は，心駆出率が18％と重症型であり，場合によっては，大動脈バルーンパンピングを使用する可能性がある．
- 後負荷回避のために疼痛コントロールは重要だが，ワーファリン®を服用しており，硬膜外麻酔は禁忌である．

（正解 ▷ e）

Points!

1. 拡張型心筋症を有する患者に対する周術期管理の注意点は，①心不全の悪化，②不整脈の予防，③血栓・塞栓の予防，である。
2. 心不全に対しては，①左室の駆出率（EF）の程度によって分類された拡張型心筋症の重症度分類，②NYHA分類，③ACC/AHA心不全ステージ分類によって階層化され，耐術性の評価と周術期管理の選択が行われる。
3. 不整脈や血栓・塞栓に対しては，術前から予防的治療を行う。

Check 5 その他，肥大型心筋症患者の周術期管理のポイントについて述べよ

- 肥大型心筋症はまれであり，無症状か軽度のことが多い。
- 肥大型心筋症の病態は，左室心筋の異常な肥大に伴う左室拡張期コンプライアンスの低下である。
- 肥大型心筋症は，左室流出路狭窄の有無により，閉塞性と非閉塞性に分けられる。
- 肥大型心筋症の周術期の管理のポイントは，①不整脈，②左室流出路障害や左室拡張障害による低心拍出量，③冠微小循環障害，である。
- 肥大型心筋症の不整脈は，突然死の原因となる。電解質の補正と薬物療法（リドカイン）が重要。
- 肥大型心筋症の低心拍出量は，前負荷による血管内ボリュームの適正化が重要である。肺動脈カテーテルの装着によるボリューム管理が重要。
- 肥大型心筋症の低心拍出量に対するカテコラミンは禁忌である。
- 肥大型心筋症の薬物療法には，β遮断薬（左室内圧較差の軽減），カルシウム拮抗薬（陰性変力作用），抗不整脈薬，などが用いられる。

✓ この章で出てきた薬剤！ 確認しよう！

- ☐ ACE阻害薬（アンジオテンシン変換酵素阻害薬）
- ☐ ARB（アンジオテンシンⅡ受容体拮抗薬）
- ☐ 抗アルドステロン薬　☐ 利尿薬　☐ ジギタリス
- ☐ 経口強心剤　☐ ドパミン
- ☐ PDE Ⅲ阻害薬（ホスホジエステラーゼⅢ阻害薬）
- ☐ β遮断薬　☐ リドカイン
- ☐ 抗凝固薬（ワーファリン®）

1. 循環器機能

自己チェック！

（問）正しいものに○を，誤ったものに×をつけよ。

（ ）1. 拡張型心筋症の重症度として，左室の駆出率により，軽症群と重症群の2群に分類する。

（ ）2. 心筋症を既往に有する患者では，NYHA分類のⅢ度以上では消化器外科手術は不可能である。

（ ）3. ACC/AHA「非心臓手術患者の周術期心血管系評価ガイドライン」のClass Ⅲでは心合併症を11％に発症する。

（正解▷ 1× 2× 3○）

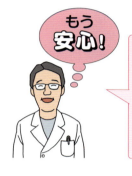

「心臓の機能評価は，①ポンプ機能，②電気信号（不整脈）の伝導，③冠動脈の血流」，という見方をすれば，周術期管理も理解しやすい！さらに，1人で悩まず循環器内科やICUの先生と相談すれば，怖いものなし！ 他力本願にならず，チームの1人としての自覚をもたねば……と考える卒後5年目のH君であった。

◆ 注釈（専門用語を理解しよう！）
1）【大動脈バルーンパンピング】心臓機能が低下した場合に，胸部大動脈内にバルーンカテーテルを挿入し，心拍に同調して膨張収縮させ，心臓のポンプ機能を補助する方法（図4）。

図4 大動脈バルーンパンピング

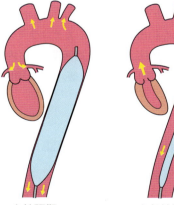

心拡張期　　心収縮期

参考文献

1. 吉野秀朗編：外科医のための循環器必須知識．メジカルビュー社，2011．
2. 2007年度合同研究班報告：非心臓手術における合併心疾患の評価と管理に関するガイドライン（JCS 2008）．
3. Fleisher LA, et al: Circulation 2006.
4. 2009年度合同研究班報告：慢性心不全治療ガイドライン（2010年改訂版）（JCS 2010）．
5. 難病情報センター：特発性拡張型（うっ血型）心筋症（公費対象）ホームページ．

1. 循環器機能　　　　　B. 全身麻酔下の消化器外科手術を安全に行うための耐術評価の階層化と対策

術前テーマ2

ポンプ機能不全（心不全）を生じやすい患者

弁膜症（大動脈弁，僧帽弁）を有する患者の手術

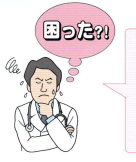

困った?!

卒後14年目のU君。早期胃癌の患者さんが外来受診。腹腔鏡下幽門側胃切除術を強く希望している。「大丈夫！ 腹腔鏡で行いましょう！」と自信満々に答えたところ，近くの循環器内科で心臓弁膜症と言われており，患者家族から，「心臓は手術に耐えられるでしょうか？」と不安そうに聞かれた！

症例

67歳，男性。僧帽弁狭窄症（図1）および心房細動にて近くの内科開業医で経過観察されていた。今回，上腹部違和感が出現し，上部消化管内視鏡検査を施行したところ，胃体下部前壁にSM浸潤を伴う早期胃癌を認め，手術目的に外来に紹介となった。CTでは，明らかな遠隔転移・リンパ節転移もなく，c Stage IAと診断された。患者は，腹腔鏡下幽門側胃切除術を強く希望している。

Q1 本症例の術前評価に必須でないものはどれか？

a. 心不全症状の有無
b. 心臓超音波検査
c. 心臓カテーテル検査
d. 拡張期雑音の有無
e. 心電図

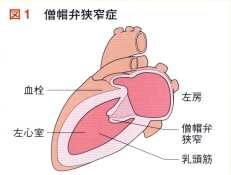

図1　僧帽弁狭窄症

Q2 本症例は，心不全症状はなく，僧帽弁狭窄症の程度が中等度（弁口面積1.4cm²／肺動脈収縮期圧40mmHg）であった。本症例の治療方針として最も適したものを1つ選べ。

a. 胃切除術を断念し，経過観察を行う。
b. 僧帽弁形成術を先行し，その後腹腔鏡下幽門側胃切除術を行う。
c. 腹腔鏡下幽門側胃切除術を行い，術後は十分な輸液を行い，徐脈を避ける。
d. 腹腔鏡下幽門側胃切除術を行い，術後は血栓塞栓症の予防を行う。
e. 腹腔鏡下幽門側胃切除術を行い，術後感染性心内膜炎に対する予防抗生剤を投与する。

1. 循環器機能

1. 患者の状況把握 ⇒ 情報収集から

▶注目すべき所見
　①僧帽弁狭窄症・心房細動にて経過観察中
　②SM浸潤早期胃癌　　③c Stage IA
　④心不全症状はない　　⑤僧帽弁狭窄症は中等度

　僧帽弁狭窄症と心房細動にて経過観察中の患者さん。弁膜症の中で，弁の狭窄は，血流の通過障害を生じ，弁の閉鎖不全は，血流の逆流を生じる。
　周術期は，輸液による血流量の変化や自律神経の変動の大きい時期であり，心臓の弁の異常に基づくポンプ機能障害(心不全)が生じやすい。
　心臓弁膜症(特に僧帽弁狭窄症)が，術中・術後の合併症の発生にどのように影響を与えるかを考えてみよう！

心臓弁膜症(僧帽弁狭窄症)を既往に持つ患者の術前評価と周術期管理について学ぶ！

☞【階層化へのキーワード】
　①大動脈弁狭窄症の重症度による階層化(治療選択)
　②僧帽弁狭窄症の重症度による階層化(治療選択)
　③大動脈弁・僧帽弁閉鎖不全症の重症度による階層化(治療選択)

2. 診断しよう！

Check 1　術前(胃切除前)の心臓弁膜症評価を行う意義は？

1. 心臓弁膜症のリスク

- 「心臓合併症を起こしやすい非心臓手術のリスク分類」において，消化器外科手術は中リスク手術(心臓合併症5%未満[1])と位置づけられている。
- 心臓弁膜症(特に左心系)を有する患者は，すでに心臓のポンプ機能障害を生じており，非心臓手術における心血管の合併症(特に心不全)の発生頻度が高い。
- 高度危険因子がある場合には，周術期に集中治療(ICU)管理が必要である。また，非心臓手術に緊急性がない場合は，手術の中止・延期の可能性も考慮する。

2. 各弁膜症疾患のリスク

a. 大動脈弁狭窄症（左室から大動脈への障害）のリスク（図2a）
- 大動脈弁狭窄症では，慢性的な左室圧の上昇 ⇒ 左室壁の肥大 ⇒ 左室収縮力の低下を生じている（図2）。
- 高度の大動脈弁狭窄症は，非心臓手術の心血管合併症の発生リスクを大きく増加させる ⇒ 非心臓手術の死亡率は約10%である。
- 症状の有無にて，リスクが異なる。

b. 僧帽弁狭窄症（左房から左室への障害）のリスク（図2b）
- 僧帽弁狭窄症では，左房圧の上昇 ⇒ 肺静脈圧上昇による肺うっ血と左室の充満障害を生じる。
- 症状（＋），もしくは症状（－）でも，収縮期肺動脈圧50mmHg以上であれば，リスクは有意に増加 ⇒ 高リスク非心臓手術の術前に，バルーンによる経皮的弁形成や外科的治療を考慮する。

c. 大動脈弁・僧帽弁閉鎖不全症のリスク
- 臨床的に問題とならないものは，非心臓手術での心血管合併症の発生リスクを増加させない。
- 症状（＋），もしくは症状（－）でも左室機能低下（左室駆出率＜30%）では，心血管合併症のリスク（心不全など）となる。

図2 弁膜症の病態

a：大動脈弁狭窄症

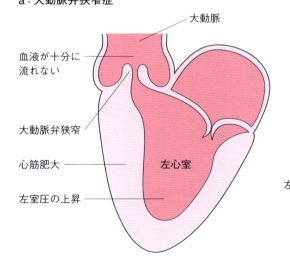

b：僧帽弁狭窄症

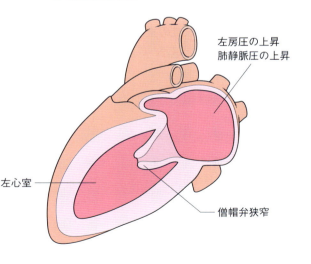

1. 循環器機能

> **Check 2** 術前（非心臓手術前）の心臓弁膜症の評価法は？

●心臓弁膜症の術前評価のポイントは，①心臓弁膜症の存在，②弁膜症の重症度の評価，③心不全・不整脈の併存の有無，を評価することである。

1) 症状・身体所見：心不全の所見を見逃さないことが重要である。
   ①問診（病歴，症状）
      症状：動悸・息切れ・失神・胸痛・呼吸困難など（初期では，易疲労性や労作時息切れ。病状進行すれば，夜間呼吸困難や起座呼吸）。
   ②聴診：心雑音（存在診断に有用，拡張期雑音＝病的，ただし雑音の大きさは弁膜症の重症度を反映しない）。
   ③触診：末梢循環低下，うっ血・浮腫・肝腫大の有無。
   ④検査所見：BNP（脳性ナトリウム利尿ペプチド）は，心不全や弁膜症の重症度と相関し有用である。
   ⑤心電図：心房細動・頻脈の有無。
   ⑥胸部X線：肺うっ血の有無。

2) 運動耐容能：術前の心予備能評価として有用。
   具体的に患者に尋ねて術前の運動耐容能を評価する。
   ⇒安静時の酸素消費量を1MET（metabolic equivalent）とし，4METs未満の患者では，周術期の心血管系疾患発症リスクが増加する[2]。

3) 心臓超音波検査：低侵襲でありながら，形態学的・機能的な評価が可能。弁疾患の重症度（**表1，2**）・左室機能・右室機能の評価に有用。

4) 心臓カテーテル検査：弁疾患の診断や重症度診断には必須ではない。臨床所見と心エコー検査などの検査所見に解離がみられる場合は推奨される[4]。

表1 大動脈弁狭窄症の重症度

重症度	軽度	中等度	重度
大動脈弁血流速度（m/秒）	2.6〜2.9	3.0〜4.0	＞4.0
平均圧較差（mmHg）	＜20	20〜40	＞40
弁口面積（cm^2）	＞1.5	1.0〜1.5	＜1.0
有効弁口面積（cm^2/m^2）	＞0.85	0.60〜0.85	＜0.6
velocity ratio	＜30	30〜49	≧50
有効逆流口面積（cm^2）	＞0.5	0.25〜0.5	＜0.25

(Baumgartner J, et al: J Am Soc Echocardiogr 2009[3]. より引用)

表2 僧帽弁狭窄症の重症度

重症度	軽度	中等度	重度
弁口面積（cm^2）	＞1.5	1.0〜1.5	＜1.0
平均圧較差（mmHg）	＜5	5〜10	＞10
肺動脈収縮期圧（mmHg）	＜30	30〜50	＞50

(Baumgartner J, et al: J Am Soc Echocardiogr 2009[3]. より引用)

Q1 解説と答え

- 本症例は，僧帽弁狭窄症にて近医経過観察中。
- 術前の弁膜症評価のポイントは，①心臓弁膜症の存在確認，②弁膜症の重症度，③心不全・不整脈の併存の有無。
- 心電図は，僧帽弁狭窄症において，心房細動の有無・程度をみるために有用である。
- 心臓カテーテル検査は，弁膜症の術前評価において必須ではない。

（正解 ▷ c）

Points!

非心臓手術術前における心臓弁膜症のリスクと評価

1. 弁膜症を持つ患者の非心臓手術における心血管イベント発生のリスクは高い。
2. 弁膜症の患者の術前評価は，①弁膜症の存在確認，②弁膜症の重症度，③心不全・不整脈の併存の有無。
3. 心臓弁膜症の重症度評価として，①心不全症状とBNP，②心臓超音波検査による形態学的評価，③心臓超音波検査による機能的評価，を行う。

3. 術前合併症の重症度分類（階層化）に準じた治療方針

Check3 弁膜症の階層化別における非心臓手術の治療方針はどうするの？

a. 大動脈弁狭窄症（左室から大動脈への障害）のリスク
- 症状の有無にてリスクが異なるため，治療方針も異なる（図3）。
  （＊心エコーの重症度は表1参照）
- 中等度以上の大動脈弁狭窄症患者は，術前に循環器内科を受診。

b. 僧帽弁狭窄症の階層化別治療方針
- 症状の有無と心エコーによる評価にて治療方針を考慮する（図4）。
  （＊心エコーの重症度は表2参照）

c. 大動脈弁・僧帽弁閉鎖不全症の階層化別治療方針
- 症状の有無と心エコーによる左室駆出率の評価にて治療方針を考慮する（図5）。
- 有症状・中等度以上の逆流・左室拡大・左室駆出率低下例は，術前に循環器内科を受診させる。

1. 循環器機能

図3 大動脈弁狭窄を有する非心臓手術の治療方針アルゴリズム[5]

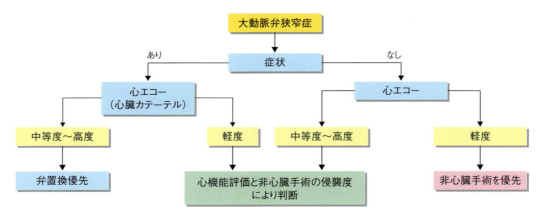

図4 僧帽弁狭窄を有する非心臓手術の治療方針アルゴリズム[5]

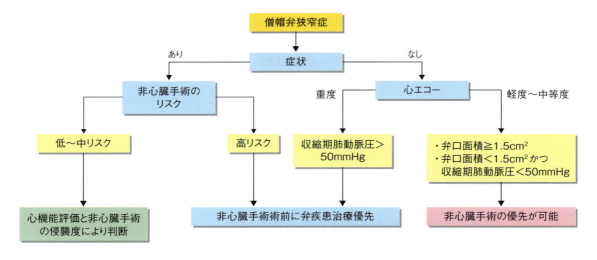

図5 大動脈弁・僧帽弁閉鎖不全を有する非心臓手術の治療方針[5]

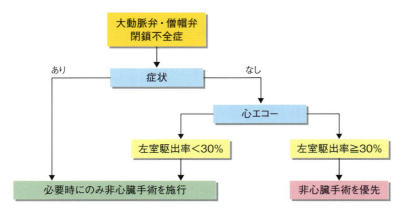

Check 4 非心臓手術術前・術後の心臓弁膜症のケアはどうするの？

1. 非心臓手術術前・術後における心臓弁膜症のケア
- 弁膜症は，閉鎖不全病変か狭窄病変かで循環管理の方針が変わってくる。
  - ⇒ 閉鎖不全病変：①順行性血流の維持，②逆流量の抑制
  - ⇒ 狭窄病変：①適切な前負荷の維持，②体血管抵抗を下げすぎない
- 弁膜症には不整脈の合併が多い。
  - ⇒ ①的確な抗不整脈薬の選択，②周術期の脈拍コントロール（β遮断薬）

2. 非心臓手術術前・術後における各弁膜症のケア

◇ **大動脈弁狭窄症における術前・術後循環管理の要点**

ケアのポイント	ケアのねらい
頻脈を避ける	拍出量は心房収縮に依存するため，洞調律を維持させる
前負荷の維持	左室は肥大し硬いため，高い充満圧が必要
体血管抵抗の維持	体血管抵抗の低下は，体血圧・冠血流が低下するため

◇ **僧帽弁狭窄症における術前・術後循環管理の要点**

ケアのポイント	ケアのねらい
頻脈を避ける	左室への流入障害があるため，十分な充満時間が必要
適切な前負荷の維持	僧帽弁の通過のために適切な前負荷必要（⇔ 過剰な輸液は肺うっ血の原因となる）
体血管抵抗の維持	血流制限のため，体血管抵抗の減少＝低血圧となる
肺血管抵抗の維持	二次性肺高血圧症のため，肺血管抵抗をコントロールする（血管拡張薬）
血栓塞栓症の防止	心房細動合併例が多いため（抗凝固薬・抗血小板薬）

◇ **大動脈弁閉鎖不全症における術前・術後循環管理の要点**

ケアのポイント	ケアのねらい
徐脈を避ける	徐脈＝拡張期が長くなり，逆流量が増加
適切な前負荷の維持	心室容量が増加しているため，十分な前負荷必要
体血管抵抗の低下	逆流量が減少し，順行性の血流を増加させる（血管拡張薬）
抗菌薬の投与	逆流量がⅡ度以上の場合は，感染性心内膜炎の予防を行う（抗菌薬：アモキシシリン，アンピシリン，ゲンタマイシン等）

1. 循環器機能

◇ 僧房弁閉鎖不全症における術前循環管理の要点

ケアのポイント	ケアのねらい
徐脈を避ける	拡張期が長くなり，逆流が増えることを避ける
前負荷の維持	適切な前負荷の維持は，順行性血流を維持 （⇔ 過剰な輸液負荷は，左室を拡大させ逆流を増加させる）
体血管抵抗の低下 （血圧の低下）	・逆流量の減少 ・順行性血流の増加（血管拡張薬）
肺血管抵抗の コントロール	・二次性肺高血圧症の悪化防止 ・右室機能の維持
抗菌薬の投与	感染性心内膜炎の予防（逆流による心内膜損傷） （抗菌薬：アモキシシリン，アンピシリン，ゲンタマイシン等）

Q2 解説と答え

- 本症例では，心不全症状はなく，中等度の僧帽弁狭窄症であることから，アルゴリズムから非心臓手術の優先が可能である。
- 僧帽弁狭窄症は，うっ血性心不全に注意しつつ，適切な輸液を負荷し，頻脈を避ける。
- 術前より心房細動を認めることから，術後血栓塞栓症の防止が必要である。
- 感染性心内膜炎の予防が必要とされるのは，閉鎖不全症である（逆流により心内膜が傷つくため）。

腹腔鏡下幽門側胃切除術の優先が可能であり，術後は血栓塞栓症の予防が必要である。

（正解 ▷ d）

弁膜症疾患を有する患者の非心臓手術の治療方針と術前・術後ケア

1. 非心臓手術の術前に弁膜症の治療が必要なものは，①重度の弁膜症，②有症状の弁膜症，③左室機能低下している弁膜症。
2. 中等度以上の弁膜症症例は，循環器内科にコンサルトを行う。
3. 弁膜症が，閉鎖不全症か狭窄症かで循環管理の方針が異なる（①脈拍のコントロール，②体血管抵抗（および僧帽弁膜症では肺血管抵抗），③薬物投与（抗菌薬と抗凝固薬））。

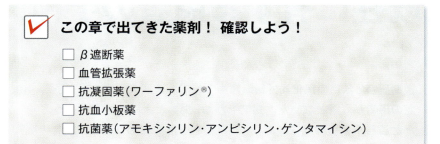

✓ **この章で出てきた薬剤！ 確認しよう！**

- □ β遮断薬
- □ 血管拡張薬
- □ 抗凝固薬（ワーファリン®）
- □ 抗血小板薬
- □ 抗菌薬（アモキシシリン・アンピシリン・ゲンタマイシン）

自己チェック！

（問） 正しいものに○を，誤ったものに×をつけよ．
( ) 1. 通常の消化器外科手術における心臓合併症の発生リスクは，15％程度である．
( ) 2. 心臓弁膜症の重症度分類（階層化）において，症状の有無は重要である．
( ) 3. 非心臓手術の周術期における弁膜症のケアには，脈拍コントロールが必要である．

（正解▷ 1× 2○ 3○）

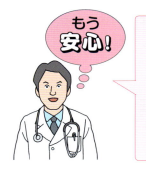

もう安心！

「心臓弁膜症の既往を有する患者さんの術前評価は，①左心系の弁膜症の存在確認，②重症度評価，③心不全・不整脈の併存の有無が重要である」と，研修医に説明するU君！
そして，患者さんのご家族に「循環器内科とともに周術期もケアさせていただきますので心配いりません」……と笑顔で答える卒後14年目のU君であった．

● 参考文献

1. ACC/AHA：非心臓手術患者の周術期心血管系評価ガイドライン 2002．
2. 竹本恭彦ほか：心エコー 2005．
3. Baumgartner J, et al : J Am Soc Echocardiogr 2009．
4. Bonow RO, et al: J Am Coll Cardior 2008．
5. 非心臓手術における合併心疾患の評価と管理に関するガイドライン 2008年改訂版．

1. 循環器機能

術前テーマ3

不整脈を既往に有する患者の手術

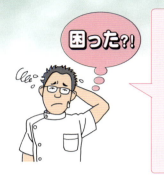

後期研修2年目の消化器外科研修中のN君。来週大腸癌の手術予定の患者が入院となった。病室を訪ね，問診と入院時診察を行ったところ不整脈の既往があり，診察上も徐脈を認めたため，入院時の検査として心電図検査とホルター心電図検査をオーダーした。検査結果を見た指導医から，「術前にこの不整脈の治療は必要ないの？」と尋ねられ，まさか消化器外科研修で不整脈についての質問を受けるとは思っておらず，慌てるN君であった。

症例

70歳，男性。排便時出血を認めたため，近医で大腸内視鏡検査を行ったところS状結腸癌と診断され，手術目的で紹介となった。CT検査では遠隔転移は認めず，来週，S状結腸切除術を予定している。S状結腸癌は進行癌であるが，環周率は1/2であり，内視鏡は通過可能であった。腹部は平坦・軟であり，イレウスや穿孔を疑う所見は認めていない。既往歴は，不整脈を指摘されたことがあるが，その後は通院しておらず，詳細不明であった。ときどき息苦しさやふらつきを認めていたが，自然軽快するため放置していた。入院時血圧は142/64mmHg，脈拍45回/分であり，胸部単純X線写真では，心陰影や肺野に異常所見を認めなかった。入院時心電図を示す（図1）。

Q1 来週手術を予定されている本症例に対し，考慮すべきことは何か？
正しいものを1つ選べ。

a. 心電図上，異常を認めず，内科対診の必要はない。
b. 心電図上，異常を認めないが，既往があり内科対診を行う。
c. 心電図上，異常を認めるが，周術期問題になるものではないので，内科対診不要である。
d. 心電図上，異常を認め，周術期問題となるので，内科対診を行う。

Q2 本症例の術前治療として適切なものはどれか？

a. 経過観察
b. リドカイン投与
c. β遮断薬の投与
d. 抗凝固療法
e. ペースメーカー移植術

図1

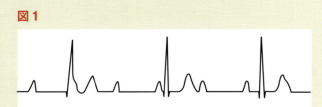

1. 患者の状況把握 ⇒ 情報収集から

▶注目すべき所見
① S状結腸癌で来週手術予定
② イレウスや穿孔を疑う所見なし
③ 不整脈を指摘されている
④ 息苦しさやふらつきをときどき認める
⑤ 脈拍 45回/分

▶除外診断に使用できそうな所見
心陰影や肺野に異常所見なし

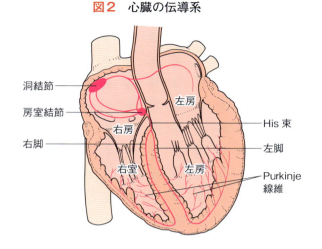

図2 心臓の伝導系

　不整脈を既往に有する患者さん。不整脈は，ペースメーカーやその伝導系（図2）の障害が原因で生じ，心臓の自動能やポンプ機能の障害を生じる。
　一方，周術期は，輸液や手術侵襲による自律神経が乱れなど，心臓の前負荷や後負荷が変化しやすい時期であり，心臓にストレスを生じる。
　致死的な不整脈とはどのようなものだろうか？　重症不整脈（致死的な不整脈に移行しやすい不整脈）とは，どのようなものだろうか？
　術前の不整脈が，術中・術後の合併症の発生にどのように影響を与えるかを考えてみよう！

不整脈を既往に持つ患者の術前の重症度評価と周術期管理について学ぶ！
☞【階層化へのキーワード】
① Cardiac risk index（合併症発生の予測）
② 不整脈の重症度分類による階層化（致死性不整脈，重症不整脈）

2. 診断しよう！

Check 1　不整脈の原因と種類および周術期のリスク評価

● 一般的に頻度の高い不整脈を**表1**に示した（下線は術前治療対象となるもの）[3]。
● 術前，心電図異常を示す場合は，① 不整脈，② 心肥大，③ 心筋梗塞の既往，などを考える。

29

1. 循環器機能

- 周術期心臓合併症の危険因子の中では，心電図異常を認める場合には，軽度危険因子とされており，重症不整脈を認める場合には高度危険因子とされている（**表2**）。
- またCardiac Risk Index System (CRIS)[2]では，①心電図で洞性以外のリズム，②PVC＞5回/分を認めた場合は心臓合併症のリスクが上昇すると報告されている。
- 周術期に心臓合併症を生じる危険性の高い不整脈（**表2**の重症不整脈，表4のレベル3以上）が疑われた場合には，①不整脈診断のための検査施行，②不整脈の原因疾患の検索，③致死性不整脈および重症不整脈の発生予知，を行う。
- 不整脈診断のための検査は，通常の心電図検査に加え，運動負荷心電図検査，ホルター心電図，などである。

表1　不整脈，伝導障害の種類

1）頻脈性疾患
　（a）上室性
　　（1）心房性期外収縮（PAC）
　　（2）発作性上室性頻拍（PSVT）
　　（3）発作性心房細動（PAF）
　　（4）心房粗動（AF）
　　（5）心房細動（A-fib）
　（b）心室性
　　（1）心室性期外収縮（PVC）
　　（2）心室頻拍（VT）
　　（3）心室細動（VF）
2）徐脈性疾患
　（a）上室性
　　（1）洞性徐脈
　　（2）洞房ブロック
　（b）心室性
　　（1）房室ブロック
　　（2）脚ブロック

（日本循環器学会学術委員合同研究班：非心臓手術における合併心疾患の評価と管理に関するガイドライン2008.[1]より引用）

表2　周術期の心臓合併症の危険因子

1）高度危険因子
　・不安定な冠動脈疾患
　　過去7日から30日以内の心筋梗塞で臨床症状または非侵襲的検査で心筋虚血の所見あり。不安定狭心症，重度狭心症（Canadian Class ⅢあるいはⅣ）
　・非代償性うっ血性心不全
　・重症不整脈
　　高度房室ブロック
　　症候性心室性不整脈
　　異常な心室レートの上室性不整脈
　・重度の弁疾患
2）中等度危険因子
　・軽度狭心症（Canadian Class ⅠあるいはⅡ）
　・病歴，異常Q波による心筋梗塞の既往
　・代償性うっ血性心不全あるいはうっ血性心不全の既往
　・糖尿病
　・腎不全
3）軽度危険因子
　・高齢
　・異常心電図（左室肥大，左脚ブロック，ST-T異常）
　・洞以外の調律
　・機能的許容量の低下（運動低下）
　・脳卒中の既往
　・コントロール不良の高血圧

1）高度危険因子	術後ICU管理が必要であり，死亡率も高く手術の延期・中止を考慮する。
2）中等度危険因子	心臓合併症のリスクが高くなるため，十分に注意が必要。
3）軽度危険因子	単独では周術期のリスクを増加させるとのエビデンスのない心血管疾患。

（日本循環器学会学術委員合同研究班：非心臓手術における合併心疾患の評価と管理に関するガイドライン2008.[1]より引用）

- 不整脈の原因疾患を**表3**に示す[3]。すなわち、心原性、非心原性、ならびにその修飾因子に分ける。原因疾患検索には、必要に応じて、心エコー、心筋シンチ、心カテ、などの検査を行う。
- 致死性不整脈は、めまいや失神を呈する場合（脳虚血）であり、不整脈が原因で左室駆出率が40％以下、などの場合である。
- 重症不整脈は、ただちに適切な治療を必要とするものであり、術前に治療しておく（**表2**、**表4**のレベル3以上）。
- 通常、悪性腫瘍であっても数週間のうちに進行・転移し遠隔成績が悪化することはまれであり、不整脈の治療を優先すべきと判断された場合には、手術の延期を検討する必要がある。

表3　不整脈の主な原因とその修飾因子

Ⅰ. 心原性	1. 基礎心疾患を有する病態 　虚血性心疾患，心臓弁膜症，心筋症，心筋炎，先天性心疾患など 2. 基礎心疾患を有さない病態（プライマリー不整脈） 　WPW症候群，Brugada症候群，QT延長症候群，カテコラミン誘発性多形性心室頻拍など
Ⅱ. 非心原性	高血圧，慢性呼吸不全，代謝・内分泌疾患，中枢性神経疾患，貧血，電解質異常など
Ⅲ. 修飾因子	心不全，自立神経失調，薬物，アルコール，喫煙，体温異常，ストレスなど

（小松　隆ほか：術前・術後管理必携 不整脈．消化器外科 2012.[3]より引用）

Q1 解説と答え

- **図3**より、不整脈の診断は完全房室ブロックである。
- 完全房室ブロックは、**表2**より周術期の心臓合併症の高度危険因子であり、術後はICU管理が必要である。
- S状結腸癌は進行癌であるものの、イレウスや穿孔を疑う所見は認めないため、手術を延期し不整脈の治療を優先すべきである。

（正解 ▷ d）

図3
P波（→）とQRS波の間には規則性がなく全く関係がない→心房と心室が固有の刺激で興奮を続ける、完全房室ブロック

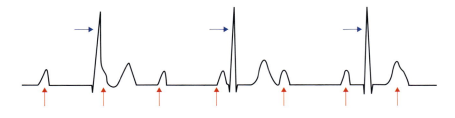

1. 循環器機能

Points!

不整脈の原因と周術期における危険因子

1. 不整脈の原因は，心原性，非心原性ならびにその修飾因子からなる。
2. 術前治療を必要とする重症不整脈と考えられるものは，左室の駆出率に影響する不整脈であり，①高度房室ブロック，②症候性心室性不整脈，③異常な心室レート示す上室性不整脈，である。
3. 術前に重症不整脈を認める場合には，心臓合併症の高度危険因子とされ，死亡率も高く，術後ICUへの入室，不整脈治療の優先（手術の延期や中止）を考慮する。

3. 術前合併症の重症度分類（階層化）に準じた治療方針

Check2 不整脈の階層化別のケア・治療はどうするの？

- 各々の不整脈を詳細に重症度分類（階層化）した報告はない。
- 非心臓手術における合併心疾患の評価と管理に関するガイドライン[1]では，①高度房室ブロック，②症候性心室性不整脈，③異常な心室レートの上室性不整脈，が重症不整脈と定義され，心臓合併症の高度危険因子とされている（表2）。
- われわれは，文献をもとに，不整脈の重症度（緊急度）を5段階に分類し，ケアしている[4]（階層化）（表4）。
- 直ちに救命処置が必要な不整脈（Level 5）は，心室細動と心停止である。直流通電（DC）を速やかに行い，除細動が得られない場合には，心臓マッサージなどの救命処置を開始する。
- 危険な頻脈性不整脈は，心室頻拍（Level 4）とLown分類3以上[注1]の心室性期外収縮（Level 3）である。これらも早急な処置を行わなければ心室細動（Level 5）に移行する。
- 危険な徐脈性不整脈は，完全房室ブロックやMobitz Ⅱ型房室ブロック（Level 4）である。徐脈による症状（Adams-Stokes発作[注2]）や心不全を呈する場合には緊急ペースメーカー移植術の適応である。
- Level 2以上は，原則，術前に治療が必要であり，循環器内科にコンサルトする必要がある。
- Level 1の不整脈は緊急で処置が必要となることは少なく，注意しながらの経過観察でよいが，有症状の場合には，術前，薬物療法などの治療を行う必要があり，循環器内科へコンサルトする（図4 周術期不整脈治療のアルゴリズム参照）。

表4 不整脈の重症度分類（階層化）（著者自作）

Level 5	きわめて危険な不整脈で直ちに救命処置を行う必要があるもの	心室細動，心停止
Level 4	危険な不整脈で直ちに適切な処置を行う必要があるもの	心室頻拍，完全房室ブロック Mobitz Ⅱ型房室ブロック
Level 3	危険な兆候を示し加療必要な不整脈	心室性期外収縮（Lown 分類3以上[注3]）
Level 2	注意（治療）しながら観察する必要がある不整脈	発作性上室頻拍，心房粗動 発作性心房細動，洞不全症候群
Level 1	経過を観察する必要がある不整脈	上室性期外収縮，慢性心房細動 Ⅰ度房室ブロック

図4 周術期不整脈治療のアルゴリズム（著者自作）

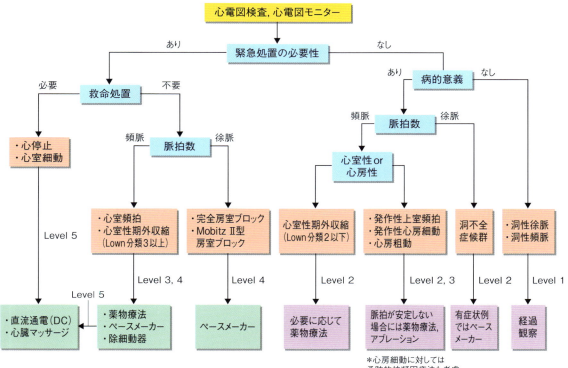

 Q2 解説と答え

- 本症例の不整脈は，完全房室ブロックであり，重症不整脈と判断される。
- S状結腸癌の手術の術前にペースメーカー移植術を優先して行う必要がある。
- リドカインは，心室性期外収縮に，β遮断薬は主に上室性不整脈に，抗凝固療法は心房細動に有効である。

（正解 ▷ e）

Points!

周術期不整脈の治療

1. 周術期不整脈のケアは，まず緊急処置が必要か否かの診断が重要（階層化）。
2. Level 3, 4の重症不整脈では，手術前に不整脈の治療を優先させる。
3. Level 2の不整脈では，術前に治療対象になることが多い。

1. 循環器機能

この章で出てきた薬剤！ 確認しよう！

- □ リドカイン
- □ β遮断薬
- □ 抗凝固薬（ワーファリン®）

自己チェック！

（問） 正しいものに〇を，誤ったものに×をつけよ。

( ) 1. 重症不整脈（高度房室ブロックなど）を認める場合には，周術期心臓合併症の高度危険因子とされる。
( ) 2. MobitzⅡ型房室ブロックの既往がある直腸癌（イレウスなし）の患者が入院となったが，悪性腫瘍の治療を優先し，房室ブロックの治療は直腸癌の手術後に行う方針とした。
( ) 3. 二連発の心室性期外収縮は，心室細動に移行する可能性が高い。

（正解▷ 1〇　2×　3〇）

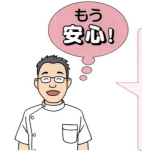

一見すると洞性徐脈（sinus rhythm）と勘違いされそうな不整脈である。しかし，実は重症不整脈の完全房室ブロックであった。S状結腸癌の手術を延期し，循環器内科にてペースメーカー移植術を行った後，手術を施行し事なきを得た。重症不整脈に気づかずに手術を行っていたら……と青ざめたN君であった。

◆ 注釈（専門用語を理解しよう！）

1) 【Lown 分類】心室性期外収縮の重傷度分類
　　　　Grade 0 　心室性期外収縮無し
　　　　Grade 1 　散発性（1個/分または30個以内/時間）
　　　　Grade 2 　散髪性（1個/分または30個以上/時間）
　　　　Grade 3 　多発性（期外収縮波形の種類が複数ある）
　　　　Grade 4a　二連発
　　　　Grade 4b　三連発
　　　　Grade 5 　短い連結期（R on T 現象）
2) 【Adams-Stokes 発作】不整脈を原因として，脳への血流量が減少し，脳貧血により意識障害を生じるもの。

● 参考文献

1. 日本循環器学会学術委員合同研究班：非心臓手術における合併心疾患の評価と管理に関するガイドライン 2008．
2. Goldman I, et al: N Engl J Med 1977.
3. 小松　隆 ほか：術前・術後管理必携 不整脈．消化器外科 2012．
4. 吉野秀朗編：外科医のための循環器必須知識．メジカルビュー社，2011．

1. 循環器機能

B. 全身麻酔下の消化器外科手術を安全に行うための耐術評価の階層化と対策

術前テーマ 4

心筋梗塞の既往のある患者の手術

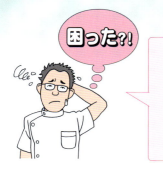

後期研修2年目のN君。消化器外科スーパーローテーション研修が始まり半年が経過。担当患者さんの術前カンファレンスで「大腸癌で来週手術予定の患者さんです」とプレゼンテーション。指導医A医師から「6年前に心筋梗塞に対してPTCAの既往があるよね？」と問いかけられ，頭が真っ白！

症例

68歳，女性。心筋梗塞に対して経皮的冠動脈形成術(PTCA)注1)を6年前に受けている。その半年後の冠動脈造影の確認にて狭窄はなく，今回まで胸部症状の出現なく，近くの内科医で経過観察されていた。今回，血便が出現し，下部消化管内視鏡検査を施行したところ，S状結腸に半周性の2型の大腸癌を認め，手術目的に紹介となった。CTでは，明らかな遠隔転移・リンパ節転移はなく，c Stage Ⅱと診断。腹腔鏡下S状結腸切除術を予定している。

Q1 本症例の術前評価に必須でないものはどれか？
a. 心電図検査
b. 心臓超音波検査
c. 冠動脈造影検査
d. 胸部Ｘ線検査
e. 動脈血ガス分析検査

図1　冠動脈

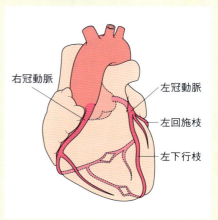

Q2 本症例の治療方針として最も適したものを1つ選べ。
a. 腹腔鏡下S状結腸切除術を断念し，経過観察を行う。
b. 冠動脈造影検査を先行し，その後腹腔鏡下S状結腸切除術を行う。
c. 腹腔鏡下S状結腸切除術を行い，術後は胸部症状，循環動態に注意する。
d. 腹腔鏡下S状結腸切除術を行い，術後経口摂取可能後は予防的にアスピリン内服を行う。
e. 腹腔鏡下S状結腸切除術を行い，術後1日目に心筋トロポニン値を測定する。

1. 循環器機能

1. 患者の状況把握 ⇒ 情報収集から

▶注目すべき所見
①6年前に心筋梗塞にてPTCAの既往　　②胸部症状なし　　③2型 S状結腸癌 c Stage Ⅱ

　心筋梗塞の既往を有する患者さん。心筋梗塞は，心臓を養う冠動脈の血流障害によって生じた心筋の障害であり，心臓の収縮障害（心不全）のみならず，伝導系障害（不整脈）を生じる。

　一方，周術期には，輸液による循環血液量の変化や麻酔・手術侵襲による自律神経の乱れなど，心臓に負荷を生じる。術前に冠動脈造影をしなければならないのは，どのような場合だろうか？　また，手術を延期して心臓の治療をしなければならないのはどのような場合だろうか？

　術前の冠動脈障害が，術中・術後の合併症の発生にどのように影響するかを考えてみよう！

狭心症・心筋梗塞を既往に持つ患者の術前評価と周術期管理について学ぶ！
☞【階層化へのキーワード】
①心臓合併症を生じやすい非心臓手術のリスク（手術因子，患者因子）
②冠動脈造影の必要性を判定するための術前評価のフローチャートによる階層化

2. 診断しよう！

Check 1　術前（大腸切除前）の心機能評価を行う意義は？

- 周術期の虚血性心疾患はいったん発症すると致命的となり，消化器外科手術の成績にも大きく影響を与える。
- 非心臓手術の成功には，適切な術前心機能評価と周術期管理が大切である。もちろん外科医，麻酔科医，他のメディカルスタッフとのコミュニケーションやチームワークが必須である。
- 非心臓手術の周術期に生じる虚血性心疾患は，主に冠動脈狭窄による血液供給の減少と酸素需要亢進とのアンバランスが原因で生じ，周術期の急性心筋梗塞の発生率は，心臓死と合わせると0.5～6％となる[1]。
- 術後心臓合併症の発生を予期するため，術前心機能評価を行い，①術式（手術侵襲）によるリスク別分類と，②患者側の危険因子を評価する。

1. リスクからみた外科手術の分類
- 心臓合併症を起こしやすい非心臓手術のリスク（手術因子）を表1に示す。
- 一般外科手術は中もしくは低リスクに分類される。
- 低リスクの場合には，術前にさらなる心機能検査は必要ないとされる。

2. 心臓合併症の危険因子（患者側）
- 周術期心臓合併症に関連する危険因子（患者因子）を表2に示す。
- ①冠動脈疾患が存在する場合，②冠動脈疾患を疑わせる所見がある場合は，循環器科医師による評価が望ましい。また，③他の血管病変（頸動脈狭窄症，大動脈瘤，下肢閉塞性動脈硬化症）を合併する場合も冠動脈疾患が存在することがあり注意を要する。
- 心臓合併症の頻度を予測するCardiac Risk Index System（CRIS）が，臨床において頻用されている（表3）。

表1 心臓合併症を起こしやすい非心臓手術のリスク

高リスク（心臓合併症　5％以上）	大きな緊急手術（特に高齢者） 大動脈，主血管手術 末梢血管手術 大量の輸液，出血を伴う長時間手術
中リスク（心臓合併症　5％未満）	頸動脈内膜剝離術 頭頸部手術 腹腔内，胸腔内手術 整形外科手術 前立腺手術
低リスク（心臓合併症　1％未満）	内視鏡手術 体表手術 白内障 乳房手術

（非心臓手術における合併心疾患の評価と管理に関するガイドライン2008年改訂版より引用）

表2 周術期の心臓合併症の危険因子

1）高度危険因子
- 不安定な冠動脈疾患
  過去7日から30日以内の心筋梗塞で臨床症状または非侵襲的検査で心筋虚血の所見あり。不安定狭心症，重度狭心症（Canadian Class ⅢあるいはⅣ）
- 非代償性うっ血性心不全
- 重症不整脈
  高度房室ブロック
  症候性心室性不整脈
  異常な心室レートの上室性不整脈
- 重度の弁疾患

2）中等度危険因子
- 軽度狭心症（Canadian Class ⅠあるいはⅡ）
- 病歴，異常Q波による心筋梗塞の既往
- 代償性うっ血性心不全あるいはうっ血性心不全の既往
- 糖尿病
- 腎不全

3）軽度危険因子
- 高齢
- 異常心電図（左室肥大，左脚ブロック，ST-T異常）
- 洞以外の調律
- 機能的許容量の低下（運動低下）
- 脳卒中の既往
- コントロール不良の高血圧

（非心臓手術における合併心疾患の評価と管理に関するガイドライン 2008年改訂版より引用）

表3 Cardiac Risk Index System（CRIS）

		点数
病歴	70歳以上	5
	6カ月以内の心筋梗塞	10
	大動脈狭窄	3
身体所見		
	S3ギャロップ，頸静脈怒張，うっ血性心不全	11
ECG	洞性以外のリズム	7
	＞5PVC／分	7
一般状態および検査所見		
	$PaO_2 < 60$ mmHg	3
	$PaCO_2 > 50$ mmHg	3
	K+＜3mEq/L	3
	BUN＞50mg/dL	3
	Creatinine＞3mg/dL	3
	寝たきりの状態	3
手術		
	緊急	4
	胸腔内手術	3
	腹腔内手術	3
	大動脈手術	3
心臓合併症の頻度		
	Class Ⅰ（0～5点）：1％	
	Class Ⅱ（6～12点）：5％	
	Class Ⅲ（13～25点）：11％	
	Class Ⅳ（26点以上）：22％	

（非心臓手術における合併心疾患の評価と管理に関するガイドライン 2008年改訂版より引用）

1. 循環器機能

Check 2 術前（非心臓手術前）の虚血性心疾患評価の階層化とアルゴリズム

- 虚血性心疾患の非心臓手術術前評価のアルゴリズムを図2に示す（PTCAは経皮的冠動脈形成術，CABGは冠動脈バイパス術）。
- アルゴリズムは，待機手術における術前冠動脈造影の必要性の判断に用いられる（参考：周術期に心筋梗塞に対する冠動脈検査の合併症率は60歳未満で5.4%，70歳以上で9.1%[2]，心臓カテーテル検査の死亡率0.02%）。

図2 冠動脈造影の必要性を判定する術前心臓評価のアルゴリズム

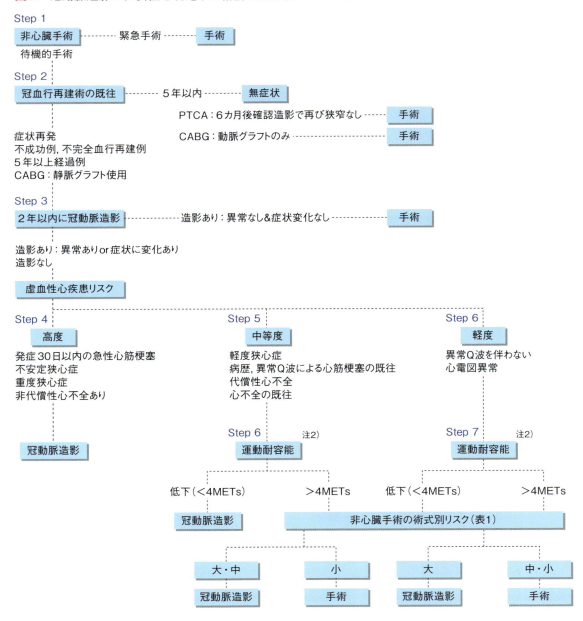

（非心臓手術における合併心疾患の評価と管理に関するガイドライン2008年改訂版より引用改変）

- 術前冠動脈造影の必要性の判断指標は，①虚血性心疾患の症状と既往治療歴（種類と期間），②心電図異常と心不全の有無，③運動耐容能[注2]，である。
- 無症状あるいは，運動耐容能が良好な場合は一般に手術を進めてよい。
- 虚血性心疾患のリスクが高度あるいは，運動耐容能が低下している場合は精査が必要。
- 精査としては通常，冠動脈造影が行われるものの，心臓CT，心エコー，心筋シンチ，運動・薬剤負荷試験，ホルター心電図などを行う場合もある。

Q1 解説と答え

- 本症例は，心筋梗塞にて経皮的冠動脈形成術（PCI）施行後6年目，近医にて胸部症状の出現なく経過観察中。
- 術前に虚血性心疾患既往患者に対する評価のポイントは，①手術リスクの有無（術式，緊急手術か否か），②虚血性心疾患の症状と治療の既往，③不整脈の有無（心電図）と心不全（胸部X線・心エコー）の評価，④運動耐容能。
- 術前虚血性心疾患アルゴリズムに従い，冠動脈造影検査の必要性を判断。冠動脈造影検査は，本症例の術前評価において必須ではない。

（正解 ▷ c）

Points!

非心臓手術の術前における虚血性心疾患のリスクと評価

1. 非心臓手術における術前心機能評価アルゴリズムは，術前に冠動脈造影検査の必要性を判断するもの
2. 待機的な非心臓手術における術前心機能評価アルゴリズムでは，①虚血性心疾患の症状と既往治療歴（種類と期間），②心電図異常と心不全の有無，③運動耐容能，により決定する。

3. 術前の虚血性心疾患リスクの重症度分類（階層化）に準じた治療方針

Check 3　術前評価の階層化別における非心臓手術の治療方針はどのようにして決めるのか？

◆術前冠動脈造影検査の必要性の判断

Step 1（図2のアルゴリズム参照）
- 非心臓手術の緊急度を決定しなければいけない。緊急手術等の場合は十分な術前心臓評価を行うことができないので，注意深い周術期管理で対応する以外ない。
- やむ得なく緊急手術を行う場合は，IABP（intraaortic balloon pumping：大動脈内バルーンパンピング）の使用を考慮する。

Step 2〜7（図2のアルゴリズム参照）
- 待機手術の場合，図2の術前評価アルゴリズムに従い，冠動脈造影検査の必要性を判断する。

◆冠動脈造影検査結果による治療方針
- 左主幹部病変，3枝病変，左前下行枝近位部に有意な狭窄を有する2枝病変で，EF 50%未満あるいは虚血が証明される場合は冠動脈バイパス術（CABG）を先行する。
- 広範囲な生存心筋を還流している1枝または，2枝病変で経皮的冠動脈形成術（PCI）の成功の可能性の高い場合はPCIを先行する。
- 冠動脈造影検査の評価の実際は循環器医に拠る。
- 冠動脈バイパス術（CABG）術後，通常の悪性腫瘍が，待機期間の数週間に進行・転移して遠隔成績が著しく悪化する事は必ずしも多くないため，重篤な心合併症を回避するために非心臓手術を延期する。

Check 4　手術後に発症した虚血性心疾患の対応はどうするの？

【周術期心筋梗塞】
- 周術期心筋梗塞は，非心臓手術の最大のリスクの1つである。
- 海外の報告ではmajor surgeryの5%程度に発症する[3]。

1. 診断
- 発症時期は術後48時間以内が多い。
- 診断においての問題点は，胸痛などの典型的な症状を示さず，不明瞭な場合が過半数ある。
- 心電図が典型的なST上昇を呈する症例は10%程度であり，多くはST下降型である。
- 代表的な疾患であるが，診断が難しいことを念頭に置く必要がある。
- 血液検査：血清CPK（CK-MB），心筋トロポニンの測定が推奨される。梗

塞から3〜4時間で異常値を示す。ピークはどちらも翌日。心筋トロポニンは1週間以上持続する。
- 予期せぬ循環動態不良に遭遇したら，胸部症状，心電図変化，心筋バイオマーカー測定などを考慮する。

2．治療
- 周術期心筋梗塞発症であれば，循環器科医の応援を求める。
- 保存的治療は，アスピリン内服（可能な場合），ヘパリン投与による血栓進展防止と，亜硝酸薬投与による冠動脈血流増加を行う。
- ①動脈硬化プラークの破綻による冠動脈急性閉塞であれば緊急カテーテル治療を考慮。
- ②慢性虚血を背景に，酸素需要と供給のアンバランスが続いたための心筋梗塞は，左冠動脈主幹部病変や3枝病変など，カテーテルで改善できないものが多い。この場合は，総合的なリスクの面からCABGの適応を考慮する。

Q2 解説と答え

- 本症は，6年前に経皮的冠動脈形成術（PCI）の既往であり，胸部症状もなく，アルゴリズムから術前の冠動脈造影検査は不要である。
- 術後は，胸部症状の有無，循環動態不良に注意が必要である。しかし虚血性心疾患を疑うまでは，予防的なアスピリン投与や，ルーチンでの心筋バイオマーカー測定は不要である。

腹腔鏡下S状結腸切除術が優先される。周術期心筋梗塞は，非心臓手術の最大のリスクの1つであること，胸部症状および心電図変化は，通常の心筋梗塞の場合と異なることが多いことを念頭に術後管理を行う。

（正解 ▷ c）

Points!

虚血性心疾患における非心臓手術の治療方針と術前・術後ケア

1. 冠動脈造影検査を行い，術前に冠動脈の血行再建が必要と判断する場合は，①左主幹部病変，3枝病変，左前下行枝近位部に有意狭窄を有する2枝病変でEF 50%未満あるいは虚血が証明される場合（CABG），②広範囲な心筋を還流している1枝または，2枝病変（PCI）。
2. 周術期に心筋梗塞発症が疑われれば，循環器科医の応援を求める。
3. 周術期の心筋梗塞では，胸痛などの典型的な心筋梗塞症状が不明瞭であり，心電図が典型的なST上昇を呈する症例は10％程度であることから，診断が難しい。周術期に循環不全が生じた場合には，胸部症状，心電図変化，心筋バイオマーカー測定などを行い総合的に診断する。

1. 循環器機能

✓ この章で出てきた薬剤！ 確認しよう！
- ☐ 亜硝酸薬
- ☐ 抗血小板凝集抑制薬（アスピリン）
- ☐ ヘパリン

自己チェック！

（問）正しいものに〇を，誤ったものに×をつけよ。
(　)1. 非心臓手術における周術期の心臓合併症の危険因子として，腎不全，糖尿病は高度危険因子である。
(　)2. 冠動脈バイパス術（CABG）の既往のある患者は，基本的に待機的非心臓手術を行う場合は術前に冠動脈造影を行う。
(　)3. 周術期の心筋梗塞では，胸痛等の心筋梗塞症状がはっきりしないことが多いが，心電図における典型的なST上昇を呈する症例が80％である。

（正解▷ 1× 2× 3×）

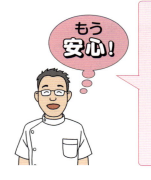

「虚血性心疾患の既往を有する患者さんの術前評価は，①虚血性心疾患の症状と既往治療歴（種類と期間），②心電図異常と心不全の有無，③運動耐容能が重要である」と，説明してくれる指導医A医師！ カンファレンスの後で，患者さんのご家族に「循環器内科とともに周術期もケアさせていただきますので心配いりません」……と，笑顔で応えるA医師。頼りになる先輩A医師についていこうと決心する後期研修医のN君であった。

◆ 注釈（専門用語を理解しよう！）
1)【経皮的冠動脈形成術（PTCA；percutaneous transluminal coronary angioplasty）】アテロームなどで狭窄した冠動脈をバルーンで拡張したり，ステントを挿入して，血流の増加をはかるインターベンション治療。
2)【運動耐容能】術前の心予備能評価として有用。すなわち，安静時の酸素消費量を1MET（metabolic equivalent）とし，運動時4METs未満の患者では，周術期の心血管系疾患発症リスクが増加する[4]。

● 参考文献
1. Ann Intren Med 2011; 523-8.
2. Cardiovascular disease in the elderly 1996; 3-46.
3. Lancet 2008; 1839-47.
4. 竹本恭彦ほか：心エコー 2005.

2. 呼吸器機能

B. 全身麻酔下の消化器外科手術を安全に行うための耐術評価の階層化と対策

術前テーマ 5

慢性閉塞性肺疾患（COPD）を有する患者の手術

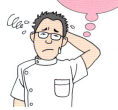

困った?!

後期研修2年目のN君。今日は消化器外科研修での術前プレゼンテーション。「併存症に慢性閉塞性肺疾患（COPD）があるので周術期は慎重に管理します」と言ったところ教授に「具体的にどのように管理するの？」と問われ閉口してしまった。

症例

70歳，男性。COPDを指摘されたことがあるが，薬物治療はしていない。強い労作時に呼吸困難をきたす。今回上部消化管内視鏡検査で胃噴門部に25mm大の0-IIc病変を指摘され，噴門側胃切除術の適応と考えられた。血圧 142/80mmHg，脈拍 80回/分，整。SpO_2 94%（room air），呼吸機能検査で1秒率は49%，%VCは69%であった。また1日10本/40年間の喫煙歴がある。階段は上れず，平地でゆっくりであれば，2km程度は歩くことができる。

Q1 上記のような呼吸器合併症を有する患者に対し，術後呼吸器合併症の予防策として<u>正しくないもの</u>を1つ選べ。

a. 手術6週間前からの禁煙
b. 術前自発的呼吸訓練器具（スーフル等）を用いた訓練
c. 周術期の口腔ケア
d. 周術期の気管支拡張薬の投与
e. 術後安静

Q2 提示した患者について，術前評価と術前ケアについて正しい記述を選べ。

a. COPDの気流閉塞の程度は，病期II期と判断した。
b. Hugh-Jones分類では，II度と判断した。
c. ステロイド吸入を使用した。
d. 抗コリン薬と$β_2$刺激薬は併用しない。
e. 酸素療法が必要である。

2. 呼吸器機能

1. 患者の状況把握 ⇒ 情報収集から

▶**注目すべき所見**
① 強い労作時の呼吸困難　　② 1秒率低下 ⇒ COPD（図1）
③ 喫煙歴　　④ 噴門側胃切除術の術前

図1　COPDの組織

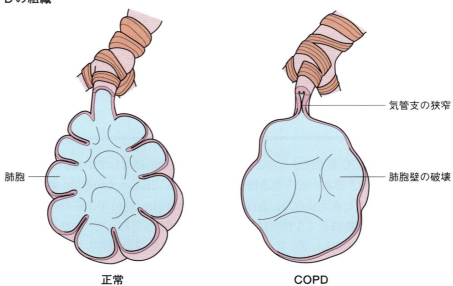

正常　　　　　　　COPD

慢性閉塞性肺疾患（COPD）を既往に有する患者さん。慢性閉塞性肺疾患は、呼吸換気中の気流の閉塞障害であり呼吸不全を誘発する（図1）。
人工呼吸管理下の手術においては、微小レベルでの無気肺や気道上皮障害を生じるため、気流の閉塞障害を悪化させる可能性がある。
慢性閉塞性肺疾患が、術中・術後の合併症の発生にどのように影響を与えるかを考えてみよう！

慢性閉塞性肺疾患を既往に持つ患者の術前評価と周術期管理について学ぶ！
【階層化へのキーワード】
①COPDの病期分類（重症度判定）による階層化とその治療
②Respiratory failure risk index（呼吸不全の重症度判定）
③Hugh-Jones分類［運動耐容能（耐術能）］

2. 診断しよう！

Check1 術前（胃切除前）の呼吸機能評価を行う意義は？

1. 手術（胃切除）と術後呼吸器合併症の関連（術後呼吸器合併症の危険因子）
- 胃切除後の合併症のなかで，無気肺，肺炎といった呼吸器合併症の頻度は15〜57%[1,2]と比較的高率。
- 術後呼吸器合併症は，術後死亡率を上昇させ，有意に在院日数を延長する[1,2]。
- 術後呼吸器合併症の危険因子としては，喫煙，低い1秒率，血清アルブミン低値，高尿素窒素血症，低い生活自立度，年齢（60歳以上），COPDなどの慢性呼吸器疾患，うっ血性心不全などの患者関連因子に加え，上腹部・胸部手術症例，手術時間（3時間以上）などの手術関連因子がある[1〜5]。
- 一般に術後の呼吸器合併症の発生率は，呼吸機能の正常な非喫煙者では1.6%，呼吸機能が正常な喫煙者では4.7%（3倍）と増加。末梢気道機能に少しでも障害がある喫煙者では，16.5%（10倍）に増加する。

2. 慢性閉塞性肺疾患（COPD）と術後呼吸器合併症
- COPDは，気流の閉塞障害であり，診断基準は「気管支拡張薬吸入後の1秒率（FEV_1）が70%未満であり，他の気流閉塞をきたしうる疾患を除外すること」であり，従来の慢性気管支炎や肺気腫などを含む疾患概念である。
- 気流閉塞程度による階層化により，COPDの病期分類がなされ（表1），その5年生存率は，1期90%，2期80%，3期60%である[6]。
- COPD患者の術後呼吸器合併症発症率は非COPD患者の2.7〜4.7倍であり，術前ケアで重要なことは，①COPDの存在診断と病期診断（気流閉塞程度の階層化），②術前の呼吸機能改善，③術後合併症の発生予測，である。
- 術前呼吸機能検査項目である1秒量や1秒率，肺活量は，術後の呼吸器合併症と関連なしとの報告もあるが[1]，これは，術後呼吸器合併症の危険因子が，呼吸機能のみに限定されているからではないと思われる（上記の危険因子参照）。

表1 COPDの病期分類

病期		定義
Ⅰ期	軽度気流閉塞	$\%FEV_1 \geq 80\%$
Ⅱ期	中等度気流閉塞	$50\% \leq \%FEV_1 < 80\%$
Ⅲ期	高度の気流閉塞	$30\% \leq \%FEV_1 < 50\%$
Ⅳ期	きわめて高度の気流閉塞	$\%FEV_1 < 80\%$

（日本呼吸器学会COPDガイドライン第4版作成委員会編：COPD診断と治療のためのガイドライン第4版より引用）

2. 呼吸器機能

Check2 術前評価による術後呼吸器合併症の発生リスクの評価法は？

- わが国独自の術後呼吸器合併症に対する術前のスコアリングシステムは存在しないが，術後呼吸器合併症リスクの評価法として，Respiratory failure risk index[2]（表2）がある。これは前述の術後呼吸器合併症リスク因子をすべて含むわけではないものの，本邦においてもスコアに比例して術後呼吸器合併症が増加することが報告されている[1]。
- 一般外科手術における術後呼吸器合併症発生率はGrade A：0〜0.5％，B：0〜2.1％，C：5〜11％，D：11.6〜11.9％，E：30.5〜30.9％とスコア上昇に伴って増加する。

表2 呼吸不全の危険因子

術前因子	ポイント
手術（部位）	
腹部大動脈瘤	27
胸部	21
神経外科，上腹部，末梢血管	14
頸部	11
緊急手術	11
血清アルブミン＜3.0g/dL	9
BUN＞30mg/dL	8
部分または完全機能依存の状態	7
慢性閉塞性肺疾患の既往	6
年齢（歳）	
≧70	6
60〜69	4

A	0〜10点
B	11〜19点
C	20〜27点
D	28〜40点
E	41点以上

▲各項目のポイントを加算しその合計点でgradeに分類

（穂苅 諭ほか：日本呼吸ケア・リハビリテーション学会誌 2011. より引用）

3. 術前合併症の重症度分類（階層化）に準じた治療方針

Check3 術前のCOPDの階層化別ケアの目的と方法は？

1. 呼吸器疾患を既往に持つ患者の術前ケアのポイント

- わが国では（海外においても），術前呼吸器合併症の階層化別周術期ケアの明確な指針は定まっていない（多種の危険因子からなるため）。
- COPDの重症度判定は，症状や運動耐容能［Hugh-Jones分類（表3）など］，併存症の有無，増悪頻度から総合的に判断する。
- Hugh-Jones分類のⅢ度以上においては，術後，人工呼吸器からの離脱が困難なことがある。

- 呼吸器障害を有する患者においては，医療介入によって改善しうるファクターを軽快し，手術を行うことが術後呼吸器合併症の予防となると考えられている。
- COPDの患者において，周術期ケアのポイントは，①全身的なケア，②一般的な呼吸器のケア，③気流閉塞の悪化防止と改善（COPD病期の進行抑制と改善），である。

表3　Hugh-Jones分類

Ⅰ度	健常者と同様に歩行可能。階段・坂道昇降が可能
Ⅱ度	健常者と同様に歩行可能。階段は上れない
Ⅲ度	自分のペースならば1.6km以上歩ける
Ⅳ度	休みながらであれば50m歩行可能
Ⅴ度	会話・衣類の脱着にも息切れあり。息切れのため外出不能

（Hugh-Jones分類は酸素吸入の有無は考慮されていない点に注意。酸素吸入をしていれば基本的にⅣ～Ⅴと考えるべきである）

2．呼吸器疾患を有する患者の周術期の一般的なケア

- 呼吸器疾患を有する患者に対する周術期の一般的なケアとして次のようなことが行われている。
    1. 患者教育
    2. 栄養療法（呼吸障害を有する患者は低栄養状態が多い，血清アルブミン低値は呼吸器合併症の危険因子）
    3. 禁煙（4～8週間以上の禁煙により術後呼吸器合併症が減少し，COPDの増悪が1/3に減少する）
    4. 口腔ケア（口腔ケアは悪性腫瘍手術や心臓血管外科手術の術後肺炎，感染症減少に有用）
    5. 自発的呼吸訓練器具（スーフル等）の使用（呼吸リハビリテーション）
    6. 早期離床
- これらは，できる限り早くから施行されることが望ましいが，現実的には，外来時や入院時から開始する場合が多い。

3．術前COPDの気流閉塞の階層化と悪化防止・改善

- COPDの階層化（重症度分類）は，気道閉塞の程度（1秒率）で分類されている（**表1**，病期Ⅰ～Ⅳ）。
- 気道閉塞の階層度と術後合併症の発生頻度は相関しないが，呼吸機能がベストな状態で手術を受けることが重要である。

Check4　COPDの気流閉塞の重症度の悪化防止・改善法は，階層別にどのように行うか？

- COPDを有する患者の気流閉塞に対する周術期ケアの目的は，①術前においては気流閉塞の程度の評価と改善，②術中においては気流閉塞の悪化の防止，③術後においては気流閉塞の急性増悪の早期発見と対応，である。
- 図2は，一般的なCOPDの患者において，周術期に気流閉塞の悪化を防止するために行われる階層別治療法である。
- COPD患者において，図2を参考にして，周術期に表4のような治療選択が行われる。
- 病期Ⅰ，Ⅱ期のCOPDの周術期には，気管支拡張薬が行われる。
- 病期Ⅲ期以上のCOPDの患者には，手術適応の再考慮，手術療法の工夫，周術期の吸入ステロイド薬の使用などが行われる。

図1　一般的なCOPD患者の階層化別治療法

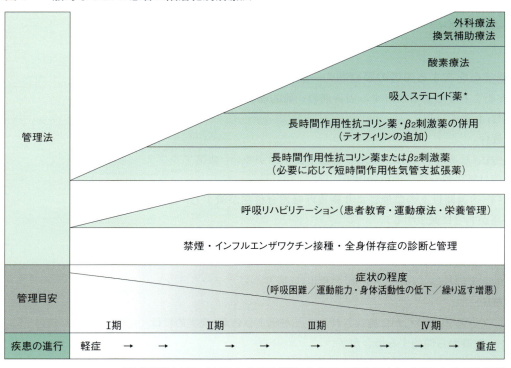

（日本呼吸器学会COPDガイドライン第4版作成委員会編：COPD診断と治療のためのガイドライン第4版より引用）

表4　COPD患者に対する周術期の気流閉塞悪化防止のための階層化別治療法

Ⅰ期	必要時に応じ短時間作用性気管支拡張薬を使用
Ⅱ期	呼吸リハビリ，長時間作用性気管支拡張薬を使用
Ⅲ期	吸入ステロイド薬，喀痰排泄補助薬の考慮
Ⅳ期	酸素療法，換気補助療法，外科的治療の考慮

Check 5　COPD患者に対し，気流閉塞悪化防止のために心がける手術と麻酔の工夫は？

- 麻酔（人工呼吸）や手術により，肺の圧損傷や肺の浮腫が生じ，気流閉塞症状の悪化を生じる。
- 手術操作による気流閉塞の悪化防止のため，術式は低侵襲手術，術後創痛軽減，手術時間短縮の観点から選択する必要がある。
- 麻酔による気流閉塞の悪化防止のため，表5のような麻酔法の工夫が報告されている[7]。

表5　COPD患者に対する麻酔法の工夫

麻酔法の工夫
● 気管内挿管せず自発呼吸を維持することによる圧外傷予防 （硬膜外麻酔＋静脈麻酔などで筋弛緩薬を使用しない）
● 亜酸化窒素を使用せず気腫性肺の肺胞過膨張を防止
● 過剰な輸液負荷回避
● 気管内挿管をした場合，低めの気道内圧設定，覚醒前抜管（抜管時の圧外傷予防）
● 頻回な喀痰吸引

Q1 解説と答え

- 呼吸器疾患を有する患者に対する一般的な術後合併症予防策として，禁煙（6週以上），自発的呼吸訓練器具の使用，口腔ケア，気管支拡張薬が，使用される。
- また，術後は早期離床に努めるべきであり，術後安静は不適当である。

（正解▷ e）

Q2 解説と答え

- 呼吸機能は，1秒率が49％であり，重症COPD（Ⅲ期）と判断。またHugh-Jones分類はⅢ度と判断する。
- 病期Ⅲの気流閉塞障害を有するCOPDの患者の悪化防止や改善には，抗コリン薬とβ2刺激薬は併用し，吸入ステロイド薬を用いる。
- SpO_2は90％以上あり，酸素療法は不要である。

（正解▷ c）

術後呼吸器合併症とCOPD患者のケアの着眼点

1. 術後呼吸器合併症の危険因子としては，喫煙，上腹部・胸部手術症例，血清アルブミン値，血清尿素窒素，生活自立度，年齢，COPDなどの慢性呼吸器疾患合併例，1秒率（FEV₁）低下症例があげられる。
2. COPDを有する患者の周術期ケアのポイントは，①全身ケア，②一般的な呼吸器のケア，③気流閉塞の悪化防止と改善（COPD病期の進行抑制と改善），である。
3. COPDを有する患者の気流閉塞に対する周術期ケアは，①術前には気流閉塞の階層化に基づいた薬物療法，②術中には手術術式と麻酔の工夫による気流閉塞の悪化の防止，③術後には気流閉塞の急性増悪の早期発見と対応，である。

Check 6 術後COPDが増悪した場合，治療はどうするの？

- COPD増悪時の薬物療法の基本はABCアプローチ！
- ＊ABC：A（antibiotics）；抗菌薬，B（bronchodilators）；気管支拡張薬，C（corticosteroids）；ステロイド薬。
- 増悪期の第一選択薬は，短時間作用性β2刺激薬の吸入である。
- 病期がⅢ期（高度の気流閉塞）以上の症例や術後急性増悪の場合には，気管支拡張薬に加えて全身性ステロイド薬の投与が勧められる。プレゾニゾロン30～40mg/日を10～14日間が目安。
- 喀痰の膿性化があれば抗菌薬の投与が推奨される。
- 低酸素血症でSpO₂ 90%（room air）未満もしくはPaO₂ 60Torr以下の場合，酸素療法の適応である。
- PaCO₂が45Torrを超え，かつPH 7.35未満の場合には換気補助療法（非侵襲的陽圧換気（NPPV）注1)，侵襲的陽圧換気（IPPV）注2)の適応を考慮する。
- 増悪期の補助換気療法はNPPVが第一選択。誤嚥，分泌物喀出困難な際には，IPPVが用いられる。

術後COPD増悪時の治療

1. 術後のCOPD増悪時の治療原則は，A（antibiotics）；抗菌薬，B（bronchodilators）；気管支拡張薬，C（corticosteroids）；ステロイド薬。
2. 喀痰の膿性化，人工呼吸器管理例は抗菌薬投与，1秒率50%未満の症例（病期Ⅲ）は全身ステロイド投与。
3. 低酸素血症でSpO₂ 90%未満（room air）もしくはPaO₂ 60Torr以下は酸素療法の適応。
4. PaCO₂が45Torrを超え，かつpH7.35未満の場合には，NPPVを第一選択とした換気補助療法（NPPV, IPPV）の適応を検討。

この章で出てきた薬剤！確認しよう！

□ 抗コリン薬 □ β刺激薬 □ 吸入ステロイド □ ステロイド薬 □ 抗菌薬

自己チェック！

（問）正しいものに〇を，誤ったものに×をつけよ．

( ) 1. 生活自立度 (PS) 低下はCOPD患者の手術後合併症の危険因子である．
( ) 2. COPD患者に対しては，気管内挿管をしない麻酔法を考慮すべきである．
( ) 3. COPD患者の術後急性増悪に対してはステロイドの投与は禁忌である．

（正解 ▷ 1〇 2〇 3×）

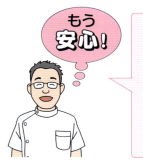

上腹部手術後の呼吸器合併症は頻度の高い術後合併症であり，COPD患者ではさらにその合併症頻度が増す．術前のスパイロメトリーにて1秒量低下をみたらCOPDが隠れている！ その対処法は，禁煙，スーフル，ネブライザーのほかに，薬物，術式，麻酔法の工夫……．手術療法のみならず，ケアの重要さを知り，外科の面白さを実感するN医師であった．

◆ 注釈（専門用語を理解しよう！）
1)【NPPV (Non-invasive Positive Pressure Ventilation；非侵襲的陽圧換気)】気管内に人工気道（気管チューブ）を留置せずに行う陽圧人工呼吸のこと．
2)【IPPV (Invasive Positive Pressure Ventilation；侵襲的陽圧換気)】気管内挿管して行う陽圧人工呼吸のこと．

● 参考文献

1. 穂苅 諭ほか：日本呼吸ケア・リハビリテーション学会誌 2011.
2. Kanat F, et al: ANZ J Surg 2007.
3. Arozullah AM, et al: Ann Surg 2000.
4. Smetana GW, et al: Ann Internal Med 2006.
5. 大塚祐史ほか：LiSA 2010.
6. 日本呼吸器学会COPDガイドライン第4版作成委員会編：COPD診断と治療のためのガイドライン第4版．
7. 吉敷智和ほか：日臨外 2009.

2. 呼吸器機能

術前テーマ6

気管支喘息を有する患者の手術

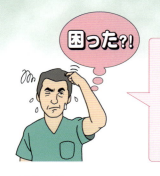

卒後10年目のK君。消化器外科専門医を取得し，手術が楽しくてたまらない。担当患者さんについてのカンファレンスでは，「胆石症で手術予定の患者さんです」とプレゼンテーション。疾患チーフから「先日，気管支喘息の発作を生じたよね」と言われ，頭をかいた。

症例

58歳，女性。右季肋部痛があり，前医で胆嚢結石症を指摘され，加療目的に紹介となった。血圧 126/86mmHg，脈拍 64回/分，整。腹部は平坦軟で圧痛は認めず，血液生化学検査所見は，赤血球320万/μL，白血球3,550/μL，血小板20.1万/μL，TP 6.9g/dL，Alb 4.4g/dLであった。既往歴として気管支喘息を認める以外，理学所見に異常は認めない。前医で3カ月前より，吸入ステロイド薬を処方され低用量で使用している。ステロイド薬を内服したことはない。週に2回程度夜間に軽い喘息発作があり，短時間作用型β_2刺激薬の吸入を行っている。昨夜も軽度の発作があった。活動（運動）制限はなし。呼吸機能検査において1秒率（FEV_1）は82％（正常範囲内），PEF（peak expiratory flow）注1)の日内変動は20％未満，喘息の増悪はなし。

Q1 術前の気管支喘息のリスク評価は，「アレルギー疾患・診断治療ガイドライン」では，どのように評価されるか？

a. コントロール良好
b. コントロール不十分
c. コントロール不良

Q2 術前に十分な喘息のコントロールを行った後，手術を行う方針となった。適切でない治療法はどれか？

a. 長時間作用型β_2刺激薬の吸入
b. 吸入ステロイド薬の中用量使用
c. 術中ヒドロコルチゾンの静注
d. セボフルランを用いた全身麻酔

1. 患者の状況把握 ⇒ 情報収集から

▶注目すべき所見
①胆嚢結石症で手術予定
②気管支喘息あり（週2回発作）
③年齢は58歳，気管支喘息以外に既往歴はない
④吸入ステロイド薬を低用量で使用中

　気管支喘息（発作性閉塞性肺疾患）を既往に有する患者さん。気管支喘息は，発作性に呼吸換気の気流閉塞障害を生じた病態であり，急性呼吸不全を誘発する。
　気管支喘息の患者では，人工呼吸管理下の手術において，発作性の気道収縮や気道の圧外傷を生じやすいと言われている。
　気管支喘息の既往が，どのように術中・術後の合併症の発生に影響を与えるかを考えてみよう！

気管支喘息（発作性閉塞性肺疾患）を既往に持つ患者の術前評価と周術期の管理について学ぶ！

☞【階層化へのキーワード】
①喘息のコントロール状況による階層化（良好群，不十分群，不良群）
②周術期喘息発作の危険因子
③喘息治療の4ステップ

2. 診断しよう！

Check1 術前（胆嚢摘出術前）の気管支喘息の評価を行う意義は？

1．気管支喘息とは？

- 好酸球，肥満細胞，マクロファージ，好中球などの炎症細胞が関与した慢性の気道（比較的太い気管支）の炎症に起因する疾患である。
- 気道炎症は，気道過敏性の亢進，気流制限による発作性の呼吸困難・喘鳴・咳などの症状を引き起こす。
- 気流制限の程度はさまざまであり，軽度のものから致死的なものまである。しかし，多くは自然に，あるいは治療により回復する。
- 気道炎症が遷延すると気道平滑筋の増殖肥厚や基底膜下網状層の肥厚などにより気流制限の可逆性も低下する。

2．気管支喘息の評価の意義
- 喘息患者では，周術期に気道収縮（無気肺，急性呼吸不全）や圧外傷（気胸，縦隔気腫）などの呼吸器合併症が生じやすいという報告がある[1]。
- ①全身麻酔下の手術症例において，喘息に罹患している頻度は1.5〜2.5％，②全身麻酔中に喘息発作を起こす頻度は，0.1〜2％，③喘息の既往を有している患者の術中喘息の発作率は，2〜10％である[2]。
- 呼吸器合併症の発症頻度は，①術前の喘息の重症度，②手術の種類，③麻酔法，などの多くの要因に左右される。
- 気管支喘息の患者に対しては，①周術期喘息発作の危険因子の有無，②喘息の確定診断（気管支喘息の有無），③重症度の判定，④コントロールの状況，を判断することが重要である。

3．周術期喘息発作の危険因子
- 予防を行う際，患者の持つ気管支喘息のリスクを適切に評価することが重要である。
- 表1に周術期の代表的なリスク因子を示す。

表1　周術期喘息発作の危険因子

	危険因子
手術関連	麻酔薬，挿管，抜管操作・気管内チューブ，胸部手術，上腹部手術
患者背景	術前の喘息の重症度，アスピリン喘息，気道感染あり

4．気管支喘息の診断（気管支喘息の有無）
- 下記の(1)，(2)の臨床症状により診断され，①，②，③，④により診断が支持される。

  （診断：臨床症状）
  (1) 発作性の呼吸困難，喘鳴，咳の反復（夜間，早朝に出現しやすい。強制呼気時に喘鳴が聴取される）
  (2) 可逆性の気流制限（無症状期をはさんで，発作が反復する）

  （補助診断）
  ① 症状が他の心肺疾患によらない（胸部X線撮影にて評価）
  ② 気道過敏性の亢進（運動，感染，アレルゲン曝露，精神的ストレスなどによって惹起される。気道過敏性試験にて評価）
  ③ アトピー素因（血清特異的IgE抗体，即時型皮膚反応にて評価）
  ④ 気道炎症の存在（喀痰細胞診や末梢血における好酸球増多。呼気一酸化窒素濃度測定にて評価）

5. 喘息発作の重症度

- ガイドライン（JGL 2009）[3]では，治療前の臨床所見による喘息重症度の分類が用いられる（**表2**）。

表2　治療前の臨床所見による喘息重症度の分類

重症度[*1]		軽症間歇型	軽症持続型	中等症持続型	重症持続型
喘息症状の特徴	頻度	週1回未満	週1回以上だが毎日ではない	毎日	毎日
	強度	症状は軽度で短い	月1回以上日常生活や睡眠が妨げられる	月1回以上日常生活や睡眠が妨げられる	日常生活に制限
				短時間作用性吸入β_2刺激薬頓用がほとんど毎日必要	治療下でもしばしば増悪
	夜間症状	月2回以上	月2回以上	週1回以上	しばしば
PEF FEV_1[*2]	%FEV_1, %PEF	80％以上	80％以上	60％以上80％未満	60％未満
	変動	20％未満	20〜30％	30％を超える	30％を超える

*1：いずれか1つが認められればその重症度と判断する。
*2：症状からの判断は重症例や長期罹患例で重症度を過小評価する場合がある。呼吸機能は気道閉塞の程度を客観的に示し，その変動は気道過敏性と関連する。%FEV_1＝（FEV_1測定値／FEV_1予測値）×100，%PEF＝（PEF測定値／PEF予測値または自己最良値）×100

Check 2　術前（胆嚢摘出術前）の気管支喘息の管理の階層化は，どのように行うか？

- 術前の気管支喘息のコントロールの階層化は，「喘息予防・管理ガイドライン2012」に準ずる。

術前評価（階層化）

- 術前評価としては，気管支喘息のコントロール状況の把握が重要である。
- 気管支喘息のコントロール状態により，3段階に分ける（**表3**）。
- その因子は，①喘息症状，②発作治療薬の使用，③活動制限，④呼吸機能，⑤ピークフロー（PEF）の日（週）内変動，⑥増悪の有無，である（**表3**）。
- アスピリン喘息，気道感染の有無もチェックする。
- 胸部手術（食道など）は特に呼吸器合併症の危険因子となる。

2. 呼吸器機能

表3 喘息のコントロール状態の評価

	コントロール良好 (すべての項目が該当)	コントロール不十分 (いずれかの項目が該当)	コントロール不良
喘息症状(日中および夜間)	なし	週1回以上	コントロール不十分の項目が3つ以上当てはまる
発作治療薬の使用	なし	週1回以上	
運動を含む活動制限	なし	あり	
呼吸機能(FEV_1およびPEF)	正常範囲内	予測値あるいは自己最高値の80%未満	
PEFの日(週)内変動	20%未満	20%以上	
増悪	なし	年に1回以上	月に1回以上*

*増悪が月に1回以上あれば他の項目が該当しなくてもコントロール不良と評価する。

(喘息予防・管理ガイドライン2012.より引用)

Q1 解説と答え

- 週1回以上の喘息症状と発作治療薬の使用からコントロール不十分と評価される。

(正解 ▷ b)

Points!

気管支喘息の発症予防と診断

1. 術中術後の気管支喘息発作は，重篤な合併症であり，適切な術前評価に基づく予防対策が重要。
2. 気管支喘息の術前コントロールの評価は，①喘息症状，②発作治療薬の使用，③活動制限，④呼吸機能，⑤ピークフロー(PEF)の日(週)内変動，⑥増悪の有無により3段階に階層化を行う。

3. 術前合併症の重症度分類(階層化)に準じた治療方針

Check3 術前(胆嚢摘出術前)の気管支喘息の階層化別のケアはどうするの？

1. リスクの階層化と推奨される予防法

- 現在の治療で十分に喘息のコントロールが得られている場合にはその治療を維持する。
- コントロールが不十分な場合には，治療のステップアップを行い，良好にコントロールしておく(**表4**)。
- それでも，コントロールが不十分な場合は手術の延期を検討する。
- コントロールが不十分であり，手術までにコントロールに要する時間がかけられない場合は全身性ステロイド薬の投与を行う。

表4 喘息治療ステップ

		治療ステップ1	治療ステップ2	治療ステップ3	治療ステップ4
長期管理薬	基本治療	吸入ステロイド薬（低用量）	吸入ステロイド薬（低～中用量）	吸入ステロイド薬（中～高用量）	吸入ステロイド薬（高用量）
		上記が使用できない場合，以下のいずれかを用いる ・LTRA ・テオフィリン徐放製剤（症状がまれであれば必要なし）	上記で不十分な場合に以下のいずれか1剤を併用 ・LABA（配合剤の使用可） ・LTRA ・テオフィリン徐放製剤	上記に下記のいずれかを1剤，あるいは複数を併用 ・LABA（配合剤の使用可） ・LTRA ・テオフィリン徐放製剤	上記に下記の複数を併用 ・LABA（配合剤の使用可） ・LTRA ・テオフィリン徐放製剤 上記のすべてでも管理不良の場合は下記のいずれかあるいは両方を追加 ・抗IgE抗体 ・経口ステロイド薬
	追加治療	LTRA以外の抗アレルギー薬	LTRA以外の抗アレルギー薬	LTRA以外の抗アレルギー薬	LTRA以外の抗アレルギー薬
発作治療		吸入SABA	吸入SABA	吸入SABA	吸入SABA

LTRA；ロイコトリエン受容体拮抗薬，LABA；長時間作用性β_2刺激薬，SABA；短時間作用性β_2刺激薬

（喘息予防・管理ガイドライン2012．より引用）

- 手術前6カ月以内に気管支喘息のため全身性ステロイド薬を投与している場合には，術前，術中にステロイド薬（ヒドロコルチゾンorメチルプレドニゾロン）の静注を検討する。
- 高容量の吸入ステロイド薬を常用しており，術後に吸入が行えない場合は，吸入ができるようになるまで全身性ステロイド薬を投与する。同様に，β_2刺激薬を常用している場合には，短時間作用型β_2刺激薬のネブライザー吸入で対処する。
- 気管内挿管が回避できるものは，ラリンジアルマスクによる全身麻酔を検討する。
- 吸入麻酔薬は気道刺激性の少ないセボフルランが勧められる。
- 術後鎮痛にはアセトアミノフェンが比較的安全である。NSAIDsは気管支痙攣を誘発しやすく，慎重な投与が必要である。フェンタニルも副交感神経刺激作用により喘息には禁忌である。

2．合併症ゼロへの術前・術中のケア

- 2週間以内に喘息発作を生じていれば，原則，手術を延期する。
- 術前の気管支喘息のコントロール状態の階層化による評価を行い，良好なコントロール状態になるよう調整・維持する。
- 術中，術後喘息発作を回避するための予防策（麻酔法など）をとることが重要である。
- 当然のことながら，麻酔時間（手術時間）短縮に努める必要がある。

2. 呼吸器機能

Check 4 万一，術中・術後に喘息発作を生じたら，治療はどうするの？

術中・術後の喘息発作に対する診断と治療
- 発作に伴う合併症として，気胸，縦隔気腫，無気肺，急性呼吸不全などがあり，迅速な対応が必要である。

診断
① 覚醒時：覚醒時は呼吸困難と喘鳴により診断が可能である。
② 全身麻酔中：全身麻酔中は理学所見による。聴診にて，両肺野の喘鳴が認められる。呼気の1回換気量の変動や，従量式換気中は気道内圧の上昇，従圧式換気中は1回換気量の減少がみられる。カプノグラム(注2)では呼気相の立ち上がりが緩徐になる。

治療
- 治療に入る前に，気管内挿管チューブを点検し（位置，屈曲，カフの異常など），チューブトラブルを除外する
- 手術操作を中断する
- 純酸素投与
- 経静脈的薬物治療：アミノフィリン6 mg/kg，ヒドロコルチゾン200〜600 mg，リドカイン2 mg/kg
- 吸入薬治療：選択的β_2刺激薬（麻酔中は回路内ネブライザーからの投与）

Q2 解説と答え

- 待機手術の場合は，術前に良好なコントロールの状態にしておく。
- 現在，低用量のステロイド吸入を行っており，長時間作用性β_2刺激薬（LABA）またはロイコトリエン受容体拮抗薬（LTRA）の追加，吸入ステロイド薬の用量を増加する。
- 全身ステロイド未使用症例に，術中のステロイドカバーは必要ない。
- セボフルランは気道刺激性が少なく勧められる。

（正解 ▷ c）

Points!

同周期の気管支喘息発作発症予防と治療
1. 術中術後に喘息発作を発症しないように，術前コントロール状態の階層化を行い，コントロール良好な状態にしておく。
2. 術中術後の喘息発作に対しては，早期の診断・治療が重要。

✓ この章で出てきた薬剤！確認しよう！

- □ β2刺激薬
- □ ロイコトリエン受容体拮抗薬
- □ 吸入ステロイド
- □ ステロイド薬
- □ リドカイン
- □ 抗アレルギー薬
- □ 抗菌薬

自己チェック！

（問）正しいものに〇を，誤ったものに×をつけよ。

（　）1．喘息を既往にもつ患者の麻酔中の呼吸管理としてラリンジアルマスクより気管内挿管の方が安全である。

（　）2．喘息を既往に持つ患者の術後鎮痛には，アセトアミノフェンによるコントロールが比較的安全である。

（　）3．麻酔中の喘息発作に対しては，β2刺激薬の回路内ネブライザー投与を行う。

（正解▷ 1× 2〇 3〇）

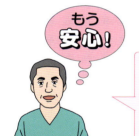

疾患チーフから，気管支喘息の患者における術前コントロールの重要性を教わった卒後10年目のK君。「周術期に気管支喘息の発作を起こさせないように術前にコントロールするぞ！」……と決意を新たにするK君であった。

◆ 注釈（専門用語を理解しよう！）

1) 【PEF（peak expiratory flow）】力いっぱい息を吐き出したときの息の速さ（速度）の最大値のこと（吐く息の最大風速）。ピークフローメーターにて1日に3回測定し，その変動の程度で気管支の状態を評価する。

2) 【カプノグラム】患者の呼気中のCO_2濃度を測定するものであり，人工呼吸器に完備されている場合が多い。挿管チューブの位置確認，気道閉塞の有無，死腔換気量の推測に役立つ（図1）。

図1　カプノグラム

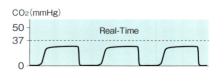

● 参考文献

1. Kumeta Y, et al: Masui Japan J 1995.
2. Asai: Masui Japan J 2008.
3. Martignoni ME, et al: Am J Surg, 2001.

2. 呼吸器機能

術前テーマ7

間質性肺炎を有する患者の手術

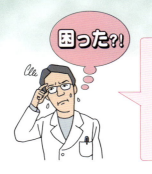

外科専門医をめざしている卒後5年目のH君。S状結腸癌患者を担当することになった。術前カンファレンスにて，先輩から，「特発性間質性肺炎（IIP）の治療中の患者さんだが，麻酔法や周術期ケアについてはどうするの？」と尋ねられ，頭が真っ白になってしまった。S状結腸癌ばかり考えていた。困った！

症例

65歳，男性。職場の健診にて便潜血陽性と診断され，大腸ファイバースコープによる精密検査を受けた。その結果，S状結腸に約4cmの2型結腸癌の診断を受けた。術前検査では，リンパ節転移や遠隔転移は認めず，病変は切除可能と判断された。

既往歴として，1年前，体動時の乾性咳嗽や労作時呼吸困難が生じたため呼吸器内科を受診し，特発性間質性肺炎（IIP）の診断を受け，加療している。現在，自分のペースであれば1〜2km程度の歩行は可能である。呼吸困難の増強もない。呼吸機能検査結果は，%VC 46%，FEV_1 97.8%であり，Room airでの動脈血ガス分析（ABG）の結果は，PaO_2 74.2Torr，$PaCO_2$ 44.2Torr，pH 7.38であった。また，仰臥位での経鼻カニューレによる1L酸素投与中のABGの結果は，PaO_2 138Torr，SaO_2 99%，$PaCO_2$ 41.0Torr，pH 7.41であった。

その他，肝機能，腎機能などに異常は認めない。なお，現在の血清中KL-6値[注1]は424U/mLである。胸部X線検査（図1），胸部CT検査（図2）を示す。

図1 （自験例）

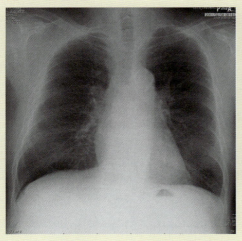

図2

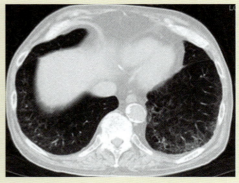

Q1 本患者の運動耐容能（Hugh-Jones分類）評価とIIP重症度分類の正しい組み合わせを選べ。

a. Hugh-Jones分類Ⅲ － IIP重症度分類Ⅱ
b. Hugh-Jones分類Ⅲ － IIP重症度分類Ⅲ
c. Hugh-Jones分類Ⅳ － IIP重症度分類Ⅱ
d. Hugh-Jones分類Ⅳ － IIP重症度分類Ⅲ
e. Hugh-Jones分類Ⅴ － IIP重症度分類Ⅲ

Q2 本患者のIIPについて述べたものである。誤った記載を1つ選べ。

a. 現在，IIPの治療にもかかわらず，IIPの病態は進行中である。
b. 周術期に急性増悪する可能性がある。
c. 周術期には，ステロイド，ウリナスタチンなどが用いられる。
d. 低侵襲な手術（低出血量，短手術時間）を行うことが大切である。
e. 術後補助療法として，抗癌剤のイリノテカンは使用禁忌である。

1. 患者の状況把握 ⇒ 情報収集から

▶注目すべき所見

S状結腸癌について
①便潜血の精査にて発見
②S状結腸に4cmの2型病変
③リンパ節転移なし，遠隔転移なし ⇒ 切除可能

特発性間質性肺炎（IIP）について
①1年前発症後，加療中。
②自分のペースであれば1～2km歩行可能 ⇒ Hugh-Jones分類のⅢ
③%VCは46%，FEV_1は97.8%
④PaO_2 74.2 Torr，$PaCO_2$ 44.2 Torr，pH 7.38 ⇒ IIP重症度分類Ⅱ
⑤血清中KL-6値[注1]は424 U/mL（正常値は500 U/mL以下）

着眼点はここ！

　特発性間質性肺炎（IIP）にて加療中の患者さん。特発性間質性肺炎は，肺胞の破壊と間質の線維化により，拘束性障害や拡散性障害を生じる。
　人工呼吸管理下の手術においては，気道の圧外傷を生じやすい。
　特発性間質性肺炎が，術中・術後の合併症の発生にどのような影響を与えるかを考えてみよう！

2. 呼吸器機能

Goal！ 特発性間質性肺炎（IIP）を有した患者の重症度分類（階層化）と周術期管理について学ぶ！

☞【階層化へのキーワード】
①IIPの重症度分類による階層化
②Hugh-Jones分類（耐術能）
③間質性肺炎の活動性の評価
④急性増悪を予防するための周術期管理アルゴリズム（著者作）

2. 診断（重症度の階層化）しよう！

Check1 特発性間質性肺炎（IIP）の定義・分類・疫学・原因・予後を説明できるか？

【定義・分類】
- 特発性間質性肺炎（IIP）は，原因を特定しえない間質性肺炎の総称である。
- 原因があるもの［たとえば抗癌剤（イリノテカン，Gemcitabine, busulfan, mitomycine C など）］は除く。
- 間質性肺炎は，両側肺野にびまん性の陰影を認めるものの中で，肺の間質（狭義では肺胞隔壁，広義では小葉間間質，胸膜近傍を含む）を炎症の場とする（図3）。
- 間質性肺炎は，臨床病理学的パターンによって7つに分類されている[1]［特発性肺線維症（IPF）や非特異性間質性肺炎（NSIP）など］。

図3　間質性肺炎の病態

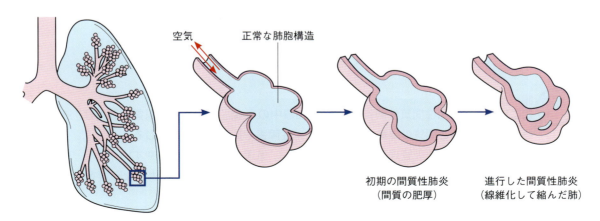

【臨床所見】
- 主症状は，乾性咳嗽（初診時50％），労作性呼吸困難（初診時80％）（検診発見例では無症状の場合がある）[2]。
- 聴診上，捻髪音（fine crackles）は90％，ばち状指は40〜60％前後にみられる。発熱はない。
- 進行すれば，チアノーゼ，肺性心，末梢性浮腫。

【疫学】
- 人口10万人あたり20人程度と推定されている（症状のない患者数を入れると約10倍存在すると推定）。
- 男性に多く，50歳以上に多い。

【原因】
- 多様な遺伝子因子に加え，環境因子の影響を受けて発症した慢性炎症の関与が考えられている。
- 危険因子として，喫煙の関与，粉じん暴露，ウイルス感染，逆流性食道炎，などが考えられている。

【予後】
- 特発性間質性肺炎（IIP）の診断確定後の平均生存期間は2.5〜5年。
- 急性増悪をきたした場合には，2カ月以内と不良。
- 特発性間質性肺炎および肺気腫病変を合併した肺線維症（気腫合併肺線維症）では肺癌が高率に合併する。

Check2 特発性間質性肺炎の診断と重症度分類はどのようにするか？

- 特発性間質性肺炎（IIP）を有する患者の周術期における評価として重要なことは，①潜在的患者（診断のついていない患者）の発見，②IIPの重症度分類とHugh-Jones分類，③急性増悪（AE：acute exacerbation）危険因子の有無，の診断。
- 特発性間質性肺炎（IIP）の診断基準（概略）を**表1**に示す。
- 潜在的患者を見出すため，術前の診察で，捻髪音，乾性咳嗽，労作性呼吸困難，ばち指の有無をチェックする。
- 血清KL-6値[注1]，SP-D値，SP-A値，LDH値が高率に上昇する。
- 胸部X線検査では，両側肺野に末梢性，肺底部で網状，小粒状，小輪状〜粗大輪状（蜂巣肺）陰影を認めるが，胸膜病変やリンパ節腫脹は一般に認めない。
- 高分解能CT（HRCT）では，蜂巣肺，網状陰影を認める。
- 呼吸機能検査では，拘束性障害と拡散性障害を示す。重症化すれば低酸素血症を示す。
- 型分類は，肺生検と組織像で示す。

2. 呼吸器機能

- 腫瘍マーカーであるCEA，CA 19-9，SLXが高値な場合には肺癌の併発を疑う。
- 特発性間質性肺炎（IIP）の重症度分類（階層化）を**表2**に示した。
- 重症度分類は，特発性間質性肺炎が進行性のものか否か，急性増悪の発生の危険性の有無などの評価に用いる。
- 重症度Ⅲ以上は特定疾患治療研究事業の対象となる。
- Hugh-Jones分類（**表3**）は，呼吸機能の耐術能の評価として用いられる。
- Hugh-Jones分類のⅢ度以上の場合には，術後，呼吸器から離脱できない場合がある。

表1　特発性間質性肺炎（IIP）の診断基準

1. 主要症状・理学所見 （2項目以上陽性）	①捻髪音　②乾性咳嗽　③労作性呼吸困難　④ばち指
2. 血清学的検査 （1項目以上陽性）	①KL-6上昇　②SP-D上昇　③SP-A上昇　④LDH上昇
3. 呼吸機能 （2項目以上陽性）	①拘束性障害　②拡散障害　③低酸素血症
4. 胸部X線画像所見 （①を含む2項目以上）	①両側びまん性陰影　②中下肺野，外側優位　③肺野の縮小
5. 胸部HRCT画像所見 （①②は必須）	①胸膜直下の陰影分布　②蜂巣肺　③牽引性気管支炎・細気管支拡張　④すりガラス陰影　⑤浸潤影（コンソリデーション）

表2　IIPの重症度分類（階層化）

重症度分類	安静時動脈血酸素分圧	6分間歩行時SpO$_2$
Ⅰ	80 mmHg以上	—
Ⅱ	70以上80 mmHg未満	90％未満の場合はⅢにする
Ⅲ	60以上70 mmHg未満	90％未満の場合はⅣにする （危険な場合は測定不能）
Ⅳ	60 mmHg未満	測定不能

表1，表2（日本呼吸器学会びまん性肺疾患診断・治療ガイドライン作成委員会編：特発性間質性肺炎診断と治療の手引き改訂第2版，南江堂，2011．より引用）

表3　Hugh-Jones分類

Ⅰ度	健常者と同様に歩行可能。階段・坂道昇降が可能
Ⅱ度	健常者と同様に歩行可能。階段は上れない
Ⅲ度	自分のペースならば1.6 km以上歩ける
Ⅳ度	休みながらであれば50 m歩行可能
Ⅴ度	会話・衣類の脱着にも息切れあり。息切れのため外出不能

（Hugh-Jones分類は酸素吸入の有無は考慮されていない点に注意。酸素吸入をしていれば基本的にⅣ～Ⅴと考えるべきである）

Q1 解説と答え

- 特発性間質性肺炎の診断を受け，加療中の患者。
- 病歴と動脈血ガス分析から，Hugh-Jones分類Ⅲ，IIPの重症度分類においてgradeⅡ，と評価できる。

(正解▷ a)

Check3 特発性間質性肺炎は活動性か，否かが重要。その判定法はどのようにするか？

- 周術期において，間質性肺炎の急性増悪（AE；acute exacerbation）を生じさせないことが重要である。
- 急性増悪は，臨床病理学分類の中で進行性の特発性肺線維症（IPF）や非特異性間質性肺炎（NSIP）で生じる。
- そのため，活動性の評価が急性増悪の危険因子となる（階層化の指標の1つ）。
- すなわち，急性増悪の危険因子として，①肺活量（%VC）が低下している場合，②高分解能CT（HRCT）で間質陰影が高度な場合，③血清KL-6値，LDH値，CRP値が高い場合，④高濃度酸素（活性酸素），が考えられている。
- 特に，血清KL-6値は，間質性肺炎が活動期か，否かの判断に有用であり，1,000 U/mL以上の時は活動性と判断する（表4）。

表4 間質性肺炎の活動性の評価

血清KL-6値	正常(U/mL)	活動期(U/mL)	活動・非活動判断基準(U/mL)	感受性
Kobayashi J [3]	307 + 157	1,497 + 560	500〜700	90%以上
Totani Y [4]	NA	2,546 + 1,703	1,500	90%以上

Points!

1. 特発性間質性肺炎（IIP）に関する周術期の評価は，①潜在的患者（診断のついていない患者）の発見，②IIPの重症度分類とHugh-Jones分類，③急性増悪AE（acute exacerbation）危険因子の有無の診断，が重要。
2. 潜在的患者の発見では，捻髪音，乾性咳嗽，労作性呼吸困難，ばち指の有無をチェックが大切⇒診断基準。
3. 特発性間質性肺炎（IIP）の術前評価は，①活動性の評価（急性増悪の予知）と② Hugh-Jones分類による耐術評価。
4. 活動性の指標は，①肺活量の低下，②HRCTで間質陰影の増悪，③血清KL-6値・LDH値・CRP値，である。

2. 呼吸器機能

Check 4 特発性間質性肺炎の重症度の階層化に応じた周術期管理はどのように行うか？

- 特発性間質性肺炎（IIP）患者の手術適応は，①IIPの重症度と活動性から判断されるIIPの自然経過（予後）（手術によるsurvival benefit），②耐術性の評価（Hugh-Jones分類，IIP重症度評価），③急性増悪発症の危険性（予防），によって決定する（図4）。
- 活動性と判断した際には，周術期の急性増悪（AE）の発生を防ぐため，①ステロイド，②抗線維化薬，③免疫抑制薬（感染予防のため原則，使用は控える），などにより，できる限り非活動化を行った後，手術を行う。
- IIPを有する患者に対する周術期には，①急性増悪の予防，②急性増悪の早期発見，③急性増悪の早期治療を心がける。
- 急性増悪を予防するための周術期管理は，

①術中高濃度酸素投与を回避する（FiO_2は0.6以下，PaO_2は80〜100 mmHgに維持）

②過剰な1回換気量の回避

③薬物（ステロイド，シベレスタットナトリウム，ウリナスタチン）
　＊免疫抑制薬は感染を生じるので，原則使用しない

④術式選択（低侵襲手術）

図4　IIPの既往のある消化器外科患者の治療方針（著者自作）

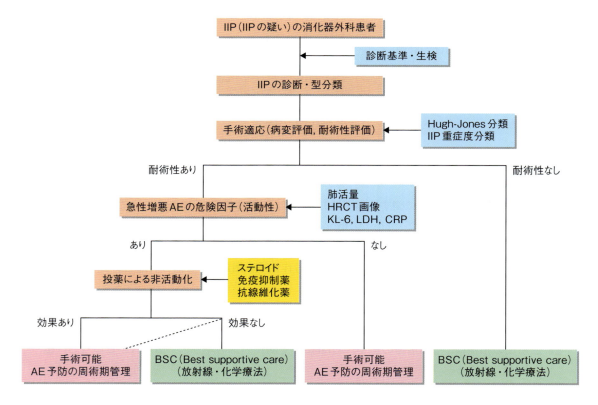

Check 5　周術期に発生する急性進行の早期発見と治療はどのように行うか？

- 特発性間質性肺炎患者は手術侵襲により急性増悪（急激な呼吸不全）を生じることがある。
- 臨床病理分類の中で特発性肺線維症（年間8.5％に発生）と非特異性間質性肺炎（NSIP）で生じることが多い。
- 急性増悪は，術後4日〜1カ月以内に発症する。発症すると死亡率80％。
- 急性増悪の診断は，術後1カ月以内に発症した①呼吸困難の増強，②高分解能CT（HRCT）所見として蜂巣所見と新たに生じたすりガラス陰影，③IIP重症度分類の1段階悪化（PaO_2 10mmHg以下の低下），④明らかな肺感染症や心不全の除外，で行う[5]。
- 急性増悪の発症から治療までの期間が，回復期間と相関する（早期診断の重要性）。
- 急性増悪の治療は，肺保護下の人工呼吸器管理と薬物療法（ステロイドパルス療法，少量ステロイド療法）。

Q2 解説と答え

- IIPに対し，現在，加療中であり呼吸不全症状の増悪を認めていないし，血清KL-6値も1,000U/mL以下であり，IIPは活動的ではない ⇒ 肺保護下の麻酔による手術可能。
- 周術期には，急性増悪する危険性があるので，予防治療を行う。ステロイドやウリナスタチンを使用する。
- また，低侵襲な術式を選択し，出血量の軽減や手術時間の短縮などの手術侵襲の軽減を図る。
- 間質性肺炎を増悪させる抗癌剤（イリノテカンなど）の使用については控える。

（正解▷ a）

Points!

1. 特発性間質性肺炎（IIP）を有する消化器外科患者の術前評価として，①手術によるsurvival benefitの評価（IIPの自然経過と手術侵襲），②耐術性の評価，③急性増悪（AE）の予測評価，を行う。
2. IIPを有する患者に対する周術期には，①急性増悪の予防，②急性増悪の早期発見，③急性増悪の早期治療，を心がける。
3. IIPの急性悪性の予防としては，①術中高濃度酸素投与の回避，②過剰な1回換気量の回避，③薬物，④低侵襲手術の選択，である。

2. 呼吸器機能

✓ **この章で出てきた薬剤！ 確認しよう！**

- [ ] ステロイド
- [ ] 抗線維化薬
- [ ] 免疫抑制薬
- [ ] シベレスタットナトリウム
- [ ] ウリナスタチン

自己チェック！

（問） 正しいものに〇を，誤ったものに×をつけよ。

( ) 1. 特発性間質性肺炎の急性増悪の危険因子の1つとして，血清KL-6の低値があげられる。

( ) 2. 特発性間質性肺炎（IIP）の患者の腹部手術において，耐術評価はIIPの重症度分類によって評価する。

( ) 3. 特発性間質性肺炎の急性増悪の予防には，術中高濃度酸素投与の回避と過剰な1回換気量の回避が重要である。

（正解▷ 1× 2× 3〇）

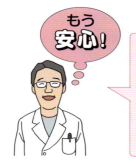

特発性間質性肺炎の加療中のS状結腸癌患者に対する周術期管理について上級医に教わったH君。これまで，「手術の達人になりたい」と手術手技の習得にばかり興味があったが，外科医としてのもう1つの面白さを実感した。「患者に最善な手術を提供したい」と考える卒後5年目のH君であった。

◆ 注釈（専門用語を理解しよう！）

1）【血清KL-6値】 Ⅱ型肺胞上皮細胞・呼吸細気管支上皮細胞・気管支腺細胞に発現しているシアル糖鎖の抗原である。間質性肺炎に特異度の高い検査値であり，診断・活動性の指標として用いられる。基準値は500U/mL以下。

● 参考文献

1. 日本呼吸器学会びまん性肺疾患診断・治療ガイドライン作成委員会編：特発性間質性肺炎診断と治療の手引き改訂第2版. 南江堂, 2011.
2. 小野寺 悠ほか：Anesthesia 21 Century 2012.
3. Kobayashi J, et al: CGEST 1995.
4. Totani Y, et al: Nihon Kokyuki Gakkai Zasshi 2000.
5. Kubota T, et al: J Anesth 2011.

3. 肝機能

C. 術後に臓器障害を生じる可能性のある併存疾患の評価の階層化と対策

術前テーマ 8

肝機能障害を有する患者の開腹手術

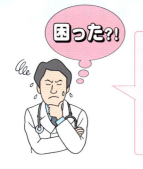

卒後14年目の消化器外科専門医のU君。胃癌の診断にて来週に手術予定の患者さんが入院してきた。担当医である研修医が，「肝機能が悪いんですが，胃癌の手術，大丈夫かな～」と不安そうにしている。「そんなに悪いのかい…？」と，二人で患者さんを見に行くこととした。

症例

73歳，男性。7年前より，C型肝炎による肝機能障害にて近医経過観察中であった。2週間前より，心窩部痛が出現し，精査目的にて上部消化管内視鏡検査を受けた。その結果，胃前庭部に進行胃癌を指摘され，手術目的にて紹介となった。脳症はない。腹部は，平坦・軟で圧痛は認めず，肝・脾腫なし，腫瘤も触知しなかった。血液生化学検査所見は，白血球2,800/μL，赤血球364万/μL，血小板7.1万/μL，T-Bil 2.0mg/dL，AST 148 IU/mL，ALT 124 IU/mL，LDH 476 IU/L，ChE 78IU/L，TP 5.6 g/dL，Alb 2.8 g/dL，凝固線溶系検査は異常なかった。また，ICG-R15 26%であった。術前腹部CT検査では，遠隔転移は認めなかったものの，肝右葉の萎縮と左葉の腫大および肝表面の凹凸不整を認めた。腹水は認めなかった。

Q1 この症例にあてはまる文章を1つ選べ。

a. 肝硬変ではない。
b. Child-Pugh分類はgrade Aである。
c. 肝障害度Bである。
d. 周術期死亡率は10%である。
e. 最も多い術後合併症は，肝不全である。

Q2 本症例に対する的確な治療方針を1つ選べ。

a. 予定どおり，このままD2郭清を伴う幽門側胃切除術を施行する。
b. 肝予備能を考慮し，化学療法が第一選択である。
c. AST・ALTの低下を図ってから，胃切除術を施行する。
d. 術前血小板輸血・FFP投与は必須である。
e. 周術期にアルブミン補正の必要はない。

3. 肝機能

1. 患者の状況把握 ⇒ 情報収集から

▶注目すべき所見
- ①C型肝硬変にて経過観察中
- ②進行胃癌に対する手術目的にて紹介される
- ③血液生化学検査所見（T-Bil 2.0 mg/dL，Alb 2.8 g/dL）
- ④腹部CT検査所見

肝硬変症にてフォロー中の患者さん。肝硬変症は，蛋白合成能の低下，免疫低下状態，門脈圧亢進，ならびに出血傾向など，手術操作に対して不利な環境を生じている。

麻酔時の投薬や循環動態の変化，手術のストレスなど，周術期には肝臓に負担がかかる。

肝硬変症が，術中・術後の合併症の発生にどのように影響を与えるかを考えてみよう！

肝硬変を有する患者に対する一般手術の術前評価と周術期管理について学ぶ！

【階層化へのキーワード】
- ①Child-Pugh 分類（総合的肝予備能の評価）
- ②肝障害度（liver damage）（肝切除の術式決定の指標）
- ③肝機能障害を有する患者の耐術能の階層化と治療選択のアルゴリズム

2. 診断しよう！

Check1 術前（胃切除前）に肝機能評価を行う意義は？

1. 肝障害を有する患者の腹部手術のリスクは？
- 慢性肝障害を有する患者は，侵襲に対する肝予備能が低いことから手術に対するリスクが高い。
- 肝炎の活動期における周術期の死亡率は9.5％とされ，緊急性がない限り，活動性が落ち着くまで手術を延期すべきである。

2. 肝硬変患者の腹部手術のリスクは？
- 肝硬変では，発達した側副血行のために止血に難渋したり，予想外の出血（⇐出血傾向），リンパ節郭清後のリンパ漏（⇐リンパ管の発達）などの危険性がある。

- 肝硬変を有する手術患者の周術期死亡率は，非手術患者の死亡率に比べて高い（**表1**）。
- 肝硬変患者の手術・麻酔によるリスク（**表2**）の検討報告によれば，肝硬変患者の周術期死亡率は12％，周術期合併症発生率は30％（最も多い合併症は肺炎）。
- 手術の適応は，①肝硬変自体の予後，②手術対象疾患の予後，③肝硬変患者の周術期死亡率を考慮して決定しなければならない。

表1 肝硬変患者のChild分類と周術期死亡率および非手術肝硬変患者との死亡率の比較（参考：文献4）

Child分類	A	B	C
周術期死亡率	2〜10％	30〜31％	76〜82％
非手術患者の死亡率	4％	14％	51％

表2 肝硬変患者の周術期死亡危険因子（参考：文献4）

①男性
②Child-Pughスコアが高い
③腹水（＋）
④原発性胆汁性肝硬変以外の肝硬変
⑤血清クレアチニン値上昇
⑥慢性閉塞性肺疾患の合併
⑦術前の感染症状
⑧上部消化管出血
⑨呼吸器系の手術
⑩術中低酸素の存在

Check2 術前（胃切除前）の肝機能の評価法は？

1．術前検査

- 肝機能障害を有する患者の術前検査としては，①肝炎の活動性の把握，②肝予備能，③黄疸の状態，を評価する。

(1) 肝炎活動性の把握

トランスアミラーゼ（AST・ALT）の上昇は，肝障害患者では肝炎の活動性を示唆している。
AST・ALTが100IU/L以上ある場合は，手術適応の決定には慎重を要する。

(2) 肝予備能（表3，4）

「Child-Pugh分類」や日本肝癌研究会による「肝障害度」を用いて評価する。
＊肝機能の定量化法において，Child-Pugh分類ほど簡便かつ有用な指標はこれまでにないとされる

3. 肝機能

表3 Child-Pugh 分類

項目 ＼ ポイント	1点	2点	3点
脳症	ない	軽度	時々昏睡
腹水	ない	少量	中等量
血清ビリルビン値(mg/dL)	2.0未満	2.0〜3.0	3.0超
血清アルブミン値(g/dL)	3.5超	2.8〜3.5	2.8未満
プロトロンビン活性値(%)	70超	40〜70	40未満

各項目のポイントを加算。合計点でgradeに分類
5〜6点：grade A　　7〜9点：grade B　　10〜15点：grade C

（日本肝臓学会編：慢性肝炎の治療ガイド2008.より引用）

表4 肝障害度（liver damage）

項目 ＼ 肝障害度	A	B	C
腹水	なし	治療効果あり	治療効果少ない
血清ビリルビン値(mg/dL)	2.0未満	2.0〜3.0	3.0超
血清アルブミン値(g/dL)	3.5超	3.0〜3.5	3.0未満
ICG R_{15}(%)（黄疸肝ではRmax）	15未満	15〜40	40超
プロトロンビン活性値(%)	80超	50〜80	50未満

各項目別に重症度を求め，2項目以上が該当するもの
該当する肝障害度が2カ所に生じる場合には高いほうをとる

（日本肝臓学会編：慢性肝炎の治療ガイド2008.より引用）

【肝予備能評価項目】
- **血清アルブミン**：肝細胞の機能・肝の蛋白合成能を反映。血清アルブミンの減少は肝硬変の進行度判定に有用。
- **プロトロンビン時間(PT)**：肝細胞で生成。半減期短く，疾患初期に蛋白合成能が低下する。肝不全進行度を判定。
- **インドシアニングリーン負荷試験(ICG)**：肝細胞機能や有効肝血流量を反映。肝予備能の最も有用な指標の1つ。30％以上で高度肝硬変，40％以上で予後不良［ただし，黄疸例(T-bil 5以上)や側副血行路発達例では高値を示す］。
- **アシアロシンチ**：黄疸例における肝合成能や繊維化進行の評価に有用。
- **ヒアルロン酸**：肝類洞内皮障害の評価。
- **4型コラーゲン7s domain値**：肝繊維化の程度と相関。

---

(3) 黄疸の状態

肝細胞性黄疸と閉塞性黄疸が主な対象となる。閉塞性黄疸は，減黄処置によって肝機能や全身状態の改善が期待できる。

Q1 解説と答え

- 脳症なし，検査所見，CT所見（腹水なし）⇒ 肝臓の形態より肝硬変であり，Child-Pugh 7点 grade B, 肝障害度Bである。
- Child Bであることから，周術期死亡率は約30％程度とされる。
- 最も多い術後合併症は，肺炎である。

（正解 ▷ c）

Points!

肝機能障害を有する患者の術前評価の意義とその方法

1. 慢性肝障害・肝硬変を有する患者は，侵襲に対する肝予備能が低く，周術期死亡率が高い。
2. 残存肝機能の的確な評価が重要。
3. Child-Pugh分類は，肝予備能の術前評価法のgold standardである。

3. 術後合併症を減らすための併存症の術前重症度分類（階層化）と術前管理

Check3 術前肝機能障害の重症度分類（階層化）と消化器外科手術に対する耐術性は？

- これまでに明確な重症度分類は確立されていない。
- 一般的にAST/ALTが100 IU/L以下であれば，手術可能。
- AST/ALT異常高値＋黄疸による慢性肝炎増悪期では手術は避けるべきである（図1）。
- Child Aでは健常者とほぼ同様，Child Bでは代償期であれば手術可能，Child Cでは手術は避ける（図1）。

2. 合併症ゼロへの術前・術中のケア

≪術前ケア≫
- 肝炎増悪期（AST/ALT 100 IU/L以上）には，肝炎の原因に応じた術前ケアを行う（表5）。
- 術前ケアの最も重要な目的は，術後肝不全を予防することである。このため，術前ケアを具体的に行う（表6）。

≪術中ケア≫
- 手術時間の短縮・出血量の減少・低酸素血症の回避 ⇒ 肝への侵襲を抑える。
- リンパ節郭清の際には，適宜結紮・クリッピングを行う ⇒ リンパ漏の予防。

3. 肝機能

≪術後ケア≫
- 術後は，肝・腎の血流を保ち，十分な栄養（早期経口摂取）により異化亢進を抑制し，肝再生を促す。
- 高ビリルビン血症（T-Bil 3.0mg/dL以上）などの肝不全の徴候に注意し，早期かつ的確な対応を行う。
- 薬剤性肝障害，低酸素血症，循環障害，出血，感染症（縫合不全）など，肝不全発生危険因子を抑える。
- Alb 3.0g/dL，PT 50%を保つ。
- 腹水増加（ドレーンからの排液量増加）に留意し，尿量測定（肝不全における乏尿，肝腎症候群の兆候）を頻回に行う。
- 周術期（術前や術直後）に喀痰・胆汁・腹水の培養結果を把握し，発熱などの感染症の兆候に注意する。

図1 肝障害患者の耐術能判定のアルゴリズム

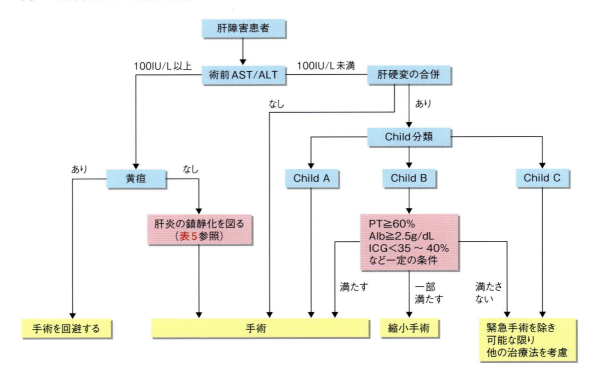

表5 肝炎原因別の術前ケア

肝炎	術前ケア
肝炎増悪期（AST/ALT 100IU/L以上）	入院／ベッド上安静，高蛋白食，グリチルリチン製剤投与
ウイルス肝炎	術前抗ウイルス療法，核酸アナログ製剤投与などを考慮
自己免疫性肝炎	副腎皮質ホルモン投与
アルコール性肝炎	禁酒の徹底

表6 術前ケアの実際

術前管理項目	具体的ケア
高度の低蛋白・低栄養（TP 6.0g/dL, Alb 3.0g/dL未満）	術前アルブミン製剤補正, 分岐鎖アミノ酸製剤投与
凝固能異常（PT 50％未満）	FFP投与を考慮
血小板減少（PLT 5万/μL未満）	術前血小板輸血・部分脾塞栓・摘脾術を考慮
血糖管理	1日尿糖5g以下, 尿ケトン体陰性, HbA1c 7％以下, 空腹時血糖150mg/dL以下
消化管合併症のケア（食道・胃静脈瘤, 胃・十二指腸潰瘍など）	PPI・H₂受容体拮抗薬の投与
腸管処置（術後高アンモニア血症, 肝性脳症発現の回避）	緩下剤・ラクツロース投与

Check 4 万一, 術後に肝不全を生じたら, 治療はどうするの？

- 術後肝不全は, 治療が困難な場合が多く, 早期診断と速やかな原因の除去が必要である。
- 術後肝不全の徴候：血清ビリルビン値の上昇の進行や再上昇（通常, 術後3日目がピーク。維持や増加に注意）PT値の延長, 高アンモニア血症

- 術後肝不全の治療 ⇒ ①原因の特定と改善に努める
  （感染症・脱水・呼吸不全・消化管出血・腎不全など）
  ②肝再生と肝機能の回復を図る
  FFP投与, グルコース／インスリン療法, 血液浄化法・血漿交換, 高圧酸素療法プロスタグランジン製剤
  ③栄養管理としては, 高カロリー輸液や経腸栄養
  ④合併症治療としては, 肝性脳症（⇒ラクツロース投与など）, 消化管出血（⇒PPI投与など）

Q2 解説と答え

- 本症例は, ASTが100IU/mL以上と高値であり, 術前の肝炎の鎮静化が必要不可欠である。
- AST低下後は, Child Bであり, 図1 より胃切除術を施行する。
- 血小板は5万/μL以上あり, また凝固線溶系の異常もないことから, 術前血小板輸血・FFP投与の必要はない。
- 低アルブミン血症であり, 術後縫合不全を防止する目的にて, 周術期にアルブミン投与による補正を考慮する。

（正解▷c）

3. 肝機能

Points!

消化器癌術後肝不全の発症予防と治療

1. 一般的に，AST/ALTが100IU/L以下であれば手術は可能。一方，AST/ALT異常高値の際は，肝炎の鎮静化を図ってから手術に臨む。
2. 肝硬変患者は，Child分類に従って手術適応や手術術式を考慮する。
3. 術後肝不全の予防として，周術期における危険因子の回避に努める。また，術後肝不全の治療は，早期診断と速やかな原因の除去が重要である。

✓ この章で出てきた薬剤！ 確認しよう！

- □ グリチルリチン製剤
- □ 抗ウイルス薬
- □ 核酸アナログ製剤
- □ ステロイド
- □ 分枝鎖アミノ酸製剤
- □ PPI
- □ H₂受容体拮抗薬
- □ 緩下剤
- □ ラクツロース
- □ プロスタグランジン製剤

自己チェック！

（問）正しいものに○を，誤ったものに×をつけよ。

( ) 1. 肝硬変患者の周術期死亡危険因子の1つに，術中低酸素の存在があげられる。
( ) 2. 胆道系酵素の上昇は，肝障害患者の術前階層化に有用である。
( ) 3. 肝硬変患者の術後は，肝再生を促すため，肝・腎の血流を保ち，早期経口摂取は避ける。

（正解▷ 1○ 2× 3×）

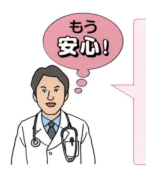

肝硬変の程度はChild Bであり，ASTが高いことから，いったん胃癌の手術を延期した。安静と投薬にて肝機能の低下を待ち，その後，胃切除術を施行し，術後肝機能の悪化もなく退院した。研修医に，「漠然とした不安ではなく，具体的な術前肝機能評価の方法を知ることが大切だよ」と語りながら，ほっと安堵するU君であった……。

● 参考文献

1. Rizvon MK, et al: Med Clin North Am 2003.
2. Kokudo N, et al: World J Surg 2002.
3. Miyagawa S, et al: Am J Surg 1995.
4. Ikeda Y, et al: World J Gastrointest Surg 2009.
5. Friedman LS: Hepatology 1999.

3. 肝機能

C. 術後に臓器障害を生じる可能性のある併存疾患の評価の階層化と対策

術前テーマ 9

残肝機能が問題となる患者の肝臓切除術

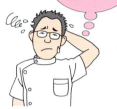

後期研修2年目のN君。今日は消化器外科研修で初めての教授回診。担当患者さんの前で教授に「肝腫瘍で来週手術予定の患者さんです」とプレゼンテーション。教授に「肝機能はいいの？」と問いかけられた。

症例

70歳，男性。慢性C型肝炎に対し肝臓内科で経過観察されていた。今回，腹部CT検査で肝右葉に5cm大の腫瘍性病変を指摘された。血圧 142/80mmHg，脈拍 80回/分，整。腹部は平坦軟で圧痛は認めず，腹水や脳症は認めなかった。血液生化学検査所見は，赤血球290万/μL，白血球3,300/μL，血小板12.6万/μL，T-Bil 2.1mg/dL，TP 7.4g/dL，Alb 3.4g/dL，GOT 45単位，GPT 30単位，アルカリホスファターゼ 380単位（正常 359以下），プロトロンビン活性値 82%，ICG R15値14%であった。腹部CT写真を図1に示す。

Q1 肝機能評価は，Child-Pugh分類および肝障害度（liver damage）では，どのように評価されるか？

a. Child-Pugh Grade A，肝障害度 A
b. Child-Pugh Grade A，肝障害度 B
c. Child-Pugh Grade B，肝障害度 B
d. Child-Pugh Grade C，肝障害度 B
e. Child-Pugh Grade C，肝障害度 C

Q2 画像診断上，肝右葉に限局する単発性の肝細胞癌と診断した。適切な治療法はどれか？

a. 肝切除術
b. 局所療法（ラジオ波焼灼術）
c. 肝動脈塞栓療法
d. 全身化学療法
e. 肝移植

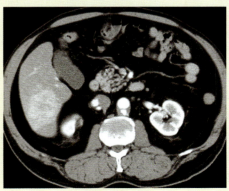

図1 腹部CT写真

3. 肝機能

1. 患者の状況把握 ⇒ 情報収集から

▶注目すべき所見
　①慢性C型肝炎で経過観察中
　②肝臓右葉に5cm大の腫瘍
　③腹水・脳症なし
　④T-Bil 2.1mg/dL，Alb 3.4 g/dL，プロトロンビン活性82％，ICG R15値14％

　慢性肝炎にてフォロー中の患者さん。慢性肝炎のため，肝臓の予備能が低下している。

　予備能が低下している肝臓の切除においては，残った肝臓（残肝機能）で生命維持ができるかが問題である（急性肝不全）。また，急性門脈圧亢進症，感染症，出血傾向などの問題が生じる危険がある。

　肝切除において肝機能障害が，どのように術中・術後の合併症の発生に影響を与えるかを考えてみよう！

肝機能障害を既往にもつ患者の肝切除術の術前評価（残肝機能評価）と
周術期管理について学ぶ！

【階層化へのキーワード】
　①Child-Pugh 分類（総合的肝予備能の評価）
　②肝障害度（liver damage）（肝切除の術式決定の指標）
　③術後肝不全の重症度による階層化とその治療

2. 診断しよう！

Check1　術前（肝切除前）の肝機能評価を行う意義は？

1．手術（肝切除）で影響を受ける肝機能

● 肝切除後の急激な肝容積の喪失に起因する術後合併症のなかで，最も重篤なものは急性肝不全である。
● 術後肝不全による在院死亡率は0～13％[1]である。正常肝であれば残肝容量が標準肝容量の35～40％残れば安全であると報告されている。
● 慢性肝疾患合併例や，黄疸肝症例では術後肝不全発生率が高く，術前に十分な肝予備能と耐術性の評価が必要。

2. 術後肝不全になる機序

- 術後肝不全の原因は，過剰な肝切除，血行遮断などの術中操作による虚血障害，大量出血に伴う低血圧など。
- 術後肝不全の病態は，肝臓の生合成能，代謝輸送能，網内系機能の低下が引き起こされ，蛋白凝固因子の欠乏，高ビリルビン血症，敗血症などが複合的に発現し進行していくものである。

3. 術後肝不全の指標（文献的考察）

- Balzan Sら[2]は，術後5日目のプロトロンビン活性値（PT）とビリルビン値が肝不全死亡の独立因子と報告している。(PT＜50%，T-Bil≧3.0mg/dL，50-50 criteria)
- Hirashita Tら[3]は，術後の血小板数が肝不全発症の独立因子と報告している。
- Chen Xら[4]は，術中に門脈圧測定を行い，門脈圧高値であれば肝不全の発症率が高いと報告している。
- 肝不全発症時の予後決定因子として，昏睡度，ALP値，PT40%以下，Fisher比1.0以下[注1]，腎不全，消化管出血が発症後の予後決定因子とされている。
- ➡ しかしながら，上記の指標は術後の指標（早期発見）であり，術後肝不全の発症予防に寄与するものではない。また術後肝不全は発症した場合根治的治療法は存在しないため，最も重要なのは術前の評価である。

Check2 術前（肝切除前）の肝機能評価法は？

- 術前の肝機能評価法として，Child-Pugh分類（**表1**）と，肝障害度（**表2**）がある。
- Child-Pugh分類は総合的な肝予備能評価。一般外科手術においてGrade A，Bは耐術可能。Cは耐術不可能。
- 肝障害度（liver damage）はChild-Pugh分類にICG-R15値を加味した，肝切除の術式決定のための指標である。

表1 Child-Pugh 分類

項目 ＼ ポイント	1点	2点	3点
脳症	なし	軽度	ときどき昏睡
腹水	なし	少量	中等量
血清ビリルビン値(mg/dL)	2.0未満	2.0〜3.0	3.0超
血清アルブミン値(g/dL)	3.5超	2.8〜3.5	2.8未満
プロトロンビン活性値(%)	70超	40〜70	40未満

A	5〜6点
B	7〜9点
C	10〜15点

▲各項目のポイントを加算し，その合計点でgradeに分類

（日本肝臓学会編：慢性肝炎の治療ガイド2008より引用）

3. 肝機能

表2 肝障害度（liver damage）

項目＼肝障害度	A	B	C
腹水	なし	治療効果あり	治療効果少ない
血清ビリルビン値（mg/dL）	2.0未満	2.0〜3.0	3.0超
血清アルブミン値（g/dL）	3.5超	3.0〜3.5	3.0未満
ICG R15（%）（黄疸肝ではRmax）	15未満	15〜40	40超
プロトロンビン活性値（%）	80超	50〜80	50未満

各項目別に重症度を求め，そのうち2項目以上が該当した肝障害度をとる。
2項目以上の項目に該当した肝障害度が2カ所に生じる場合には高いほうの肝障害度をとる。

（日本肝臓学会編：慢性肝炎の治療ガイド2008より引用）

Q1 解説と答え

- 本症では，腹水，脳症なし。
- 血液生化学検査は，T-Bil 2.1 mg/dL，Alb 3.4 g/dL，プロトロンビン活性値 82%，ICG R15 14%。
  ⇒Child-Pugh 7点（B），肝障害度 B と判定できる。

（正解 ▷ c）

Points!

肝切除後肝不全の発症予防と診断

1. 術後肝不全は肝切除後の最も重篤な合併症であり，発症した場合には根治的治療法は存在しないため，術前評価が最も重要である。
2. 肝予備能の評価は，①Child-Pugh分類と②肝障害度によって行う。Child-Pugh分類において，Grade Cは耐術不可能。
3. 術後肝不全の指標は，①プロトロンビン活性値，②総ビリルビン値，③血小板数など。

3. 術前合併症の重症度分類（階層化）に準じた治療方針

Check3 肝切除前の肝機能障害の階層化別のケアはどうするの？

1．肝機能障害の階層化の意義

- ①肝障害度，②腫瘍数，③腫瘍径を血液生化学検査，画像検査によって正確に判断し，適切な治療方針を決定することが，肝不全の予防に最も重要（図2）。
- 耐術可能と判断した場合には，さらに詳細な術式の検討を行うことにより，術後肝不全の発症が0%になったという報告がある[5]。

- 一方，閉塞性黄疸症例の術後肝不全による在院死亡率は，肝硬変症例より高い[6]。閉塞性黄疸症例に対してはより慎重なケアが必要になる（肝硬変 8.7％ vs. 閉塞性黄疸 21％）。

2．合併症ゼロへの術前・術中のケア

- 術前肝機能評価が最も重要であるが，必要に応じ術前に**表3**の検査や処置を行う。
- 術中の工夫

  術中出血量を抑え，輸血を行わないようにする。赤血球輸血は，術後の高ビリルビン血症を惹起する。術中のステロイド投与が，肝不全予防に有用とするRCTが存在する[7]。

図2　肝癌治療アルゴリズム

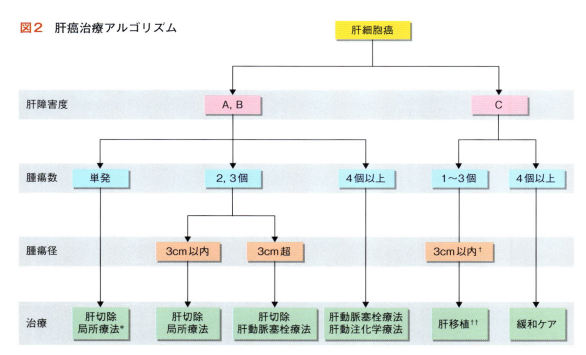

* 肝障害度B，腫瘍径2cm以内では選択
† 腫瘍が単発では腫瘍径5cm以内
†† 患者年齢は65歳以下

脈管侵襲を有する肝障害度Aの症例では肝切除・肝動脈塞栓療法・肝動注化学療法が，肝外転移を有する症例では化学療法が選択される場合がある。

（肝癌診療ガイドライン2013版より引用）

表3　術前の検査，処置

上部消化管内視鏡検査	●消化管出血は肝切除後肝不全の危険因子 ●破裂の危険の高い食道静脈瘤は術前に治療
門脈塞栓術（PTPE）	●肝切除予定部の門脈枝を塞栓することにより萎縮させ，残肝予定部の代償性肥大を得る
CTによるVolumetry	●残肝容積評価を3D画像により計測する

3. 肝機能

Check 4　肝不全の重症度分類（階層化）に応じた治療はどうするの？

- 前述のように，術後肝不全を発症した場合には，根治的治療法が存在しないため，表4のように階層化別に対症療法を行いながら肝再生を促す。
- その他に，肝血流維持のためのプロスタグランジン製剤の投与，AT-Ⅲ製剤の投与，脳症に対する分枝鎖アミノ酸製剤の投与などが行われる。

表4 International Study Group of Liver Surgery（ISGLS）による術後肝不全の階層化分類およびその治療

	Grade A （術後管理に影響なし）	Grade B （非侵襲的術後管理で管理可能） （治療により90%以上回復）	Grade C （侵襲的術後管理が必要）
肝機能	PT-INR（注2）＜1.5 神経所見なし	1.5≦PT-INR＜2.0 傾眠・混乱など	2≦PT-INR 肝性脳症
腎機能	尿流量良好（≧0.5mL/kg/時） BUN＜150mg/dL，尿毒症なし	尿流量減少（≦0.5mL/kg/時） BUN＜150mg/dL，尿毒症なし	利尿薬での管理が困難 BUN≧150mg/dL，尿毒症あり
呼吸機能	SpO₂≧90%	酸素投与下でもSpO₂＜90%	酸素吸入下でSpO₂＜85%
治療法	経過観察	新鮮凍結血漿 アルブミン製剤 利尿薬 非侵襲的換気法	ICUへの移送 循環作動薬 血液透析 人工呼吸 体外式補助肝臓 肝移植

（Rahbari N, et al: Surgery 2011より引用改変）

Q2 解説と答え

- 本症例は，肝障害度B，単発，腫瘍径5cmであり，肝癌治療アルゴリズムによると肝切除が最も適切な治療である。
- 局所治療（ラジオ波焼灼術）は，腫瘍径5cmなので，適応外となる。また，肝移植は肝障害度Cの症例に適応となる。
- しかしながら，より厳密な基準（幕内基準など）では，T-Bil≧2.0mg/dLの症例は手術適応なしと判断されることも忘れてはならない。　　　　　　　　　　　　　　（正解▷a）

Points!

肝切除後肝不全の発症予防と治療
1. 術後肝不全を発症しないために，肝予備能，腫瘍数，腫瘍径から最も適切な治療法を選択する必要がある。
2. 術後肝不全の予防として，危険因子（消化管出血や術中大量出血など）を発生させない手術やケアを行う。
3. 肝不全が発症した場合には，階層化別の対症療法を行い，肝再生を促す。

✓ この章で出てきた薬剤！確認しよう！

- □ ステロイド薬　□ 利尿薬　□ プロスタグランジン製剤
- □ AT-Ⅲ製剤　□ 分枝鎖アミノ酸製剤

自己チェック！

（問）正しいものに〇を，誤ったものに×をつけよ。

（　）1. 肝切除後5日目のプロトロンビン活性値とビリルビン値が，術後肝不全死亡の独立した因子となるという報告がある。
（　）2. 肝切除前に治療適応の食道静脈瘤を認めた場合には，術前に治療を行うことが望ましい。
（　）3. 閉塞性黄疸症例と肝硬変症例では，肝硬変症例の方が術後肝不全による死亡率が高い。
（　）4. International Study Group of Liver Surgery(ISGLS)による術後肝不全の分類で，Grade Bは治療により90％以上は回復が見込める。

（正解　1〇　2〇　3×　4×）

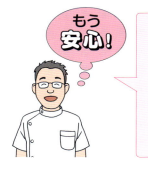

「肝切除において残肝機能が重要！ 今までは，切除の方法ばかりを考えていた。」と反省する後期研修2年目のN君。すべての手術のおいて，残された臓器機能は，患者さんにとって大切なこと！「癌の手術において大切なことは，①取り残しのないR0の手術，②安全な手術操作，③術後の臓器機能（患者QOL）」と自分自身に言い聞かせるN君であった。

◆ 注釈（専門用語を理解しよう！）

1)【Fisher比】分枝鎖アミノ酸（BCAA）と芳香族アミノ酸（AAA）のモル比。肝機能低下時には肝臓のアミノ酸代謝異常が起こり，Fisher比が低下する。
2)【PT-INR】プロトロンビン時間（PT）を測定し換算式により，INR（International normalized ratio；国際標準比）に置き換えたもの。肝機能不良時（肝不全時）には凝固因子産生能が低下し，PT-INRは延長する。

● 参考文献

1. Hammond JS, et al: Br J Surg 2011.
2. Balzan S, et al: Ann Surg 2005.
3. Hirashita T, et al: Am J Surg 2013.
4. Chen X: Br J Surg 2012.
5. Makuuchi M, et al: Semin Surg Oncol 1993.
6. Belghiti J, et al: J Am. Coll. Surg 2000.
7. Hayashi Y, et al: Ann Surg 2011.
8. Rahbari N, et al: Surgery 2011.

3. 肝機能

術前テーマ 10

黄疸を示した胆管切除予定の患者

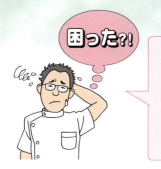

困った?!

後期研修2年目のN君。消化器外科スーパーローテーションの研修が始まり半年が経過。担当患者さんの術前カンファレンスで「中部胆管癌で来週手術予定の患者さんです」とプレゼンテーション。指導医A医師から「T-Bilが現在6.0mg/dLだけど手術は大丈夫？もう解熱した？」と問いかけられた。さあ困った！

症例

62歳，女性，元来健康であった。2週間前より38℃の発熱および黄疸を自覚し近医を受診した。閉塞性黄疸の精査加療目的のため外科外来に紹介となった。外来診察時，白血球12,800/μL，Hb15g/dL，血小板18万/μL，T-Bil6.0mg/dL（D-Bil 4.6mg/dL），AST 100 IU/L，ALT 124IU/L，γ-GTP 89IU/dL，CRP 6.8mg/dL。腹部超音波検査にて中部胆管の狭窄，および肝内胆管の拡張を認めた。PTCDを行い，胆汁細胞診にて癌細胞を認めた。CTでは，胆管の壁肥厚は中部胆管に限局，他臓器への浸潤，遠隔転移・リンパ節転移なく，中部胆管癌clinical stage IB（T2N0M0）と診断。胆道切除・再建術を予定している。

Q1 本症例の術前検査として，通常行わない検査はどれか？
a. 胸腹部X線検査
b. 心電図
c. 呼吸機能検査
d. ICG排泄試験
e. 造影CT検査

Q2 本症例の術前・術後の管理として適さないものを1つ選べ。
a. 減黄中胆汁の監視培養を行う。
b. 減黄中胆汁の体内返還は有用である。
c. 胆道ドレナージ術をまず行い，感染制御の後，胆道切除・再建術を行う。
d. 血中総ビリルビン値が2mg/dL以下にならない場合には胆道切除・再建術を延期する。
e. 減黄処置後20日以内に肝機能が改善することが多いので，20日間は経過観察する。

1. 患者の状況把握 ⇒ 情報収集から

▶注目すべき所見
① 中部胆管狭窄による閉塞性黄疸（T-Bil 6.0 mg/dL, D-Bil 4.6 mg/dL）
② 胆汁細胞診にて癌細胞検出
③ 元来健康であり，熱の原因は胆道感染が考えられる
④ 根治切除が可能である

閉塞性黄疸にて発症した患者さん。術前の減黄処置については賛否両論ある。
　閉塞性黄疸においては，その原因疾患が胆道疾患によるところが大きいものの，胆道のみならず，肝臓や膵臓までも切除しなければならない場合がある。そのため，術前に問題となるのは，閉塞性黄疸に併存する肝機能障害や胆道感染症である。
　閉塞性黄疸が，術中・術後の合併症の発生にどのように影響を与えるかを考えてみよう！

閉塞性黄疸を示す患者の術前評価と周術期管理について学ぶ！

☞【階層化へのキーワード】
① 併存疾患（肝機能障害，胆道感染）の有無からみた閉塞性黄疸の階層化
② Child-Pugh 分類（総合的肝予備能の評価）
③ 肝障害度（liver damage）（肝切除の術式決定の指標）

2. 診断しよう！

Check 1　閉塞性黄疸の診断は，どのように行うか？

- 閉塞性黄疸は胆管の機械的閉塞によって引き起こされる。
- 肝障害や胆道感染が併存しており，手術侵襲によって，肝不全をはじめとする多臓器不全（MOF）を引き起こし，重篤な病態を生じる。
- 閉塞性黄疸を示す患者に対する侵襲の大きな手術は，術後合併症の頻度が高くなることが多い。術前に適切な評価と適切な処置を行うことが重要である。
- 閉塞性黄疸を有する場合，まず，良悪性の鑑別が必要である。そのため，発病の経緯と症状，ならびに画像診断が重要である。
- Charcotの3徴[注1]，Reynoldsの5徴[注2]をもたらす原因疾患の多くは，結石による胆道感染症である。

3. 肝機能

- 閉塞性黄疸を伴う胆道の悪性腫瘍の代表的な疾患は，①胆管癌，②胆嚢癌，③乳頭部癌，である。
- 胆管癌の初発症状の90％が閉塞性黄疸であり[1]，胆嚢癌の初発症状は右上腹部痛が最も多い[2]。乳頭部癌は変動する黄疸，発熱，腹痛を呈することが多い[3]。
- 閉塞性黄疸を評価する場合には，①胆道の細菌感染（ときに重症胆管炎へ移行）の有無，②肝機能障害の有無を評価し階層化する。
- 閉塞性黄疸の原因疾患（悪性腫瘍）の検索に関する画像検査については，「胆道癌診療アルゴリズム」において示されている（図1）。
- 黄疸やその他の自覚・他覚所見により胆道の悪性疾患を疑う場合には，まず血液検査（胆道系酵素上昇）と超音波検査を行う。
- 次に，CT，MRI，MRCPを行う。
- さらに，胆管癌，胆嚢癌，乳頭部癌の確定診断や広がり診断のために，それぞれに対して図1のように精査する。

図1 胆道癌に対する診断アルゴリズム

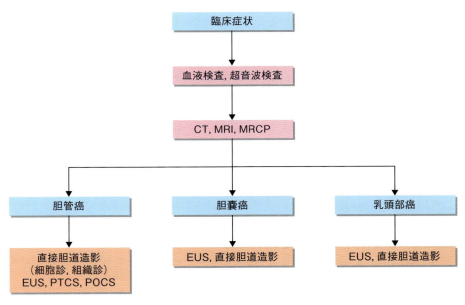

PTCS：経皮経肝胆道鏡
POCS：経口胆道鏡

（胆道癌診療ガイドライン第1版より改変引用）

Check2 閉塞性黄疸の重症度分類(階層化)はどのように行われるか？

- 閉塞性黄疸が問題になるのは，黄疸に伴い，①肝機能障害が併存する場合，②胆道の細菌感染が併存する場合である．
- ただし，胆道感染が存在する場合には，肝機能障害を伴う場合が多い．
- 肝機能障害において，手術の際に問題となる点は，①肝不全，②出血傾向，③他臓器や全身性の感染症(免疫能の低下)，④低栄養や貧血などがある．
- 閉塞性黄疸がある場合，併存する病態の観点から，次の4つに階層化できる(図2)．
  ①閉塞性黄疸のみ：黄疸はあるものの肝機能障害や胆道感染を認めない
  ②閉塞性黄疸に肝機能障害を伴う：感染はないが肝機能障害を認める
  ③閉塞性黄疸に感染を伴う(通常，肝機能障害を伴う)：胆道感染(上腹部痛，悪寒，発熱)を伴う
  ④閉塞性黄疸に敗血症やMOFを伴う：全身への波及(ショック，意識障害など)
- すなわち，閉塞性黄疸の重症化(階層化)を判断するためのチェックポイントは，①肝機能障害の有無，②胆道感染症の有無，③全身症状の有無，である．

図2 閉塞性黄疸の重症度分類(階層化)(著者作)

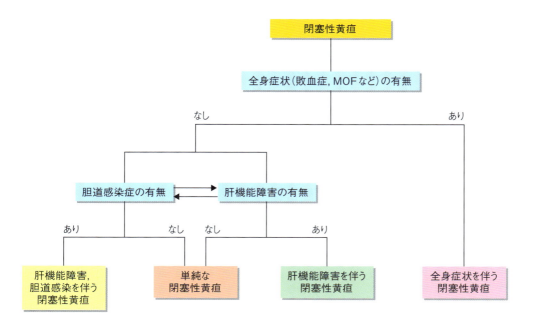

3. 肝機能

Q1 解説と答え

- 全身的なチェックとして胸腹部X線検査，心電図検査および呼吸機能検査は必須．
- 閉塞性黄疸の診断には，ファーストステップとしての超音波検査や血液検査（直接ビリルビン・胆道系酵素上昇）を行い，次にセカンドステップとしてCT, MRI・MRCP検査（胆管拡張）などを行う．
- 胆道排泄であるICG検査は，閉塞性黄疸の際には用いられない（胆汁排泄なので）．
- 本症例は，直接ビリルビン優位，肝内胆管の拡張，中部胆管の狭窄，胆汁細胞診にて癌細胞検出より閉塞性黄疸を伴う中部胆管癌と診断する．

（正解 ▷ d）

Points!

閉塞性黄疸に対する診断と階層化

1. 閉塞性黄疸を生じる胆道疾患の診断においては，良性疾患（総胆管結石など）と悪性疾患（胆管癌，胆囊癌，Vater乳頭部癌）を鑑別する．
2. 閉塞性黄疸の重症度分類（階層化）においては，①肝機能障害の有無，②胆道感染症の有無，③全身症状の有無を判断する．

Check 3　閉塞性黄疸の階層化に応じた治療はどのように行うか？

- 閉塞性黄疸に対する術前管理のポイントは，①減黄，②肝機能の改善，③感染の制御，④全身管理（DIC, MOFなどに対する治療），である．
- 減黄，肝機能改善，感染の制御に対し，最も基本的な手技は胆道系のドレナージである．
- 感染の有無や肝機能障害の有無により，抗菌薬や肝庇護薬が用いられる．

(1) 胆道ドレナージ（図3）

- 胆道ドレナージは，肝機能障害や胆道感染症を伴う場合に必須である［減黄目的のドレナージについては，議論がある（後述）］．
- 胆道ドレナージには，外瘻術，内瘻術（内視鏡的にステント）がある．
- さらに，外瘻術には，①経皮経肝的胆道ドレナージ（PTCD）と②内視鏡的胆道ドレナージ（ENBD）がある．
- PTCDの利点は，内視鏡的な技術が不要，胆管拡張例では手技が比較的容易，複数部位の穿刺・ドレナージが可能．欠点としては，胆管非拡張例では手技が困難，患者への負担，チューブの逸脱・閉塞である．
- 内瘻術の利点は，生理的減黄であり，患者への負担が少ないこと．欠点はチューブからの排泄胆汁の量および性状が分からない点である．

表1　閉塞性黄疸の階層化に応じた術前処置（著者作）

階層	全身疾患を伴う閉塞性黄疸	胆道感染を伴う閉塞性黄疸	肝機能障害を伴う閉塞性黄疸	単純な閉塞性黄疸
治療（処置）	DIC, MOF治療			
	感染症対策（抗菌薬）			
	肝庇護			
	胆道ドレナージ			

図3　胆道ドレナージ

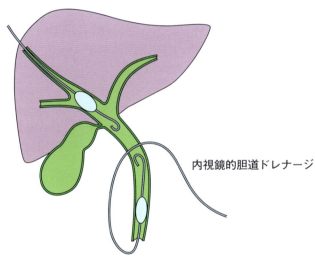

経皮経肝胆道ドレナージ

内視鏡的胆道ドレナージ

（2）減黄処置

- 閉塞性黄疸に対する重症度を明確な規定する分類はないが，総ビリルビン値が15mg/dL以上，また黄疸の持続期間が20日以上に及ぶ例が重症と考えられている。
- ほかに，胆道感染（胆管炎）の有無および程度，減黄不良が重症度の判定基準と言われている。
- 血清ビリルビン値を含む，肝予備能評価として「Child-Pugh分類」，「肝障害度（liver damage）」がある（p.69, 77 術前テーマ8, 9参照）。
- 肝機能障害を伴う閉塞性黄疸に対して，減黄処置後，肝機能の改善するのは20日以内であるため，万一，肝機能の改善が不十分な場合には，20日間は経過を観察することが重要である。
- 血中総ビリルビン値が5mg/dL以下になってからの手術が推奨される。

3. 肝機能

＊術前減黄の意義について
- 閉塞性黄疸に対して本邦では，ごく当たり前に術前減黄処置が行われてきた経緯がある。
- これに対し欧米では，1980年代より術前減黄処置に対する疑義が唱えられRCTが行われた。その結果，術前減黄処置の必要性はないと結論づけた報告が多く見受けられた。
- 本邦でも，術前減黄術の必要性についての多くの後ろ向き研究報告がなされている。これらの報告によると，胆管炎，肝機能不良などの症例を除けば，術前減黄術を必要ないとする報告が多い。
- しかし広範肝切除においては，いまだ合併症による死亡率は10％前後と高く，主たる死因として肝不全があげられるため，議論されている[4]。
- すなわち，現時点では，特に高度黄疸症例に広範肝切除を予定する場合は，術前減黄処置を行うことが推奨されるが，その適応基準に関しては現在のところ明確なエビデンスがない。
- 一般的にASTやALTが100 IU/L以下で安定している場合は手術可能である。
- ガイドラインでは，黄疸例の術前胆道ドレナージは，推奨度Bの『必要である』と示されている。

(3) 感染の制御と肝機能障害の改善

a. 感染の制御
- 胆道感染の鎮静化（抗菌薬，洗浄）は必須であり，緊急に確実な減黄処置を行わなければ死に至ることがある。
- 胆道感染の起因菌としては，大腸菌，クレブシエラ，エンテロバクターなどが多い。
- 減黄中胆汁の監視培養は，周術期抗菌剤の選択に有用である（ガイドラインでは推奨度B）。

Points!

閉塞性黄疸症例の術前管理

1. 閉塞性黄疸の重症度分類（階層化）は，①胆道感染の有無，②肝機能障害の有無，③全身症状の有無，であり，階層化に応じて，①減黄処置，②感染の制御，③肝機能改善，④全身状態の改善を行い，手術に臨む。
2. 胆道ドレナージは，減黄処置，感染制御，肝機能改善の目的で行う基本的な処置であり，特に，胆道感染や肝機能障害を有する場合には必須である。
3. 術前の減黄処置を施し，手術可能と判断する目安は，①感染症の制御，②20日前後の減黄処置（20日経過しても減黄効率が悪い場合は重症と判断し手術適応を再考），③血中総ビリルビン値が5mg/dL以下，である。

b. 肝機能障害の改善
- 肝庇護薬による肝機能の改善を図る。
- 肝機能障害に伴う低栄養，低蛋白血症，貧血の改善を行う。さらに，脱水・電解質不均衡の是正や腎機能・凝固線溶系機能障害の改善も重要である。
- 減黄中胆汁の体内返還は有用である（ガイドラインでは推奨度C1）。

Check 4 　手術後に発症した肝障害の対応は？

1．原因
- 閉塞性黄疸時の肝臓は，ビリルビンの代謝が障害されているだけではなく，種々の機能障害（アルブミン，コリンエステラーゼなどの合成障害，アンモニア固定能などの解毒作用の障害）を伴うことが多い[5,6]。
- 術後肝障害の原因として，次のようなことが考えられている。すなわち，①生体侵襲に対する肝の障害，②肝に対する手術操作による直接的影響，③肝循環動態の変化（肝血流量低下，低酸素血症）による障害，④薬剤性障害，⑤血液製剤，⑥感染，⑦他臓器障害の波及（術後胆嚢炎など），⑧その他，である。

2．診断
- 術後肝機能障害を診断するため，主に①血清ビリルビン値と血清アンモニア値，②肝細胞の逸脱酵素，③胆道系酵素に着目する。
- 血清ビリルビン値と血清アンモニア値などは，肝不全の指標となる。
- 高ビリルビン血症では肝外胆道閉塞による黄疸との鑑別が必要である。この場合，超音波検査（肝内・肝外胆管拡張の有無），CT，核医学的検査（肝シンチ，胆道排泄シンチ），ERCPなども有用である。
- 肝細胞逸脱酵素であるAST，ALTの一般的な術後変動は，術直後から上昇し，術後2～3日目で最高値に達し7日間前後で正常化する。術後，高値が続く場合には，肝機能障害（肝不全）が発症していることを意味する。
- 胆道系酵素のアルカリホスファターゼは，肝臓の類洞障害を反映している。
- その他，凝固・線溶系検査，動脈血ケトン体比，色素負荷試験などが肝機能状態を評価する一助となる。

3．治療
- 肝障害の原因の除去が治療の原則である。
- 薬剤性であれば，その薬剤の中止，もしくは他の肝毒性の少ない種類へ変更する。
- 感染症（術後膵炎，胆嚢炎，腹腔内膿瘍）であれば，感染症の制御を行う。
- 循環血液量あるいは肝血流量減少が推定される場合は，十分な輸液あるいは新鮮凍結血漿などの膠質液の輸液を行う。

3. 肝機能

- 原因が特定できない場合は，特別な治療法はなく，厳重な経過観察を行わざるをえず，従来から用いられている肝庇護療法を行う。したがって，安静，高カロリー高蛋白食，ビタミン剤，各種補液，肝庇護薬を使用する。
- 万一，術後肝不全が進行する場合には，ステロイド投与や血漿交換などの肝不全治療に踏み切る。

Q2 解説と答え

- 閉塞性黄疸に胆道感染が併存する場合，まず減黄を行う。
- 閉塞性黄疸に胆道感染が併存しない場合においても減黄処置が推奨される（ガイドラインでは推奨度B）。
- 減黄中胆汁の監視培養は周術期抗菌剤の選択に有用（推奨度B）。
- 減黄中胆汁の体内返還は有用（推奨度C1）。
- 減黄処置で肝機能改善がみられる場合には，3週間（約20日）以内である。
- 血中総ビリルビン値が5mg/dL以下になってからの手術が推奨される。

（正解▷d）

Points!

術後肝機能障害に対する管理

1. 術後肝不全に対するモニターとしては，①血清ビリルビン値と血清アンモニア値，②肝細胞逸脱酵素，③胆道系酵素，に着目する。
2. 術後肝機能障害の治療原則は，原因の除去である。原因としては，①肝毒性のある薬剤の使用，②感染，③肝血流の異常，などがある。

✓ この章で出てきた薬剤！ 確認しよう！

- ☐ 抗菌薬
- ☐ ビタミン剤
- ☐ 肝庇護薬
- ☐ ステロイド

> **自己チェック!**
>
> （問）　正しいものに○を，誤ったものに×をつけよ．
> （　）1．胆道癌（胆管癌，胆嚢癌，乳頭部癌）のうち，初発症状として閉塞性黄疸を示しやすいのは胆嚢癌である．
> （　）2．胆道感染を伴う閉塞性黄疸（血中総ビリルビン15 mg/dL）に対する減黄のため，1週間前に胆道ドレナージを施行した．正常化が不良であり，現在13.5 mg/dLであるが，胆道癌の手術に踏み切った．
> （　）3．総胆管結石による胆道感染を伴う閉塞性黄疸で緊急入院してきた患者に対し，緊急手術を行った．
>
> （正解　1×　2×　3×）

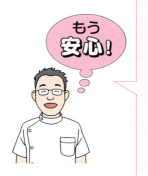

「閉塞性黄疸を伴う胆道悪性疾患（切除可能）の患者さんの術前管理において，①胆道ドレナージによる減黄，②感染の制御，③肝機能の改善，④全身管理が重要である」と，説明する指導医A医師！カンファレンスの後で，患者さんのご家族に「胆道ドレナージにより，感染の制御や肝機能が落ち着いてから手術しましょう．周術期も慎重にケアさせていただきますので心配いりません」……と，笑顔で応えるA医師．「持つべきものは，良き先輩！」，先輩A医師への信頼をさらに強めた後期研修医のN君であった．

◆ 注釈（専門用語を理解しよう！）
1)【Charcotの3徴】胆管炎にみられる症状であり，右季肋部痛，発熱，黄疸をCharcotの3徴という．
2)【Reynoldsの5徴】胆管炎が重症化すると，急性閉塞性化膿性胆管炎（AOSC；acute obstructive suppurative cholangitis）に至り，Chrcotの3徴に，ショック，意識障害が加わる．これをReynoldsの5徴という．

● 参考文献
1. Gastroenterologist 1977; 306-15.
2. Hepatogastroenterology 2005; 5-7.
3. Br J Surg 2000; 110-5.
4. World J Ssurg 2001; 1277-83.
5. J Pathol Bacteriol 1935; 28.
6. Am J Physiol 1945; 343.

4. 腎機能

術前テーマ11

保存期腎不全患者の手術

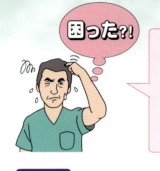

困った?!

卒後10年目のK君。消化器外科専門医を取得し、手術が楽しくてたまらない。担当患者さんについてのカンファレンスで「肝門部胆管癌で手術予定の患者さんです」とプレゼンテーション。疾患チーフから「糖尿病があるけど腎機能はどうなの？」と言われ、頭をかいた。

症例

　70歳，男性。糖尿病と糖尿病性腎障害に対し前医で加療中であった。透析治療は受けていない。最新の検査にて肝胆道系酵素の上昇を認めたため，腹部超音波検査を行ったところ，肝内胆管の拡張が疑われ精査加療目的にて紹介となった。血圧148/68mmHg，脈拍 64/回/分，整。腹部は平坦軟で圧痛は認めず，血液生化学検査所見は，赤血球449万/μL，白血球6,000/μL，血小板21.4万/μL，TP 6.9g/dL，Alb 4.4g/dL，GOT 45IU/L，GPT 34IU/L，ALP 491IU/L，BUN 23.4mg/dL，Cr 1.90mg/dL，GFR 27.2mL/分/1.73m^2（参考基準値：90以上mL/分/1.73m^2），1日尿中アルブミン220mg/日（基準値：30未満mg/日），1日尿糖陰性，HbA1c 6.5%であった。精査では肝左葉に腫瘤を認め（図1），肝門部胆管癌の診断のもと，肝左葉切除術，肝外胆管切除再建を行う方針とした。

Q1 術前腎機能障害のリスク評価は，「慢性腎臓病（CKD）の重症分類」では，どのように評価されるか？

　a. 付加リスクなし
　b. 低リスク
　c. 中等リスク
　d. 高リスク

図1

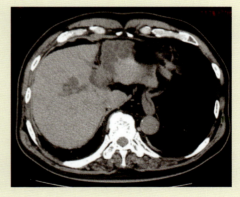

Q2 術後急性腎不全を避けるために，術前のリスク評価から考えられる正しい予防対策はどれか？

　a. 予防的抗菌薬はセファゾリンナトリウム2g/日を3日間投与した。
　b. 造影CT検査直後に血液透析を行った。
　c. 術中出血に対し，洗浄赤血球の輸血を行った。
　d. GFR＞15 mL/分/1.73m^{2}なので術前の透析を検討する必要はない。

1. 患者の状況把握 ⇒ 情報収集から

▶注目すべき所見
①肝門部胆管癌にて肝左葉切除の予定　　②糖尿病性慢性腎臓病を有する
③高齢(70歳)　　④術前は透析は行っていない

　糖尿病による慢性腎臓病(CKD)を有する術前の患者さん。CKDの原因はさまざまであり，結果的に糸球体濾過機能の低下や蛋白尿などを示すことが知られている。
　周術期には，循環動態の変動や多くの薬物などが使用され，腎機能に大きな負担がかかる。周術期にどのような管理をすれば，術後腎機能の悪化による透析導入やCKDに由来する術後合併症から回避できるだろうか。
　慢性腎臓病(CKD)が，どのように術中・術後の合併症の発生に影響を与えるかを考えてみよう！

Goal! 術前併存疾患の1つである糖尿病性慢性腎臓病(CKD)の診断(重症度判定)と周術期管理について学ぶ！

☞【階層化へのキーワード】
①慢性腎臓病(CKD)の評価法
②周術期の腎機能悪化の危険因子
③慢性腎臓病(CKD)の重症度分類による階層化

2. 診断しよう！

Check 1　術前の腎機能障害の評価を行う意義は？

1. 慢性腎臓病(chronic kidney disease；CKD)とは？

- 慢性腎臓病とは，多くの腎疾患や，さらに広い病態や症候を包括する新しい疾患概念である。すなわち，慢性腎不全(chronic renal failure；CRF)にまでは至らない状態であるが，心血管疾患が併発する危険が高く，また，容易に末期腎不全にまで発展することがあり，本邦でも重要な対策課題となっている。
- CKDの病態は，①糸球体濾過量(glomerular filtration ratio；GFR)の低下で示される腎機能低下や，②蛋白尿(アルブミン尿)など腎障害を示唆する所見が，3カ月以上持続する状態である[1]。

4. 腎機能

- わが国では，末期腎不全で透析導入となる患者数は増加している（2013年314,180人）。原疾患は糖尿病性腎症（43.8%）が最多で，慢性糸球体腎炎（18.8%），腎硬化症（13.0%）がこれに続く[2]。一方，CKD患者数は2005年で1,330万人と推定されている[3]。
- 結腸，直腸手術患者において，CKD患者で有意に術後感染症が多い（免疫力低下によるため）という報告がある[4]。

2. 腎機能障害の評価の意義
- 保存期腎不全患者では，術中の出血，脱水，急性循環不全，薬剤の副作用などの手術侵襲により，腎機能がさらに悪化し，尿量の減少，溢水，電解質異常（高カリウム血症），代謝性アシドーシスなどの病態をきたす。
- また，手術を契機に末期腎不全に至り，維持透析を導入せざるを得ない状況にもなることもあるため，術前の腎機能の評価は重要である。

3. 周術期腎機能悪化のリスク因子
- 予防を行う前に，患者のもつ腎機能悪化の危険性を適切に評価することが重要である（危険因子の回避が重要）。
- 肝切除施行例における術後急性腎不全の発症率は15%であったとする報告がある[5]。
- **表1**に周術期の代表的な腎機能悪化危険因子を示す。

4. 慢性腎臓病（CKD）の診断
- CKDの定義を**表2**に示す。
- 1日蓄尿ができない場合の尿蛋白量（g/日）は，尿中のクレアチニン濃度で除して1gのクレアチニン当たりの尿蛋白量で評価する（g/g・Cr）。これは1日の尿蛋白を推定する値となる（成人ではクレアチニンを1日1g排泄す

表1 周術期腎機能悪化の危険因子

	危険因子
検査・治療関連	出血　心血管大手術　抗菌薬　造影剤
患者背景	術前腎機能低下　高齢　うっ血性心不全　糖尿病

表2 CKDの定義

①尿異常，画像診断，血液，病理で腎障害の存在が明らか。特に0.15g/gCr以上の蛋白尿（30mg/gCr以上のアルブミン尿）の存在が重要
②GFR＜60mL/分/1.73m²
①，②のいずれか，または両方が3カ月以上持続する

（CKD診療ガイド2012より引用）

- るということが前提であり，両者は同じ値となる）。
- 筋肉質ではクレアチニンの排泄が増え，実際の1日尿蛋白量より少なく算出される。
- また，尿路感染症では偽陽性となることがあるので注意する。
- 糖尿病患者以外は尿蛋白で評価するが，糖尿病患者では尿中アルブミンで評価する。すなわち，尿アルブミン量は24時間尿アルブミン排泄量（g/日），または尿アルブミン/クレアチニン比（g/gCr）で表記する[注1]。
- この理由は，糖尿病性腎症の早期の病態は，糸球体障害であり，尿中に漏出する蛋白のほとんどはアルブミンであることによる。そのため，尿アルブミンの量により評価する（30mg/gCr以上のアルブミン尿はCKDと診断する）。
- 成人の糸球体濾過量（GFR）は，血清クレアチニン（Cr），年齢，性別より「日本人のGFR推算式」を用いて推算GFR（estimated GFR, eGFR）を算出することができる。

    *日本人のGFR推算式（血清クレアチニンからの推定式）

    $eGFR (mL/分/1.73m^2) = 194 \times Cr^{-1.094} \times 年齢^{-0.287}$（女性は×0.739）

Check2 術前の慢性腎臓病の評価法は？

- 術前の慢性腎臓病の重症度の階層化は，「日本腎臓学会編CKD診療ガイド2012」に準ずる。

術前評価（階層化）

- CKDの重症度を原因（Cause；C），腎機能（GFR；G），蛋白尿（アルブミン尿；A）によるCGA分類で評価する（**表3**）。

Q1 解説と答え

- 原疾患は糖尿病であり，GFRは27.2mL/分/1.73m²，1日尿中アルブミン量は220mg/日（微量アルブミン尿）である。**表3**のCKDの重症度分類では高リスクと考えられる。

（正解▷d）

Points!

慢性腎臓病の診断

1. 慢性腎臓病は周術期に悪化する可能性のある併存症であり，適切な術前評価に基づく予防・対策が重要である。
2. 慢性腎臓病の評価は，①原因疾患，②糸球体濾過量（GFR），③蛋白尿（アルブミン尿）により4段階にリスク階層化（付加リスクなし，低・中等・高リスク）を行う。

4. 腎機能

表3 CKDの重症度分類（CGA分類）

原疾患（C）	蛋白尿区分		A1	A2	A3
糖尿病	尿アルブミン定量 （mg/日）		正常	微量アルブミン尿	顕性アルブミン尿
	尿アルブミン/Cr比 （mg/gCr）		30未満	30〜299	300以上
高血圧 腎炎 多発性嚢胞腎 移植腎 不明 その他	尿蛋白定量 （g/日）		正常	軽度蛋白尿	高度蛋白尿
	尿蛋白/Cr比 （g/gCr）		0.15未満	0.15〜0.49	0.50以上
GFR区分 （mL/分/ 1.73m^2）	G1	正常または 高値	≧90	付加リスクなし	低リスク	中等リスク
	G2	正常または 軽度低下	60〜89	付加リスクなし	低リスク	中等リスク
	G3a	軽度〜中等度 低下	45〜59	低リスク	中等リスク	高リスク
	G3b	中等度〜高度 低下	30〜44	中等リスク	高リスク	高リスク
	G4	高度低下	15〜29	高リスク	高リスク	高リスク
	G5	末期腎不全 （ESKD）	<15	高リスク	高リスク	高リスク

重症度は原疾患・GFR区分・蛋白尿区分を合わせたステージにより評価する。CKDの重症度は死亡，末期腎不全，心血管死亡発症のリスクを紫■のステージを基準に，黄■，オレンジ■，赤■の順にステージが上昇するほどリスクは上昇する。

（CKD診療ガイド2012より引用改変）

3. 術前合併症の重症度分類（階層化）に準じた治療方針

Check 3 術前の慢性腎臓病の階層化別のケアはどうするの？

1. リスクの階層化と推奨される予防法（「CKD診療ガイド2012」参考）

（1）■ 紫（付加リスクなし） ⇒ 腎機能の正常患者と同等の管理を行う。

（2）■ 黄色（低リスク）／■ オレンジ（中等度リスク） ⇒ 脱水および腎毒性を有する薬剤の投与を避ける。

● 術前の病変評価のための造影CTについては，ヨード系造影剤による腎障害に注意する（造影剤腎症[注2]）。造影剤腎症は可逆的であるが，ときに透析治療が必要になる。造影剤の量は可能な限り少なくし，GFR 45 mL/分/1.73m^{2}未満の症例は厳密なモニタリングと輸液（生食または重曹）による予防を行う。造影剤使用直後の透析が予防になるというエビデンスはない。ループ系利尿薬やNSAIDs投与は造影剤腎症発症のリスクファクターである。

● 予防的抗菌薬（第一世代セフェム）は1g/日（分1〜2）が適当である。

● 高度の心機能低下を伴わない場合は，十分な輸液を行い尿量を維持する。

● 術中大量出血を避け，循環動態や腎血流を安定させることが重要である。

（3）■ 赤（高リスク） ⇒ 高度の高窒素血症，高カリウム血症，貧血，アシドーシス，浮腫などをチェックし，術前および術後透析の可能性を考慮する。

- 術前の糸球体濾過量(GFR) 30 mL/分/1.73 m² 未満の症例は術前透析の必要性を検討し，溢水，高カリウム血症，BUN，Cr値，代謝性アシドーシスの是正を図る。
- 予防的抗菌薬（第一世代セフェム）は 0.5〜1 g/日（分1）が適当である。
- 術後に①保存的対処の困難な溢水状態，②高カリウム血症(6.0 mEq/L)，③代謝性アシドーシス(HCO_3^- 15 mEq/L)が発生すれば，血液浄化療法を開始する。循環動態が不安定な場合は持続的血液濾過透析(CHDF)を行う。
- 輸血は高カリウムの原因となるので洗浄赤血球やカリウム吸着フィルターの使用を検討する。

2．合併症ゼロへの術前・術中のケア
- 術前の慢性腎臓病の階層化による評価を行い，階層に応じた腎機能の悪化の予防を行う。
- 術中出血はできる限り避ける（手術侵襲と輸血を避ける）。
- 術後は厳密なモニタリングを行い，早期に血液浄化療法の必要性を判断する。

Check 4　万一，術後腎不全を発症したら，治療はどうするの？

1．術後腎不全に対する血液浄化療法の適応と方法
（1）適応
① 難治性の体液過剰（肺水腫，浮腫，体重増加）があるものの，有効循環血液量が不足し，血圧の低下がある場合（カテコラミンにも反応しない場合）。
② 高カリウム血症(6.0 mEq/L 以上)
③ 代謝性アシドーシス(HCO_3^- 15 mEq/L 以下)
　＊腎不全では，酸排泄および HCO_3^- 再吸収の減少によって高アニオンギャップ性のアシドーシスを生じる。

（2）方法
- 術後出血の可能性を考え，抗凝固療法として半減期の短い低分子ヘパリンやナファモスタットメシル酸塩を用いる。
- 持続的血液濾過透析(CHDF)は，多臓器不全(MOF)などを生じた重症例や侵襲の大きい手術後のサイトカイン除去療法としての有効性は高いが，早期離床が困難となるデメリットもある。

Q2 解説と答え

- GFR 30 mL/分/1.73 m² 未満であり，第一世代セフェムは半量の投与とする。
- 造影剤腎症の予防としての造影剤使用直後の血液透析は，エビデンスがなく，推奨されない。
- 高リスク症例に対する輸血は，高カリウム血症の予防のため洗浄赤血球やカリウム吸着フィルターの使用が勧められる。
- GFR 30 mL/分/1.73 m² 未満であるので，術前に高カリウム血症や代謝性アシドーシスがあれば術前の透析を考慮する。

（正解▷ c）

4. 腎機能

術後の腎不全発症予防と治療

1. 術後急性腎不全を発症しないためには，術前に慢性腎臓病(CKD)の階層化を行い，階層化別のケアを行う。
2. 慢性腎臓病(CKD)の階層下別の周術期のケアのポイントは，①薬物（造影剤，抗生剤），②輸血，③輸液，に注意する。
3. 術前の糸球体濾過量(GFR)30mL/分/1.73m² 未満の患者に対しては，周術期に血液浄化法を用いることを考慮する。
4. 術後腎不全に対する血液浄化法の適応は，①難治性の体液過剰と低血圧（有効血液量の不足），②高カリウム血(6.0mEq/L 以上)，③代謝性アシドーシス(HCO_3^- 15mEq/L 以下)である。

✓ この章で出てきた薬剤！ 確認しよう！

- ☐ 抗菌薬（第一世代セフェム系）
- ☐ 低分子ヘパリン
- ☐ ナファモスタットメシル酸塩

自己チェック！

(問) 正しいものに○を，誤ったものに×をつけよ。
( ) 1. 造影剤腎症の予防として生理食塩水または重曹の輸液が勧められる。
( ) 2. 術後の肺水腫，高カリウム血症，代謝性アシドーシスは，血液浄化療法の適応である。
( ) 3. 大量出血は，腎血流量低下により術後腎不全の危険因子となる。

(正解　1○　2○　3○)

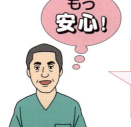

疾患チーフから，慢性腎臓病の患者に対する周術期管理の重要性を教わった卒後10年目のK君。「術後に腎不全を起こさせないようにコントロールするぞ！」……と決意を新たにするK君であった。

◆ 注釈（専門用語を理解しよう！）
1) 【尿蛋白（アルブミン）/クレアチニン比(g/gCr)】尿中クレアチニン濃度で補正した量を用いることで，随時尿での尿蛋白（アルブミン）を評価する方法である。
2) 【造影剤腎症】造影剤使用後72時間以内に血清Cr値が25％以上上昇するか，血清Cr値が0.5mg/dL以上上昇した状態と定義される。

● 参考文献
1. 日本腎臓学会編：CKD診療ガイド2012. 日腎会誌 2012.
2. 日本透析医学会 統計調査委員会：図説わが国の慢性透析療法の現況.
3. 斉藤喬雄ほか：日本内科学会雑誌 2011.
4. Canedo J, et al: Colorectal Dis 2012.
5. Slankamenac K, et al: Ann Surg 2009.

4. 腎機能   C. 術後に臓器障害を生じる可能性のある併存疾患の評価の階層化と対策

術前テーマ 12

透析患者の手術

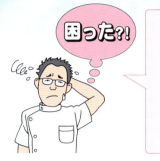

困った?!

後期研修2年目のN君。手術にも慣れ最近自信がついてきたところであったが，透析中の直腸癌患者さんの担当医となり，少し困った。透析患者といえば，合併症が多い印象であったが，具体的にどんな合併症対策をするべきかよくわからなかった。「透析しているから腎機能は気にしなくていいと思いますが…」と指導医に質問したところ，指導医からみっちり指導されることになった。

症例

66歳，男性。糖尿病に伴う慢性腎不全にて透析を開始して2年目である。1カ月前より下血を認め受診。下部消化管内視鏡検査にて下部直腸に35mm大の2型病変を指摘され，腹腔鏡下超低位前方切除術の適応と判断された。血圧160/84mmHg，脈拍68回/分・整，SpO_2 94%（room air），WBC 2,800/μL，Hb 8.8g/dL，血清総蛋白5.0g/dL，血清アルブミン2.5g/dL，Na 130mEq/dL，K 2.8mEq/dL，Cl 96mEq/dL，HbA1c 7.0%，BUN 32mg/dL，Cr 3.2mg/dL。PT 104%，APTT 116%，呼吸機能検査では1秒率が70%，%VCは76%。胸部X線写真にて心胸郭比が59%。目立った症状はないが，両下肢のむくみと労作時の息切れがある。

Q1 術前評価として正しい記述を選べ。

a. 糖尿病性の腎不全患者は，それ以外の原因の腎不全患者より，術後合併症のリスクが極端に高い。
b. 心筋虚血の可能性を考慮して術前精査を行う。
c. 栄養状態は比較的良好である。
d. 出血傾向はない。
e. 電解質は透析患者であることを考慮すると，気にする必要はない。

Q2 上記のような透析患者に対し，術中，術後合併症の予防策として，また周術期管理として誤っているものを1つ選べ。

a. 輸血
b. 高カロリー輸液
c. アルブミン製剤投与
d. 硬膜外麻酔を併用しない全身麻酔管理
e. 手術当日の透析を腎臓内科に依頼し，同日午後より手術を行うこととした

4. 腎機能

1. 患者の状況把握 ⇒ 情報収集から

▶注目すべき所見
　①透析患者　　②糖尿病　　③貧血（Hb 8.8 g/dL）
　④低栄養（TP 5.0 g/dL, アルブミン 2.5 g/dL）
　⑤出血傾向なし（PT 104%, APTT 116%）
　⑥心不全を疑う症状（両下肢のむくみ, 労作時の息切れ）

> 慢性腎不全にて透析中の患者さん。腹部手術の術後合併症の危険因子の1つとして慢性腎不全（透析中）があげられ, 手術関連死亡率も高い。その理由は, 慢性腎不全の患者は, その原因疾患をはじめ, 多くの代謝異常症や併存疾患を有していることが多いからである。
> 　どのような併存疾患に注意するべきなのか？　また, どのような併存疾患があると術後合併症の発生率が高くなるのだろうか？
> 　慢性腎不全（透析中）が, どのように術中・術後の合併症の発生に影響を与えるかを考えてみよう！

透析患者の術前評価と術後合併症予防のための管理について学ぶ！
☞【階層化へのキーワード】
　①透析患者の術中・術後合併症の危険因子
　②併存疾患からみた透析患者の死亡率および合併症発生率による階層化
　　（超高リスク群, 高リスク群, 低リスク群）
　③ASA-PS（American society of anesthesiology-physical status, 耐術能評価）

2. 診断しよう！

Check 1 透析患者と術後合併症や手術関連死亡との関連は？

透析患者において
- 腹部手術（待機手術＋緊急手術）後の合併症率は41.8%, 死亡率は5.7%[1]と高率である。
- 腹部の待機的手術に限ると, 合併症率は12〜33.3%, 死亡率は6〜16.6%である[1,3]。
- 待機手術において, 術式により手術関連死亡率や合併症率が異なる（たと

えば，胃切除術後合併症率は53.3%，死亡率は6.7%であるが，大腸切除術後合併症率は52.1%，死亡率は22.1%，であった[2]）。
- 待機手術における腹部手術後合併症の内訳は，①創感染（29%），②腹腔内膿瘍（14%），②心合併症（14%），②呼吸器合併症（14%），③縫合不全（9.5%）との報告がある（表1）。
- 血清BUN高値は腹部手術後合併症と関連があると報告されている[1,4]。
- 待機手術前の維持透析患者において，BUNの測定は，術後合併症高危険群か否かの判別に役立つ（後述）。
- 一方，腹部の緊急手術における合併症率は47〜58.3%[1〜3]，死亡率は16.6〜62%[1,3]とさらに高率。

表1 維持透析患者の腹部手術後合併症

患者総数(n=87)	n	%
合併症患者（待機＋緊急）	35	40
手術種類と術後合併症内容		
待機的手術群(n=63)	21	33
創感染/創傷離開	6	29
腹腔内膿瘍	3	14
心疾患	3	14
呼吸器疾患	3	14
脳血管障害	1	4.8
縫合不全	2	9.5
腸閉塞	1	4.8
膵液漏	1	4.8
その他	2	9.5
緊急手術群(n=24)	14	58
創感染/創傷離開	9	64
脳血管障害	2	14
敗血症	2	14
消化管出血	1	7.1
その他	1	7.1

(Abe H, Mafune: Surg Today 2014.より引用)

Check2 透析患者における術後合併症発生のリスクの階層化は，どのようにして行うか？

- 透析患者の術後合併症発生に影響を与える術前の腎機能重症度による階層化の報告はない。
- これまでの報告を参考にして，われわれは表2のように併存疾患に基づ

4. 腎機能

いて，3群（超高リスク群，高リスク群，低リスク群）に階層化した。

(1) 超高リスク群

● 超高リスク群は，手術関連合併症のみならず，手術関連死亡率が高いリスク群である（**表2**）。

- ASA-PS[注1]3以上では，術中の心停止発生率27.1％，死亡転帰率56％と報告されている[7]。
- 透析患者において消化器外科手術後の死亡率の高い合併症として心疾患，喘息発作があり，それぞれの非透析患者に対する危険率（オッズ比）は，3.92（2.08〜7.39），3.17（1.63〜6.15）である。手術後のこれらの合併症発生率は，0.6〜0.7％と比較的低率であるものの，発症後の死亡率は50％，66.7％と高率である[5]。
- 致死的術中偶発症である心停止発生率は，透析患者では0.3％であり，その主因としては術前既往症が原因となることが大きいとされている。術前既往症のうち心不全が最多で，ついで敗血症であった[7]。

(2) 高リスク群

● 高リスク群は，術後合併症と関連するリスクを有するものとした（**表2**）。

- 手術全体（待機手術＋緊急手術）のデータを用いた単変量解析では，透析患者における術後合併症の危険因子は，①BUN高値[4,6]，②高齢者[2〜5]，③低蛋白血症[4,6]，④血清ヘマトクリット[4]，⑤術中および術後輸血[5]，⑥ステロイド服用[6]，⑦Prognostic Nutrition Index〔PNI：10×血清アルブミン（g/dL）＋0.005×リンパ球数（/μL）〕不良[6]（**表3**）。
- 腹部手術後に合併症を発生した透析患者と非発生者のそれぞれの危険因子の平均値は，BUN（52 vs 41 mg/dL）[1]，年齢（72.7 vs 55歳）[1]，手術時間（141 vs 107 min）[1]，血清総蛋白（6.2 vs 6.7 g/dL）[1]，血清アルブミン（3.2 vs 3.7 g/dL）[1]，術中，術後輸血あり（71.4 vs 10％）[1]，血清ヘマトクリット（25.7 vs 31.1％）[4]，PNI（38.6 vs 45.11％）[6]であった。
- 待機手術においては，術後合併症のリスク因子は，BUN高値（50 mg/dL以上）であった[1]（**表3**）。
- 緊急手術患者において，術後合併症の危険因子は，①高齢者[1]，②長時間手術[1]，③低蛋白血症[1]，④低アルブミン血症[1]であった。他の研究によると，緊急手術においては，血清クレアチニン，血清BUN，血清ヘマトクリットの術前値は，待機手術より有意に高値であったという報告がある[3]（**表3**）。

(3) 低リスク群

● 低リスク群は，超高リスクや高リスクを有していないものである。

● 透析の原因疾患である糖尿病自体は術後合併症の危険因子とはならないとする報告がある[6]。

表2　透析患者の術前リスクの階層化（著者作）

階層化	超高リスク群	高リスク群	低リスク群
危険因子	＊いずれか1つを有する ● ASA-PS 3以上 ● 心不全（術前） ● 虚血性心疾患（術前） ● 敗血症（術前） ● 喘息発作（術後）	＊いずれか1つを有する ● 緊急手術 ● 高齢者（60歳以上） ● BUN 50 mg/dL以上 ● PNI 40％以下 ● 低蛋白血症・低アルブミン血症 ● ステロイド服用中	高リスクのいずれの因子も有していない場合

（文献1～7参考）

表3　透析患者の術中・術後合併症の危険因子

	術中・術後合併症の危険因子						
全体	高齢者	高BUN血症	血清総蛋白低値	血清アルブミン低値	ステロイド内服	術中術後輸血	PNI
待機的手術	高BUN血症						
緊急手術	高齢者		血清総蛋白低値	血清アルブミン低値	長時間手術		

（文献1～7参考）

待機的手術前の透析患者に対する階層化

1 透析患者において頻度の高い術後合併症は，①感染症（創感染，腹腔内膿瘍），②心臓・呼吸器合併症，③縫合不全である。

2 透析患者は非透析患者に比べ，術後合併症の発生頻度が高く，緊急手術で高い。また，手術関連死亡につながる危険性を有している。

3 透析患者の手術関連死亡率や術後合併症の発生率に基づいて，併存疾患より3群（超高リスク群，高リスク群，低リスク群）に階層化した。超高リスク群においては，手術関連死亡率が高く，高リスク群では術後合併率が高い。

4 超高リスク群の危険因子は，①ASA-PS 3以上，②心不全を有する，③敗血症を有する，④術後の喘息発作，を有した者である。

5 高リスク群の危険因子は，①緊急手術，②高齢者，③高BUN（50 mg/dL以上），④低PNI（40％以下），⑤低栄養，⑥ステロイド服用中，である。

3. 術前合併症の重症度分類（階層化）に準じた治療方針

Check3　術前の透析患者の階層別ケアの目標と注意点は？

- 透析患者の術後合併症リスクの階層別ケアの明確な指針は定まっていない。
- われわれは，前述のとおり，3群（超高リスク群，高リスク群，低リスク群）に階層化し，術前ケアを行っている。
- 術前ケアのポイントは，手術関連死亡の回避と術後合併症発生の減少であり，その危険因子の排除である。

(1) 超高リスク群

- 超高リスク群においては，手術関連死亡を回避するため，①術前における心不全や虚血性心疾患の診断と治療，②術前に敗血症の治療（感染のコントロール），③周術期の喘息発作の予防，である。
- 透析患者の本邦での死因の第1位は心不全（27％）であり，前負荷の調節などの周術期の循環動態管理が重要。
- 循環動態安定化のための適正体重（dry weight）設定の指標としては，①透析中の著明な血圧低下がない，②透析終了時の血圧は開始時の血圧より高くなっていない，③四肢末梢の浮腫なし，④胸部X線写真で胸水や肺うっ血がない，⑤心胸郭比が50％以下，になるようにコントロールする。
- 透析患者の半数以上に50％以上の有意の冠動脈狭窄が認められるので，冠動脈疾患の有無の評価は重要である[8]。
- 糖尿病を有する透析患者では，胸痛などの冠動脈疾患の症状がマスクされていることがあるため注視して診断する。

(2) 高リスク群

- 高リスク群においても，術後合併症の危険因子の軽減を図る。
  - 透析患者の病態は①水・電解質異常，酸塩基平衡異常，②血中尿素窒素蓄積，③蛋白・アミノ酸代謝異常，④糖・脂質代謝異常，⑤貧血，薬物代謝異常，⑥細胞性免疫低下など多様であり，これらの病態が組織脆弱性，創傷治癒遅延，出血傾向，易感染性，血管病変につながると考えられている[7]。
  - 術前に改善すべき栄養状態，BUN，電解質異常などの改善目標の目安を**表4, 5**に示す。
  - また，透析患者ではPT，APTT，血小板数が正常でも血小板機能障害による出血傾向がみられることがある。

表4　透析患者の術前目標値

項目	目標値
投与水分	1,200～1,500mL/日
投与カロリー	35～50kcal/kg/日
カロリー窒素比	300～400

（菊池美奈子ほか：日臨外会誌 1998. より引用）

表5　透析患者の術前目標値

項目	目標値
Hb (g/dL)	10以上
K (mEq/L)	3.5～5.0
BUN (mg/dL)	50以下
Cr (mg/dL)	6.0以下
総蛋白 (g/dL)	6.5以上
体重 (Kg)	基礎体重＋α*

*α：透析間の体重増加分の1/2～1/3

（沼澤理絵ほか：透析会誌2007; 40(4). より引用）

Check4 透析患者の消化器外科手術後の合併症発生予防のポイントは？

- 前述の通り，透析患者の術後合併症の予防のための術前管理のポイントは，①超高リスク群の見落とし防止，②合併症の危険因子の除去，である。

1) 術前に治療が必要な超高リスク群の危険因子を除去する。
   - 息切れなどの症状，心不全の徴候，透析時の血圧低下，心電図，胸部X線の変化などから心不全や心筋虚血の可能性を診断する。
   - 心不全や心筋虚血が疑わしい場合には，心臓超音波検査を施行し，さらに心筋シンチグラフィなど非侵襲的検査による精査を進める。
2) 医療介入可能な合併症発生の危険因子をチェックし，補正を行う（リスクの改善，表6）。
3) 術前日に透析を行う（透析直後は循環動態が不安定なため手術当日は避ける）。

表6 透析患者の術後合併症の危険因子の排除（著者作）

改善すべき項目	治療
貧血	輸血（カリウム除去後）
高カリウム血症	透析・カリウム制限・カリメート注腸・GI療法
高BUN・Cr	水分投与，透析
低蛋白血症	高カロリー輸液投与
低アルブミン血症	アルブミン投与
非適正な体重	水分投与量・透析による除水量の調整

Q1 解説と答え

- 糖尿病を有する透析患者と糖尿病を有しない透析患者の間では，術後合併症の発生頻度に有意差はない（糖尿病自体は術後合併症の危険因子ではない）。
- 心不全症状があり，糖尿病もあることより心疾患の除外診断の検査が重要。
- 電解質異常，低蛋白血症，低アルブミン血症があり，改善が必要。
- PT，APTTはほぼ正常だが，透析患者では血小板機能障害による出血傾向がみられることがある。

（正解▷b）

4. 腎機能

Check 5　透析患者の手術と麻酔の工夫は？

- 透析患者では，出血傾向，細胞外液量低下により低血圧となりやすい傾向があるため，術中・術後の出血回避と血圧変動の少ない手術が求められている．手術手技の工夫（各種止血デバイスの使用，低侵襲な術式の選択など）が重要である．
- 透析患者においては，出血傾向や易感染性の特性から硬膜外麻酔や脊椎麻酔は避け，全身麻酔を選択する．
- 循環動態の大きな変動が予想される症例や心不全症例などに対しては，周術期の循環モニタリング（観血的動脈圧測定，CVP測定）による細やかな循環動態の調節と安定化が重要である．

 Q2 解説と答え

- Hb 8.8g/dL と貧血があり，輸血による改善が必要．
- 低蛋白，低アルブミン血症あり，高カロリー輸液やアルブミン製剤投与による改善が必要．
- 透析患者は出血傾向を有する可能性が高いため硬膜外麻酔は避ける．
- 透析直後は循環動態が不安定のため，透析は通常手術前日に行う．

（正解 ▷ e）

 Points!

待機的手術前の透析患者に対する階層化に準じたケア

1. 超高リスク群の透析患者に対する術前管理の目的は，手術関連死亡の回避であり，高リスク群では術後合併症発症の危険因子の排除である．
2. 透析患者において，術中の致死的偶発症は，①心不全，②敗血症，③喘息発作，であり，術前の心機能検査や冠動脈検査が重要である．
3. 術前のケアにおいて術後合併症減少のためのポイントは，①超高リスク群の見落とし防止と，②合併症の危険因子の除去．

✓ この章で出てきた薬剤！ 確認しよう！

- ☐ カリメート注腸薬
- ☐ GI（グルコース・インスリン）療法

自己チェック！

（問）　正しいものに○を，誤ったものに×をつけよ。

（　）1．BUN低下は透析患者の手術後合併症の危険因子である。
（　）2．待機手術予定の透析患者に対しては，心疾患の除外診断を必ず行うべきである。
（　）3．透析患者は細胞性免疫の低下をきたしている。

（正解　1×　2○　3○）

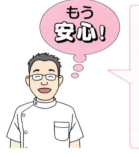

もう安心！

胸痛の訴えはないが，息切れの訴えがあることを指導医に報告したところ，心エコー，冠動脈造影CT検査を指示され施行した。その結果，慢性心不全状態と，冠動脈に治療の必要な狭窄が発見されたため，カテーテル治療後に手術を行うこととした。「検査をしないまま手術に突入していたら……」，術中心臓マッサージをしている自分の姿を想像し，身震いするN医師であった。

◆ 注釈（専門用語を理解しよう！）
1) 【ASA-PS（ASA physical status）】アメリカ麻酔科学会における全身状態分類である。全身状態を6クラスに分類しており，手術前のASA-PSと予後は相関するとされる。緊急手術の場合は「E」を併記する。
　Class1：一般に良好。合併症なし。
　Class2：軽度の全身疾患を有するが日常生活動作は正常。
　Class3：高度の全身疾患を有するが運動不可能ではない。
　Class4：生命を脅かす全身疾患を有し，日常生活は不可能。
　Class5：瀕死であり手術をしても助かる可能性は少ない。
　Class6：脳死状態。

● 参考文献
1. Abe H, Mafune: Surg Today 2014.
2. Drolet S, et al: Dis Colon Rectum 2010.
3. 神保雅幸ほか：日消外会誌 1991.
4. Yasuda K, et al: Hepatogastroenterol 2007.
5. Csaba Gajdos, et al: JAMA Surg 2013.
6. 菊池美奈子ほか：日臨外会誌 1998.
7. 沼澤理絵ほか：透析会誌 2007.
8. 山下裕正ほか：臨床透析 2014.

5. 凝固異常

術前テーマ 13
静脈血栓塞栓症の既往のある患者の手術

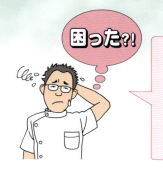

困った?!

後期研修2年目のN君。消化器外科スーパーローテーション研修が始まり半年が経過した。担当患者さんの術前カンファレンスで「胃癌で来週手術予定の患者さんです」とプレゼンテーション。指導医から「下肢に静脈血栓症があるよね？」と問いかけられた！どうすればいいのか，困った！

症例

68歳，女性。スクリーニングの上部消化管内視鏡検査にて胃癌を指摘され，手術目的にて紹介となった。術前全身CT検査では遠隔転移を認めなかった。血圧 122/66mmHg，脈拍 68回/分，整。腹部は平坦軟で圧痛は認めず，血液生化学検査所見は，赤血球270万/μL，白血球 4,300/μL，血小板16.6万/μL，TP 6.4 g/dL，Alb 3.2g/dL であった。両側下肢に静脈血栓症を認める以外，理学所見に異常はなく，PS 0 であった。抗凝固薬などの投薬歴はない。

Q1 「肺血栓塞栓症および深部静脈血栓症の診断，治療，予防に関するガイドライン」に準じると，患者さんの術前静脈血栓塞栓症のリスクは，どのように評価されるか？

a. 低リスク
b. 中リスク
c. 高リスク
d. 最高リスク

Q2 適切な静脈血栓塞栓症の予防法は次のうちどれか？

a. 早期離床および積極的な運動
b. 弾性ストッキングあるいは間欠的空気圧迫法
c. 間欠的空気圧迫法あるいは抗凝固療法の併用
d. 抗凝固療法のみ

もっと勉強したい君へ 日本消化器外科学会専門医問題（18回公表設問22）

1. 患者の状況把握 ⇒ 情報収集から

▶注目すべき所見
①胃癌で手術予定　②両側下肢に静脈血栓症あり
③68歳，血栓症以外に異常なし　④抗凝固薬などの投薬歴はない

　両下肢に静脈血栓症の既往を有する患者さん。静脈血栓症の代表は，深部静脈血栓症と，そこから飛んでいく肺血栓症である。静脈血栓症は，フィブリン血栓を生じることより発生する。
　一方，周術期には，手術侵襲の大きさに応じて，術後の凝固・線溶系が変動し血栓のできやすい環境が生じている。
　静脈血栓症の既往が，術中・術後の合併症の発生にどのように影響を与えるかを考えてみよう！

静脈血栓塞栓症を既往に持つ患者の術前評価と周術期管理について学ぶ！
☞【階層化へのキーワード】
①静脈血栓塞栓症の危険因子（患者背景因子，手術関連因子）による階層化
②リスク別（階層別）静脈血栓塞栓症の発生率と予防法

2. 診断しよう！

Check 1　術前に静脈血栓塞栓症の評価を行う意義は？

1. 静脈血栓塞栓症とは？

- 静脈血栓症（赤色血栓）には，深部静脈血栓症と肺血栓塞栓症（深部静脈血栓が遊離し流れたもの）がある。
- 深部静脈血栓症（deep vein thrombosis；DVT）は深部静脈（大腿静脈・膝窩静脈などの体の深部にある静脈）に血栓ができている状態をいう。肺血栓塞栓症の原因の1つとなる。
- 肺血栓塞栓症（pulmonary embolism；PE）は，深部静脈や心臓内で形成された血栓が遊離し，急激に肺血管を閉塞させた状態をいう。手術操作に由来する術中のものと，深部静脈血栓症（DVT）に由来する術後のものがある。
- 周術期肺血栓塞栓症の発症率は，2005年では手術1万件あたり2.79人と報告されている。

2. 静脈血栓塞栓症の評価の意義

● 静脈血栓塞栓症は，以下の4つの観点から予防が重要とされ，本邦では2004年に「肺血栓塞栓症/深部静脈血栓症（静脈血栓塞栓症）予防ガイドライン」が作成された。
①入院患者において発症率が高い
②臨床症状が乏しく早期診断が困難
③発症した場合の死亡率が高い
④予防の費用対効果が高い

3. 静脈血栓塞栓症のリスク因子

● 予防を行う際，患者の持つ静脈血栓塞栓症のリスクを適切に評価することが重要である。
● 表1に周術期の代表的なリスク因子（手術関連因子，患者背景因子）を示す。

4. 静脈血栓塞栓症の診断：深部静脈血栓症は無症状か局所症状のみ。肺血栓塞栓症は全身症状（後述）。

①症状：無症状，四肢の腫脹・疼痛，あるいは色調変化（チアノーゼ）。
②理学所見：四肢の色調変化や腫脹。触診による深部静脈や筋群の性状を判定。Homans徴候（仰臥位で足関節を背屈させると腓腹筋に疼痛を生じる）陽性。
③検査：推奨基準において，I. 有効（証明されている），IIa. 有効の可能性，と考えられている検査法。
　(Class-I) 静脈エコー，静脈造影，造影CT
　(Class-IIa) 血中Dダイマー[注1]，MRV[注2]
　＊局所所見を示す「静脈エコー」や「静脈造影」の方が「血中Dダイマー」より有用。

表1　静脈血栓塞栓症予防での考慮すべき危険因子

	危険因子
手術関連因子	悪性腫瘍，麻酔時間，中心静脈ライン，感染症，手術体位
患者背景因子	長期臥床患者，DVTの既往患者，肥満患者，慢性心不全，先天性凝固亢進症

Check 2　術前の静脈血栓塞栓症の評価法は？

- 術前の静脈血栓症予防のリスク階層化として，日本において2004年に予防ガイドラインが作成され，2009年の改訂版が出版されている。

術前評価（階層化）
- 静脈血栓塞栓症のリスクレベル（患者背景因子と手術関連因子）を4段階に分けた（表2）。
- その因子は，①年齢（40歳と60歳で区切る），②大手術か否か，③癌の手術か否か，④静脈血栓症の既往と血栓性素因の有無，である。
- 一般外科手術における大手術とは，すべての腹部手術あるいは，その他の45分以上要する手術のことである。
- 血栓性素因には，アンチトロンビン欠損症，プロテインC欠損症，プロテインS欠損症，抗リン脂質抗体症候群があげられる。

表2　静脈血栓塞栓症のリスクレベル

リスクレベル	一般外科・泌尿器科・婦人科手術
低リスク	60歳未満の非大手術 40歳未満の大手術
中リスク	60歳以上，あるいは危険因子のある非大手術 40歳以上，あるいは危険因子がある大手術
高リスク	40歳以上の癌の大手術
最高リスク	静脈血栓塞栓症の既往あるいは血栓性素因のある大手術

（肺血栓塞栓症および深部静脈血栓症の診断，治療，予防に関するガイドライン 2009年改訂版より引用）

Q1 解説と答え

- 68歳，胃癌手術は大手術に相当，静脈血栓塞栓症合併していることより，最高リスクに階層化される。

（正解▷d）

術後静脈血栓塞栓症の発症予防と診断
1. 術後の静脈血栓塞栓症は重篤な合併症であり，適切な術前評価に基づく予防対策が重要である。
2. 静脈血栓塞栓症の評価は，①年齢，②手術（大手術 or 非大手術），③静脈血栓塞栓症の既往，④血栓性素因のある大手術，により4段階にリスク階層化を行う。

3. 術前合併症の重症度分類（階層化）に準じた治療方針

Check3 術前の静脈血栓塞栓症の階層化別のケアはどうするの？

1. リスクの階層化と静脈血栓塞栓症の発生率，および推奨される予防法

- リスク階層化別の静脈血栓塞栓症の発生率，および推奨される予防法を（表3）に示す。
- 静脈血栓塞栓症の予防法は，低リスクの患者に対しては早期離床と運動。中リスク患者に対しては弾性ストッキングや間歇的空気圧迫法を用いる。
- 高リスクの患者に対しては，間歇的空気圧迫法あるいは抗凝固療法を用いる。
- 抗凝固療法として，①低用量未分画ヘパリン（標準ヘパリン），②低分子量ヘパリン（エノキサパリン®），③合成Xa阻害薬フォンダパリヌクス，を使用する。
- 抗凝固療法の開始時期は，個々の症例の状況により裁量の範囲が広い。手術前日の夕方，手術開始後，あるいは手術終了後から開始する場合がある。
- 低分子量ヘパリンは，低用量未分画ヘパリンと比べ，DVT予防効果に差なし。PEの予防効果には優れている。
- 最高リスクの患者に対する抗凝固療法としては，①用量調節未分画ヘパリン（単独），②用量調節ワーファリン®（単独）を使う。
- また，最高リスクの患者には，下大静脈フィルター（非永久型，永久型）を使用することもある。

2. 合併症ゼロへの術前・術中のケア

- 術前の静脈血栓塞栓症のリスク階層化による評価を行い，リスクレベルに準じて前述した予防策をとることが重要である。
- また，麻酔時間（手術時間）短縮，頭低位時間短縮などに努める必要がある。

表3 リスク別静脈血栓塞栓症の発生率および推奨される予防法

リスクレベル	下腿DVT(%)	中枢型DVT(%)	症候性PE(%)	致死性PE(%)	推奨される予防法
低リスク	2	0.4	0.2	0.002	早期の離床および積極的な運動
中リスク	10〜20	2〜4	1〜2	0.1〜0.4	弾性ストッキングあるいは間歇的空気圧迫法
高リスク	20〜40	4〜8	2〜4	0.4〜1.0	間歇的空気圧迫法あるいは抗凝固療法
最高リスク	40〜80	10〜20	4〜10	0.2〜5	（抗凝固療法と間歇的空気圧迫法の併用）あるいは（抗凝固療法と弾性ストッキングの併用）

（肺血栓塞栓症および深部静脈血栓症の診断，治療，予防に関するガイドライン2009年改訂版より引用）

Check4 術後にPEを生じたら，治療はどうするの？

肺塞栓症の診断と治療
- 肺塞栓症は，適切な治療時期を逸すると致死率は30％に及ぶ[1]。抗凝固療法により致死率は3〜8％に減少するため[2〜4]，迅速な対応が必要である。

診断
①症状：突然の呼吸困難・ショック・意識消失・胸部痛。
　＊特徴的な発症状況としては，安静時解除直後の最初の歩行時・排便や排尿時・体位交換時に多いこと。
②理学所見：頻呼吸・頻脈・ショック・低血圧。
③検査：推奨基準は，Ⅰ. 有効（証明されている），Ⅱa. 有効の可能性，Ⅱb. 有効性確立せず。
　（Class-Ⅰ）胸部造影CT検査，肺動脈造影，肺シンチグラフィ，動脈血ガス分析，Dダイマー値測定
　（Class-Ⅱa）経胸壁心エコー検査
　（Class-Ⅱb）経食道心エコー検査

治療
- 全身管理
- 抗凝固療法：未分画ヘパリン
- 血栓溶解：広範な急性肺血栓塞栓症に対して行う。
- カテーテル的治療
- 外科的治療

（「肺血栓塞栓症および深部静脈血栓症の診断，治療，予防に関するガイドライン（2009年改訂版）」より引用改変）

Q2 解説と答え

- 静脈血栓塞栓症の既往は，最高リスクレベルに階層化される。
- 最高リスクレベルでは，抗凝固療法と弾性ストッキングの併用，もしくは抗凝固療法と間歇的空気圧迫法の併用を行う必要がある。
- このように，ガイドラインを参考にして，各施設の実情に即した予防マニュアル作成の取り組みが重要である。

（正解 ▷ c）

Points!

術後PEの発症予防と治療

1. 術後PEを発症しないために，静脈血栓塞栓症リスクの階層化を行い，最も適切な予防法を選択する。
2. 術後PEに対しては，早期の診断・治療が重要。予防策を行ったうえで，本病態を念頭におき術後管理・ケアを行う。

5. 凝固異常

✓ この章で出てきた薬剤！確認しよう！

- ☐ 低用量未分画ヘパリン
- ☐ 低分子量ヘパリン　エノキサパリン®
- ☐ 合成Ⅹa阻害薬フォンダパリヌクス
- ☐ ワーファリン®

自己チェック！

（問）正しいものに○を，誤ったものに×をつけよ。

( ) 1. 「肺血栓塞栓症および深部静脈血栓症の診断，治療，予防に関するガイドライン（2009年改訂版）」によると，一般外科手術における大手術とは，すべての腹部手術あるいは，その他の60分以上要する手術のことである。

( ) 2. 「肺血栓塞栓症および深部静脈血栓症の診断，治療，予防に関するガイドライン（2009年改訂版）」での静脈血栓塞栓症の術前リスク分類によると，52歳（静脈血栓性疾患の既往なし），癌の腹部手術は中リスクに分類される。

( ) 3. 静脈血栓塞栓症の術前リスク分類が高リスクの患者に対しては，間歇的空気圧迫法あるいは抗凝固療法を用いて予防を行う。

（正解　1×　2×　3○）

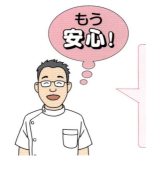

静脈血栓塞栓症の発生リスクの評価は，①年齢，②手術（大手術or非大手術），③静脈血栓症の既往，④血栓性素因，によって決まることを知ったN君。さらに，①出血量の少ない手術，②手術時間の短い手術，③早期離床に気をつけよう，と心に誓うN君であった。

◆ 注釈（専門用語を理解しよう！）
1) 【D-ダイマー】フィブリンポリマーが溶解された産物であり，フィブリンが溶解された産物であるFDPとともに，線溶系の亢進（微小血栓溶解）を示している。
2) 【MRV（Magnetic Resonance Venography）】MR venographyの特長は，侵襲が少ないこと，再現性がよく術者に依存しないこと，骨盤から下腿部までの静脈全体の検索が可能なことがあげられる。欠点は，超音波検査に比べて手軽さにかけることである。

● 参考文献

1. Horlande KT, et al: Arch intern Med 2003.
2. Carson JL, et al: N Eng J Med 1992.
3. Goldhaber SZ, et al: Lancet 1999.
4. Nijikeuter M, et al: Chest 2007.

抗凝固療法を受けている患者の手術

術前テーマ 14

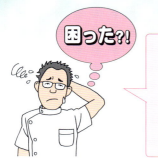

困った?!

後期研修2年目のN君が担当するS状結腸癌の患者が入院となった。入院時の問診にて、心房細動および脳梗塞の既往があり、ワーファリン®を内服中であることが判明した。手術は1週間後の予定であり、ナースから「ワーファリン®の内服は継続してよいですか?」と尋ねられ、困惑するN君であった。

症例

75歳、男性。排便時出血を認め、近医で大腸内視鏡検査を受けたところS状結腸癌と診断され、治療目的にて入院となった。既往歴としては、12年前から心房細動を指摘されていた。また、4年前に脳梗塞を発症し、以降、ワーファリン®の内服を続けている。胸部・腹部CT検査では、遠隔転移や他臓器浸潤を認めず、根治手術可能と判断し、1週間後の手術予定とした。血圧105/60mmHg、脈拍60回/分、不整。血液生化学検査に異常は認めていない。なお、PT-INRは1.6(正常値:0.9～1.7)であった。

Q1 本症例の抗血栓療法および周術期管理に関する記載で正しいものはどれか?

a. 術後血栓症発症の低リスクであると考えられる。
b. ワーファリン®投与により適切に治療がなされている。
c. 脈拍コントロールが良好であり、心房細動に関しては低リスクである。
d. 術後早期には線溶系が亢進するため、血栓症発症の危険性は低い。

Q2 本症例に対する術前の抗血栓薬の使用法について正しいものを選べ。

a. ワーファリン®を手術直前まで継続し、直前に中止した後、手術を行う。
b. ワーファリン®を手術直前まで継続し、ビタミンK投与にてワーファリン®を急速中和した後、手術を行う。
c. ワーファリン®を術前5日前に中止し、そのまま手術を行う。
d. ワーファリン®を術前5日前に中止し、ヘパリンによる代替療法を行った後、手術の直前にプロタミンで中和し手術を行う。

5. 凝固異常

1. 患者の状況把握 ⇒ 情報収集から

▶注目すべき所見
① 心房細動および脳梗塞の既往あり（心原性の脳梗塞の可能性あり）
② S状結腸癌で1週間後手術予定
③ PT-INR 1.6

心原性（心房細動）の脳梗塞の既往のある患者さん。心原性脳梗塞は，フィブリン血栓が関与しており，静脈血栓症の範疇に分類される。そのため，再発予防として抗凝固療法（ワーファリン®投薬）が適応となる。

手術操作は，出血のコントロール（止血操作）であり，凝固機構を利用する。一方，血栓症の予防として用いられる抗凝固療法は，凝固機能を抑制するという，相反する効果を期待するものである。抗凝固療法を受けている患者の周術期管理は，どのように行うべきであろうか？

抗凝固療法を受けている患者に対する適切な周術期管理について考えてみよう！

抗凝固療法を受けている患者の術前評価と周術期管理について学ぶ！

👉【階層化へのキーワード】
① 血栓症の危険因子（患者背景因子，手術関連因子）
② 休薬による血栓塞栓症の高発症群
③ 周術期における血栓形成のリスクの階層化と抗血栓療法（著者作）
④ 抗血栓薬服用中の術前管理アルゴリズム（著者作）

2. 診断しよう！

Check 1　手術と凝固系の関連，抗血栓療法について基礎知識を整理しておこう

1. 外科手術と凝固・線溶系の生体反応

● 高齢者社会において，血栓症［動脈血栓塞栓症（脳梗塞，心筋梗塞など），静脈血栓塞栓症（深部静脈血栓症，肺梗塞など）］を既往にもつ患者の手術が増加している。

●「手術は人的外傷」であり，出血などの手術侵襲を伴う。その結果，生体反応として手術直後には凝固系，その後，線溶系が活性化されるため，周術期は術後出血や血栓症の再発などの危険が生じる。

- 一般に術後の凝固・線溶系の反応は，出血量の少ない手術や手術侵襲（IL-6などのサイトカインの誘導）の小さな手術ほど，少ないと言われている。
- 術後の生体反応としての凝固・線溶系が正常に戻る期間は，通常の胃切除術では約1週間，肝臓の葉切除術では約2週間と言われている。
- 術直後の3〜7日は，凝固系が活性化されており，血栓形成が生じやすい状態にあることを頭において，周術期管理を行う必要がある[1]。
- また，この時期に形成された血栓は，体動とともに，血流にのって肺梗塞や脳梗塞などを併発し，重篤な病態を形成する。
- 外科医にとって，抗血栓療法を受けている患者の周術期には，①血栓症発生の危険性の評価，②抗血栓療法の原因疾患のケア，③血栓症発生回避のための周術期の抗血栓療法，が重要である。

2．抗血栓療法

- 心臓・脳血管病変を有する患者において，血栓症発生の予防・治療を目的とした抗血栓療法の有用性が示されており，エビデンスのある治療法が確立している。
- 例えば，本症例のように心房細動を有し，脳梗塞（心原性脳梗塞）の既往を有する患者は，血栓症の高リスク患者と評価され，抗血栓療法として，抗凝固薬であるワーファリン®の投与が推奨されている[2]。
- 現在，本邦では，400万人以上（抗凝固薬100万人，抗血小板薬300万人）の患者が抗血栓療法を受けている。
- 抗血栓療法には，抗血小板療法（バイアスピリン®やプラビックス®など）と抗凝固療法（ワーファリン®など）がある。
- 抗血栓療法の使い分けは，原則として，対象疾患が，動脈血栓塞栓か，静脈血栓塞栓かによる（ Check2 で記載）。
- 抗血栓療法を理解するポイントは，①作用機序と作用時間，②副作用，③作用に影響する因子と拮抗薬，④ワーファリン®の代謝酵素の遺伝学的多形性，についてである。
- **表1**に抗血小板薬および抗凝固薬の作用機序・作用時間，拮抗薬を示した。
- **表1**のように，抗血小板薬の拮抗薬は存在せず，抗凝固薬にはビタミンKやプロタミンが使用されている。
- ワーファリン®の至適投与量に個人差が見られる原因として，近年，ワーファリン®代謝における遺伝子多型の存在が報告された。具体的にはワーファリン®の代謝酵素であるチトクロームP450 2C9および標的分子であるビタミンKエポシド還元酵素複合体1（VKORC 1）の遺伝子多型がワーファリン®の代謝に影響していると考えられている。
- 既往症である基礎疾患のリスクに準じて階層化が行われ，予防的治療として抗血栓療法が選択されている。

5. 凝固異常

表1 抗血栓療法薬

商品名	一般名	機序	作用持続時間	競合・拮抗作用薬（食物）
ワーファリン	warfarin	ビタミンK依存症凝固因子の生合成を抑制	48〜72時間	ビタミンK（納豆，クロレラ，青汁）
ノボ・ヘパリン	heparin	AT-Ⅲと結合し，凝固因子の活性を阻害	40分	プロタミン
バイアスピリン	aspirin	血小板シクロオキシゲナーゼ阻害	血小板寿命	原則的になし
エパデール	EPA	TXA2産生抑制	NA*	
パナルジン	ticlopidine	血小板膜GPⅡb/Ⅲa拮抗	血小板寿命	
セロクラール	ifenorodil	脳血流増加・血小板凝集抑制	NA*	
プレタール	cliostazol	血小板cGMP阻害	48時間	
プラビックス	clopidogrel	血小板膜GPⅡb/Ⅲa拮抗	血小板寿命	

■ 抗凝固薬　　■ 抗血小板薬　　* not available：該当なし

（浦部晶夫ほか：今日の治療薬2013. 南江堂．より引用改変）

図1 抗血栓療法の意義と副作用

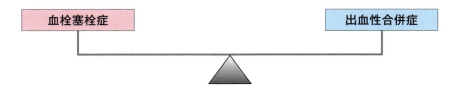

3．抗血栓療法中の患者の手術

- 手術は止血操作からなるため，手術中は抗血栓療法は中止する。
- 抗血栓薬の休薬中には，①中止に伴う血栓塞栓症の発生のリスクと②使用していた抗血栓薬の副作用としての出血性合併症の発生に注意する必要がある（図1）。また，血栓症の高リスク症例では，代替療法を必要とすることが多い。
- そのため，術前評価の際と周術期には，凝固・線溶系の厳重なモニタリングが必要である。

Check2 抗血栓療法を受けている患者の術前評価法は，どのように行うか？

- 抗血栓薬には，①抗血小板薬と，②抗凝固薬が存在する。
- 抗血小板薬を投与すべきか，抗凝固薬を投与すべきかは，過去の臨床試験の結果（エビデンス）に基づいて決定されている[2,4]。

- 心筋梗塞や脳梗塞のように動脈血栓（白色血栓）の場合には，抗血小板薬を用いる。これは，動脈のように血流が早く，アテローム硬化により生じると考えられており，血小板血栓が形成されるためである。
- 深部静脈血栓のような静脈血栓（赤色血栓）の場合には，血流の遅い静脈が関与しており，フィブリン血栓が形成されることから，抗凝固療法が行われることが多い。また，フィブリン血栓が血流にのって生じる心原性の肺塞栓や脳梗塞も抗凝固薬が用いられる。
- 抗血栓療法中の患者の周術期に大切な評価項目は，①周術期に血栓形成を生じる危険性の評価（後述），②血栓症既往の基礎疾患の評価（他の章に記述），③抗血栓薬の効果判定，が必要である。
- ③抗血栓薬の効果判定については次のように行う。

1. 抗血小板薬の評価

- 抗血小板薬内服の効果判定に用いられている特殊検査として，高感度CRPや血小板分子マーカーであるβトロンボグロブリン，血小板第Ⅳ因子，フォンビレブランド（von Willebrand；vW）因子活性の測定などがある。
- しかしながら，実臨床において，周術期に用いられる抗血小板薬の効果判定法はない。

2. 抗凝固薬の評価

- 抗凝固薬内服中の患者の薬効評価として，PT-INRが有用である。
- PT-INRとは，PT（プロトロンビン時間）測定値を国際間や施設間での差が生じない正確な絶対的数値を提供するために設定された値である（INR；International Normalized Ratio，国際標準比または国際標準化比）。
- 抗凝固薬服用中の患者においては，PT-INR値を指標に投与量を決定する必要がある。
- 高度な抗凝固効果を目指す場合（血栓症の高リスク群に対する場合）には，PT-INRを2.0～3.0に保つ必要がある。一方，軽度の抗凝固効果を目指す場合（血栓症の中リスク群に対する場合）には，PT-INRを1.6～2.4に保つ必要がある。
- 具体的には，心房細動のある脳梗塞または一過性脳虚血発作患者の再発予防にはワーファリン®が第一選択であり，PT-INRを2.0～3.0に維持することが推奨されている[4]。

【 PT-INR＝(PTtest/PT normal)^{ISI} 】

患者プロトロンビン時間を正常プロトロンビン時間で割り付けたもの（PT比）をISI（国際感度指数；International Sensitivity Index）で累乗したもの。
　ISIはPT測定システム間，施設間の差異をなくす係数。ISIは1に近いものが望ましいとされており，通常は0.9～1.7。PT測定試薬の添付文書に記載されている。

5. 凝固異常

- 逆に抗凝固薬を投与中にもかかわらず，PT-INR＞1.5の場合には出血性合併症のリスクは低い。

Check 3　周術期に血栓症を発症する危険性の階層化はどのように行うか？

- 血栓形成に影響を与える因子として，①血管壁の異常，②血小板の異常，③血液凝固因子の異常，④線溶系の異常，などの複合的な要因が考えられている。
- 血栓には，動脈血栓（白色血栓）と静脈血栓（赤色血栓）の2種類がある。
- 「循環器疾患における抗凝固・抗血小板療法に関するガイドライン」では，静脈血栓症のリスク（患者背景因子）を高リスクと低リスクに分類している（表2）。
- さらに手術関連因子も静脈性血栓症のリスクの階層化に加味される必要がある（表3）。
- すなわち，深部静脈血栓や心原性肺梗塞などの静脈血栓症については，手術侵襲や患者のADLなどとの関連が強く，「肺血栓塞栓症および深部静脈血栓症の診断，治療，予防に関するガイドライン（2009年改訂版）」では，患者背景因子と手術関連因子から，リスクの階層化が行われている（p.117 術前テーマ14を参照）。

表2　血栓症のリスク分類（患者背景因子）

高リスク	低リスク
心房細動 血栓塞栓症の既往 左心機能の低下（EF[注1]低下） 凝固亢進状態のいずれかを有する場合	高リスクのいずれも有していない場合

（循環器疾患における抗凝固・抗血小板療法に関するガイドライン 2009年改訂版．より引用改変）

表3　血栓症のリスク因子（手術関連因子）

リスクレベル	一般外科・泌尿器科・婦人科手術
低リスク	60歳未満の非大手術 40歳未満の大手術
中リスク	60歳以上，あるいは危険因子のある非大手術 40歳以上，あるいは危険因子がある大手術
高リスク	40歳以上の癌の大手術
最高リスク	静脈血栓塞栓症の既往あるいは血栓性素因のある大手術

（肺血栓塞栓症および深部静脈血栓症の診断，治療，予防に関するガイドライン 2009年改訂版．より引用）

- 一方,「消化器内視鏡診療ガイドライン」では,抗血栓療法を休止した際の血栓症の高発症危険疾患を報告している(**表4**)。
- これらのガイドラインでは,①血栓症既往,②心疾患,③血管病変,④凝固異常や凝固亢進状態,が血栓症の発症や抗血栓剤休薬による血栓症の発症の危険因子としてあげられている。
- 上記3つのガイドラインをもとに,**図2**のように階層化を行う。
- 静脈性血栓症の階層化の着眼点は,①基礎疾患による血栓症発症の危険性,②患者因子(年齢やADL),③手術侵襲の程度,であり,高リスク群,中リスク群,低リスク群の3グループに階層化した(**図2**)。

表4 休薬による血栓塞栓症の高発症群

抗血小板薬関連

- 冠動脈ステント留置後2カ月
- 冠動脈薬剤溶出性ステント留置後12カ月
- 脳血行再建術後2カ月
- 主幹動脈に50%以上の狭窄を伴う脳梗塞または一過性脳虚血発作
- 閉塞性動脈硬化症でFontaine Ⅲ度以上
- 頸動脈超音波検査,MRI検査で休薬の危険が高いと判断される所見あり

抗凝固薬関連

- 心原性脳塞栓症の既往
- 弁膜症を合併する心房細動
- 弁膜症を合併していないが脳卒中高リスクの心房細動
- 僧帽弁の機械弁置換術後
- 機械弁置換術後の血栓塞栓症の既往
- 人工弁設置
- 抗リン脂質抗体症候群
- 深部静脈血栓症・肺塞栓症の既往

(抗血栓薬服用者に対する消化器内視鏡診療ガイドライン 2012年度版. より引用)

Q1 解説と答え

- 心房細動の既往,脳梗塞(血栓症)の既往があることから**表2**より術後血栓症発症の高リスクである。
- PT-INRが1.6と治療域にあることから,ワーファリン®投与により,血栓症予防・治療が適切になされていると考えられる。
- 脈拍にかかわらず,心房細動は血栓症の高リスクである。
- 術後早期は凝固系が優位となるため,術直後の血栓性合併症の発症に注意が必要である。

(正解▷b)

5. 凝固異常

図2 周術期における血栓形成のリスクの階層化と抗血栓療法の必要性（著者作）

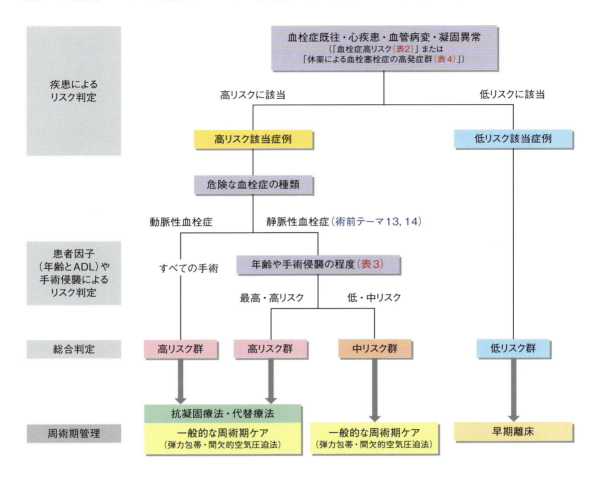

抗血栓療法中の患者の術前評価のポイント

1. 抗血栓療法中の患者の周術期管理のポイントは，①抗血栓療法中止による血栓症の発生，②出血性合併症の発生，である．
2. 抗血栓療法中の患者に対する術前の評価項目は，①周術期に血栓形成を生じる危険性の評価（危険因子と階層化），②血栓塞栓症既往の基礎疾患の評価，③抗凝固薬の効果判定，である．
3. 血栓症の発症の高リスクは，①血栓塞栓症の既往，②心疾患（心房細動，弁膜症，虚血性心疾患），③血管病変，④凝固異常症，である．
4. 血栓形成リスクの階層化の着眼点は，①基礎疾患による血栓症発症の危険性，②患者因子（ADL），③手術侵襲の程度，である．
5. 抗凝固薬投与中の患者では，PT-INRを用いて出血性合併症のリスクを評価する．

3. 術前合併症の重症度分類(階層化)に準じた治療方針

Check 4　血栓形成のリスクの重症度分類(階層化)に準じた周術期管理はどうするの？

- 抗血栓薬服用中の患者に対して，周術期に考慮すべきことは，①投薬の中止，②代替療法(ヘパリン)，③補充療法(新鮮凍結血漿，血小板輸血)である(図2)。
- 投薬の中止は，血栓症発症の中・低リスクの患者に行う。
- 投薬の中止においては，①効果軽減するために必用な休薬期間(緊急手術では休薬期間がとれない)，②残存する効果の判定，③中和剤の考慮，が重要である。
- 抗血栓薬の望ましい休薬期間を表5に示す。
- 代替療法(ヘパリン治療)の導入は，血栓症発症の高リスク患者に適応となる(図2)。
- 抗血小板療法および抗凝固療法とも，代替療法としてはヘパリンを用いる。
- ヘパリンは，作用時間が短く，プロタミンで中和できるため(表1)，「手術直前まで」「手術直後」に使用する。
- すなわち，「術前ヘパリンを投与 ⇒ 手術の4～6時間前にヘパリンを中止しプロタミンで中和 ⇒ 手術 ⇒ 術後止血確認とともにヘパリン再開」である。
- 抗血小板薬の補充療法には血小板輸血を，抗凝固療法には新鮮凍結血漿を使用することもある。
- 抗血栓薬を服用中の患者の手術タイミング(緊急手術と待機手術)という観点から，術前管理は次のようにまとめることができる(図3)。

1. 緊急手術

- 緊急手術の場合，内服している抗血栓薬の種類により，術前管理の方法が異なる。
- 抗凝固薬(ワーファリン®など)を内服している症例に対しては，拮抗薬であるビタミンK[注2]を投与するか，新鮮凍結血漿を投与し，凝固能を正常化して手術を行う。
- 抗血小板薬を内服している症例に対しては，拮抗薬は存在しないため，出血のコントロールが不可能な場合(大量出血時)には血小板輸血を考慮して(ただし，血小板輸血は血栓性疾患の増悪因子である)，手術を行う[5]。

2. 待機手術

- 抗血栓薬内服中の患者が待機手術を受ける場合には，専門医をコンサルトのうえ，休薬の可否を判断する。
- 休薬可能と判断した場合の低・中リスク患者には，各薬剤の術前休薬期間(表5)を目安に休薬し(中和の必要はない)，代替療法は行わない。
- 休薬不可能と判断した場合の高リスク患者には，入院の上，十分な輸液を行いながら抗血栓薬を中止しヘパリンの投与を開始する。手術の4～6

5. 凝固異常

時間前からヘパリンの投与を中止し，手術直前にプロタミンでヘパリンを中和する。
- 手術終了後，止血が確認できた時点で，速やかにヘパリンを開始する。
- また内服可能となった場合には，ヘパリンの投与を中止し，術前の抗血栓薬の内服を開始する（抗凝固薬服用中の場合には，PT-INRが治療域に達したのを確認し，ヘパリンの投与を中止する）。

表5 頻用されている抗血栓薬の術前休薬期間

	商品名	休薬期間
抗凝固薬	ワーファリン	5日
抗血小板薬	バイアスピリン エパデールS パナルジン セロクラール プレタール プラビックス	7～10日 7～10日 10～14日 1日 2～4日 14日以上

（山戸一郎ほか：抗凝固薬内服中．消化器外科 2012．より引用改変）

図3 抗血栓薬服用中の術前管理アルゴリズム（著者作）

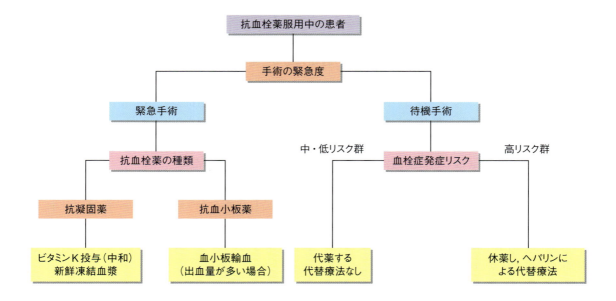

Q2 解説と答え

- S状結腸癌に対する1週間後の待機手術であるため,ワーファリン®は休薬(**表5**より術前5日間)を行う。
- 心房細動と脳梗塞(血栓塞栓症)の既往があり,術後血栓症の高リスク群(**表2**)と診断されるため代替療法(ヘパリン投与)が望ましい。
- 待機手術であるため,術前に十分な休薬期間が確保できれば,ビタミンK投与による中和は必要ない。

(正解 ▷ d)

Points!

1. 緊急手術の場合,①抗凝固薬に対してはビタミンKおよび新鮮凍結血漿の投与,②抗血小板薬に対しては,出血量が多い場合に限り血小板輸血を考慮する。
2. 待機手術の場合には,専門医をコンサルトのうえ,①中・低リスクと判断された場合には休薬,②高リスクと判断した場合には休薬し,ヘパリン代替療法。

✓ この章で出てきた薬剤!確認しよう!

- □ 抗凝固療法薬
    - ワーファリン®
- □ 抗血小板薬
    - バイアスピリン®
    - プラビックス®
    - エパデール®
    - セロクラール®
    - プレタール®
- □ ビタミンK
- □ ノボ・ヘパリン
- □ プロタミン

5. 凝固異常

自己チェック！

（問）　正しいものに○を，誤ったものに×をつけよ．

( ) 1. 術後早期（3～7日目）は，線溶系が活性化されており，出血性合併症に注意する必要がある．
( ) 2. ワーファリン®を内服中の患者で，PT-INRが1.8の場合，コントロール不良であり，出血性合併症のリスクは低い．
( ) 3. 抗血小板薬を内服中の血栓症高リスク患者でもヘパリンによる代替療法を行うことがある．
( ) 4. 術後にワーファリン®を再開した場合，速やかにヘパリンの投与を中止する．

（正解　1×　2○　3○　4×）

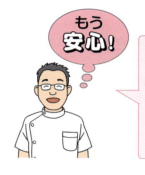

入院翌日，専門医コンサルトのうえ，ワーファリン®を休薬し，ヘパリン投与の指示を出すことができホッと胸をなで下ろすN君であった．ナースからの助言がなければ，術中大出血をきたすか，手術直前の指導医の指摘により手術を延期させざるをえない事態となっていた．ナースに感謝するN医師であった．

◆ 注釈（専門用語を理解しよう！）

1) **【EF（Ejection Fraction）】** 心臓が拡張した際の容量から収縮したときの容量を差し引いたもの．左室が一回収縮したときの拍出される血液量であり，これを駆出量とする．駆出量を心臓が拡張したときの容量で割った値を駆出率（Ejection Fraction）といい，心臓のポンプ機能の働きを示す指標とする．
2) **【ビタミンK】** 凝固因子のなかで，Ⅱ，Ⅶ，Ⅸ，Ⅹはビタミン K 依存凝固因子であり，ワーファリン®はそれらのビタミン K 依存性凝固因子の合成を阻害することで抗凝固作用を発揮する．よってワーファリン®治療中の患者さんはビタミン K を多く含む納豆やクロレラなどの食品を控える必要がある．

● 参考文献

1. 北島政樹監修：標準外科学（第12版）．医学書院，2010．
2. 循環器疾患における抗凝固・抗血小板療法に関するガイドライン（2009年改訂版）．
3. 浦部晶夫ほか：今日の治療薬2013．南江堂．
4. 脳卒中治療ガイドライン（2009年度版）．
5. 抗血栓薬服用者に対する消化器内視鏡診療ガイドライン（2012年度版）．
6. 山戸一郎ほか：抗凝固薬内服中．消化器外科，2012．

6. 代謝・内分泌異常

C. 術後に臓器障害を生じる可能性のある併存疾患の評価の階層化と対策

術前テーマ 15

甲状腺疾患を有する患者の手術

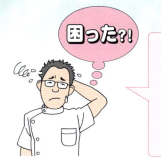

困った?!

43歳の切除可能なスキルス胃癌の女性患者の担当となった後期研修2年目のN君。術前回診の際，疾患チーフから，高血圧と頻脈の理由を問われ愕然とした。「高血圧と頻脈」といえば，交感神経が興奮した状態だが……。どこから検査していいのかわからない。困った！

症例

43歳のやせ型の女性。以前から疲れやすい体質であった。職場検診の胃透視にてスキルス胃癌の診断を得て，当院へ紹介となった。入院時，血圧156/98mmHg，脈拍98であった。甲状腺がびまん性に腫大しているが，腫瘤は触知せず，Virchowリンパ節なども触知しなかった（図1）。腹部所見は，上腹部を軽く圧迫した際の不快感を訴える以外，特に異常を認めなかった。血液生化学検査では，赤血球380万/μL，Hb12.7g/dL，Ht 34.2%，白血球4,600/μL，血小板13.4万/μL，肝機能に異常を認めず，腫瘍マーカーも正常であった。BNP18pg/mL（正常20pg/mL以下）であり，心電図では，洞性頻脈を示す以外に異常所見を認めていない。胸部単純X線写真においても，心胸郭比は48%で，肺うっ血など異常を認めていない。なお，現在，薬物は服用していない。

Q1 術前検査として行う必要のない検査は，次のうちどれか？

a. 血清FT3，FT4
b. 血清TSH
c. 抗TSH受容体抗体
d. 阻害型抗TSH受容体抗体
e. 血清サイログロブリン

図1

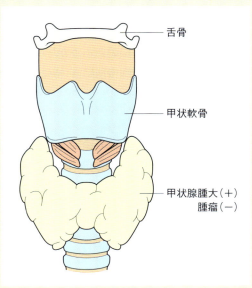

舌骨
甲状軟骨
甲状腺腫大（＋）
腫瘤（−）

129

6. 代謝・内分泌異常

Q2 血液検査の結果，TSHは0.08μIU/mL（正常値：0.5〜5.0μIU/mL），FT3, FT4は正常域内であった。
胃全摘術の術後1日目の朝から，昏睡状態となり，39℃の発熱，脈拍136回/分を示した。直ちに行うべき治療（処置）として誤っているものを1つ選べ。

a. 輸液・酸素投与を行う。
b. 発熱に対し，NSAIDsを投与する。
c. 抗甲状腺薬（チアマゾール）を投与する。
d. コルチゾールを投与する。
e. ジギタリス剤を投与する。

1. 患者の状況把握 ⇒ 情報収集から

▶注目すべき所見

①43歳のやせ型の女性　　②疲れやすい体質　　③スキルス胃癌
④高血圧，頻脈　　　　　⑤甲状腺の腫大　　　⑥Virchowリンパ節転移なし
⑦上腹部の軽い不快感　　⑧心電図では洞性頻脈　⑨胸部単純X線写真では異常所見なし

やせ型の疲れやすい体質の女性の胃癌患者さん。甲状腺が軽度腫大しており，心電図で洞性頻脈を示している。甲状腺が腫大しており，甲状腺中毒症を疑った。甲状腺機能亢進症を有する患者さんの術前ケアは，どのようなことに気をつけなければならないのだろうか？　甲状腺クリーゼの予防や治療はどのようにすればいいのだろうか？
　甲状腺機能異常（特に甲状腺機能亢進症）の術前評価と治療法を再確認しよう！

甲状腺中毒症の疑いを有する患者の術前診断・重症度判定・治療について学ぶ！

【階層化へのキーワード】
①甲状腺中毒症の術前評価と階層化
②バセドウ病の診断基準（日本甲状腺学会ガイドライン）
③甲状腺クリーゼの診断基準
④甲状腺クリーゼの自然経過と治療

2. 診断(重症度の階層化)しよう！

Check1 甲状腺中毒症, 特にバセドウ病はどのような病気ですか？

- 甲状腺ホルモンの作用は, 全身の臓器に存在する受容体を介して出現し, 基礎代謝の維持や促進に関与する.
- 甲状腺中毒症は, 血中甲状腺ホルモン濃度が上昇して, 甲状腺ホルモン作用が過剰に出現する病態である.
- そのため, 頻脈, 手足の震戦, 多汗, 体重減少, 高血糖, 高血圧などを生じる.
- その原因としては, ①甲状腺ホルモンの合成と分泌の亢進(甲状腺機能亢進症), ②甲状腺濾胞の障害(破壊)による甲状腺ホルモンの血中への漏出(破壊性甲状腺炎), ③甲状腺ホルモン製剤の過剰投与, などがある.
- 甲状腺機能亢進症の代表的疾患としては, ①バセドウ病, ②プランマー病(中毒性結節性甲状腺腫), ③TSH産生性下垂体腫瘍, などがある.
- バセドウ病は, 甲状腺刺激ホルモン(TSH)の受容体に自己抗体である抗TSH受容体抗体が結合し, スイッチオン状態となり, 常時, 甲状腺ホルモンの産生が刺激されている状態である(図2).
- したがって, 抗TSH受容体抗体が陽性であれば, 一部の例外を除いて, バセドウ病と判断できる.
- 甲状腺疾患診断ガイドラインでは, 表1のような診断基準を設けている[1].
- 甲状腺ホルモンの作用過剰に対して, 平衡状態を維持できない状態が発生した場合を甲状腺クリーゼといい, 生命が危険な状態になる.

図2 バセドウ病の病態

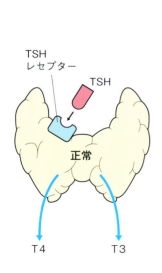
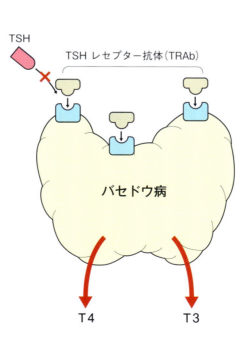

6. 代謝・内分泌異常

表1 バセドウ病の診断基準

a. 臨床所見
1. 頻脈，体重減少，手指振戦，発汗増加等の甲状腺中毒症所見 2. びまん性甲状腺腫大 3. 眼球突出または特有の眼症状

b. 検査所見
1. FT4，FT3のいずれか一方または両方高値 2. TSH低値（0.1μU/mL以下） 3. 抗TSH受容体抗体（TRAb，TBⅡ）陽性，または刺激抗体（TSAb）陽性 4. 放射性ヨード（またはテクネシウム）甲状腺摂取率高値，シンチグラフィでびまん性

診断
1）バセドウ病 　　aの1つ以上に加えて，bの4つを有するもの 2）確からしいバセドウ病 　　aの1つ以上に加えて，bの1，2，3を有するもの 3）バセドウ病の疑い 　　aの1つ以上に加えて，bの1と2を有し，FT4，FT3高値が3カ月以上続くもの

（日本甲状腺学会：甲状腺疾患診断ガイドライン．2010．より引用）

Q1 解説と答え

- やせ型，疲れやすい体質，洞性頻脈，甲状腺腫大を認める⇒甲状腺機能亢進症（バセドウ病）の疑い。
- 血清FT3，FT4，TSHは，スクリーニングに有用である。
- 刺激性の抗TSH受容体抗体は，バセドウ病の診断に有用である。
- 血清サイログロブリン[注1)]は，バセドウ病では高値を示し，治療・寛解の指標となる。

（正解▷ d）

Check2　甲状腺機能に対する手術侵襲の影響はどのようなものがありますか？

- 手術侵襲が加わった際，インスリン，甲状腺刺激ホルモン，甲状腺ホルモン，性ホルモンの分泌には，著しい変化はみられない。
- ＊次のものが手術侵襲により分泌が増加するホルモン
  カテコラミン，コルチゾール，副腎刺激ホルモン（ACTH），グルココルチコイド，成長ホルモン（GH），グルカゴン，抗利尿ホルモン（ADH），レニン，アルドステロン。
- 甲状腺中毒症の原因となる未治療な甲状腺疾患やコントロール不良な甲状腺疾患が存在した場合，手術などのストレスにより，甲状腺ホルモンの過剰作用に生体が反応できない状態が生じることがある（甲状腺クリーゼ）。

Points!

甲状腺中毒症と手術

1. 甲状腺中毒症の原因には，甲状腺機能亢進症と破壊性甲状腺炎と甲状腺ホルモンの過剰投与がある。
2. バセドウ病の病態は，刺激性の抗TSH受容体抗体による甲状腺機能亢進である。
3. 手術などのストレスにより，甲状腺ホルモンの過剰作用に反応できない状態が発症する。これを甲状腺クリーゼという。

3. 術前合併症の重症度分類（階層化）と術前管理

Check3　術前甲状腺中毒症の階層化とその術前ケアはどのように行うか？

- 周術期に甲状腺機能障害で最も注意すべきことは，まれではあるものの，甲状腺クリーゼの発症であり，術前にはその予防に心がける必要がある。
- 甲状腺クリーゼは，未治療な甲状腺疾患やコントロール不良の甲状腺疾患が存在し，種々のストレスが加わったとき，甲状腺ホルモンの作用過剰に対して生体反応が破綻し，多臓器障害を生じる病態である[2]。
- 甲状腺クリーゼの誘因となるストレスには，①手術，②感染症，③急性疾患（脳血管障害，心筋梗塞，糖尿病性ケトアシドーシスなど），④外傷，などがあげられる[3]。
- 周術期における甲状腺クリーゼの発症を予防するために甲状腺中毒類似症状（頻脈，手足の震戦，多汗，体重減少，高血糖，高血圧），甲状腺腫大・腫瘤，家族歴を有する場合には，術前に甲状腺機能を評価しておく必要がある。
- 術前にスクリーニングとして測定すべき検査は，FT3，FT4，TSHであり，図3のとおり，①顕在性・コントロール良好甲状腺中毒症，②顕在性・コントロール不良甲状腺中毒症，③潜在性甲状腺中毒症，④正常，の4つに階層化できる。
- これらの中で，甲状腺クリーゼの危険があるものは，顕在性・コントロール不良甲状腺中毒症と潜在性甲状腺中毒症である。
- 潜在性甲状腺中毒症は，FT3やFT4は正常域であり，TSHが0.1μU/mL未満の場合であり，まず，バセドウ病を疑うことが重要である。
- 待機手術においては，原則的に血清甲状腺ホルモン値が正常化してから手術を行う。
- 手術までに余裕がない場合には，専門家へコンサルトし，無機ヨードやβ遮断薬を投与しつつ手術を行う。

6. 代謝・内分泌異常

図3 甲状腺中毒症患者の階層化（著者作）

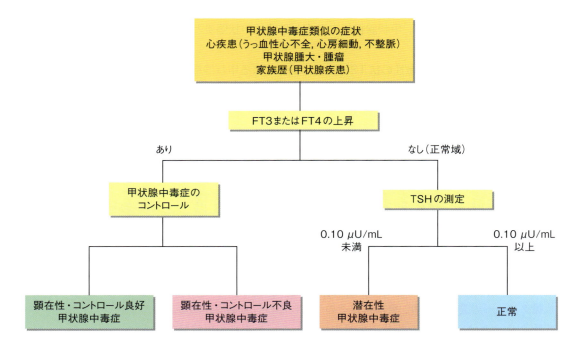

Points!

甲状腺クリーゼの予防と術前階層化

1. 術前患者を甲状腺中毒症の有無の観点（顕在性と潜在性，コントロール良好と不良）から，4つに階層化できる。
2. 周術期に甲状腺クリーゼの発症を注意すべき患者さんは，顕在性・コントロール不良甲状腺中毒症と潜在性甲状腺中毒症の患者さんである。
3. 待機手術においては，甲状腺クリーゼの発症予防のため，術前に血清甲状腺ホルモンの値を正常化しておく。
4. （準）緊急手術では，甲状腺クリーゼを発症する危険を有する患者には，無機ヨードやβ遮断薬を投与しつつ手術する。

4. 術後合併症の重症度分類(階層化)に準じた治療方針

Check 4　術後に発生した甲状腺クリーゼの自然経過とその治療

- 甲状腺クリーゼの発生頻度は，甲状腺中毒症の1.7％とまれである。
- 甲状腺クリーゼは，一端発症すると多臓器不全に移行する(致死率20～30％)[4]。
- したがって，①まず，疑う！，②甲状腺ホルモン測定，③検査と並行して行う治療，を心がける。
- 甲状腺クリーゼは，術中よりも術後6～18時間に生じやすい。
- 甲状腺クリーゼの5大症状は，高熱(38～40℃)，頻脈(130/分以上)，多汗，下痢，精神不安(昏睡)であり(**表2**)，**図4**のような自然経過をとる。
- 甲状腺クリーゼの早期診断を行うため，甲状腺クリーゼ・スコア(体温，中枢神経症状，消化器症状，心血管障害，うっ血性心不全，振戦，既往症)などが考案されている。
- 甲状腺クリーゼの診断は，診断基準(**表2**)により行われる。
- 治療の原則は，①一般的な全身療法(輸液，酸素投与，体温のコントロール)，②誘因の除去，③甲状腺中毒症に対する治療である。
- 誘因除去として術後鎮痛を十分行う。
- ただし，NSAIDsは，甲状腺ホルモン結合蛋白からホルモンを遊離させ，FT3やFT4を増加させるので禁忌。
- 甲状腺中毒症に対する治療として
  ① 抗甲状腺薬(甲状腺ホルモン産生阻害)のチアマゾール注射薬，経口薬
  ② 無機ヨード(甲状腺ホルモンの血中への放出阻害)
  ③ コルチゾール(FT4からFT3への変換抑制など)
  ④ 心不全に対する治療
    交感神経を刺激しない(アトロピンやドパミンは禁忌)
    β遮断薬(不整脈の発生に注意)
    ジギタリス

表2　甲状腺クリーゼの診断基準(第2版)

必須項目
甲状腺中毒症の存在 (FT3およびFT4のいずれか一方が高値)

症状
1. 中枢神経症状(JCS1以上またはGCS14以下) 2. 発熱(38℃以上) 3. 頻脈(130回/分以上) 4. 心不全症状 5. 消化器症状(嘔気・嘔吐，下痢，黄疸(T.Bil＞3mg/dL))

確実例
必須項目および以下を満たす a. 中枢神経症状＋他の症状項目1つ以上 b. 中枢神経症状以外の症状項目3つ以上

疑い例
a. 必須項目＋中枢神経以外の症状項目2つ b. 必須項目ないが，甲状腺疾患既往，眼球突出，甲状腺腫の存在＋確実条件のaまたはbを満たす

(日本甲状腺学会)

6. 代謝・内分泌異常

図4 甲状腺クリーゼの自然経過（著者作）

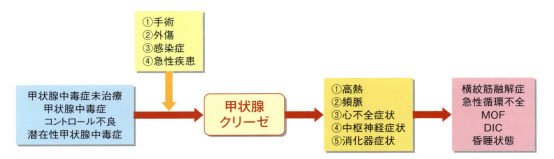

Points!

甲状腺クリーゼとその治療

1. 甲状腺クリーゼの発生はまれであるが，重篤化しやすく致死率が高い（20〜30％）。
2. 甲状腺クリーゼの治療原則は，①一般的な全身療法，②誘因の除去，③甲状腺中毒症の治療，である。
3. 甲状腺中毒症の治療薬としては，①抗甲状腺薬，②無機ヨード，③コルチゾール，④心不全薬（β遮断薬やジギタリス），である。

Q2 解説と答え

- 術前甲状腺腫大，頻脈，疲れやすいなど，甲状腺機能亢進症を疑う患者。
- 手術に伴い，高熱，頻脈，昏睡などを生じ，甲状腺クリーゼと診断される（鑑別としては，悪性高熱症）。
- すぐに，血清甲状腺ホルモン値を測定すべきであり，結果を待たずに甲状腺クリーゼの治療に入るべきである。
- 甲状腺クリーゼに対する治療は前述しているので参考にしていただきたい。
- NSAIDsは甲状腺クリーゼを悪化させる。

（正解 ▷ b）

5. 合併症ゼロをめざした周術期ケア

Check5 術後に甲状腺クリーゼを発症しない予防策は？

- 周術期の甲状腺クリーゼの発症を予防するポイントは，①甲状腺クリーゼを発症する危険因子を有する患者の階層化，②甲状腺クリーゼの誘因の除去，である。

- 甲状腺クリーゼに移行する危険を有する，①甲状腺中毒症でコントロール不良な患者，②潜在的な甲状腺中毒症の患者，を術前に見出すことである．
- 甲状腺クリーゼの誘因の除去という点では，①低侵襲の手術，②術後疼痛管理，③術後感染症の管理を十分行うことである．
- さらに，早期発見も重要である．好発時期である術後6〜18時間に注意する．症状は悪性高熱症に類似しており，鑑別が必要である．治療を開始し鑑別診断を進める．

Points!

甲状腺クリーゼの予防

1. 甲状腺クリーゼの予防には，①甲状腺クリーゼ発症危険患者の階層化，②甲状腺クリーゼの誘因の除去，③早期診断と治療，である．
2. 甲状腺クリーゼとの鑑別診断は，悪性高熱症である．

6. 他の甲状腺機能異常に対する周術期ケア

Check 6　甲状腺機能低下症に対する麻酔時の注意点について述べよ．

- 甲状腺機能低下症の症状は，①倦怠，②意識レベルの低下，③体重増加（肥満），④貧血，である．
- 術前，甲状腺機能低下症の診断がついていない場合も多い．
- 診断がつけば，補充療法を行う．
- 周術期の問題点として，次のようなことがあげられる．

① 肥満（甲状腺機能低下症患者の40％）による換気障害
② 薬剤代謝の低下（薬剤量の減少）
③ 精神活動の低下（中枢神経抑制剤による効果の遷延，麻酔の覚醒遅延）
④ 心臓の陽性変時・変力の低下（徐脈，低血圧，急性循環不全の発生）
⑤ 貧血（造血刺激の低下による，輸血の必要性）
⑥ 凝固異常（von Willebrand因子の低下による）

Points!

甲状腺機能低下症の周術期管理

1. 甲状腺機能低下症には，術前から補充療法を行う．
2. 甲状腺機能低下症の周術期管理の注意点は，①肥満に伴う換気障害，②薬剤代謝の低下，③麻酔覚醒の遅延，④急性循環不全（徐脈・低血圧），⑤貧血，⑥凝固異常，である．

6. 代謝・内分泌異常

✓ この章で出てきた薬剤！確認しよう！

- □ 無機ヨード
- □ 抗甲状腺薬（チアマゾール）
- □ コルチゾール
- □ β遮断薬
- □ ジギタリス

自己チェック！

（問）正しいものに〇を，誤ったものに×をつけよ。

( ) 1. 手術検査で血清中のFT3，FT4が正常であったので，術後，甲状腺クリーゼを発症する可能性は低い。

( ) 2. 血清中のTSHが1.0μU/mLであったので，潜在性の甲状腺機能亢進症の可能性が高い。

( ) 3. 術後に発症した甲状腺クリーゼには，ステロイドは禁忌である。

（正解　1×　2×　3×）

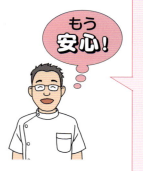

もう安心！

頻脈と高血圧をみて甲状腺中毒症を想像するのは難しい。ましてや，術後に経験した甲状腺クリーゼは，まれな病態であり診断に困難を有する。しかしながら，甲状腺クリーゼは，致死率が高く（20～30％），早期発見と予防が重要である。
甲状腺中毒症の類似症状を示している術前患者や甲状腺中毒症の薬物コントロールが不十分な術前患者を担当したら，血清FT3，FT4，TSH値を測定することが重要である。「ヒントは患者さんにあり！」－疾患チーフの洞察力に感心する後期研修2年目のN君であった。

◆ 注釈（専門用語を理解しよう！）
1)【血清サイログロブリン】サイログロブリンは，甲状腺濾胞細胞で合成される蛋白であり，甲状腺濾胞に蓄積されている。甲状腺が刺激されると，サイログロブリンが細胞内に取り込まれ，分解されて甲状腺ホルモン（FT3，FT4）として分泌される。甲状腺腫瘍（腫瘍から分泌）や甲状腺炎（濾胞細胞破壊による）においては，血清サイログロブリン値が上昇する。

● 参考文献
1. 日本甲状腺学会：甲状腺疾患診断ガイドライン. 2010.
2. 日本内分泌学会：甲状腺クリーゼの診断基準（第2版）.
3. 和田典男：救急・集中治療 2003;15.
4. 山下亀次郎編, 川上康：甲状腺クリーゼ. メジカルビュー社, 1995.

6. 代謝・内分泌異常   C. 術後に臓器障害を生じる可能性のある併存疾患の評価の階層化と対策

術前テーマ 16

糖尿病にて治療中の患者の手術

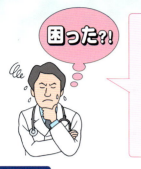

卒後14年目のU君。本日入院してきた十二指腸乳頭部癌の患者を後期研修医とともに担当することとなった。研修医から，「今日，入院してきた患者さんは，かなりシビアな糖尿病があるので，とりあえず内科にコンサルトしておきますね」と言われた。「とりあえずコンサルト，でよいの？」と思ったU君。研修医にどう対処すればいいのだろうか？ 困った！

症例

　68歳，男性。スクリーニング目的の上部消化管内視鏡検査にて，十二指腸乳頭部に不整な隆起性病変を認め，生検にて腺癌と診断されたため，治療目的にて入院となった。現在，出血や貧血，通過障害などの症状はない。既往歴として，6年前から糖尿病の診断にて，かかりつけ医により内服治療を受けている。その他の疾患の既往歴はない。

　入院時の血液生化学検査では，空腹時血糖170mg/dL，食後2時間血糖値224mg/dL，HbA1c 8.4％。尿検査では，尿糖（2＋），尿ケトン体（1＋）であった。造影CT検査では，遠隔転移や他臓器浸潤の所見はなく，幽門輪温存膵頭十二指腸切除術により根治切除可能と判断した。

Q1 本症例について，正しいものを1つ選べ。
- a. 心疾患の既往はなく，症状もないため，冠動脈疾患に関する精査は不要である。
- b. 血糖コントロールは，比較的良好といえる。
- c. 術後のSSIの発生頻度は，非糖尿病患者と変わらない。
- d. 日本糖尿病学会による「血糖コントロールの指標と評価」に基づいた本症例の血糖コントロールは"不可"と判断する。
- e. 糖尿病治療歴があることから，術後，surgical diabetesになりにくい。

Q2 本症例の周術期管理について，正しいものを2つ選べ。
- a. 基礎疾患に糖尿病があるが，術後の血糖管理に留意して手術に臨めばよい。
- b. 術前血糖コントロールが不良であるため，手術は延期し，まず糖尿病内科と血糖管理を行う。
- c. 早期の血糖コントロールを必要とするため，絶食のうえ，速効型インスリンを用いた強化インスリン療法にて，随時血糖値100mg/dL以下にまでコントロールし，手術を行う。
- d. 術後は，非糖尿病患者と同様の血糖管理が推奨される。
- e. 術後，特に絶食の期間が長くなる場合は，意識障害の発生に留意する。

もっと勉強したい君へ　日本消化器外科学会専門医問題（9回公表設問4）

6. 代謝・内分泌異常

1. 患者の状況把握 ⇒ 情報収集から

▶注目すべき所見

（1）十二指腸乳頭部癌について
　　①スクリーニングの上部消化管内視鏡検査にて発見
　　②十二指腸乳頭部に不整な隆起性病変
　　③生検にて腺癌
　　④出血・貧血・通過障害などの症状なし
　　⑤CT検査にて遠隔転移・多臓器浸潤なし
　　⑥根治切除術可能

（2）糖尿病について
　　①6年前からかかりつけ医にて内服治療継続 ⇒ インスリンは使用していない
　　②糖尿病以外の疾患の治療歴なし
　　③空腹時血糖値：170 mg/dL
　　④食後2時間血糖値：224 mg/dL
　　⑤HbA1c 8.4％
　　⑥尿検査にて尿糖（2＋）
　　⑦尿ケトン体（1＋）

　糖尿病にて加療中の患者さん。糖尿病の程度やコントロールの程度は，患者さんによってさまざまである。
　手術後は，いわゆる外科的糖尿病（surgical diabetes）という状態が発生し，インスリンの抵抗性が増大する。血糖値のコントロール不良な状態は，さまざまな合併症を生じる。どのような機序で合併症が生じるのであろうか？ どのように術前評価を行い，どのような術前処置を施しておけば，術後合併症から回避できるのであろうか？
　糖尿病を有する患者さんの周術期管理について考えてみよう！

糖尿病の治療を受けている患者の術前評価と周術期管理について学ぶ！

【階層化へのキーワード】
　①糖尿病患者の術前血糖コントロールの評価指標（階層化）
　　　　　　　　　　　　　　　　　　　　　　　（日本糖尿病学会）
　②糖尿病患者の術前血糖コントロールの評価アルゴリズム（著者作）
　③糖尿病性腎症病期分類（日本糖尿病学会）
　④術前の血糖コントロールの目標（日本糖尿病学会）

2. 診断（重症度の階層化）しよう！

Check1 　糖尿病の周術期管理はなぜ必要なのか？

- 外科患者の15〜20％が糖尿病患者である。
- 手術侵襲による外科的糖尿病（surgical diabetes）により，術後の糖尿病患者の血糖管理は一時的に困難となる。
- Surgical diabetesは，インスリン抵抗性の増加が主な病態である（図1）。
- 血糖コントロールが不良の糖尿病患者は，細菌・結核菌・真菌に感染しやすく，しかも遷延し重症化しやすい。
- 糖尿病の重症度と並行して，糖尿病歴が長いほど，術後合併症の頻度は高くなる[1]。
- 感染時には，血糖値が上昇しやすく，また血糖値の上昇は感染への抵抗力を低下させる。
- 外科手術後は，血糖コントロール不良患者においては，感染症併発のリスクが高い（表1）。
  （術後48時間以内の血糖値が200 mg/dL以上群では，200 mg/dL未満群に比し，SSIの発生頻度が有意に高い[2]）
- その他，循環血漿量の低下，高浸透圧性の昏睡，虚血性脳障害を生じやすい（表1）。

図1　surgical diabetesの病態

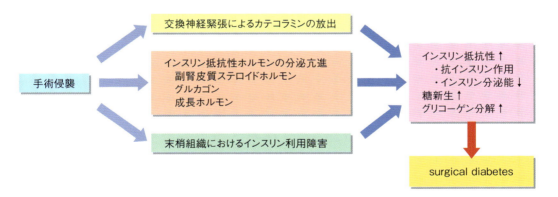

表1　周術期高血糖 surgical diabetes の問題点

①免疫能の低下＋喀痰・尿中などのブドウ糖濃度の上昇	➡ 気道・尿路感染のリスクが増大
②浸透圧利尿が亢進	➡ 循環血漿量の低下をきたしやすい
③著明な高血糖の進行	➡ 高浸透圧性の昏睡を生じる可能性
④高血糖状態	➡ 虚血性脳障害の増幅

6. 代謝・内分泌異常

Check 2　糖尿病の術前評価のポイントは？

- 糖尿病の既往や治療歴がなくても，術前に初めて糖尿病と診断される患者も少なくない．
  ⇒必ず，空腹時血糖や尿糖検査はルーチンで行う．診断基準（**表2**）のいずれかに当てはまれば糖尿病と診断する．
- 術後は，高血糖を呈するため，血糖値のみでは糖尿病の診断は不可能である．その場合，最も有用な診断法はHbA1c測定である．
  ＊ただし，肝硬変や腎不全などの場合には，HbA1cが低値になる．
  ⇒糖化アルブミン，血糖日内変動（ターゲス），1日尿糖，内因性インスリン分泌能（血清インスリン，血清・尿中C-ペプチド）などの測定を行い，診断する．
- 糖尿病の病型把握を行う．
  1型：発症機構として膵β細胞破壊が特徴
  2型：インスリン分泌低下とインスリン感受性の低下（インスリン抵抗性）の両者が発症の原因
  その他：その他の特定の機序，疾患によるもの，妊娠糖尿病など
- 付随合併症の有無やその治療歴（ステロイド使用の有無など）に留意する．
- ≪糖尿病の3大合併症≫
  ①網膜症　②腎症　③神経障害
  これらはいずれも微小血管合併症である．
- その他，動脈硬化に伴う心・血管系異常（冠動脈など）や大血管合併症も多い．
- 血糖コントロール不良症例は，これらの血管系の合併症のリスクが高いため，症状がなくても精査が必要である（**表3**）．

表2　糖尿病の診断基準

1. 空腹時血糖 126 mg/dL 以上
2. 75gOGTT で2時間値 200 mg/dL 以上
3. 随時血糖値 200 mg/dL 以上（高血糖や低血糖の症状を有する患者）
4. HbA1c 6.5% 以上

（科学的根拠に基づく糖尿病診察ガイドライン2013より引用）

表3　糖尿病の合併症リスク

空腹時血糖値・HbA1cのコントロール不良 ⇒微小血管合併症（糖尿病性網膜症・糖尿病性腎症・糖尿病性神経障害）のリスク大
食後血糖のコントロール不良 ⇒大血管合併症（脳血管障害・虚血性心疾患・糖尿病性壊疽）のリスク大

（科学的根拠に基づく糖尿病診察ガイドライン2013より引用）

Check3 糖尿病の術前評価(階層化)は,どのように行うか?

- 糖尿病の術前評価における重症度分類(階層化)は,現時点で明確なものはない。
- 日本糖尿病学会は,血糖コントロールの評価指標を提唱しており(表4),術前の糖尿病患者の血糖管理は,少なくとも"良"以上であることが望ましいとされている。
- 糖尿病の三大合併症の1つである糖尿病性腎症の評価としては,尿アルブミン値あるいは尿蛋白値とGFRにて病期分類する(表5)。
- 糖尿病患者の術前評価は,①血糖コントロール評価と②合併症の有無(特に冠動脈と腎機能)にて行い,コントロール不良例では,手術の延期も考慮するべきである(図2)。

表4 血糖コントロールの評価指標

指標	優	良	可		不可
			不十分	不良	
HbA1c(%)	6.2未満	6.2〜6.9未満	6.9〜7.4未満	7.4〜8.4未満	8.4以上
空腹時血糖値(mg/dL)	80〜110未満	110〜130未満	130〜160未満		160以上
食後2時間血糖値(mg/dL)	80〜140未満	140〜180未満	180〜220未満		220以上

(日本糖尿病学会編:糖尿病治療ガイド2012−2013より引用)

表5 糖尿病性腎症病期分類

病期	尿アルブミン値(mg/gCr) あるいは尿蛋白値(g/gCr)	GFR(eGFR) (mL/分/1.73㎡)
第1期(腎症前期)	正常アルブミン尿(30未満)	30以上
第2期(早期腎症期)	微量アルブミン尿(30〜299)	30以上
第3期(顕性腎症期)	顕性アルブミン尿(300以上) あるいは持続性蛋白尿(0.5以上)	30以上
第4期(腎不全期)	問わない	30未満
第5期(透析療法期)	透析療法中	

(日本糖尿病学会:糖尿病性腎症合同委員会より引用)

6. 代謝・内分泌異常

図2 糖尿病患者の術前評価のアルゴリズム（著者作）

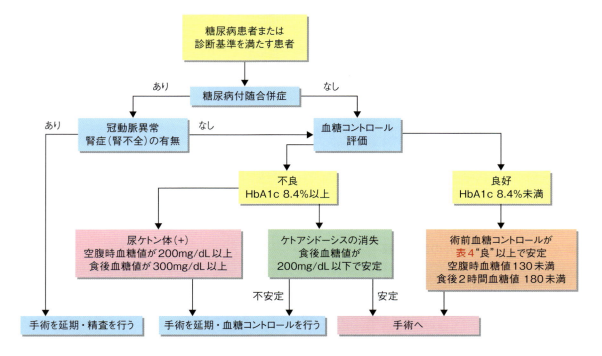

Q1 解説と答え

- 本症例の血糖コントロールは，HbA1c値・空腹時血糖値・食後2時間血糖値のいずれの数値も"不可"であり，血糖コントロールは「不良」である。
- よって，合併症を付随している可能性があり，無症状であっても冠動脈をはじめとする合併症の有無の精査は必要である。
- 本症例の術後SSIの発生頻度は，非糖尿病患者に比べ，有意に高い。
- 血糖コントロール不良例は，外科的糖尿病（surgical diabetes）を生じやすい。

（正解▷d）

Points!

1. 手術侵襲による外科的糖尿病（surgical diabetes）は，インスリン抵抗性が主な病態である。
2. 血糖コントロールが不良の糖尿病患者は，外科手術後，感染症併発のリスクが高く，重症化しやすい。
3. 糖尿病患者の術前重症度分類は明確ではないが，糖尿病の術前評価のポイントは，①コントロールの程度，②付随合併症の有無，である。

Check 4 糖尿病の周術期管理はどのように行うか？

- 通常、糖尿病の治療は、①運動療法、②食事療法、③経口血糖降下薬、により始める。

≪術前≫
- 術前は、通常と比べ、できるだけ早い血糖コントロールが必要となる。
  - 速効型インスリンが望ましい。
    - 経口血糖降下薬[注1]でコントロール良好な場合は、手術まで継続してもよい。
    - ただし、ビグアナイド系薬剤は、手術48時間前までに中止する（乳酸アシドーシスや肝・腎不全のリスクがあるため）。
    - 中間型・持続型インスリン⇒速効型インスリンへの変更は必須ではない。
- 術前の経口炭水化物の負荷は、異化を抑制し、術後のインスリン抵抗性を改善する。
  - ⇒術前の過度のカロリー制限は不要である。
- 術前の血糖コントロールは、目標値（**表6**）範囲内となるように行う。

≪術後≫
- 比較的血糖管理が良好であったHbA1c 7.0％以下の糖尿病患者群においては、非糖尿病患者と同様の血糖管理が推奨される。
- 糖尿病を合併する患者の血糖値管理目標は、正常患者での目標値80～110mg/dLレベルではなく、やや高い150～170mg/dLレベルを目標とするのが望ましいとされる。
  - ⇒SSI防止目的にも200mg/dL以下が好ましいとされている。
- 血糖値を80～110mg/dLにコントロール（強化インスリン療法）すると、術後合併症や死亡率を低下させるものの[3]、重篤な低血糖による死亡率の上昇が報告されているため[4]、強化インスリン療法は推奨されない。
  - ⇒厳格な管理や強化インスリン療法では、低血糖の危険がある。
- インスリン抵抗性はストレスの軽減により抑制される。
  - ⇒手術侵襲だけでなく、術後疼痛もストレスとなるため、疼痛コントロールはインスリン抵抗性の軽減に有用。
- 糖尿病患者が、食事を摂れない場合には、高血糖・ケトアシドーシスに留意する。

表6　術前の血糖コントロールの目標

血糖値	空腹時血糖100～140mg/dLまたは、食後血糖200mg/dL以下
食後血糖	160～200mg/dL
尿ケトン体	陰性
尿糖	1+以下、または尿糖排泄量が1日の糖質摂取量の10％以下（1日10g以下が目標）

（日本糖尿病学会編：糖尿病専門医研修ガイドブック改訂第5版より引用）

6. 代謝・内分泌異常

- 中等度以上の外科手術は，インスリンの絶対的適応であるが，インスリン使用の推奨は血糖値180 mg/dL以上である。
- 重症感染症に対しては，血糖コントロールにインスリンを使用する。
- インスリンの投与法は，シリンジポンプによる持続静注が望ましい。
  ⇒速効型インスリン0.5 mL(50単位)＋生理食塩水49.5 mLで1単位/mLとし，0.5～1単位/時で開始する。

Points!

1. 長期的に高血糖にさらされた患者において，血糖値を急速に低下させることは低血糖のリスクとなる。
2. 低血糖の危険を考慮し，一般手術の術後の患者は200 mg/dL以下，重症患者では150 mg/dL程度の血糖値をコントロールの目標とする。
3. 中等度以上の糖尿病患者の外科手術の術後には，インスリンを使用する。

Check 5 糖尿病患者の術後合併症で注意すべきものは？

《糖尿病性昏睡》
- インスリンの絶対的／相対的欠乏状態が高じて意識障害に至る急性合併症で，糖尿病特有の代謝異常である。
- 著しい高血糖と浸透圧利尿による高度の脱水が特徴である。
- ①糖尿病性ケトアシドーシスと②高浸透圧性非ケトン性昏睡のほかに，③低血糖昏睡や乳酸アシドーシスによる意識障害も含むことがある。

> ①**糖尿病性ケトアシドーシス**：インスリンの絶対的欠乏によってもたらされるアシドーシス。
> - 主として1型糖尿病患者にみられ，糖尿病治療が不適切な際に起こりやすい。
> - 糖尿病症状の増悪(口渇・多尿)，頭痛・筋肉痛，発熱，白血球増多などで初発する。
> - 消化器症状(腹痛・嘔吐・下痢など)も多くみられ，筋性防御を伴う急性腹症と誤診されることがある。
> - 上記症状の後，意識障害，頻呼吸⇒循環障害，血圧低下と重篤になる。
> - 検査所見：高血糖，アシドーシス(pH 7.3未満)，尿ケトン体(＋～＋＋)，血中ケトン体陽性。
>
> ②**高浸透圧性非ケトン性昏睡**：糖尿病においてみられる神経症の1つ。インスリンの相対的欠乏。
> - 高齢の2型糖尿病患者に多く，耐糖能低下(高血糖)と脱水が重なったときに生じる神経症状。

- 口渇，多尿，血圧低下など，糖尿病性ケトアシドーシスと初発症状は類似している。
- 約50％に脳梗塞・肺梗塞・心筋梗塞が合併し，死亡率は35％とされる。
- 検査所見：著明な高血糖（1,000 mg/dL以上のことも），血清浸透圧の上昇，高ナトリウム血症。

● 治療
① 補液：生理食塩水2～3Lを最初の2～3時間で投与する。その後，250 mL/時程度のスピードで，不足量の1/2を12～24時間で補正する。
② インスリン投与：速効型インスリン0.1単位/kgを静注，その後0.1単位/時の持続静注する。
糖尿病性ケトアシドーシスでは250 mg/dL，高浸透圧性非ケトン性昏睡では300 mg/dLを目標に補正する。
⇒急激な補正による血糖低下は脳浮腫の危険あり，1時間に50～70 mg/dL程度の血糖値低下に調節する。
③ 電解質補正：インスリン投与・アシドーシスの改善に伴い，血清K値が低下する⇒300 mEq/日の投与を目安に補正する。
高ナトリウム血症⇒0.5～1 mEq/時を目安に補正する。

Q2 解説と答え

- 本症例は，HbA1cが8.4％以上，尿ケトン体も陽性と術前血糖コントロールが不良であることから，手術をいったん延期し，まず糖尿病内科と相談して血糖管理を行う必要がある。
- 悪性疾患の術前であり，ある程度のスピードは必要だが，強化インスリン療法による血糖コントロールは，低血糖の報告が多く，推奨されていない。
- 術後は，膵切除後でもあり，外科的糖尿病（surgical diabetes）に陥る可能性が高いことから，通常の患者とは異なり，インスリンを用いた血糖コントロールが必須である。
- 術後，絶食の期間が長くなる可能性が高く，高血糖による糖尿病性昏睡の発生に留意する。

（正解▷ b, e）

Points!

1. 糖尿病患者の術後は，インスリンの絶対的／相対的欠乏状態が生じ，その結果，意識障害に至る糖尿病性昏睡を生じることがある。
2. 糖尿病性昏睡は，糖尿病性ケトアシドーシス（絶対的インスリン不足）と高浸透圧性非ケトン性昏睡（相対的インスリン不足）に大別される。
3. ともに，著しい高血糖と浸透圧利尿による高度の脱水が特徴であり，治療は補液とインスリン投与である。

6. 代謝・内分泌異常

✓ この章で出てきた薬剤！ 確認しよう！

- ☐ 速効型インスリン　　☐ 中間型・持続型インスリン
- ☐ 経口血糖降下薬
- ☐ ビグアナイド系薬剤（経口血糖降下薬の一種）

自己チェック！

（問）　正しいものに○を，誤ったものに×をつけよ。

（　）1. 外科的糖尿病（surgical diabetes）は，インスリン感受性の低下が主な病態である。
（　）2. 術前血糖コントロールの指標は，HbA1c，空腹時血糖値，食後2時間血糖値である。
（　）3. 糖尿病性ケトアシドーシスでは，消化器症状がみられることはない。

（正解　1×　2○　3×）

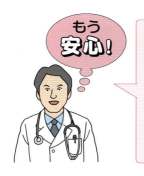

高齢者であり，かつ糖尿病を持つ患者の周術期管理は，消化器外科医にとっては日常茶飯事である。術前の適切な血糖管理により，術後の外科的糖尿病（surgical diabetes）から早期に脱却し，不要な合併症を防ぐことが可能である。「とりあえず内科にコンサルト」ではなく，「心配ご無用！」と内科の先生に言えるくらいに教育しなければ，と考える指導医のU君であった。

◆ 注釈（専門用語を理解しよう！）
1)【経口血糖降下薬】2型糖尿病において，合併症を回避させるために血糖値を正常化させる経口薬。経口血糖降下薬には，インスリン分泌促進薬，ブドウ糖吸収阻害薬，インスリン抵抗性改善薬，などある。本文に出てくるビグアナイド系薬剤は，インスリン抵抗性改善薬の1つである。

● 参考文献
1. 木原信一ほか：日消外会誌1986.
2. Zerr KJ, et al: Ann Thorac Surg 1997.
3. Van den Berghe G, et al: N Eng J Med 2001.
4. Griesdale, et al: CMAJ 2009.

6. 代謝・内分泌異常

C. 術後に臓器障害を生じる可能性のある併存疾患の評価の階層化と対策

術前テーマ 17

ステロイド服用中の患者の手術

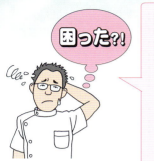

困った?!

後期研修2年目のN君。本日早朝から急激な上腹部痛を訴えた患者が救急搬送されてきた。腹部CT検査で腹腔内遊離ガス（free air）と腹水を認めたため、消化管穿孔と診断した。家族への問診から、患者は関節リウマチに対しステロイドを長期内服していることが判明した。緊急手術を予定し、指導医からステロイドカバーを指示されたが、初めての経験でよくわからない。バタバタとインターネット検索するN君であった。

症例

65歳、女性。本日早朝から急激な上腹部痛を認め、市販薬を内服するも軽快せず、救急外来に搬送されて来た。既往歴として41歳時より関節リウマチ対して、プレドニゾロンを使用してきた。最近の約10年間は、プレドニゾロン20mg/日の内服にてコントロールしている。来院時の体温37.5℃、血圧124/68mmHg、脈拍104回/分、整。腹部全体に筋性防御を認めた。血液生化学検査結果は、白血球14,000/μL、赤血球380万/μL、Hb 12.2g/dL、血小板34万/μL、T-Bil 0.8mg/dL、GOT 32IU/L、GPT 24IU/L、BUN 12mg/dL、Cr 0.6mg/dL、CRP 3.8mEq/dLであった。腹部CT検査（図1）を示す。臨床所見および検査結果から、緊急手術が必要と判断した。

Q1 本症例の周術期管理で特に注意すべきことはどれか？当てはまらないものを選べ。

a. 血圧低下（副腎クリーゼ）
b. 耐糖能異常
c. 術後感染症
d. 血栓・塞栓症
e. 創傷治癒遅延

図1 腹部CT検査（自験例）

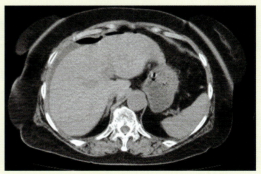

Q2 本症例の周術期ステロイド投与法で推奨されるのはどれか？

a. 消化性潰瘍穿孔であり、ただちに投与を中止する。
b. プレドニゾロン換算で20mg/日（維持量）の投与を行う。
c. 維持量に加え、ステロイド補充療法を行う。
d. ステロイドパルス療法[注1]を行う。

6. 代謝・内分泌異常

1. 患者の状況把握 ⇒ 情報収集から

▶注目すべき所見
①急激な上腹部痛　　②関節リウマチの既往あり
③24年間プレドニゾロン内服中　　④筋性防御あり　　⑤炎症反応の上昇
⑥CT検査で腹腔内遊離ガス(free air)と腹水あり(上部消化管穿孔が疑われる)

　ステロイドの長期服用中の患者さん。ステロイドは，副腎から分泌される生理活性物質である。したがって，その活性物質の合成薬物であるステロイドは，強い抗炎症作用や抗免疫作用を有し，「魔法の薬」として使われている。しかし，ステロイドの大量投与や長期服用が，ときに致死的な合併症の原因となる。
　ステロイドの長期服用中の患者さんの術前評価とその周術期管理について考えてみよう！

長期ステロイド服用中の患者の術前評価と周術期管理について学ぶ！
【階層化へのキーワード】
①長期ステロイド内服患者の重症度分類（患者側因子）（著者作）
②ステロイド補充療法のガイドライン（Coursin DB ら）

2. 診断しよう！⇒ 鑑別診断と診断へのアプローチ！

Check1　周術期管理とステロイド内服の既往の関係について基礎知識を整理しておこう

- 長期ステロイド内服の適応となる疾患を**表1**に示す。
- 本来，グルココルチコイド（副腎皮質ホルモン）は副腎皮質の束状層で産生される生理活性物質である。
- グルココルチコイドの代表的なものは，コルチゾール（一般的にステロイドとよばれる）である。
- コルチゾールの生理的分泌は視床下部と下垂体が司っており，これらの系をHPA（hypothalamic-pituitary-adrenal）axisとよばれる（**図2**）。
- 通常，副腎皮質からは5～10 mg/m²/日のコルチゾール（経口プレドニゾロンでは5～7 mg/日相当）が分泌されている。
- 副腎皮質からのコルチゾールは，抗ストレス作用を有するため，過大侵襲（手術や外傷）が加わると100 mg/m²/日まで産生量が増加する[2]。

- 一方，ステロイドには，強い抗炎症作用や抗免疫作用があるため，さまざまな炎症性疾患の治療薬として用いられている。
- 長期ステロイド内服中の患者においては，①手術（過剰な侵襲）に副腎機能が応じることができない病態（急性副腎不全），②ステロイドによる耐糖能異常，③抗免疫作用による感染症，④抗炎症作用による創傷治癒遅延などの合併症を生じる。

①急性副腎不全（クリーゼ）
- 長期ステロイド内服患者では，**図3**のようにHPA axisが阻害され，副腎萎縮をきたしているため，正常なACTHやコルチゾールの産生が阻害されており，手術の際には急性副腎不全の危険性がある。
- 急性副腎不全を回避するため，ステロイド補充療法（ステロイドカバー）が必要である（後述）。

②ステロイド糖尿病
- ステロイド投与により耐糖能異常を認める頻度は5～25％程度[3]。
- ステロイド内服開始後1年以内に糖尿病を発症することが多いが，約15％は1年以上が経ってから発症すると報告されている[3]。
- 周術期はインスリン治療が必要となることが多い。

③免疫低下および感染症
- プレドニゾロン換算で30mg/日を1カ月以上使用すると免疫能が低下し，感染症の発症のリスクが高くなる[4]。
- ただし，ステロイド投与中の感染症に対する特殊な管理法はない。

④創傷治癒遅延
- 長期ステロイド内服症例は消化管吻合の治癒が阻害され，縫合不全の頻度が高いとされている[5]。
- また動物実験においても，長期ステロイド投与群は，コントロール群と比べ腹壁破裂時の圧が有意に低いと報告されており，腹壁の創の治癒も阻害されている可能性がある[6]。

表1 長期ステロイド投与を必要とする病態と疾患群

1. 内分泌疾患	急性あるいは慢性副腎不全 先天性副腎低形成 下垂体前葉不全による二次的副腎不全
2. 非内分泌疾患	腎疾患（多発性硬化性腎炎，ネフローゼ症候群など） 膠原病（SLE，多発性筋炎，皮膚筋炎） 呼吸器疾患（気管支喘息，慢性閉塞性肺疾患，間質性肺炎など） 神経疾患（多発性神経炎，Guillain-Barré症候群） 消化器疾患（炎症性腸疾患，自己免疫性肝炎など） 血液疾患（再生不良性貧血，血小板減少性紫斑病，急性リンパ性白血病など） 臓器移植後 その他の皮膚病，眼病

（宮田 剛ほか：臨床外科，2002. より引用）

6. 代謝・内分泌異常

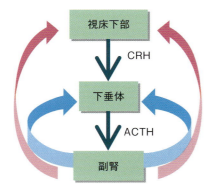

図2　正常のHPA axis（著者作）

CRH：副腎皮質刺激ホルモン放出ホルモン
ACTH：副腎皮質放出ホルモン

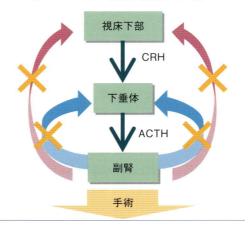

図3　長期ステロイド内服患者のHPA axis（著者作）
（フィードバック機構が破綻している）

急性副腎不全（クリーゼ）
（症状）血圧低下，体重減少，全身倦怠感，無気力，頭痛，嘔気など
（検査）低Na血症，高K血症，高Ca血症，BUN上昇など

Check 2　長期ステロイド内服中の患者の副腎皮質機能評価として有用な検査法は？

- ACTH刺激試験という副腎皮質機能評価法がある。
  ① 合成ACTH 0.25 mgを静注もしくは筋注し，前採血値とACTH投与後30分と1時間後の血漿コルチゾールを測定し，その変動をみる。
  ② 前採血値の約2倍以上コルチゾール値が増加した場合を正常と判断する。
- しかしながら，本試験のみによって，長期ステロイド服用中の患者におけるHPA axisの抑制程度を正確に予測するのは困難である。それゆえ，実臨床では，①手術侵襲の程度と②術前のステロイドの投与量を総合的に評価して，ステロイド補充療法の適応を判断することが多い[7]。

Q1 解説と答え

- 急激な上腹部痛と筋性防御を認め，腹部CT検査で腹腔内遊離ガス（free air）を認める ⇒ 消化管穿孔。
- 10年間の長期ステロイド内服中であり，消化管穿孔の原因はステロイド内服による消化性潰瘍の穿孔が最も疑われる。
- 長期ステロイド内服中の患者の周術期管理で注意すべきことは，急性副腎不全，ステロイド糖尿病，免疫低下と感染症，創傷治癒遅延である。血栓・塞栓症が多くなるという報告はない。

（正解▷d）

Points!

長期ステロイド内服患者の基礎知識

1. 長期ステロイド内服中の患者は，HPA axisの反応が障害されており，本来，増加するはずの手術時のコルチゾールの産生が阻害されるため，急性副腎不全（致命的）が生じることがある。
2. 術後管理においては，ステロイドの長期投与により発症する，①ステロイド糖尿病，②感染症，③創傷治癒遅延に注意する。
3. HPA axis反応の障害の程度の評価は，通常の検査では困難であり，①手術侵襲の程度と②術前のステロイドの投与量，で評価する。

3. 術前合併症の重症度分類（階層化）と術前管理

Check 3　長期ステロイド内服中の患者の術前評価（患者因子）とその階層化はどのようにするの？

- 長期ステロイド内服中の患者における術後合併症の発生リスクに関する階層化の報告はない。
- われわれは，以下のような報告に基づいて，①ステロイドの投与量，②手術の緊急度から，長期ステロイド内服中の患者の階層化（患者側因子）を試みた。
- Coursin DBらのステロイド補充療法のガイドラインでは，プレドニゾロン5mg/日未満の症例では，周術期には維持量のみで，ステロイド補充療法は必要ないと報告されている[2]。
- またステロイドの大量投与を受けている症例に対しては，ステロイドの代替療法を併用することで，可能な限り術前にプレドニゾロン換算で20mg/日未満にすることが望ましいと報告されている[8,9]。
- 特に消化器外科医が治療することが多い炎症性腸疾患での報告においても，可能であれば術前にステロイドを減量するべきであると報告されている[10]。
- またステロイド内服中の患者の手術において，合併症発生の危険因子の1つに緊急手術があることが報告されている[11]。
- 以上の報告を総括すると，長期ステロイド内服中の患者の術前評価のポイントは，①手術は可能な限り待機的に行う，②プレドニゾロン換算5mg/日以下ではステロイド補充療法は不要である，③大量投与されている症例では術前にステロイドを減量する（できれば，プレドニゾロン換算20mg/日未満），が重要である。
- 以上の報告をまとめて，ステロイド内服中の患者の術前の階層化（患者側因子）を**表2**のように行った。

6. 代謝・内分泌異常

表2　長期ステロイド内服患者の重症度分類（階層化）（著者作）

ステロイド投与量	手術の緊急度	
	待機手術	緊急手術
5mg/日未満	低リスク	低・中リスク
5〜19mg/日	中リスク	中・高リスク
20mg/日以上	高リスク	

→ 高リスク

4. 合併症の重症度分類（階層化）に応じた治療方針

Check 4　長期ステロイド内服患者リスクの重症度分類（階層化）に応じた周術期管理はどうするの？

- 前述のように，患者側因子から考えたステロイド内服患者に対する周術期管理のポイントは，①可能な限り待機手術に持ち込む，②ステロイド量がプレドニゾロン換算5mg/日以下なら，補充療法必要なし，③大量投与患者ではステロイドの減量（可能ならプレドニゾロン20mg/日以下）を考慮する，であった。
- 実際には，ステロイドの投与量とともに，手術侵襲の程度を考慮して，周術期に生じる合併症の回避を目的として下記のような周術期管理（ステロイドの補充療法）を行う。

①急性副腎不全に対する治療・ケア

- ステロイド内服中の患者が手術を受ける場合の合併症リスクの階層化は，①手術侵襲と②ステロイドの内服量（患者側因子）で決定する。
- 一般的には，周術期にはステロイド補充療法（ステロイドカバー）を行い，ステロイドの増量を行うことが多い。
- ただし，ステロイド補充療法が必要ないとするRCTも存在する[12]。
- しかしながら，急性副腎不全は頻度は低いものの，発症すると重篤であるため，実臨床ではステロイド補充療法を行うことが多い。
- 表3にステロイド補充療法のガイドラインを示す[2]。
- 表3のガイドラインでは，通常プレドニゾロン5mg/日以下を投与されている症例では，周術期の追加は必要とされていない（通常維持量のみの投与）。5mg/日を超えて投与されている場合にのみ表3の補充療法を追加する。

②耐糖能異常・感染症・創傷治癒遅延に対する治療・ケア

- 前述のように，長期ステロイド内服中の患者の手術では，耐糖能異常，感染症，創傷治癒遅延（吻合部縫合不全も含む）の頻度が高い。
- しかしながら，それらの合併症に対しては対症的に処置を行う以外，特殊な周術期管理は存在しない。

- すなわち, 耐糖能異常に対してはインスリン投与, 感染症に対しては抗菌薬投与・ドレナージ, 創傷治癒遅延に対しては抜糸を遅らせる(吻合部縫合不全に対しては吻合部減圧処置)などで対処する以外に方法がないのが現状である.
- 以上をまとめ, 図4にステロイド内服患者の術前管理アルゴリズムを示した.

表3 ステロイド補充療法のガイドライン

手術侵襲	ステロイドの追加投与量
【軽度】 鼠径ヘルニア手術 大腸内視鏡検査 など	ハイドロコルチゾン25mgまたはメチルプレドニゾロン5mgを手術/治療当日に静注
【中等度】 開腹胆嚢摘出術 結腸半切除術 など	ハイドロコルチゾン50～75mgまたはメチルプレドニゾロン10～15mgを手術/治療当日に静注. その後1～2日のうちに通常量に戻す(中等量補充療法).
【高度】 心血管・胸部手術 膵頭十二指腸切除術 肝切除術 膵炎	ハイドロコルチゾン100～150mgまたはメチルプレドニゾロン20～30mgを手術/治療当日に静注. その後1～2日のうちに通常量に戻す(大量補充療法).
【重症】 敗血症性ショック	ハイドロコルチゾン50～100mgを6～8時間ごとに静注または0.18mg/kg/時の持続静注に酢酸フルドロコルチゾン0.05mg/日をショックから離脱するまで投与(数日から1週間程度)し, その後通常量に戻す.

(Coursin DB et al: JAMA 2002. より引用)

図4 ステロイド内服患者の術前管理アルゴリズム(著者案)

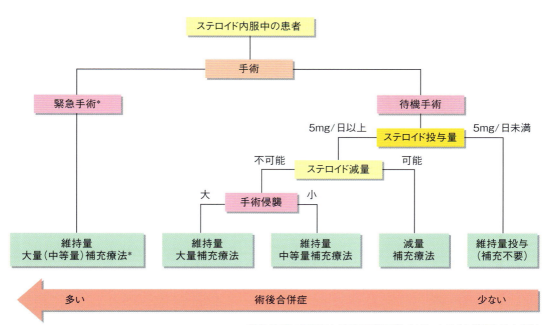

＊緊急手術は原則的に高度手術侵襲であり, 大量(中等量)補充療法

6．代謝・内分泌異常

Q2 解説と答え

- 本症例はプレドニゾロン20mg/日の投与が行われている消化性潰瘍穿孔症例で，緊急手術が必要である。
- 20mg/日の投与であり，急性副腎不全の予防として，維持量に加え，ステロイド補充療法を行うべきである。
- 確かに消化性潰瘍の原因がステロイドである可能性は高いが，中止した場合には急性副腎不全（致死的）が生じる可能性が高い。

（正解 ▷ c）

Points!

ステロイド内服中の患者の周術期管理

1. 術後合併症の危険因子は，①緊急手術，②プレドニゾロン換算で20mg/日以上の投与，③高度手術侵襲，である。
2. 待機手術においては，可能であれば，ステロイド投与量を減量して手術に臨むと合併症が低下する。
3. 急性副腎不全（クリーゼ）は，頻度は低いものの致死的になることがあるので，手術侵襲と術前ステロイド投与量に応じた適切なステロイド補充療法により，その予防を行う。
4. 耐糖能異常，感染症，創傷治癒遅延に対しては，特殊な対処法は存在しない。

 この章で出てきた薬剤！ 確認しよう！

- ☐ ステロイド
- ☐ プレドニゾロン

> **自己チェック！**
>
> **（問）正しいものに○を，誤ったものに×をつけよ。**
>
> （　）1．ステロイド投与中の患者に対する手術では，感染症が生じることが多く，抗菌スペクトラムが広い抗菌薬を投与すべきである。
> （　）2．ACTH刺激試験は，HPA axisの状態を反映するので，臨床的によく用いられる有用な検査法である。
> （　）3．一般的にステロイド投与中の患者に対する手術では，緊急手術の方が待機手術より術後合併症の頻度は高い。
> （　）4．プレドニゾロン換算で5mg/日未満の症例では，原則的にステロイド補充療法は必要ない。
>
> （正解　1×　2×　3○　4○）

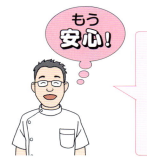

「魔法の薬」と認識していたステロイドであるが，ステロイド服用中の患者に生じる急性副腎不全や，術後合併症の恐ろしさを学んだN君であった。麻酔科ドクターとのステロイド補充療法の打ち合わせを終え，「術後はより慎重な管理が必要だな」と身を引き締めて，手術に臨むN君であった。

◆ **注釈（専門用語を理解しよう！）**
1) **【ステロイドパルス療法】** 通常3日間，ステロイド薬を大量（1g程度）に静脈投与を行う方法。パルスとは「衝撃」という意味であり，「衝撃的な効果を得る」という意味でパルス療法と呼ばれている。

● **参考文献**

1. 宮田　剛ほか：臨床外科 2002.
2. Coursin DB, et al: JAMA 2002.
3. 内潟安子ほか：日医会誌 2010.
4. 内野　基ほか：日外感染症会誌 2008.
5. Furst MB, et al: Dis Colon Rectum 1994.
6. 高野邦夫ほか：外科と代謝・栄養 2001.
7. 真貝竜史ほか：消化器外科 2012.
8. 吉田龍一ほか：自治医科大学紀要 2011.
9. 南　満芳ほか：皮膚臨床 2001.
10. 難治性炎症性腸管障害に関する調査研究班：潰瘍性大腸炎外科治療指針．2014.
11. 狩峰信也ほか：日消外会誌1991.
12. Glowniak JV, et al: Surgery 1997

6. 代謝・内分泌異常

術前テーマ 18

高度肥満患者の手術

外科に入局した後期研修2年目のN君。担当患者として，高度肥満の胃癌患者を担当することになった。「合併症を起こさないように頼む」と教授に言われたが，「もうやせさせることもできないし……」いったい何をすればいいのかわからない。困った！

症例

　47歳，女性。健診にて受けた上部消化管造影検査にて胃に異常を指摘された。精密検査にて胃前庭部に存在する長径3cmの0-Ⅱc型早期胃癌（c StageⅠb）と診断された。生検での組織型は，低分化腺癌であった。手術目的にて入院となった。

　既往歴として，20年前から肥満症の診断にて食事療法を受けていたが，体重減少とリバウンドを繰り返している。また，同時期より糖尿病と高血圧症も診断されている。さらに，睡眠時無呼吸症候群と診断されたことがある。日中は，よく昼寝をするという。

　入院時，血圧149/82mmHg，脈拍66回/分，血液生化学検査では，赤血球335万/μL，Hb 11.7g/dL，Ht 33.8%，白血球7,600/μL，血小板20.1万/μL，HbA1c 8.0%，肝機能に異常を認めず，腫瘍マーカーは正常域であった。胸部単純X線写真では，心胸郭比は54%，肺うっ血は認めない。身長152cm，体重86.4kg，BMI 37.4。

Q1 日本肥満学会による「肥満症の診断基準」において，肥満関連疾患としてあげられていないものはどれか？ 1つ選べ。

a. 狭心症
b. 大腸癌
c. 腎臓病
d. 低換気症候群
e. 脳梗塞

Q2 肥満症を有する手術患者の周術期管理について，誤った記載を1つ選べ。

a. 術前の虚血性心疾患の有無の判定は重要である。
b. CPAP注1)による呼吸補助は肥満患者の周術期管理として考慮すべきである。
c. 肥満患者に対する手術麻酔の管理は，習熟した麻酔医によって行われるべきである。
d. 肥満患者に対する術前1カ月間の低エネルギー食管理は呼吸機能改善に有用である。
e. 肥満患者の術前には精神科医や臨床心理士の面接評価を受けることが望ましい。

1. 患者の状況把握 ⇒ 情報収集から

▶注目すべき所見

(1) 胃癌について
　①胃幽門前庭部に 3 cm の 0-Ⅱc 型早期胃癌（組織型は低分化腺癌）
　②c Stage Ib ⇒ 幽門側胃切除術の適応
　③貧血（赤血球 335 万 /μL, Hb 11.7 g/dL, Ht 33.8％）
　④腫瘍マーカーは正常域

(2) 肥満症について
　①20 年前から肥満症 ⇒ 病悩期間が長期 ⇒ 他の器質性疾患が併存する可能性大
　②高血圧合併あり，加療中
　③糖尿病合併あり，加療中（HbA1c 8.0％）
　④睡眠時無呼吸症候群
　⑤心胸郭比は 54％，肺うっ血は認めない ⇒ 心不全はない
　⑥BMI 37.4 ⇒ 高度肥満症

　肥満症は，脂肪組織が過剰に蓄積した状態であり，肥満に起因ないし関連する健康障害を併発する病態である。特に，糖尿病や高血圧，睡眠時無呼吸症候群などは，肥満患者に頻度の高い併存症である。一方，肥満患者や癌患者の周術期においては，血栓性合併症をはじめとする，さまざまな合併症を引き起こす。
　肥満状態が，周術期の偶発症や合併症の発生にどのような影響を与えるかを考えてみよう！

高度肥満症を有する患者の術前評価と周術期管理について学ぶ！

☞【階層化へのキーワード】
　①肥満度の判定基準（日本肥満学会）
　②Obesity Surgery Mortality Risk Score(OS-MRS)（DeMaria EJ ら）
　③Obesity Surgery Mortality Risc Score(OS-MRS) と術後合併症率／手術死亡率（Lorente L ら）

2. 診断（重症度の階層化）しよう！

Check 1　肥満症の定義と病態，治療法は？

- 肥満症は，「脂肪組織が過剰に蓄積した状態」である。
- 2011年の日本肥満学会による「肥満症の診断基準」によると，肥満症の定義は，「BMI≧25で，11の肥満関連疾患（耐糖能障害，脂質異常症，高血圧，高尿酸血症・痛風，冠動脈疾患，脳梗塞，脂肪肝，月経異常及び妊娠合併症，睡眠時無呼吸症候群・肥満低換気症候群，整形外科的疾患，肥満関連腎臓病）のうち1つ以上の健康障害を合併するか，またはBMI≧25 kg/m^{2}で男女共にCTで測定した内臓脂肪面積が≧100 cm^{2}を有する場合」と定義している。
- 肥満症の病態には，脂肪細胞が分泌するadipocytokineとよばれる種々の物質が関与している。
- adipocytokineには，インスリン抵抗性を誘導するTNF-α，肥満中枢を刺激して食欲を抑制するレプチン，線溶系の阻害因子である Plasminogen activator inhibitor type 1（PAI-1），血圧上昇につながるアンジオテンシン，創傷治癒促進に関連する血管平滑筋細胞増殖因子（HB-EGF；Heparin binding EGF-like growth factor），インスリン抵抗性に関連する resistin などがある。
- 肥満は，"死の四重奏"，"シンドロームX"と言われる「2型糖尿病」，「高血圧」，「高脂血症」とともに「心筋梗塞や脳梗塞」の発症リスクを高める疾患であり，特に，周術期には深部静脈血栓症，心筋梗塞，肺塞栓，脳梗塞のような血栓・塞栓症の発症に注意する。
- 肥満患者は，閉塞性睡眠時無呼吸症候群，肥満低換気症候群を合併しやすい。これらは脳卒中，心臓発作，高血圧などのリスクを高め，閉塞性睡眠時無呼吸の発生頻度が1時間に約15回を超えると，多くの場合5～10年以内に死亡するリスクが高まる。
- すなわち，肥満患者の周術期管理・ケアを考えるポイントは，①血栓や塞栓に起因する合併症の発生の予防，②肺炎や無気肺などの呼吸器合併症の発生予防，③耐糖能異常の管理，④肝腎機能障害の発生・増悪の抑制，である。
- 肥満症の重症度は，BMIの程度により，階層化され，BMI≧35 kg/m^{2}は高度肥満と定義される（表1）。
- 肥満症の治療には，食事療法，運動療法，行動療法，薬物療法などがあり，コントロール不良の場合は手術療法（肥満手術）も考慮される。しかしながら，重症度に応じた内科的治療の具体的な規定はない。
- 肥満手術適応は，①6カ月以上の内科的治療を行ったにもかかわらず，有意な体重減少および肥満に伴う合併症の改善が認められない場合，

表1　肥満度の判定基準（日本肥満学会2000）

肥満度	BMI（kg/m^2）
低体重 Underweight	＜18.5
普通体重 Normal range	18.5≦～＜25
肥満（1度）Preobese	25≦～＜30
肥満（2度）Obese class Ⅰ	30≦～＜35
肥満（3度）Obese class Ⅱ	35≦～＜40*
肥満（4度）Obese class Ⅲ	40≦

* BMI≧35 kg/m^{2}を高度肥満と定義する。

②BMI 35kg/m² 以上であり減量目的，または肥満関連合併疾患（糖尿病，高血圧，脂質異常症，肝機能障害，睡眠時無呼吸症候群など）の治療目的の場合，③糖尿病か，または糖尿病以外の2つ以上の合併疾患を有するBMI 32kg/m² 以上の場合，である。

Check 2　肥満症患者の術後合併症の危険因子はなにか？

- 肥満患者に対する手術において，術後合併症の危険因子は，年齢，性別，BMI，高血圧，肺血栓塞栓症の既往，下大静脈フィルター，低換気，2型糖尿病，脂質異常，睡眠時無呼吸症候群，心疾患，などが報告されている。
- 肥満関連合併症を有する肥満患者は，合併症を持たない肥満患者に比べ，有意に術後合併症が増加する。
- 肥満症の術後合併症，手術死亡の危険因子のリスク評価方法として，これらのリスクファクターをスコア化したもの（Obesity Surgery Mortality Risk Score；OS-MRS）が報告されている[1]（表2）。
- OS-MRSではスコアに応じ合併症率，死亡率が上昇し，高リスクでは術後合併症率100%，手術死亡率3.2%と高率である[2]（表3）。

表2　Obesity Surgery Mortality Risk Score

リスクファクター	点数
動脈性高血圧	1
年齢＞45歳	1
男性	1
BMI＞50kg/m²	1
肺塞栓の危険因子*あり	1

* 肺高血圧，肺塞血栓・塞栓症の既往あり，下大静脈フィルターあり，肺胞低換気（PaCO₂ ≧45mmHg）

（DeMaria EJ, et al: Ann Surg 2007 より引用改変）

表3　OS-MRSと術後合併症率，手術死亡率

リスク分類	スコア	術後合併症率（%）	手術死亡率（%）
低リスク	0〜1	7.3	0.3
中リスク	2〜3	20	1.7
高リスク	4〜5	100	3.2

（Lorente L, et al: Cir Esp 2014. より引用改変）

Q1 解説と答え

- 日本肥満学会による「肥満症の診断基準」において肥満関連疾患としては，次の11の疾患があげられている。
①耐糖能障害，②脂質異常症，③高血圧，④高尿酸血症・痛風，⑤冠動脈疾患，⑥脳梗塞，⑦脂肪肝，⑧月経異常および妊娠合併症，⑨睡眠時無呼吸症候群・肥満低換気症候群，⑩整形外科的疾患，⑪肥満関連腎臓病
- 大腸癌の発生の危険因子として，肥満があげられているが，逆に大腸癌は肥満症の診断基準に示されている肥満関連疾患には含まれていない。

（正解▷b）

6. 代謝・内分泌異常

> **Points!**
>
> 1. 肥満症の病態は，①耐糖能異常，②動脈硬化，③脂質代謝異常，など，脂肪細胞から分泌されるadipocytokineのバランス異常に関連するものと，④換気障害，⑤整形外科的疾患など体型変化に伴うものがある。
> 2. 肥満症の術後合併症の危険因子は，①動脈性高血圧，②年齢＞45歳，③男性，④BMI＞50kg/m^2，⑤肺塞栓の危険因子あり，である。

Check 3　肥満症は手術患者の術後合併症や手術関連死亡率にどのような影響を与えるか？

- 異なる手術領域における肥満患者の術後合併症率を**表4**に示す。肥満患者は非肥満患者に比べ，
  ① 胃切除術では，あまり変わらないという報告が多い[4]。
  ② 大腸切除術では，合併症率が約2倍となり，縫合不全，SSIが有意に増加するという報告が多い[5]。
  ③ 肝切除術では，肥満は少し合併症を増やすという報告[6]と，あまり影響を及ぼさないという報告がある[6]。
  ④ 膵頭十二指腸切除術では，合併症が約2倍となり，術後膵液漏，肺合併症，肺塞栓症が有意に増加する[7]。
- また，肥満関連合併症を有する肥満症患者では，肺炎，尿路感染症，脳血管障害，腎不全などの合併症が増加する。
- BMIは，死亡リスクと相関する。日本人，韓国人においては，白人よりBMIが低く，死亡リスクが減少する[3]。

表4　手術領域ごとの術後合併症率

	術式	胃切除術	大腸切除術	肝切除術	膵切除術
合併症率（%）	非肥満患者	10.8	13.9	9	17
	肥満患者	10.4	25.7	25	33
増加する合併症			縫合不全 SSI		膵液漏 肺合併症 肺塞栓

（文献4〜7を参考）

Check4 肥満患者の周術期管理は，術前評価による階層化に応じてどのように行うか？

- 肥満患者に対する周術期管理について，階層化に応じた具体的管理・ケアを記した報告はない。
- 日本肥満症治療学会の「日本における高度肥満症に対する安全で卓越した外科治療のためのガイドライン（2013年版）」[3]によると，「高度肥満患者は手術に際し障害となる合併疾患が多く，手術の安全性を確保するために，十分な合併症の術前管理を行うべきである」と記載されている。
- 肥満患者に対する手術の術前管理においては，①合併疾患のコントロール，②精神的・心理的特性のコントロール，③食事療法による肝機能改善，④血糖コントロール，⑤静脈血栓塞栓症予防が重要と考えられる。
- またOS-MRSの高リスク群では高合併症率，高手術関連死亡率のため，減量療法を先行させたうえでの手術が望ましいと考えられる。リスクに応じた肥満患者の術前管理アルゴリズムを示す（図1）。
- 肥満患者に対する術前・術中・術後の管理のポイントを次に示す。

＜術前＞
(1) 精神的・心理的特性のコントロール
- 肥満患者は精神的背景を有する患者が多い。
- 精神科医や臨床心理士の面接評価を受け，手術適応やフォローアップに際し，コンサルトを受ける。

図1 リスクに応じた肥満患者の術前管理のアルゴリズム（著者作）

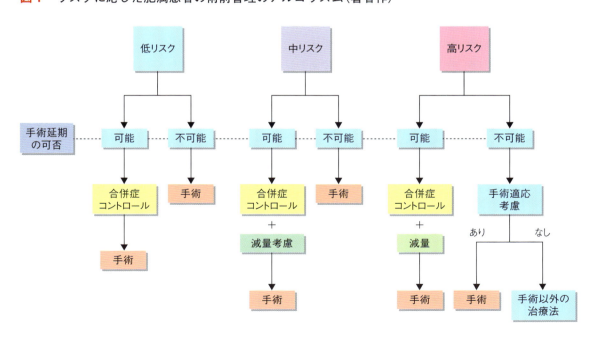

6. 代謝・内分泌異常

(2) 行動様式の観察・評価，肝臓容積肥大の改善
- 術前約2～6週間以上の低エネルギー食療法（フォーミュラ食[注2]を用いた半飢餓療法など）を行う。入院期間中の栄養療法に必要な行動様式の観察・評価ができ，肝臓容積肥大が改善され，安全な手術につながる。

(3) 血糖コントロール
- 日本糖尿病学会は，HbA1c 7%未満を基本的な目標値としている（2013年5月）。

(4) その他の合併疾患のコントロール

a. 閉塞性睡眠時無呼吸症候群による低換気の改善
- 夜間の経鼻CPAP導入は，低換気のみでなく，血圧，脂質値，HbA1c，脂肪蓄積量を改善させる。

b. 虚血性心疾患の存在診断と必要性に応じた術前治療

c. 高血圧のコントロール
- 心不全や虚血性心疾患のリスクである高血圧をコントロールし，これらによる合併症を減少させる。日本高血圧学会の「高血圧治療ガイドライン2014」における降圧目標は，「若年・中年者高血圧」の場合「140/90mmHg」，後期高齢者（75歳以上）の場合，「150/90mmHg」と定められている。糖尿病合併高血圧患者では，さらに厳格な血圧管理が求められている。脳卒中を主体とした心血管病予防のため，糖尿病合併高血圧の降圧目標は，130/80mmHg未満である。

＜術中，術後＞

(1) 術後静脈血栓症・肺塞栓症の予防
- 下腿バンド，抗凝固薬の使用が推奨される（ただし，実際の静脈血栓症の発生は比較的低率）。
- 一方，抗凝固薬を用いている患者の緊急手術においては，大量出血の合併を考慮し，症例・術式により検討すべきである。

(2) 術後無気肺，肺炎など肺合併症の予防
- 喀痰排泄促進を目的とした早期離床・体動の促進を行う。

(3) 習熟した麻酔医による術中管理
- 肥満患者の特徴は，①頭頚部可動域制限や小口に伴うマスク換気の困難性，②胸郭コンプライアンス低下に伴う仰臥位麻酔中の換気困難，③低酸素血症をきたしやすい，ということである。術中体位や麻酔法，抜管時期は，習熟した麻酔医による指導が推奨される。

Q2 解説と答え

- 冠動脈疾患は，肥満関連合併疾患であり，術前の虚血性心疾患の有無の判定は重要である。
- 肥満患者において，閉塞性睡眠時無呼吸症候群の合併頻度は高く，CPAPによる呼吸補助は，肥満患者の周術期管理として考慮すべきである。
- 肥満患者に対する手術麻酔の管理は，気管内挿管，麻酔維持，抜管タイミングなど，習熟した麻酔科医の判断によって行われるべきである。
- 肥満患者においては，術前2～6週間以上の低エネルギー食管理が望ましい。肝臓容積肥大が改善され，安全な手術につながるからである。
- 肥満患者は，精神的背景を有する患者が多く，術前には精神科医や臨床心理士の面接評価を受けることが望ましい。

(正解 ▷ d)

Points!

1. 肥満症は，術後合併症を増加させる。特に大腸手術，膵頭十二指腸切除術において縫合不全，膵液漏のようなmajor complicationを増加させる。
2. 肥満症を有する患者の周術期管理の注意点は，①血圧，血糖など肥満関連合併疾患のコントロール，②精神的・心理的特性のコントロール，③行動様式の観察・評価，④肝臓容積肥大改善，である。
3. 肥満症の術後合併症リスクは，Obesity Surgery Mortality Risk Score(OS-MRS)によって評価される。
4. 合併症リスクが高いものに対しては，①手術適応，②手術のタイミング，③合併症対策，④減量，を考慮する。

✓ この章で出てきた薬剤！ 確認しよう！

- [ ] フォーミュラ食
- [ ] CPAP

6. 代謝・内分泌異常

> **自己チェック!**
>
> （問） 正しいものに○を，誤ったものに×をつけよ。
> （　）1. 肥満症を有する患者においては，どのような術式でも，BMIが高い患者ほど，術後合併症発生率は高い。
> （　）2. 肥満症を有する患者において，術後合併症の発生予防として血糖コントロールは有用である。
> （　）3. 肥満患者は，術後に精神疾患を発症する可能性が高い。
>
> （正解　1×　2○　3×）

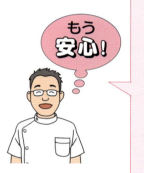

肥満患者に対する手術においては，手術術式やリスク因子の数によって，術後合併症が高率に発生し死亡率も高率となる。そのため，可能であれば減量を先行させるべきである。時間的猶予のない緊急手術や悪性疾患に対しては，術前に可能な限り肥満関連合併症のコントロールを行うことが重要である。
手術が上手になりたいと常日頃から思っているＮ君であったが，さまざまな疾患に対する幅広い知識を持つことが，手術を成功させる王道であることを知り，勉強することの大切さに気付き始めた今日この頃であった。

◆ 注釈（専門用語を理解しよう!）
1) 【CPAP（Continuous Positive Airway Pressure）】持続陽圧呼吸療法は，圧力を加えた空気を送り込むことによって，気道閉塞を防止する治療法。
2) 【フォーミュラ食】シェイク状の食物。ダイエットや健康増進などを目的とした食物であり，摂取カロリーを最低限に抑え，生命維持に必要な六大栄養素（糖質，蛋白質，脂質，ビタミン，ミネラル，食物繊維）をバランス良く配合した完全栄養食のこと。

● 参考文献
1. DeMaria EJ, et al: Ann Surg 2007.
2. Lorente L, et al: Cir Esp 2014.
3. 日本肥満症治療学会肥満外科治療ガイドライン策定委員会編：日本における高度肥満症に対する安全で卓越した外科治療のためのガイドライン（2013年版）．
4. Ji Hoon Jung, et al: J Gastric Cancer 2014.
5. Jun Watanabe, et al: Int J Colorectal Dis 2014.
6. John K. Saunders, et al: JAMA Surgery 2012.
7. El Nakeeb A, et al: Int J Surg 2014.

D. 局所病変がすでに全身状態に影響している患者の術前評価の階層化と対策

術前テーマ 19

食物の通過障害にて術前に低栄養を示している患者の手術

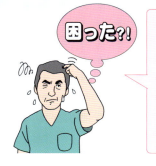

困った?!

卒後10年目の外科専門医のK君。食道癌の患者さんの担当となった。患者さんは6カ月前より食事の際につかえ感を感じるようになっており、入院時はまったく食事の摂取ができていない。体重は、6カ月間に10kg減少したという。早急に手術を予定しようとするK君に対し、先輩から「栄養状態がよくないとすぐには手術はできないよ」と注意された。なぜかわからず頭をかいたK君であった。

症例

77歳、男性。半年前から食事摂取時のつかえ感を自覚していたが放置していた。半年間で10kg体重が減少した。1カ月前から食事摂取量が大きく減り、全く摂取できなくなったため来院した。上部消化管内視鏡検査およびCT検査を行い、胸部中部食道に高度の狭窄を伴う全周性の長径6cmの食道癌を認めた。他臓器浸潤や遠隔転移の所見はなかった。血液生化学検査所見は総蛋白6.5g/dL、アルブミン3.1g/dL、白血球5,400/μL（好中球51.7%、好酸球2.9%、好塩基球0.3%、単球5.2%、リンパ球39.8%）、赤血球354万/μL、Hb 11.0g/dL、血小板31.3万/μL、T-Bil 0.35mg/dL、GOT 27IU/L、GPT 23IU/L、BUN 6mg/dL、Cr 0.56mg/dL、CRP 0.8mg/dLであった。図1に内視鏡検査所見を示す。細径内視鏡を用いると狭窄部をなんとか通過することが可能であった。胃・十二指腸に病変は認めなかった。腹部手術の既往はない。

図1　上部消化管内視鏡検査（自験例）

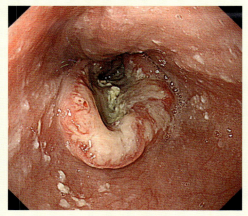

Q1 本症例の術前栄養評価として小野寺の予後栄養指標（prognostic nutritional index；PNI）を用いることとした。正しいものはどれか？

a. PNIは、総蛋白値とアルブミン値にて算出する。
b. PNIが45以上の場合には、食道切除・再建は禁忌である。
c. 本患者のPNIは、40から45の間である。
d. 本患者は、術後合併症発生の危険はきわめて低い。

Q2 本症例の術前栄養管理について正しい選択はどれか？

a. 術前栄養療法は不要である。
b. 術前に完全静脈栄養を行う。
c. 内視鏡的胃瘻増設を行い，経管栄養を行う。
d. 免疫賦活経腸栄養剤投与は不要である。

もっと勉強したい君へ 日本消化器外科学会平成16年教育集会 食道1，専門医問題（25回公表設問29）

1. 患者の状況把握 ⇒ 情報収集から

▶注目すべき所見

①全周性の高度進行食道癌　②体重減少（10kg/6カ月）
③高度の食道狭窄をきたし食事摂取不良　④ALB 3.1g/dL
⑤総リンパ球数＝白血球数5,400/μL×0.398＝2,149.2/μL
⑥PNI＝10×3.1＋0.005×2,149＝41.8

進行食道癌にて栄養障害をきたしている患者さん。進行食道癌では，高度な栄養障害に陥っていることが多い。侵襲が大きい食道癌の根治手術において，栄養障害の合併は術後の創傷治癒力や免疫能に影響を与え，合併症発生の原因となる。
栄養障害をきたした食道癌の患者さんの術前評価とその周術期管理について考えてみよう！

栄養障害をきたした食道癌患者の術前評価と周術期管理について学ぶ！

☞【階層化へのキーワード】
①術前栄養状態の重症度分類（階層化）（小野寺のPNI）
②術前栄養状態の階層化に準じた術前栄養療法の選択（著者作）

2. 診断しよう！ ⇒ 鑑別診断と診断へのアプローチ！

Check 1 食道癌患者の術前に栄養状態の評価を行う意義は何だろうか？

1. 食道癌患者の栄養障害の特徴は？

- 食道は直径2cmほどの管腔臓器であり食事の通過時に伸展する。
- 進行食道癌は食道内腔を占拠したり，または筋層に達し食道壁の伸展性を妨げることにより，食事の通過障害をきたす。

- 反回神経周囲リンパ節転移や頸部食道癌の直接浸潤による反回神経麻痺により，嚥下障害をきたし食事摂取が制限される。
- 食道癌患者の栄養障害は，通過障害に起因する栄養障害であるため，消化吸収機能障害はないことが多い。

2．栄養障害が食道癌手術に及ぼす影響は？
- 食道癌手術は，開胸開腹による食道切除，胃腸管を用いた再建，さらには頸部，胸部，腹部の3領域に及ぶリンパ節郭清から構成される。手術は長時間に及ぶため，過大侵襲となる。
- 術前からの栄養障害は，侵襲に対する生体反応（創傷治癒，免疫力）に影響を及ぼし，合併症（縫合不全，感染症）の誘因となる。
- 術後の創傷治癒過程には，多くの栄養素（タンパク質，アミノ酸，ミネラル）が関与する。
- タンパク質，エネルギー欠乏状態においては，ガンマグロブリンやリンパ球が減少し免疫能は低下する。
- 術前の栄養障害は術後呼吸器合併症を発生しやすい[1]。

3．術前栄養評価の意義
- 食道癌では嚥下障害や通過障害により，術前から栄養障害に陥っていることが多い。さらに根治手術は侵襲が大きく，術後に長期間にわたり経口摂取が不十分になることが多い。
- 術前の免疫賦活栄養剤の投与は，術後合併症を減少させることが報告されている[2]。術前の栄養状態を正しく把握し，積極的な栄養管理を行うことが食道癌治療において非常に大切なことである。

Check2 食道癌患者の術前栄養状態の階層化はどのようにするの？

- 小野寺らは消化器癌を対象として，術後合併症リスクに関与する栄養指標（prognostic nutritional index；PNI）を報告した[3]（図2）。
- すなわち，術前栄養評価の指標であるアルブミン，リンパ球数，年齢，血清トランスフェリン値，血清亜鉛値，脂肪量（上腕三頭筋皮下脂肪厚），筋肉量（上腕中央部筋周囲），皮膚反応と術後合併症との相関を検討し，アルブミンとリンパ球数が合併症危険因子となることを報告した。
- 小野寺らが提唱したPNIは，アルブミンとリンパ球数を用いて算出するものであり，きわめて簡便で臨床応用に適した指標である（図2）。
- すなわち，PNI45以上では手術可能，PNI40以上〜45未満は術後合併症に対する注意が必要であり，PNI40未満は切除・吻合は禁忌であると報告している[3]。

- さらに術後合併症リスクのみではなく，PNI40未満で，かつリンパ球数1,000/μL以下にとどまる場合は予後不良とされる[3]。
- 島川らの食道癌手術症例の検討では，PNI40未満では縫合不全の発生率に差はみられなかったが，その他の合併症率が高く，特に肺合併症，精神障害が多かった。その結果，長期入院が多かった[4]。

図2 小野寺のprognostic nutritional index（PNI）による術前栄養状態の階層化

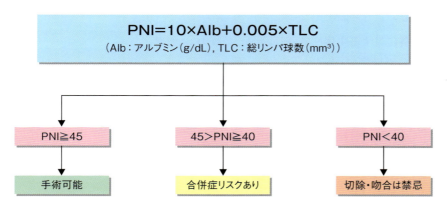

（小野寺時夫ほか：日外会誌1983.より引用改変）

Q1 解説と答え

- 小野寺らの報告では術後合併症と相関する栄養指標はアルブミンとリンパ球数である。
- PNI = 10 × Alb 3.1 + 0.005 × 総リンパ球数 2,149.2 = 41.7（＜45であり術前栄養療法の適応）
- PNI40未満では，合併症（縫合不全）の発生率が高く，切除・吻合は禁忌である。
- また，低栄養は免疫力低下をきたし，感染症などの合併症も多い。

（正解 ▷ c）

Points!

低栄養状態の食道癌患者の術前評価

1. 進行食道癌は，解剖学的に，通過障害や反回神経麻痺による嚥下障害をきたしやすく，食事摂取不良となり低栄養状態に陥りやすい。
2. 侵襲の大きい食道癌手術において，低栄養状態は，①創傷治癒，②免疫力，に悪影響を及ぼすため術前からの栄養管理が重要である。
3. 小野寺の消化器癌を対象とした栄養指標（PNI）は，①アルブミンと②総リンパ球数で評価する。
4. PNIが45以上は手術可能であり，40未満は合併症率がきわめて高く，切除・吻合は禁忌である。

3. 合併症の重症度分類（階層化）に準じた治療方針

Check 3　食道癌患者の術前栄養状態の重症度分類（階層化）に準じた周術期管理はどうするの？

- 食道癌手術の術前にはPNI45以上を目指した術前栄養管理を行う（図3）。
- PNI45以上を達成できない状況で手術を行う場合は，術後合併症のリスクを十分に認識し，術中術後管理を行う。
- 栄養サポートにもかかわらずPNI40未満でリンパ球数1,000/μL以下にとどまる場合は終末期である可能性も考える。
- PNIの階層化に準じて，次のように周術期管理を行う。

（1）術前PNI≧45
- 術前栄養療法を行わずに手術が可能である。
- 術後早期の経口摂取が不可能と予想される場合は，術前栄養療法の適応である。

（2）40≦術前PNI＜45
- 術前栄養療法の適応である。
- 進行癌患者に対する術前栄養療法の実施期間は，術前2週間程度を目安とする。
- 術前の栄養療法の第一選択は，経腸栄養である。

図3　食道癌術前低栄養患者の術前栄養管理アルゴリズム（著者案）

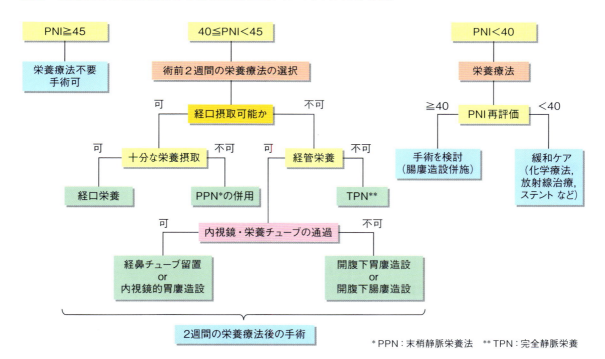

*PPN：末梢静脈栄養法　　**TPN：完全静脈栄養

- ●栄養投与量の決定
  - 個々の代謝状態などを考慮し，必要エネルギー量を算出する。
  - 可能であれば間接熱量測定[注1)]で消費エネルギー量を測定し，必要エネルギー量を求める。
  - 25〜30 kcal/kg/日を目安としてエネルギー投与量を決定し，経過をみながら増減する。またはHarris-Benedictの式を用いて基礎エネルギー消費量を推定し必要エネルギー量を決定する（**表1**）。
  - 三大栄養素や微量栄養素の投与量は健常人と同様に決定する。
- ●術前の免疫賦活経腸栄養剤は，感染性合併症を有意に減少させる[5)]。
  - 免疫賦活経腸栄養剤とはアルギニン，ω3系不飽和脂肪酸，核酸などの生体防御能を高める特別な栄養素を強化した栄養剤である。
  - 術前5〜7日間，1日750〜1,000 mLの投与および術後の早期経腸投与が推奨されている。
- ●軽度の栄養障害患者に対するtotal parenteral nutrition（TPN）は，術後合併症予防に対する寄与は少なく，むしろ感染性合併症を増加させる可能性がある。
- ●食道癌による狭窄がある場合
  - 狭窄が軽度の場合は食事の形態を工夫したり，経口の栄養サプリメントで対応する。
  - 狭窄が中等度以上で上記対応では不十分な場合は，経管栄養の適応である。癌の狭窄部を経鼻チューブが通過すれば栄養投与が可能である。
  - 経鼻チューブでの栄養管理が難しい場合は，胃瘻造設も推奨される。胃管を用いた再建を行う場合においても多くの場合，術前の胃瘻造設は可能である。
  - 細径内視鏡が通過すれば，内視鏡的胃瘻造設を行う。通過不可能な場合は全麻下あるいは局麻下に開腹下胃瘻造設を行う。
- ●術前の栄養不良が高度な場合や，術後の早期経口摂取ができない場合や経口摂取不十分な期間が長くなることが予想される（高齢者，反回神経麻痺による誤嚥の可能性，癌の遺残があるなど）場合は，手術中に積極的に腸瘻を造設し，術後経腸栄養を施行する。

（3）術前PNI＜40
- ●栄養サポートにもかかわらずPNI40未満であり，リンパ球数1,000/μL以下にとどまる場合は，食道の切除・再建は禁忌であり，他の治療や緩和ケアを検討する。
- ●終末期の経腸栄養の適応は難しいが，予後が2〜3カ月以上の症例では経腸栄養が生存期間を改善する可能性がある。

表1　必要エネルギー量の算出

基礎エネルギー量算出（BEE）	1）ハリス・ベネディクトの式（HBE） 　男　66.47＋13.75×体重＋5.0×身長−6.75×年齢 　女　655.1＋9.56×体重＋1.85×身長−4.68×年齢 2）日本人用の簡易式 　男　BEE＝14.1×体重＋620 　女　BEE＝10.8×体重＋620
活動係数	ベッド上安静 1.2，ベッド外活動 1.3
ストレス因子	・術後（合併症なし）：1.0，長管骨骨折：1.15〜1.3， ・がん，腹膜炎・敗血症：1.1〜1.3， ・多発外傷・多臓器不全：1.2〜1.4，熱傷：1.20〜2.00
必要エネルギー量＝BEE×活動係数×ストレス因子	

（磯崎泰介ほか：レジデントノート，2008より引用）

Q2 解説と答え

- 本症例のPNIは41であり，術前栄養療法が必要である。
- 本症例では細径内視鏡が通過可能であり，腹部手術の既往はないため，内視鏡的胃瘻造設（PEG）が可能である。PEG不能症例には開腹胃瘻または腸瘻造設を行う。
- 術前の免疫賦活栄養剤投与は術後合併症予防に有用である。
- 経管栄養不可能でなければ，完全静脈栄養は選択されない。

（正解▷c）

Check 4 術後の栄養管理はどうするの？また縫合不全などのため，経口摂取ができない場合の栄養療法はどうするの？

術後の経口・経腸栄養管理と注意点は？

- 術後は，手術侵襲からの回復を促進することを目的として，早期に経口摂取／経腸栄養を開始する。
- 前述のとおり，術後の栄養不良が予測される場合は，手術中に積極的に腸瘻を造設し，術後経腸栄養を施行する。
- 食道癌術後に早期の経口摂取が不可能となる病態を**表2**に示す。
- 空腸瘻から経腸栄養を開始する際には，ポンプを用いて20 mL/時程度の速度で開始する。
- 経腸栄養に対する忍容性を確認しながら，5〜7日程度で目標投与量まで増量する。
- 経腸栄養施行中の下痢，腹部膨満などの合併症に対し，安易に経腸栄養を中断することなく原因に応じた対処を行う。
- 術後合併症発生時の栄養療法の注意点
  - 合併症発生時には炎症反応に伴うエネルギー量，必要蛋白質量が増加することを考慮して投与量を設定する。
  - 縫合不全が発生したら，直ちに絶食とし，原則的に中心静脈栄養（TPN）を選択するが，可能な限り経腸栄養（空腸瘻より）を用いる。
  - 栄養療法と消化液分泌抑制剤や血液凝固第XIII因子との併用が瘻孔閉鎖に有効な場合がある。
  - 標準的栄養剤に比較して成分栄養剤のほうが消化液分泌刺激作用は弱い。
  - 肝機能障害ならびに脂肪肝発生の予防のために，脂肪乳剤の投与は有用である。

表2 食道癌術後経口摂取困難となる病態

1. 反回神経麻痺
声門閉鎖不全による誤嚥 嚥下圧低下による嚥下障害 食道入口部の開大不全
2. 舌骨上筋群切除
喉頭の挙上制限
3. 吻合部の問題
縫合不全 狭窄による通過障害
4. 再建臓器の問題
通過ルートの屈曲による通過障害 再建胃管の運動低下による食物の低下や逆流

（武田　茂ほか：コンセンサス癌治療，2013より引用改変）

低栄養状態の食道癌患者の周術期管理

1. PNI 45未満は術前栄養療法の適応である。可能な限り経口／経腸栄養により栄養状態を改善させることが望ましい。
2. 食道癌術前の栄養療法の3つのポイント，①栄養の投与経路の選択，②免疫賦活経腸栄養の必要性，③必要エネルギー量の決定，を十分に検討して行う。
3. 手術後はできるだけ早期から経腸栄養を行うことが重要。経口摂取不能な状況（反回神経麻痺，舌骨上筋群切除，吻合部の問題，再建経路の問題）では積極的に腸瘻を用いた栄養療法を検討する。

✓ この章で出てきた薬剤！ 確認しよう！

- ☐ 免疫賦活経腸栄養剤
- ☐ 血液凝固第XIII因子製剤
- ☐ 脂肪乳剤

自己チェック！

（問） 正しいものに○を，誤ったものに×をつけよ。

( ) 1. 術前のPNIは45であったが，食道の狭窄を認めたため，中心静脈栄養を行った。
( ) 2. 術前より反回神経麻痺による嚥下障害を認めたため，食道切除手術の際に腸瘻も造設した。
( ) 3. 術前栄養療法後に再評価したPNIが，40未満であったが根治手術を行った。
( ) 4. 術前栄養のために胃瘻造設を行ったので再建に胃管は用いることができない。

（正解　1× 2○ 3× 4×）

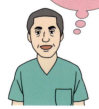

食事が摂取できず早期の手術が必要だと思い込んでいたK君は，術前に栄養状態を改善することの大切さを学ぶことができた。しっかりと栄養状態を改善し，絶対合併症を起こさないぞと決意して手術に臨むK君であった。

◆ 注釈（専門用語を理解しよう！）

1) **【間接熱量測定】** 呼吸による呼気中の酸素および二酸化炭素の濃度と容積および尿中窒素量を測定し，エネルギー消費量を求める方法。以下の式が用いられる。
　エネルギー消費量(kcal) = $3.941 \times$ 酸素摂取量 $+ 1.106 \times$ 二酸化炭素産生量 $- 2.17 \times$ 尿中窒素量

● 参考文献

1. 国崎主税ほか：日消外会誌 1999．
2. Fukuda T, et al: Dis Esophagus 2008．
3. 小野寺時夫ほか：日外会誌 1983．
4. 島川　武ほか：癌と化学療法 2014．
5. Waitzberg DL, et al: World J Surg 2006．
6. 磯崎泰介ほか：レジデントノート 2008．
7. 武田　茂ほか：コンセンサス癌治療 2013．

術前テーマ 20

消化管出血にて高度貧血を示している患者の手術

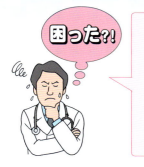

卒後14年目の消化器外科専門医のU君。手術予定の胃癌患者が入院してきた。担当医の研修医が，「患者さん，顔色不良で貧血がありそうなんですが，胃癌から出血しているのだから，手術すればよくなりますよね！」と相談を受けた。「そのまま，手術するのかい？」と問うと，「ええっ，だめですか？」平然と答える研修医。困った！？

症例

66歳，男性。家族より顔色不良を指摘され近医受診。受診時貧血を認めたため，原因精査目的にて上部消化管内視鏡検査を受けた。その結果，胃体下部後壁に3型の出血性胃癌（長径5cm）を指摘された。近医でのCT検査では，遠隔転移を認めなかった。加療目的にて紹介入院となった。入院までの間も1日に1回の黒色便が続いており，顔色は不良，労作時の息切れも認めた。入院時，血圧124/68mmHg，脈拍68回/分，整。血液検査では，白血球5,800/μL，赤血球 239万/μL，Hb 6.4 g/dL，Ht 22.2％，血小板22万/μLであった。他に基礎疾患はない。

Q1 本患者について正しいものを1つ選べ。

a. いわゆる消化管出血の重症度分類では中等度に分類され，緊急輸血が必要である。
b. 大量出血している可能性が高く，緊急止血療法を必要としている。
c. 貧血の原因として，露出血管型の出血が最も疑われる。
d. 待機手術であれば，通常の患者と比べて術後合併症の発生リスクは変わらない。
e. 内視鏡検査の結果から，消化管出血の再出血や死亡のリスク評価を行うことができる。

Q2 入院後の内視鏡検査にて，胃癌からの出血点の判然としない湧出型出血を認めた。本患者に対する治療法として，適切なものを1つ選べ。

a. 緊急腹腔鏡下止血術
b. 緊急幽門側胃切除術（D1）
c. 緊急幽門側胃切除術（D2）
d. 内視鏡下止血術の後，待機的幽門側胃切除術（D2）
e. 血管造影下止血術（TAE）の後，待機的幽門側胃切除術（D2）

1. 患者の状況把握 ⇒ 情報収集から

▶注目すべき所見

Ⅰ. 胃癌について
　①貧血の精査にて発見
　②胃体下部後壁に長径5cmの3型病変（出血性胃癌）
　③遠隔転移なし⇒根治切除可能

Ⅱ. 患者の全身状態について
　①黒色便の持続や労作時息切れの症状あり⇒消化管出血による貧血症状
　②血圧・脈拍は正常⇒ショックではない
　③赤血球 239万/μL, Hb 6.4g/dL, Ht 22.2%⇒著明な貧血あり
　④基礎疾患はない

　　出血性胃癌にて術前, 高度貧血症状を呈する患者さん。胃癌からの出血は, 持続性のものが多く, いわゆる慢性的な貧血状態である。
　　術前の出血による貧血症状は, 術後の合併症の発生にどのように影響するのであろうか？ 輸血の適応はどのようなものだろうか？ 緊急手術を要するのはどのような時だろうか？
　　出血性胃癌患者に対する周術期管理について確認しよう！

貧血を呈する出血性胃癌患者の重症度分類（階層化）と周術期管理について学ぶ！
☞【階層化へのキーワード】
　①消化管出血の重症度分類（長尾らの分類）
　②上部消化管出血のRockallスコア
　③出血性胃癌の重症度分類の階層化に準じた治療方針（著者作）

2. 診断（重症度の階層化）しよう！

Check1　術前貧血のある患者の臨床的意義は何か？

● 術前貧血を有する患者は, 術中・術後の循環障害や多臓器障害発生の準備段階と考えることができる（図1）。
● 待機手術においても, 緊急手術においても, 貧血を有する患者は, 術中・術後の死亡率が有意に高い。
● 特に非心臓手術において, 術前貧血は, たとえ軽度であっても, 手術関連死亡率や術中・術後合併症のリスクを上げる[1]。

- ヘモグロビン値は，手術のリスク評価の1つであるPOSSUM score[注1]におけるPhysiological scoreの1因子である[2]。
- 一般外科患者では，悪性疾患・高齢・栄養障害による二次性貧血が多い。
- 全身状態が良好な若年者では，循環血液量が保たれていれば，Hb 8～9g/dL，Ht 24～27%でも手術に問題ないとされる。

図1 術前貧血の影響

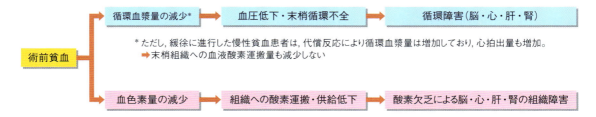

Check2 「胃癌からの出血」や「出血をきたしやすい胃癌」の特徴は？

【胃癌からの出血の特徴】
- 胃癌は，上部消化管出血をきたす疾患の中で，消化性潰瘍に次ぐ頻度（10%前後で胃炎と同等）である。
- 吐血・下血を主訴とする胃癌は，胃癌の7～17%とされる。
- 胃癌からの出血は，持続性で少量の出血が多い。
- 胃癌からの出血は，①限局した出血点から起こる場合，②腫瘍全体から出血する場合，とがある。
- 時には，大量出血をきたし，ショック症状を呈することもある。
- ただし，胃癌の大量出血の頻度は低い。
- 胃癌の大量出血の要因 ➡ ①胃癌組織の血行障害，②感染組織の壊死による血管の破綻，③癌性潰瘍の拡大による血管の露出など。

【出血をきたしやすい胃癌の特徴】
- 早期胃癌，進行胃癌ともに陥凹型が多い。
- 占拠部位は，M・U領域が多いとされるが，報告によってばらつきがある。
- 出血の頻度は，深達度と相関する（進行癌ほど出血多い）。分化度とは相関がないとされる。また進行度や腫瘍径とも相関はない。
- 早期胃癌は，病巣内消化性潰瘍の合併が多く，これが出血の原因となっていることが多い。
- 出血型：
① 明らかに進行胃癌とわかる病巣 ➡ 出血点の判然としない湧出型
② 胃潰瘍との鑑別が難しい癌病巣 ➡ 出血点の明らかな露出血管型

Check 3　出血性胃癌により貧血を生じている患者の重症度分類（階層化）はどのように行うか？

- 術前の貧血（赤血球数）は，高齢者胃癌症例において術後合併症の危険因子である[2]。
- 貧血の有無は，切除不能進行胃癌に対する姑息手術（バイパス術など）の生存期間規定因子でもある[4]。
- 出血性胃癌による貧血の重症度分類はないものの，循環不全や臓器不全の準備段階という観点から階層化が可能となる。
- 長尾らは，消化管出血の重症度分類[5]として，**表1**のように，循環系に与える影響により分類した。
- 一方，循環障害や他臓器障害を考慮したRockallスコア[6]は，上部消化管出血時の死亡・再出血のリスクを予測する方法として評価されている（**表2**）。
- Rockallスコアは，臨床評価（Clinical Rockall Score）と内視鏡を含めた評価（Complete Rockall Score）の2段階からなり，上部消化管出血における再出血や死亡のリスク評価を行うための指標である（**表3**）。
  ➡ 悪性腫瘍からの出血は，それだけでも2点（+）と評価され，死亡率も高くなる。

表1　消化管出血の重症度分類

軽度	出血量 1,000 mL	血圧の正常なもの
中等度	出血量 1,500 mL	ショック症例で400〜1,000 mLの急速輸血により，血圧が回復し，循環系が安定するもの
重症	出血量 2,000 mL以上	輸血しても血圧が回復せず，循環系が不安定なもの

（長尾房大ほか：臨床と研究1982．より引用改変）

表2　Rockall score

点数	0	1	2	3	
年齢	60歳未満	60〜79歳	80歳以上	—	病歴のみ
vital sign	「ショックなし」収縮期血圧100 mHg以上 心拍数100回/分未満	「頻脈」収縮期血圧100 mHg以上 心拍数100回/分以上	「血圧低下」収縮期血圧100 mHg未満	—	
併存疾患	なし	—	うっ血性心不全 虚血性心疾患など	腎不全・肝不全 播種性悪性腫瘍	
内視鏡診断	Mallory-Weiss症候群または病変なし	その他	悪性腫瘍	—	内視鏡所見
出血の性状	現在なしまたは黒色出血斑	—	持続出血 露出血管 血栓の付着 血液が消化管内に貯留	—	

（Rockall TA, et al: Gut 1996．より引用改変）

表3 Rockall scoreの点数と死亡率・再出血率

＜病歴のみ＞

合計点数	0	1	2	3	4	5	6	7
死亡率(%)	0	3	6	12	21	35	62	75

＜病歴＋内視鏡所見＞

合計点数	0	1	2	3	4	5	6	7	8〜
再出血(%)	4.2	4.6	7.7	12	15	25	27	37	37
死亡率(%)	0	0	0	2	8	11	12	23	40

Q1 解説と答え

- 出血性胃癌により,著明な貧血を発症している胃癌患者の術前である。
- 持続する黒色便(1日1回)から,現在も胃癌から出血している可能性高い。
- バイタルサインから,上部消化管出血の重症度分類は軽度であり,大量出血している可能性はない(少量,維持性)。
- 3型進行胃癌であるため,出血型は,出血点の判然としない湧出型である可能性が高い。
- 著明な貧血を伴うことから,待機手術であっても通常手術に比べ,術後合併症発生のリスクは高い。
- 内視鏡検査によって,Rockallスコアから,死亡・再出血率が判明することができる。

(正解 ▷ e)

Points!

1. 術前貧血は,術中・術後の循環障害や臓器障害の準備段階であり,たとえ軽度であっても死亡率や術中・術後合併症のリスクを上げる。
2. 胃癌からの出血は,持続性で少量の出血の場合が多く,大量出血はまれである。
3. 術前貧血(赤血球数,ヘモグロビン値)は,高齢者胃癌症例の術後合併症の危険因子である。
4. Rockallスコアは,上部消化管出血時の死亡や再出血のリスクを評価するものであり,「胃癌からの出血」は,リスクの高い因子である。

Check 4 　一般的な外科周術期の貧血に対する輸血治療は？

- 術前の貧血は，必ずしも輸血の対象とはならない．慣習的に行われてきた術前投与のいわゆる 10／30 ルール（Hb 値 10 g/dL，Ht 値 30％以上にすること）は，近年では根拠のないものとされている．
- ただし，術前 Hb 値は 10 g/dL 以上，特に術中大量の出血の可能性がある場合は，12 g/dL 以上が望ましいとされる．
- 貧血の治療の原則は，成因を明らかにし，その成因に基づいた治療法を選択することである．
- 重篤な心肺疾患や中枢神経系疾患がない患者において，輸血を開始する Hb 値の目安は，Hb 7〜8 g/dL とされ，6 g/dL 以下では輸血はほぼ必須である（通常，Hb 値が 7〜8 g/dL 程度あれば，臓器への十分な酸素の供給が可能である）．
- 輸血は効果的な治療ではあるが，造血能の低下や循環系の負担を増大させるので，成分輸血が推奨される．
- 自己血輸血では，発熱，蕁麻疹，輸血後移植片対宿主病（GVHD）あるいは肝炎，エイズなどの輸血感染症などの合併症はない．しかしながら，術前の貧血患者はその適応とならない［大量術中出血が予想されるときのみ施行する（日本自己血輸血学会：貯血式自己血輸血実施指針 2014 では，原則 Hb 11 g/dL 以上が適応である）］．
- 高度の慢性貧血患者の場合には，循環血漿量が増加していること，心臓に負担がかかっていることから，一度に大量の輸血を行うと心不全，肺水腫をきたすことがある．腎障害を合併している場合には，特に注意が必要である．

Check 5 　出血性胃癌に対する緊急処置はどのように行うか？

1．緊急手術
- 緊急手術は，全胃癌症例の 1％程度，出血性胃癌症例の 7％程度とされる．
- 適応症例：①急速輸血を行っても改善しない症例，②出血後 24 時間経過しても止血しない症例，③急性出血を反復する症例，④内視鏡検査にて明らかな動脈性出血を認める症例などがあげられる．
- 緊急手術例の手術成績・予後は救命率 65％とされ，待機手術に比べ不良であるとされる．
  ➡ 高齢者が多い，大量出血による全身状態不良例が多い，術前検査が不十分，などの理由から合併症が多い．進行癌が多い，良性潰瘍として手術，切除範囲やリンパ節郭清が不十分，などの理由から遠隔成績も不良である．

2．内視鏡的止血術
- 内視鏡的止血法には，**表 4** のようなものがあげられる．一般に，悪性腫瘍からの出血は，内視鏡的に止血困難であることが多い．

表4 出血性胃癌に対する内視鏡的止血法

薬剤散布	トロンビン,ボスミン希釈液
局注法	エピネフリン加高張食塩水(HSE),純エタノール
機械的止血法	クリップ止血法
熱凝固法	ヒータープローブ法,アルゴンプラズマ法,止血鉗子による把持・焼灼

3. 血管造影下腫瘍血管塞栓術(IVR;interventional radiotherapy)

- 腫瘍からの動脈性出血に対しては,内視鏡的な止血は困難なことが多く,IVRによる止血・塞栓術(TAE)が有効である。
- TAEによる止血は,再出血の可能性が高く,止血後,早急に手術をすることが重要である。止血後の待機手術症例の救命率は80%と良好である。

Check6 切除不能進行胃癌からの出血はどのように治療するか？

- 切除不能進行胃癌に対する内視鏡的止血術はあくまでも一時的なものである。
- 胃癌から持続的に湧出する静脈性出血に対しては,緩和的放射線治療による止血が有効である(止血率54〜91%)[7]。
- 胃癌出血に対する放射線治療の適応は[8],①PS3以内,②予後数カ月以上,③他の止血法が無効か適応でない場合,④湧出性で疼痛を伴う場合である。
- 消化器癌の患者は,貧血とともに栄養障害による低蛋白血症を伴っており,その場合には術前に栄養管理(中心静脈栄養法,経腸栄養法など)を積極的に行い,その是正を図る。

Check7 出血性貧血をきたした胃癌の重症度の階層化に準じた治療方針は？

- 出血性胃癌による貧血を呈する患者の治療方針は,①循環障害や臓器不全の有無,②内視鏡やTAEによる止血術の適応の有無,③胃癌の根治切除の可否,により決められる(図2)。

Q2 解説と答え

- バイタルサインが安定しており,輸血の必要はあっても,緊急輸血の必要はない。
- 胃癌からの出血であるものの,切除可能な胃癌であり,リンパ節郭清(D2)を伴う胃切除術を行うことが望ましい。
- 出血点の判然としない湧出型出血なので,内視鏡下止血術を行い待機手術とする。
- TAEは,動脈性出血を認めるものの,内視鏡下止血術にて止血が困難な場合に選択する。
- 緊急胃切除術は,出血によるショックから離脱困難な場合や他の方法にて止血困難な場合にのみ考慮する。

(正解 ▷ d)

図2 出血性胃癌による貧血患者に対する階層化に応じた治療方針（著者作）

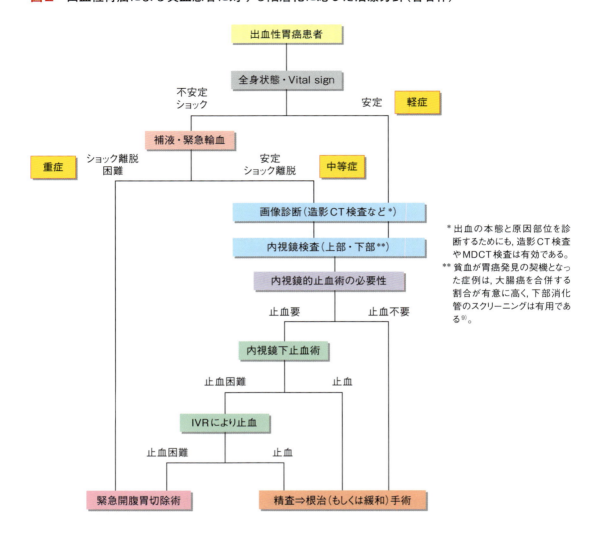

* 出血の本態と原因部位を診断するためにも，造影CT検査やMDCT検査は有効である。
** 貧血が胃癌発見の契機となった症例は，大腸癌を合併する割合が有意に高く，下部消化管のスクリーニングは有用である[9]。

1. 出血性胃癌による貧血に対する明確な重症度分類はないものの，①他の病態を併発していない場合（軽症），②コントロール可能な循環障害を伴う場合（中等症），③コントロール困難な循環障害を伴う場合や多臓器障害（腎不全・肝不全）を伴う場合（重症），に階層化できる。
2. 出血性胃癌に対する治療は，「軽症～中等症」の場合には，①内視鏡的止血，②IVRによる止血，の順に考慮する。「重症」の場合には，緊急開腹術，を選択する。
3. 出血性胃癌に対する緊急手術は，出血性胃癌のうち7％程度であり，救命率は不良である。

この章で出てきた薬剤！ 確認しよう！
- □ トロンビン　　□ ボスミン
- □ エピネフリン加高張食塩水（HSE）
- □ 純エタノール

自己チェック！

（問）　正しいものに○を，誤ったものに×をつけよ．

( )1. 出血をきたす胃癌は，隆起型が多い．
( )2. 術前貧血は，高齢者胃癌症例の術後合併症の危険因子である
( )3. 80歳以上の高齢者の胃癌患者が，胃癌からの出血により吐血した．バイタルサインは安定しており，基礎疾患はない．本患者の再出血率は5％未満，死亡率は0％である．

（正解　1×　2○　3×）

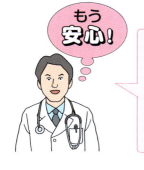

翌日，担当医である研修医と上部消化管内視鏡検査を施行したところ，胃癌からの湧出型の出血を認め，内視鏡的に止血を行った．「術後合併症のリスクを少しでも下げるためには，術前からのケアが必要なんだ」と，研修医とともに学ぶ消化器外科専門医のU君であった．

◆ 注釈（専門用語を理解しよう！）
1) 【POSSUM（Physiological and Operative Severity Score for the enUmeration of Mortality and morbidity）score】術前の全身状態の評価である①physiological scoreと，手術の侵襲度を表す②operative severity scoreからなり，術後死亡および合併症の発生リスクを予測するscoreである．対象手術や施設により，さまざまな評価が報告されている（次項参照）．

● 参考文献
1. Khaled MM, et al: Lancet 2011.
2. Copeland GP, et al: Br J Surg 1991.
3. 高金明典ほか：日消外会誌 1999.
4. 大谷真二ほか：日臨外会誌 2007.
5. 長尾房大ほか：臨床と研究 1982.
6. Rockall TA, et all：Gut 1996.
7. 中野渡正行ほか：Palliative Care Research 2013.
8. Lee JA, et al: Tumori 2009.
9. 木村　豊ほか：日消外会誌 2011.

術前テーマ21

大腸穿孔による汎発性腹膜炎の患者

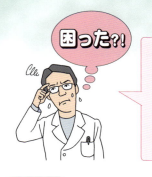

困った?!

外科専門医を取得した卒後5年目のH君。手術カンファレンスの最中に「救急外来に急性腹症の患者さんが搬送されてきました！」とコールがあった。指導医から「初療を始めていてほしい」と言われ，急いで救急外来へ向かった。腹部は板状硬の状態。何から始めようか……困った！

症例

既往症のない80歳の男性。急激な腹痛が出現し，救急外来を受診。発症から8時間経過している。外来受診時のバイタルサインは以下の通りである。

意識清明，腹壁は板状硬，腹部全体に腹膜刺激症状を認める。血圧112/68mmHg，脈拍112回/分，体温38.2℃，呼吸数22回/分。また血液生化学検査にて白血球18,800/μL，血小板10.8万/μL，FDP 18μg/mL（正常値：2.0〜8.0μg/mL）であった。腹部CT検査にてS状結腸穿孔と診断した（図1）。総合的な重症度評価のAPACHE-Ⅱスコアは22点，緊急手術に対する予後予測指数のPOSSUM評価の生理的スコア（physiological score）が27点であった。

Q1
術前予後評価のリスク分類である「APACHE-Ⅱスコア」の計算式に含まれない項目はどれか？ 1つ選べ。
a. 生理学的変数
b. Age Points
c. Chronic Health Points
d. PS（Perfomance Status）

図1 腹部CT所見（自験例）

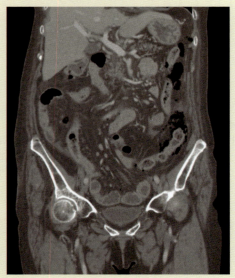

Q2
緊急手術のPOSSUM評価による手術侵襲スコア（operative severity score）は20点であった。術後合併症の発生予測値はどのくらいか？
a. 10〜20％
b. 30〜40％
c. 50〜60％
d. 70〜80％

1. 患者の状況把握 ⇒ 情報収集から

▶注目すべき所見

①高齢（80歳）　②大腸穿孔による急性腹症　③発症から8時間経過
④問題となる既往歴なし　⑤腹部全体に腹膜刺激症状を認める
⑥APACHE-Ⅱスコア 22点　⑦POSSUM評価 の生理的スコアは27点，手術侵襲スコアは20点

　発症8時間後に来院してきたS状結腸穿孔による汎発性腹膜炎を発症してきた緊急患者さん。
　SIRSの状態を示しており，重篤な状況である。このような状況において，患者の命は救えるだろうか？　どのようにして評価すればいいのか？　救命のためにどのような対応をすればいいのだろうか？
　S状結腸穿孔による汎発性腹膜炎の緊急患者さんの術前評価とその周術期管理について考えてみよう！

大腸穿孔による腹膜炎を生じた緊急患者の術前評価と周術期管理について学ぶ！

☞【階層化へのキーワード】
①大腸穿孔による腹腔内汚染の程度分類（Hinchey分類）
②全身状態の重症度評価法（APACHE-Ⅱスコア，SOFAスコア）
③予後と術後合併症の発生予測に準じた重症度の階層化（POSSUM評価）
④重症度の階層化に応じた治療選択（著者作）

2. 診断しよう！

Check1　大腸穿孔についてどのような基礎知識を持っているか？

1. 大腸穿孔の発生

- 消化管穿孔の臓器別頻度は十二指腸，胃，大腸の順に多い。
- 大腸穿孔は，比較的高齢者（好発年齢60〜70歳）に多く，糞便による腹膜炎をきたすため重篤化しやすい。
- 以前の報告では，大腸穿孔の予後は不良であり，死亡率は30%以上と報告されてきたものの[1]，近年の画像診断の進歩，手術の安全性，全身管理の発展により11.1〜23.0%と改善してきている[2]。
- しかしながら，腹部救急疾患のなかでは死亡率の高い疾患（⇔上部消化管

穿孔による死亡率は1.7～6.8％）であり，さらなる治療成績の改善が求められている。
- 一方，術後合併症の頻度も高く，80歳以上の緊急手術では，40～64％の症例で合併症が生じる[3]。
- 発生頻度の高い術後合併症は，SSI，肺炎，術後せん妄である。

2．大腸穿孔の原因

- 表1に大腸穿孔の原因疾患の頻度を示す。
- 大腸穿孔の原因は，①憩室，②癌，③特発性，の順に多い。
- 大腸癌においては，癌の口側での穿孔が多い。
- 大腸穿孔の原因は憩室穿孔が最も多いという報告[4]が大半を占めるが（表1），大腸癌が最も多いという報告もある[5]。
- 憩室による大腸穿孔の好発部位は，①S状結腸，②上行結腸，③盲腸，④下行結腸／横行結腸，の順に多い。
- 大腸穿孔がS状結腸に多い理由は，①憩室や癌の好発部位であること，②硬便の通過部位であること，③腸管運動による内圧上昇や腸管壁の過伸展を生じやすいこと（S状結腸は細いため），などによる。
- 大腸穿孔は，腹腔内汚染による腹膜炎を生じ，急激に敗血症，多臓器不全，DICを生じる。
- 大腸内容は，グラム陰性桿菌と嫌気性菌の菌量が多い⇒菌血症になりやすい[6]。
- 腹膜炎を生じると，エンドトキシン，IL-1，IL-6，TNF-αなどのサイトカインが多量に産生される⇒多臓器不全，急性循環不全を生じる。
- 憩室穿孔による腹腔内汚染の重症度を示す分類として，Hinchey分類がある（近年では，憩室穿孔のみならず大腸穿孔全体に用いられている）（表2）。
- Hinchey分類では，腹腔内汚染の程度を，①結腸周囲に限局しているか，②骨盤腔に限局しているか，③腹腔内全体に広がっているか，④膿か，便汁か，ということにより評価する。
- 最近の本邦の報告では，Hinchey分類は，それ単独では予後因子にならないことが示されている[7]（術式選択の参考になる）。

表1　大腸穿孔の原因疾患

穿孔原因	割合
憩室	44.0％
大腸癌	30.2％
特発性	8.2％
外傷	4.9％
宿便	4.4％
医原性	2.2％
絞扼	2.2％
大腸癌以外の悪性腫瘍	1.1％
魚骨	1.1％
炎症性腸疾患	1.1％
血栓	0.5％

（高瀬　真ほか：日本大腸肛門病学会誌 1999.より引用改変）

表2　腹腔内汚染の重症度分類

Hinchey分類	
Ⅰ度	結腸周囲に限局（膿）
Ⅱ度	骨盤腔に限局（膿）
Ⅲ度	腹腔内全体に広がる（膿）
Ⅳ度	便汁

Check 2　大腸穿孔の患者に対する診断と階層化について確認しよう！

- 腹膜炎を生じている救急患者に対する診断のポイントは，①大腸穿孔の存在診断（原因と局在），②全身状態の評価，③予後と合併症の発生予測のための評価，が重要である．
- 全身状態の評価（ある時点での重症度）には，APACHE-Ⅱスコア（Acute Physiology And Chronic Health Evaluation-Ⅱ）やSOFAスコア（Sequential Organ Failure Assessment）が用いられている．
- 一方，術前の患者の生理的スコアと手術侵襲スコアを定量化し，予後と合併症発生の予測を行う評価法としてPOSSUM（Physiological and Operative Severity Score for the enumeration of Mortality and Morbidity）が用いられている．

1．大腸穿孔の診断（原因と局在）

- 憩室による大腸穿孔の患者において，75％の患者が腹膜刺激症状を示し，18％の患者がショック（急性循環不全）状態にて救急外来を受診する[3]．
- 憩室による大腸穿孔の患者に対しては，迅速な診断を要するため，通常CT検査により診断を行う．
- 大腸穿孔に対するCT検査の正診率は80〜85％である[8]．
- CT検査による穿孔部位同定のための所見は，①腸管外air bubble，②壁肥厚，③腸管壁欠損である．
- 以前は，大腸穿孔における腹腔内遊離ガス（free air）の検出率は24％であったが[3]，近年の機器精度の向上により，50％に及ぶ検出率となっている．
- 本症例のCT検査においても，下行結腸〜S状結腸周囲にかけて腹腔内にfree airを認め，S状結腸の大腸穿孔と診断できる（図2）．

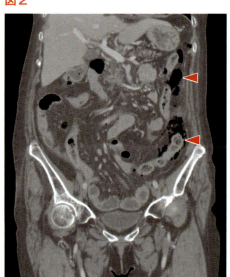

図2

2．全身状態の評価（APACHE-Ⅱスコア，SOFAスコア）

- ある時点での全身的な重症度を反映する評価スコアとして，APACHE-ⅡスコアやSOFAスコアが用いられている．
- これらの指標は，本来，術後の予後や合併症発生の予測を行うものではない．
- すなわち，術前や術後の各時点でのスコアを比較し，重症度が改善しているか否かの判断に用いられることが多い⇒術後のケアの評価や方針を決定するのに有用である．
- また，術前スコアは予後不良因子の1つとして，術前の重症度を表す指標として用いられている（後述）．
- 丹羽らによると，周術期死亡率は，術前APACHE-Ⅱスコアが20以上で

は85.7％である一方，20未満であれば，13.6％であると報告されている[4]。
- 他の報告においても，術前APACHE-Ⅱスコア境界値が19〜21と報告により異なるものの，同様に予後不良因子の1つとなることが示されている。
- 一方，SOFAスコアにおいても，境界値が6〜8と報告により異なるものの，同様に予後不良因子の1つとされている。
- APACHE-Ⅱスコアは，**表3**のとおり，①生理学的変数，②Age points，③Chronic health pointsから，計算する。

3．予後と合併症の発生予測のための評価（POSSUM評価法）

- 周術期の合併症および術後の予後因子に関する報告には下記のものがある。
  - 予後不良（死亡）因子としては，①発症から手術までの経過時間の長いもの（16時間以上経過），②術前に白血球数の低下をみるもの（腹膜炎状態が長期経過した場合や高齢のため免疫力低下した場合），③術前の血液培養が陽性であったもの，④術前APACHE-Ⅱスコアが高値なもの（スコアが18以上の症例では，死亡率50％以上）[6]。
  - 死亡例と生存例の間で有意差を認めたものは，①年齢，②術前アルブミン値，③術前収縮期血圧，④術前SOFAスコア，⑤術前APACH-Ⅱスコア，⑥開腹時の汚染度，⑦術後人工呼吸管理継続の有無，⑧術後DICの有無，であった[9]。
  - 大腸穿孔の予後不良因子として，①70歳以上，②術前ショック，③敗血症・DIC合併，④術前白血球数（4,000/μL以下），⑤Base Excess（BE）（−5mEq/L以下），⑥術前APACHE-Ⅱスコア（20以上），⑦汎発性腹膜炎，⑧手術まで24時間以上，をあげている[10]。
  - その他，プロトロンビン時間（PT，DICへの移行を示す）や異常体温（敗血症や急性循環不全を示唆）が予後因子であったという報告もある。
- 以上のとおり，術前の状態や術中所見が予後に関連している。
  ⇒ POSSUM評価（**表4**）
- POSSUM評価は，術前の患者の生理的スコアと手術侵襲スコアを評価し，術後の死亡率と合併症の発生頻度の予測するために開発された。
- 80歳以上の高齢者における腹部手術や消化器癌手術に対し，POSSUM評価による術後死亡率と術後合併症の発生予測と実際の発生率を比較して，POSSUM評価の妥当性と有用性が示されている。
- **表5**に，80歳以上の腹部緊急手術に対するPOSSUM評価の値と術後合併症の発生頻度を示した。
- 術前の生理的スコア（PS）が26以上の患者に手術侵襲スコア（OS）が18以上の手術をすると術後合併症の発生頻度は78％にも及んでいるが，PSが26未満でOSが18未満であれば，43％の発生率である。
- 大腸穿孔においては，緊急手術であるため，術前にPSを減少させることに限りがあるが，OSの低下を考慮した術式選択を行うことが重要であることを示している。

表3 APACHE-II score

① total acute physiology score (APS) (12の生理学的変数の点数合計)

生理学的変数	4	3	2	1	0	1	2	3	4
直腸温(℃)	≦29.9	30〜31.9	32〜33.9	34〜35.9	36〜38.4	38.5〜38.9		39〜40.9	≧41
平均血圧(mmHg)	≦49		50〜69		70〜109		110〜129	130〜159	≧160
心拍数(回/分)	≦39	40〜54	55〜69		70〜109		110〜139	140〜179	≧180
呼吸数(回/分)	≦5		6〜9	10〜11	12〜24	25〜34		35〜49	≧50
A-aDO$_2$(FiO$_2$≧0.5) PaO$_2$(FiO$_2$<0.5)	<55	55〜60		60〜70	<200 >70		200〜349	350〜499	≧500
動脈血pH	<7.15	7.15〜7.24	7.25〜7.32		7.33〜7.49	7.50〜7.59		7.60〜7.69	≧7.70
血清HCO$_3$(mEq/L) (血液ガス分析未実施時)	<15	15〜17.9	18〜21.9		22〜31.9	32〜40.9		41〜51.9	≧52
血清Na(mEq/L)	≦110	111〜119	120〜129		130〜149	150〜154	155〜159	160〜179	≧180
血清K(mEq/L)	<2.5		2.5〜2.9	3.0〜3.4	3.5〜5.4	5.5〜5.9		6.0〜6.9	≧7.0
血清クレアチニン(mg/dL) (急性腎不全では2倍)			<0.6		0.6〜1.4		1.5〜1.9	2.0〜3.4	≧3.5
ヘマトクリット(%)	<20		20〜29.9		30〜45.9	46〜49.9	50〜59.9		≧60
白血球数(×10^3/μL)	<1		1〜2.9		3〜14.9	15〜19.9	20〜39.9		≧40
グラスゴー昏睡尺度					15 - Glasgow coma scale				

② age points

年齢	スコア
≦44	0
45〜54	2
55〜64	3
65〜74	5
≧75	6

③ chronic health points (CHP)

慢性併存疾患を有する非手術患者もしくは緊急手術患者：5点

慢性併存疾患を有する予定手術患者：2点
　慢性併存疾患の定期
　　肝：生検で肝硬変，門脈圧亢進，肝不全・肝性昏睡の既往
　　心血管系：NYHA Ⅳ度
　　呼吸器系：慢性の拘束性，閉塞性疾患・血管疾患による重度の運動障害（家事不能など），慢性の低酸素血症，高炭酸ガス血症，二次性多血症，重症(40mmHg)肺高血圧症，人工呼吸依存状態
　　腎：維持透析
　　免疫不全：免疫抑制剤や長期ステロイド投与，化学療法，照射療法，白血病，リンパ腫，AIDS

評価計算式　APACHE-Ⅱ score＝[a]APS ＋[b]age points ＋[c]CHP

表4 POSSUM評価

①生理的スコア(physiological score ; PS)

スコア	1	2	4	8
年齢	<60	61〜70	≧71	
心臓徴候	不全なし	利尿剤, ジゴキシン, 抗狭心症剤, 降圧剤などの治療	四肢浮腫：ワーファリン治療	頚静脈圧上昇
胸写(心)	正常	正常	境界型心肥大	心肥大
呼吸徴候	息切れなし	労作時の息切れ	限られた息切れ	安静時の息切れ
胸写(肺)	正常	軽度のCOPD	中等度のCOPD	fibrosis or consolidation
収縮期血圧 (mmHg)	110〜130	131〜170 100〜109	≧171 90-99	≦89
脈拍(回/分)	50-80	81-100 41〜49	101〜120	≧121 ≦39
グラスゴー昏睡尺度	15	12〜14	9〜11	≦8
ヘモグロビン (g/dL)	13〜16	11.5〜12.9 16.1〜17.0	10.0〜11.4 17.1〜18.0	≦9.9 ≧18.1
白血球数 ($\times 10^3/\mu L$)	4〜10	10.1〜20 3.1〜3.9	≧20.1 ≦3.0	
BUN (mg/dL)	≦20	20.1〜27	27.1〜40	>40
Na (mEq/L)	≧136	131〜135	126〜130	≦125
K (mEq/L)	3.5〜5.0	3.2〜3.4 5.1〜5.3	2.9〜3.1 5.4〜5.9	≦2.8 ≧6.0
心電図	正常	正常	心房細動 (脈拍数60〜90)	他の不整脈または期外収縮5回/分以上, 異常Q波, ST-T異常

②手術侵襲スコア(operative severity score ; OS)

スコア	1	2	4	8
Operative severity	Minor	Moderate	Major	Major+
30日以内の手術数	1		2	>2
出血量 (mL)	≦100	101〜500	501〜999	≧1,000
腹水の汚染度なし	なし	漿液性少量	膿性だが限局	便汁, 膿, 血液が汎発性にある
悪性新生物	なし	原発巣のみ	リンパ節転移	遠隔転移
手術の様態	予定手術		緊急手術 (受診後2時間以上24時間未満の執刀でよい)	超緊急手術 (受診後2時間以内の執刀が必要)

- たとえば，「PSが20の患者さんにおいて，人工肛門造設ではOSは17，ハルトマン手術では21であるならば，人工肛門造設を選択する」というような判断基準となる。
- 参考までに，80歳以上の消化器癌患者の手術後の死亡率に関するPOSSUM評価を**表6**に示した。
- 以上のように，大腸穿孔（大腸憩室）による腹膜炎を生じている重篤な救急患者さんを，POSSUM評価を用いて，次のように重症度別に3つの階層に識別することができる（**図3**）。
- なお，術前APACHE-Ⅱスコアが20以上や術前SOFAスコアが8以上の場合には，重症と判断する

表5 80歳以上のPOSSUM値の値別，腹部救急手術の術後合併症の発生頻度

術後合併症	PS＜26	PS≧26
OS＜18	43%	63%
OS≧18	77%	78%

（猪狩公宏ほか：日腹部救急医会誌 2010．より引用）

表6 80歳以上のPOSSUM値別，消化器癌手術後の周術期死亡率

死亡率	PS＜27	PS≧27
OS＜21	2%	7%
OS≧21	25%	36%

（猪狩公宏ほか：日臨外会誌 2011．より引用）

図3 大腸穿孔による腹膜炎の重症度の階層化（著者作）

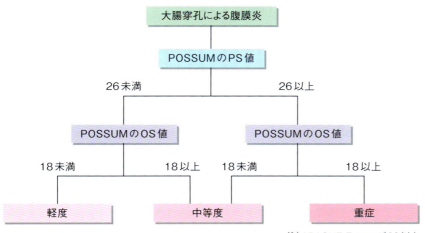

注）APACHE-Ⅱスコアが20以上
SOFAスコアが8以上も重症

Q1 解説と答え

- APACHE-Ⅱは，①生理学的変数，②age points，③chronic health pointsからなり，performance status(PS)は含まれない。

(正解 ▷ d)

Points!

大腸穿孔による腹膜炎の診断と重症度の階層化

1. 大腸穿孔による腹膜炎は，致死率の高い病態であり，早期診断と早期治療が必要である。
2. 大腸穿孔による腹膜炎患者の評価においては，①大腸穿孔の診断(原因と局在)，②全身状態の評価，③予後と合併症の発生予測のための評価，が重要である。
3. 大腸穿孔による腹膜炎の診断はCT検査によりなされ，穿孔部位同定は，①腸管外air bubble，②壁肥厚，③腸管壁欠損から判断する。
4. 術前，術後のある時点での全身評価は，APACHE-ⅡスコアやSOFAスコアによって行い，手術や周術期ケアの効果判定に用いられる。
5. POSSUM評価は，術前の生理的スコア(PS)と手術侵襲スコア(OS)の評価からなり，術後の死亡率や合併症の発生頻度を推測するために用いられる(⇒重症度の階層化に利用できる)。

3. 術前合併症の重症度分類(階層化)に準じた治療選択

Check3 大腸穿孔による腹膜炎に対する階層化に応じた治療選択は，どのように行うのか？

- 大腸穿孔による腹膜炎に対する治療目的は，①原因疾患の治療，②救命，③術後合併症対策，である。
- すなわち，①原因疾患としては穿孔部と腹膜炎に対する治療，②救命としては全身管理(敗血症・DIC・多臓器不全に対する治療)，③術後合併症対策としては感染症に対する治療，である。

1. 大腸穿孔部と腹膜炎に対する治療

- 大腸穿孔部と腹膜炎に対する治療原則は，①穿孔部の処理(手術)，②腹腔内洗浄，③ドレナージ，である。
- 腹腔内洗浄とドレナージは，炎症の鎮静化と腹膜炎の局在化のために行う。
- 大腸穿孔部に対する術式には，①腸管切除(穿孔部切除)と一期的吻合，②ハルトマン手術，③人工肛門造設術，などがある。

- 術式選択については，さまざまな報告がある(背景が異なっている)。
  - American Society of Colon and Rectal Surgeonsでは，憩室による左側結腸穿孔においてHinchey Ⅲ or Ⅳではハルトマン手術を推奨している[13]。
  - 逆に，左側結腸の憩室穿孔(Hinchey Ⅲ or Ⅳ)に対して，ハルトマン手術vs. 一期的吻合(＋diverting ileostomy)を比較したRCTによると，死亡率，合併症に差はなく，人工肛門閉鎖率・入院期間・医療費が一期的吻合の方が優れていたとの報告がある[14]。
  - 報告によっては，一期的吻合は高い縫合不全率(28％)のため，重症度を考慮してdiverting ileostomyをおくべきと記載されている[15]。
  - Kubotaらは年齢(＜75歳)，SIRS(－)，重症敗血症(－)，Hinchey Ⅳ以外において一期的吻合を選択し，一期的吻合を行った症例では在院死はなかったと報告している[16]。
- 術式選択については，明確な基準はないものの，POSSUM評価法による手術侵襲スコア(OS)を低い値に設定できるように，①発症から手術までの時間の短縮化と，②低侵襲な術式選択，③出血量の軽減，などを考慮することが重要である。

2. 全身管理

- 術後は，原則的に全身管理をICUで行う。
- 敗血症に対してはエンドトキシン吸着＊を含めた血液浄化法を行い，DICや多臓器不全(MOF)へ移行するのを可能な限り防ぐ。
- 循環不全に対しては，輸液，輸血，循環作動薬，エンドトキシン吸着にて管理する。
- 呼吸器合併症に対して，CHDF (continuous hemodiafiltration)を含めた水分管理，肺炎に対する抗菌薬，気管支鏡による排痰，人工呼吸器管理を行う(早期抜管をめざす)。
- 適時，APACHE-ⅡスコアやSOFAスコアによって，全身状態を評価し，現行の治療の効果判定を行う。

＊エンドトキシン吸着(PMX-DHP)
  - エンドトキシン吸着や持続的血液濾過透析を用いた集中治療が有用であることを示した報告がある。
  - また，エンドトキシン吸着は，敗血症へ移行する一部の症例しか効果がなく，CHDFを第一選択とすべきであるという報告もある。
  - それゆえ，エンドトキシン吸着の適応に関する議論は多い。
  - 秋吉らは，エンドトキシン吸着療法(PMX-DHP)の適応は，POSSUMスコアで予測死亡率50～70％の症例とした[17]。
  - 福田らは，エンドトキシン吸着療法の適応は，①術前・術後の敗血症性ショック，②便汁の高度汚染，③術前白血球(3,000/μL以下)，④Base Excess(BE)(－5mEq/L以下)のいずれかをみたすもの，としている[18]。

3. 術後感染症に対する治療

- 大腸穿孔による死亡原因の77％が感染症である[19]。
- 術後の感染性合併症は，①創感染，②腹腔内膿瘍，③縫合不全，の順に発生頻度が高い。

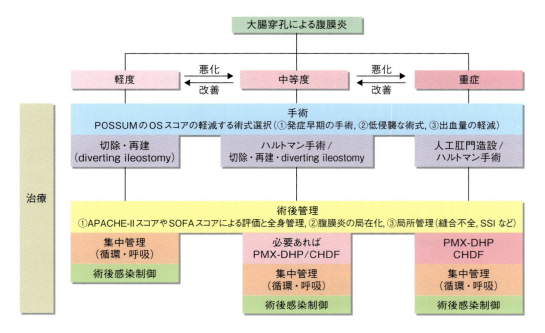

図4　大腸穿孔による腹膜炎の階層化に応じた治療方針（著者作）

Q2 解説と答え

- APACHE-Ⅱ scoreが22点であり，致死率約85％のハイリスクと考えられる。本スコアが高値である症例は予後が極めて不良であることを認識し治療を行う必要がある。
- POSSUM評価の生理的スコア（PS）が27点，手術侵襲スコア（OS）が20点であり，重症と判断できる。⇒78％の確率で術後合併症が生じる。

（正解 ▷ d）

Points!

大腸穿孔による腹膜炎の重症度の階層化に応じた治療

1. 大腸穿孔による腹膜炎の治療の目的は、①原因疾患（穿孔部と腹膜炎）の治療、②救命、③術後合併症（感染症）対策である。
2. 原因疾患の治療は、①手術、②腹腔内洗浄、③ドレナージであり、手術には、①腸管切除と一期的吻合、②ハルトマン手術、③人工肛門造設術がある。
3. 術式選択においては、手術侵襲を重要視し、POSSUM評価の生理的スコア（PS）を考慮して、手術侵襲スコア（OS）を軽減を図った術式選択を行う。
4. 全身管理の中で、敗血症性ショックに対しては、エンドトキシン吸着療法を行う。
5. 大腸穿孔による腹膜炎の死亡原因の77％が感染症であり、術後の感染制御は重要である。

自己チェック！

（問）正しいものに○を、誤ったものに×をつけよ。

( ) 1. 感染性の術後合併症の中で腹腔内膿瘍が最も頻度が高い。
( ) 2. 腹腔内の汚染程度を示すHinchey分類において、Ⅲ度は便汁性腹膜炎である。
( ) 3. APACHE-Ⅱスコア、POSSUMスコアの評価項目に凝固機能は含まれない。

（正解　1×　2×　3○）

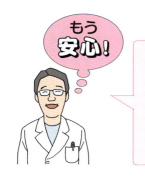

指導医から、大腸穿孔による腹膜炎患者に対する全身状態の評価法や予後および術後合併症の発生頻度の予測法を教わった卒後5年目のH君。「いまなお、致死率の高い大腸穿孔の患者を助けるためには、①科学的な患者評価と治療選択、②低侵襲手術、③具体的なケアが大切だ！」と繰り返し自分に言い聞かせるH君であった。

参考文献

1. 福田直人ほか：日腹部救急医会誌 1994.
2. 陳　尚顕ほか：日消外会誌 2010.
3. 高瀬　真ほか：日本大腸肛門病学会誌 1999.
4. 丹羽浩一郎ほか：日腹部救急医会誌 2013.
5. 岩崎衣津ほか：日救急医会誌 2012.
6. 神田光郎ほか：日腹部救急医会誌 2006.
7. 高橋宏幸ほか：日腹部救急医会誌 2014
8. Catalano C, et al: AJR Am J Roentgenol 2003.
9. 福原菜摘ほか：第69回日本消化器外科学会総会（会議録PD-7-4）.
10. 黒田久弥ほか：日腹部救急医会誌 1999.
11. 猪狩公宏ほか：日腹部救急医会誌 2010.
12. 猪狩公宏ほか：日臨外会誌 2011.
13. Young-Fadok TM. http://www.fascrs.org/physicians/education/core_subjects/2011/diverticular_disease
14. Oberkofler CE, et al: Ann Surg 2012.
15. Zingg U, et al: Colorectal Dis 2010.
16. 久保田哲史ほか：日腹部救急医会誌 2013.
17. 秋吉高志ほか：日臨外会誌 2005.
18. 福田賢一郎ほか：日消外会誌 2008.
19. 橋爪　正：下部消化管手術．炭山嘉伸：周術期感染対策マニュアル．南江堂，東京，2006.

術前テーマ 22

腸閉塞症を認める患者の手術

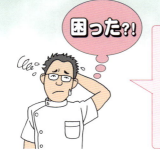

後期研修2年目のN君。腹部が今にも張り裂けそうに膨隆した患者が来院した。癒着性の腸閉塞症を疑ったが腹部手術の既往はない。腹部単純X線写真でも、腸閉塞に特徴的な小腸ガス像（ニボー）を認めず、拡張した大腸ガスを認めるのみであった。典型的な腸閉塞症とは考えにくく、診断に悩むN君であった。

症例

72歳、男性。1カ月前から腹部膨満感を自覚していたが、徐々に増強し、腹痛を伴うようになったため、受診した。嘔吐はないものの、排便を1週間認めていなかった。既往歴として特記すべきことはなく、腹部手術の既往もなかった。腹部は著明に膨隆しており腸蠕動は亢進していたが、腹膜刺激症状は認めず、また鼠径部に異常所見は認めなかった。バイタルサインは、血圧102/60mmHg、脈拍 80回/分・整、体温37.2℃。血液生化学検査は白血球8,000/μL、赤血球 380万/μL、Hb 11.3g/dL、血小板34万/μL、GOT 34IU/L、GPT 38 IU/L、BUN 28mg/dL、Cr 0.8mg/dL、CRP 0.8mg/dLであった。腹部単純X線写真（図1）を示す。

図1 腹部単純X線写真

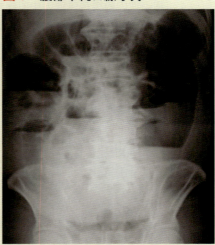

図2 大腸内視鏡検査（自験例）

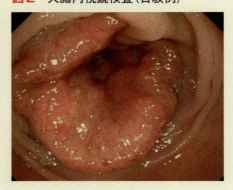

Q1 腹部単純写真（図1）の所見について正しい記載はどれか？

a. 小腸の閉塞が疑われるが、血行障害はない。
b. 小腸の閉塞が疑われ、血行障害（絞扼）を認める。
c. 麻痺性腸閉塞である。
d. 大腸（主に左側）の閉塞が疑われる。
e. 腸管穿孔による腹膜炎を呈している。

Q2 大腸内視鏡検査でS状結腸に（図2）の所見を認めた。まず考慮すべき治療方針はどれか？

a. 経鼻的イレウス管留置
b. 内視鏡的ステント留置術
c. 人工肛門造設術
d. S状結腸切除術（一期的吻合）
e. ハルトマン手術

1. 患者の状況把握 ⇒ 情報収集から

▶注目すべき所見

①徐々に発症した腹部膨満感　②嘔吐なし　③腹膜刺激症状なし　④腸蠕動は亢進
⑤バイタルサインは正常　⑥血液検査では軽度の炎症反応と貧血，BUN上昇あり（脱水？）
⑦腹部単純X線写真で，拡張した大腸ガスを認める

▶除外診断に使用できそうな所見

①腹部手術既往なし　②鼠径部に異常なし

　大腸の腸閉塞の原因として，左側大腸癌が多い。細菌の多い大腸に閉塞が生じると，閉塞部位の口側大腸に閉塞性腸炎を発症し，敗血症へと進展する。また，口側大腸壁の伸展に伴う血行不全のため，穿孔を生じ，細菌性腹膜炎などの重篤な病態を形成する。さらに，このような状態不良な口側腸管を用いた再建では，縫合不全や狭窄の危険が存在する。安全な治療を行うためには，どのような治療戦略があるのだろうか？ どうすれば，縫合不全から回避できるのだろうか？
　大腸癌による腸閉塞を発症した患者さんの術前評価とその周術期管理について考えてみよう！

大腸癌による腸閉塞の術前評価と周術期管理について学ぶ！

【階層化へのキーワード】
①大腸癌による腸閉塞患者の手術選択による階層化（著者作）
②右側大腸癌による腸閉塞に対する治療方針（著者作）
③左側大腸癌による腸閉塞に対する治療方針（著者作）

2. 診断しよう！ ⇒ 鑑別診断と診断へのアプローチ！

Check1 大腸（癌）の腸閉塞[注1)]に対する基礎知識を整理しておこう

- 腸閉塞症の三大原因は，癒着・ヘルニア・大腸癌である[1)]。
- そのうち，癒着・ヘルニアによる腸閉塞症は小腸の腸閉塞症（small bowel obstruction）であることが多い。
- 小腸の腸閉塞症に関しては，（p.390 術後テーマ19）を参照。
- 大腸の腸閉塞症の原因は，大腸癌が86％を占め，最多である[2)]。
- 一般に，大腸の腸閉塞症は小腸の腸閉塞症と比べ，軽度の症状が徐々に出現し，嘔吐はまれである。全身症状は比較的軽度で，脱水，電解質異常もまれであると報告されている[3)]。
- 大腸癌全体に占める大腸癌による腸閉塞（large bowel obstruction）の発生頻度は7〜20％と報告されている[4)]。
- 大腸癌による腸閉塞は，Oncologic emergencyであり，患者の全身状態が不良であることが多く，また口側腸管の著明な拡張・浮腫を認め，閉塞性大腸炎が併存した状態である。そのため緊急処置が必要な病態である[5)]。
- 閉塞部口側腸管の内圧上昇による粘膜血流障害，腸管平滑筋の攣縮，腸内細菌の異常増殖が生じ，敗血症もしくは腸管の穿孔が発生する危険性がある（図3）。
- 通常大腸癌イレウスは，右側大腸癌（盲腸，上行結腸，横行結腸）で発症する頻度は低く，左側大腸癌（下行結腸，S状結腸，直腸）で発症する頻度が高い[5)]。
- この章では，耐術可能な大腸癌による腸閉塞について論じる。

図3 大腸穿孔による腹膜炎の階層化に応じた治療方針（著者作）

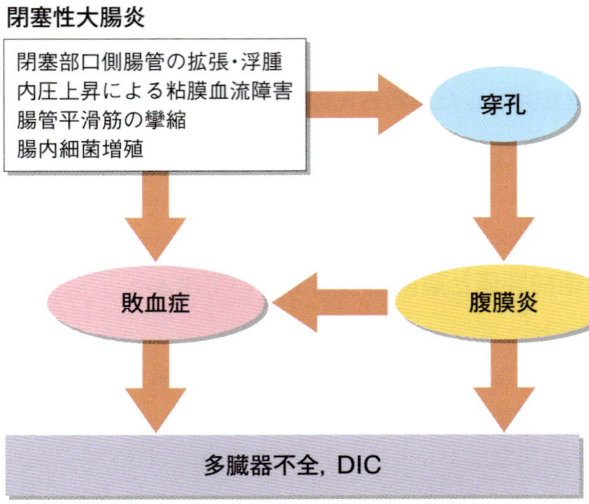

閉塞性大腸炎
- 閉塞部口側腸管の拡張・浮腫
- 内圧上昇による粘膜血流障害
- 腸管平滑筋の攣縮
- 腸内細菌増殖

→ 穿孔 → 腹膜炎 → 敗血症 → 多臓器不全，DIC

Check 2 　大腸癌による腸閉塞の診断に有用な検査法は？

- 腹部単純X線写真で，狭窄部位から口側の大腸の拡張を認める（比較的診断は容易）[6]（図4）。
- 腹部単純X線写真で大腸癌による腸閉塞を疑った場合には，大腸内視鏡検査，注腸検査（ガストログラフィン）などで確定診断を得る。
- また，病態把握，ならびに治療方針（根治手術可能か否か）を決定するためにはCT検査は必須である。

図4　腹部単純X線写真での腸閉塞症の鑑別診断（自験例）

a. 小腸の腸閉塞（胃管留置中）

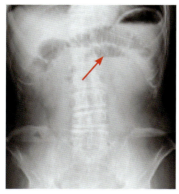

小腸の拡張
ニボーを認める（→）
拡張腸管にケルクリング皺襞を認める

b. 大腸の腸閉塞

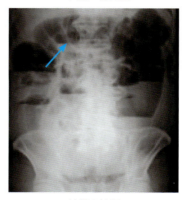

結腸の拡張
拡張腸管にハウストラ（→）を認める。

c. 大腸の腸閉塞のCT像

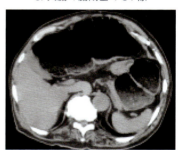

Q1 解説と答え

- 腹部単純X線写真で，拡張した大腸ガス（主に横行結腸から下行結腸）を認める。
- 下行結腸の肛門側およびS状結腸の大腸ガスが欠損しており，下行結腸からS状結腸の狭窄が疑われる。
- 腸蠕動が亢進しており，麻痺性イレウスや絞扼性イレウスは否定的。
- 腹膜刺激症状を認めないこと，炎症所見が軽度であること，腹腔内遊離ガス像（Free Air）を認めないことより，腸管穿孔は生じていない。

（正解▷d）

Points!

大腸の腸閉塞の基礎知識

1. 大腸の腸閉塞の原因で最も頻度が高いのは，大腸癌である。
2. 大腸癌による腸閉塞は，Oncologic emergencyであり，緊急の処置を要する病態である。
3. 大腸癌による腸閉塞は，左側大腸癌(下行結腸，S状結腸，直腸)で生じる頻度が高い。

3. 的確な治療を行うための合併症の重症度分類(階層化)

Check 3 耐術可能な大腸癌による腸閉塞患者の階層化はどのようにするの？

1. 耐術可能な大腸癌による腸閉塞の階層化に関する要点

- 大腸癌による腸閉塞に関して，術前に頻用されている階層化は存在しない。
- 近年の大腸手術に関するメタアナリシスにおいて，縫合不全の危険因子の1つとして緊急手術があげられている[7]。
- 大腸の腸閉塞に対する手術症例の大多数は大腸癌によるものであり，その際，緊急手術を回避するため，可及的な腸管内減圧処置を行う必要がある。
- このように，大腸癌による腸閉塞の手術に際して，術後合併症の頻度を減少させるには，①手術の緊急性，②病変の口側大腸の減圧の必要性，の2項目を考慮する必要があり，2つの側面から階層化が行われる(**図5，表1**)。
- すなわち，大腸癌による腸閉塞の階層化としては，①緊急手術が必要な場合，②腸管内減圧が必要な待機手術の場合，③腸管内減圧が不必要な待機手術の場合，に階層化できる。
- 大腸癌による腸閉塞に対する手術の緊急性という点においては，①大腸癌の局在(右側大腸癌は減圧処置が効かない)と②併存疾患(穿孔に伴う腹膜炎)の有無により，判断する。すなわち，右側大腸癌や穿孔のある左側大腸癌は，緊急手術の対象となる。
- 一方，穿孔のない左側大腸癌による腸閉塞の場合には，原則，待機手術となる。
- 待機手術を選択する意義は，①病変の評価が可能となること，②口側大腸の減圧処置が行うことができ，縫合不全などの合併症を減じることができるからである。
- 待機手術において，口側大腸の減圧処置の必要性は，閉塞状態(完全閉塞か，不完全閉塞か)によって判断する(**表1**)。

図5 大腸癌による腸閉塞患者の手術選択からみた階層化（著者作）

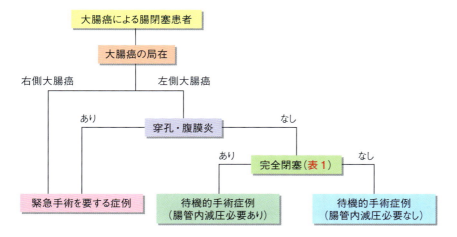

表1 左側大腸癌による腸閉塞の進行程度の評価（著者作）

左側大腸癌	症状	炎症反応	腹部単純X線写真
不完全閉塞	排ガス・排便はわずかながら認める。腹痛・腹部膨満はないか軽度	異常なし	口側大腸の拡張なしまたは軽度拡張を認める
↓ 完全閉塞	排ガス・排便を認めず腹痛・腹部膨満が重度（腹部膨満＞腹痛）	異常なしまたは軽度の炎症反応上昇	著明な口側大腸の拡張あり
↓ 穿孔	重度の腹痛・腹膜刺激症状あり腹部膨満は軽度（穿孔による）	著明な炎症所見（SIRS）	腹腔内遊離ガス像。腸管の拡張は穿孔により軽減

2．大腸癌による腸閉塞の階層化に及ぼす大腸癌の局在の影響

- 右側大腸では，便が液状であり腸閉塞の発症頻度は低いが，発症した場合には，完全閉塞状態であり，症状が重篤になりやすい。
- 右側大腸癌は，肛門から距離があり，また口側近傍にはバウヒン弁があるため，口側腸管内の減圧処置が不十分になることが多い。
- 一方，左側大腸癌は，腸閉塞の発症頻度が高く，口側大腸の減圧処置による効果が期待される。

【右側大腸癌】

- 右側大腸癌による腸閉塞は，完全閉塞が多く，経口，経肛門的に減圧処置を施すことが難しく，腸閉塞を発症すると重篤な症状を呈する。
- 右側大腸癌による腸閉塞では，穿孔を伴う腹膜炎を併発している場合のみならず，原則，緊急手術となる。
- すなわち，右側大腸癌による腸閉塞は，全例，「緊急手術を必要とする症例」として位置付けられる。

- 切除後の再建は回腸結腸吻合であり，縫合不全が少ないので，術式は，一期的切除再建が選択され，人工肛門造設は不要と考えられている。

【左側大腸癌】
- 左側大腸癌は，原則どおり，①緊急手術が必要な場合，②腸管内減圧が必要な待機手術の場合，③腸管内圧が不必要な待機手術の場合，の3つに階層化できる（**図5**）。
- 左側大腸癌の緊急性の判断は，併存疾患（穿孔に伴う腹膜炎）の有無で決められる。
- 左側大腸癌において，口側大腸の減圧処置の必要性は，閉塞状況（完全閉塞か，不完全閉塞か）による。
- 減圧処置には，①人工肛門，②経肛門的イレウス管，③ステント留置術があり，その選択についての判断は，①減圧処置の特徴，②大腸癌の局在，③大腸癌の進行程度［閉塞の程度（**表1**）や長径］による。
- 不完全閉塞状態は，全周性の癌により著明な狭窄（大腸内視鏡が通過しないなど）を呈しているが，排ガスや排便をわずかながら認める状態であり，腹部単純X線写真で口側大腸の拡張を認めないか，または軽度の拡張を認める場合である。
- 一方，完全閉塞状態では，排ガス・排便はまったく認めず，腹部症状（腹部膨満＞腹痛）が強くなり，腹部単純X線写真で口側大腸が著明な拡張を示す。
- その後，口側腸管内圧の上昇に伴い，穿孔を生じた場合（腹部単純X線写真で盲腸の径が10cm以上では高頻度に穿孔を生じる）には，重度の腹痛・腹膜刺激所見を認めるようになり，血液生化学検査でも炎症反応の上昇を認める。腹部単純X線検査では，腹腔内遊離ガス像を認めるが，穿孔により腸管の拡張は軽減する。

4. 合併症の重症度分類（階層化）に準じた治療方針

Check 4　大腸癌による腸閉塞の重症度分類（階層化）に応じたケアはどうするの？

- 大腸癌による腸閉塞のマネージメントのポイントは，①全身管理，②緊急疾患としての管理，③大腸癌治療，の3つである。
- 大腸癌による腸閉塞の階層化に応じた治療選択を行う前提として，敗血症や他臓器不全の有無，を検討し耐術性を評価する。
- 耐術性ありと判断された場合，術前検査として，①原因となる大腸癌の局在（右側大腸癌か，左側大腸癌か），②併存疾患（穿孔に伴う腹膜炎）の有無，③閉塞の程度（完全閉塞か，不完全閉塞か），を評価する。

- すなわち，大腸癌による腸閉塞が疑われた患者に対しては，まず理学所見，血液生化学検査，腹部単純X線写真および腹部CT検査にて穿孔による腹膜炎の有無を評価する。
- 次に，原因となる大腸癌の局在を明らかにする。
- 右側大腸癌による腸閉塞では，緊急手術を行う。
- 左側大腸癌では次のように評価を進める。
  ①穿孔による腹膜炎の所見の有無⇒②閉塞状態の評価（完全閉塞か，不完全閉塞か），と進める。
- その評価によって，①手術のタイミング，②腸管減圧処置の必要性と種類，③絶食もしくは低残渣食の必要性を決定する。
- 以下，局在別に詳細に治療方針について述べる。

1．右側大腸癌による腸閉塞に対する治療方針について（図6）

- 右側結腸では便が液状であるため，左側結腸と比べ腸閉塞を生じる頻度は低い（発生した場合は，ほとんどが完全閉塞状態である）。
- 右側結腸癌による腸閉塞の場合には，原則，緊急手術として一期的右側結腸切除再建術を行う[4]（減圧処置がとりにくく，縫合不全の少ない回腸結腸吻合となるため）。
- 海外でも同様に再建を伴う一期的手術が90％以上の症例で行われている[8]。
- 不完全閉塞のため，保存的減圧の後に待機的な手術を行うため，通常経鼻イレウスチューブで減圧を行う[4]。
- また腫瘍切除を行わない減圧手術（回腸人工肛門造設術や回腸横行結腸バイパス手術など）は，内圧上昇による盲腸穿孔やbacterial translocation[注2]の危険性があるため，推奨されていない[4]。

図6 右側大腸癌による腸閉塞に対する治療方針（著者作）

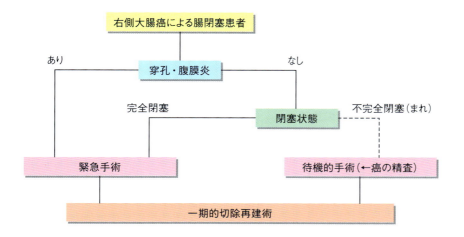

2. 左側結腸癌による腸閉塞に対する減圧処置と治療方針について

a. これまでのエビデンス
- 「口側人工肛門＋二期的腫瘍切除」と「一期的腫瘍切除＋人工肛門造設術」を比較したRCTでは，死亡率，合併症率は両群間で差を認めなかった。しかしながら，前者で人工肛門の閉鎖率が高く，術前の減圧目的に人工肛門造設することの有用性が明らかになった[9]。
- 「口側人工肛門＋二期的切除再建術」は，「一期的切除再建術」より縫合不全が少ないことがRCTで明らかになった[10]。
- また前述のメタアナリシスでは，緊急手術を回避することで，縫合不全が減少することが明らかになった[7]。

b. 大腸ステント（SEMS；self expandable metalic stent）
- 欧米を中心にその有用性が報告され，本邦でも保険適用となった。
- 従来は手術適応のない症例で緩和的な目的で使用されていたが，近年では根治手術への橋渡し（Bridge to surgery）としての報告が多い[11]。
- 手術単独に比べて，人工肛門造設術の頻度が減少したとする報告[12]や，一期的吻合率が上昇したとする報告，術後合併症が低下したとする報告や，入院期間が短縮したとする報告[13]がある。

c. 経肛門的イレウス管
- 本邦を中心に用いられている。
- 安価であるが，減圧効果はあまり高くなく，頻回の洗浄が必要である。
- 大腸ステントと経肛門的イレウス管の有用性を比較した報告はないが，過去の報告をまとめると**表2**のようになる。

d. 左側大腸癌による腸閉塞に対する治療方針
- まずは経肛門的減圧処置（経肛門的イレウス管もしくは大腸ステント留置）を試みる。
- 挿入・留置可能で，口側腸管の十分な減圧が行えた症例に対しては待機手術（一期的切除再建）を行う。
- 挿入・留置不可能であった場合には，緊急手術を行う。
- 緊急手術は，閉塞部の口側腸管に人工肛門を造設し，二期的に切除再建を行うか，もしくは，原発巣切除の上，人工肛門を造設するハルトマン手術を行う（**図7**）。

表2 経肛門的イレウス管とステント留置術の比較

	経肛門的イレウス管	ステント留置術
共通点	一期的吻合を可能にする・術後合併症を低下させる・人工肛門を回避できる・在院日数短縮	
利点	安価・下部直腸癌にも留置可能	右側結腸にも留置可能・減圧効果高い・通院可
欠点	洗浄が必要となる・減圧効果が低い・入院要	高価・下部直腸癌は不可能

（「消化器外科minimal requirements 実践応用編」メジカルビュー社から引用）

D. 局所病変がすでに全身状態に影響している患者の術前評価の階層化と対策

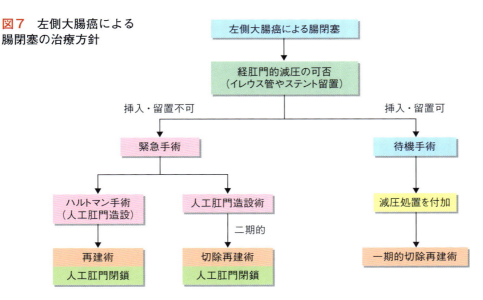

図7 左側大腸癌による腸閉塞の治療方針

(「消化器外科minimal requirements 実践応用編」メジカルビュー社から引用改変)

Q2 解説と答え

- 本症例は，腹部単純X線写真，大腸内視鏡検査よりS状結腸癌による腸閉塞と考えられる。
- 腹膜刺激症状を認めないこと，腹部単純X線写真で腹腔内遊離ガスを認めないこと，血液生化学検査で，炎症反応の上昇が軽度であることより，穿孔による腹膜炎は否定的。
- 排便を認めず，腹部単純X線写真で口側大腸の著明な拡張を認めることから，**表1**より完全閉塞を呈しているものと考えられる。
- **図7**より左側大腸癌による腸閉塞の治療方針は，まず経肛門的減圧処置であり，経鼻的イレウス管は無効である。また減圧が可能であれば手術は待機的に行う方が合併症の発症率も低い。
- まず考慮すべき処置は，経肛門的減圧処置であるが，無効の場合には緊急で人工肛門造設術やハルトマン手術を考慮する。

(正解▷ b)

Points!

大腸癌による腸閉塞の治療

1. 大腸癌による腸閉塞は，①緊急手術の必要性，②閉塞状態(不完全閉塞，完全閉塞)の観点から重症度の階層化を行う。
2. すなわち，①緊急手術症例(右側大腸癌による腸閉塞，穿孔による腹膜炎)，②減圧処置を必要とする待機手術症例，③減圧処置を必要としない待機手術症例，に階層化される。
3. 右側大腸癌による腸閉塞に対しては，緊急手術(一期的手術)を選択する。
4. 左側大腸癌による腸閉塞対して，不完全閉塞症例には，①絶食・低残渣食の後，待機手術を行う。完全閉塞症例には，②腸管減圧処置の後に待機手術を行う。また，穿孔症例には，緊急手術を行う。

> **自己チェック！**
>
> （問）　正しいものに〇を，誤ったものに×をつけよ。
> （　）1．大腸の腸閉塞の原因で最も頻度が高いのは，憩室炎である。
> （　）2．大腸手術後の縫合不全の危険因子として緊急手術がある。
> （　）3．右側結腸癌による腸閉塞の場合には，一期的右側結腸切除再建術を行っても合併症発症率は変化しない。
> （　）4．左側結腸癌による腸閉塞に対する経肛門的イレウス管は安価で，減圧効果が高く有用である。
>
> （正解　1×　2〇　3〇　4×）

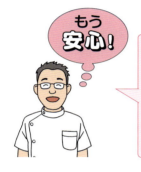

腹部CT検査，大腸内視鏡検査からS状結腸癌による腸閉塞と診断し，ステント留置の準備を開始したN君であった。減圧処置が早かったため，穿孔を発症せずに待機手術が行えることとなり，ホッと胸をなで下ろしたN君。診断と術前ケアの大切さを痛感していた。

◆ 注釈（専門用語を理解しよう！）
1）**【腸閉塞とイレウス】** 本来，イレウスは腸蠕動不全による腸管の運搬機能障害であり，小腸麻痺を意味する。そのため欧米の教科書などでは，「Ileus」と「bowel obstruction」は区別されている[1]。しかしながら本邦では慣習的に「bowel obstruction」を「イレウス」と呼び，「大腸癌イレウス」などの呼び方も定着しているのが現状である。
2）**【Bacterial translocation】** 主に絶食を余儀なくされる状況で，腸管粘膜の防御力の破綻，全身や局所の免疫力の低下，腸管運動障害による腸管細菌の異常増殖などの理由により，本来消化管の中にとどまる腸内細菌やその分泌毒素が腸管粘膜上皮のバリアを越えて血流やリンパ流を介して体内に移行し，肝機能障害や感染を引き起こした状態。

● 参考文献

1. 安達洋祐：週刊医学界新聞．医学書院，2014．
2. 恩田昌彦ほか：日腹部救急医会 2000．
3. メルクマニュアル医療専門家向け日本語オンライン版．
4. 幸田圭史：日本消化器外科学会教育集会2010資料．
5. 宇野彰晋ほか：日腹部救急医会誌 2000．
6. 斉田芳久ほか：日腹部救急医会誌 2010．
7. Bakker IS, et al：Br J Surg 2014.
8. Michael RB, et al：Surgery of the anus, rectum and colon 2008.
9. Kronborg O, et al：Int J Colorectal Dis 1995.
10. Jiang JK, et al：Dis Colon Rectum 2008.
11. Van den Berg MW, et al：Br J Surg 2014.
12. Tilney HS, et al：Surg Endosc 2007.
13. Watt AM, et al：Ann Surg 2007.

II

消化器外科手術の術後合併症の早期診断と治療方針

術後/解説

消化器外科手術の術後合併症の早期診断と治療方針

術後管理・ケアのポイント

「手術操作」は，人工的に外傷を負わせ，患部の除去や食物消化の道の作り変えを行う操作である。生体は，動的平衡状態を維持するために，手術という外傷に対して治癒機転を発動するが，場合によっては，不適切な治癒機転が生じ，いわゆる「術後合併症」を発生してしまうことがある。

消化器外科は，食道・胃・小腸・大腸などの消化管や肝臓・胆道・膵臓・脾臓などの実質臓器の疾患を対象とした外科である。消化管は，食物の通り道であり，外分泌や栄養吸収に関わっている。一方，実質臓器は，外分泌や内分泌に関わっている。そのため，他の外科手術と比べ，消化器外科手術の特徴は，❶絶食期間が長い，❷術後管理のため患者の体に多くの管を留置している，❸再建（縫合・吻合）を必要とする，などがあげられる。そのため，消化器外科における術後管理・ケアのポイントは，❶絶食・栄養管理，❷ドレーン（チューブ）の管理，❸術後合併症の早期発見と対応，❹精神的ケア，である。

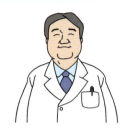

> **鉄則 1** 術後管理・ケアのポイント
> 1. 絶食・栄養管理
> 2. ドレーン（チューブ）の管理
> 3. 術後合併症の早期発見と対応
> 4. 精神的ケア

絶食・栄養管理

消化器外科領域において，術後にまず問題となることは，絶食期間が長いということである。栄養管理という観点においては，「経口栄養＞経腸栄養＞静脈栄養」の順に考えることが基本であるが，消化器外科術後においては，消化管吻合部の安静のため，3～4日間，「絶食・飲水可」としている施設が多い。そのため，術後3～4日間は，点滴による管理となる。

術後4～5日は，外科的糖尿病の時期であり，400～500 kcal/日，水分量は40～50 mL/kg/日，電解質のNaは1.0～1.5 mEq/kg/日（＋補充量），Kは0.4～0.7 mEq/kg/日（＋補充量）の投与とする。術後1週間以上の期間，絶食を必要とする際には，経腸栄養や高カロリー輸液による栄養管理を行う。経腸栄養においては，❶適応，❷流動食の種類・投与量・投与経路，❸合併症，を考慮する。高カロリー輸液においては，❶カロリー，❷水分量と電解質，❸合併症，を考えておかねばならない。

> **鉄則②　経腸栄養**
> 1. 適応
> 2. 流動食の種類・投与量・投与経路
> 3. 合併症

> **鉄則③　静脈栄養・高カロリー輸液**
> 1. カロリー
> 2. 水分量と電解質
> 3. 合併症

ドレーン(管)の管理

消化器外科手術の術後には、❶腹腔内の情報を得るための「情報ドレーン」、❷胆汁や膵液などの排泄チューブ、❸胃管や排尿ドレーン、などの管が留置されている。術後管理・ケアにおいては、これらのドレーン(管)のマネージメントが大切である。効率のよいドレーンからの排液を得るためには、❶ドレーンの種類と材質、❷ドレーンの先端位置とルート、❸ドレーン先端と中枢側の圧勾配、を考えておくことが大切である。さらに、それぞれのドレーン(管)の抜去に際しては、❶目的達成の評価、❷抜去時期や抜去基準、❸抜去方法、を熟知して行う。ドレーン(管)の取り扱いのスキルを有していることが、術後管理・ケアの達人になる登竜門である。

> **鉄則④　ドレーンからの効率のよい排液**
> 1. ドレーンの種類と材質
> 2. ドレーンの先端位置とルート
> 3. ドレーンの先端と中枢側の圧勾配

> **鉄則⑤　ドレーンの抜去(チューブのマネージメント)**
> 1. ドレーンの目的は達成したか
> 2. 抜去時期や抜去基準
> 3. 抜去方法

術後合併症の早期発見と対応

十分な術前の管理(ケア)や組織の愛護的な手術操作にもかかわらず、手術操作が人的外傷である限り、術後合併症の完全回避は困難である。合併症が生じた際に重要なことは、術後合併症の早期発見・診断とその後の適切な対応である。術後合併症の特徴として、❶**合併症の発生には危険因子と直接原因がある**、❷**発生頻度と好発術後病日がある**、❸**診断時の重症度に違いがある(階層化)**、があげられる。

消化器外科における手術関連合併症には、全身的な合併症(肺炎や心不全)

と腹腔(胸腔)内の合併症がある．相互に影響しているものの，全身的な合併症には，患者側の因子(危険因子の存在)が大きく影響しており，腹腔(胸腔)内の合併症は，手術操作が大きく関与している．

　手術操作は，剥離・切離・シーリング・縫合・吻合などからなり，❶止血，❷細菌のコントロール，❸組織の愛護，が大切だと言われている．これらの手術操作に問題があった際に手術直接関連合併症が発生する．すなわち，手術合併症として，❶シーリング不良(術後出血，リンパ漏など)，❷臓器損傷(膵液瘻，胆汁漏など)，❸神経損傷(臓器機能不全，腸管麻痺，下痢など)，❹吻合部トラブル(縫合不全，吻合部狭窄など)，❺術後の癒着(腸閉塞など)，❻SSI，などがあげられる．

　合併症は，手術操作を起因としているが，その発症までには時間を要する場合がある．例えば，吻合部トラブルである縫合不全の原因の多くは，静脈還流障害である．吻合部の張力やねじれ等が起因となり，吻合部の静脈還流不良が生じ，その結果，吻合部の治癒機転が不良となって縫合不全を生じる．そのため，多くの縫合不全は，術後4～5日に発症する．また，このようなことは，臓器によって生じやすさが異なっている．それゆえ，われわれは，手術合併症の発生頻度や好発術後病日を周知したうえで，発生予見した術後管理(ケア)をしなければならない．

　発生した合併症は，経時的に重症化していき，生命の危険を冒してくる．そのため，術後管理(ケア)においては，❶合併症を予防する手術手技と術前・術後管理(ケア)，❷合併症の早期発見，❸合併症の重症化の予見と阻止，が重要である．万一，合併症が生じた場合，現在の状況は重症度分類(階層化)のどのステージに位置しているかを判断し，さらなる重症化を食い止める治療にとりかかる．「後手に回った合併症管理」ほど，危険なものはない．

　本章では，それぞれの合併症の診断と重症度の階層化，さらには重症度に応じた治療法について論じてみたい．

鉄則❻　術後合併症の特徴
1．合併症の発生には危険因子と直接原因がある
2．発生頻度と好発術後病日がある
3．診断時の重症度に違いがある(階層化)

鉄則❼　合併症の対策
1．合併症を予防する手術手技と術前・術後管理(ケア)
2．合併症の早期発見
3．合併症の重症化の予見と阻止

術後/概説

消化器外科手術に共通して生じる頻度の高い術後合併症

1. 現状 —どのような合併症が，どのくらい発生しているのだろうか？—

- 2010年にNCD（National Clinical Database）が設立され，2011年1月から症例の登録が開始した。
- 表1は，2011年に登録された消化器外科領域の術死（術後30日以内）と手術関連死（術後3カ月以内）の一覧である。
- これらの死因のなかには，原病死が含まれているものの，手術関連合併症によるところが大きい。
- 外科医にとって，「合併症ゼロ」に向けた努力はきわめて大切なことである。

表1　消化器外科領域の手術関連死の現状

2011年	手術件数	術死	手術関連死
食道	16,065	1.3%	3.7%
胃・十二指腸	142,926	1.5%	3.2%
小腸・結腸	335,953	1.9%	3.6%
直腸・肛門	90,765	0.9%	1.6%
肝	49,644	1.3%	2.4%
胆	225,696	0.4%	0.9%
膵	29,027	1.3%	2.8%
脾	7,751	2.2%	3.5%
その他	51,997	4.9%	8.0%

（NCDより引用）

2. 合併症は，どのような原因で発生するのだろうか？

- 消化器外科手術で重要なことは，①止血操作，②細菌のコントロール，③組織の愛護，と言われている。
- 消化器外科手術の共通した合併症は，①脈管のシーリング不良による出血，リンパ漏，消化液漏出，②細菌のコントロール不良による感染症[SSI（表2）など]，③過剰な手術侵襲による生体反応の異常，によるものである。
- 消化器外科手術の術後合併症に関係する生体反応として，①体液の移動（術直後はサードスペース⇒2～3日目に血管内へ移動），②凝固系の変動（出血量に応じるが，胃切除術では，術後1～3日には凝固系が優位，4～7日には線溶系が優位），③代謝の変化（例えば，外科的糖尿病），④その他[SIRS，代償性抗炎症反応症候群（CARS），ホルモン変動など]，がある。
- 体液の移動は，循環・呼吸機能に負担がかかる。
- 凝固系の異常は，術後出血や静脈血栓・塞栓の発症に影響する。

表2　SSIに影響する因子

患者因子	●高齢・乳幼児　●低栄養　●糖尿病　●喫煙　●肥満　●離れた部位に同時に存在する感染 ●微生物の定着　●ステロイドの全身投与　●術前入院期間5日以上　●術中低体温
手術因子	●手洗い時間　●皮膚の消毒　●術前の剃毛　●術前の皮膚の準備　●手術時間 ●術後感染発症阻止抗菌薬の投与　●手術室の換気　●手術機器の非適切な滅菌 ●手術野の異物　●ドレナージ（閉鎖吸引式が基本）　●手術手技

3. 発症を早期に見出すために —合併症の好発時期を知ろう！—

- 術後2〜3日には，人工呼吸による無気肺や体液がサードスペースから，血管内へ戻ることに起因する肺水腫や心不全を発症しやすい（図1）。
- 凝固系が回復し，線溶系が活性化しはじめる術後5日目あたりから静脈血栓・塞栓症が発症する（ただし，肺塞栓症などは離床する術後2〜3日目に発症することもある）。
- シーリング不良による術後出血，リンパ漏，消化液漏出は術直後〜術後2日に発症することが多い。
- 細菌感染が成立して，細菌が増殖，臨床的な症状を示すまで，4〜5日必要である。それゆえ，術後4〜5日目に感染性合併症やSSIを生じる。
- 機能的な合併症は，食事開始により有症状となることが多い。そのため，術後4〜5日目（場合によっては術後7日以降）に発症する。

図1　消化器外科手術における比較的頻度の高い一般的な合併症の発症時期

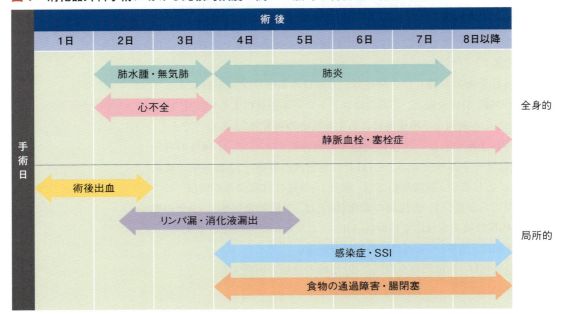

4. 頻度の高い消化器外科手術後の一般的な合併症

- 頻度の高い一般的な消化器外科手術後の合併症を図2に示した。
- 頻度の高い全身的な合併症は，①手術操作によるもの，②感染症，③循環動態の変化に伴うもの，④呼吸機能に関連するもの，⑤凝固・線溶系に関連するもの，に分類することができる。
- これらは，①未熟な手術操作，②不十分な細菌感染の制御，③手術侵襲に伴う過剰な生体反応，などに起因して生じる。

図2　消化器外科手術における比較的頻度の高い一般的な合併症（手術に特異的なものは後述）

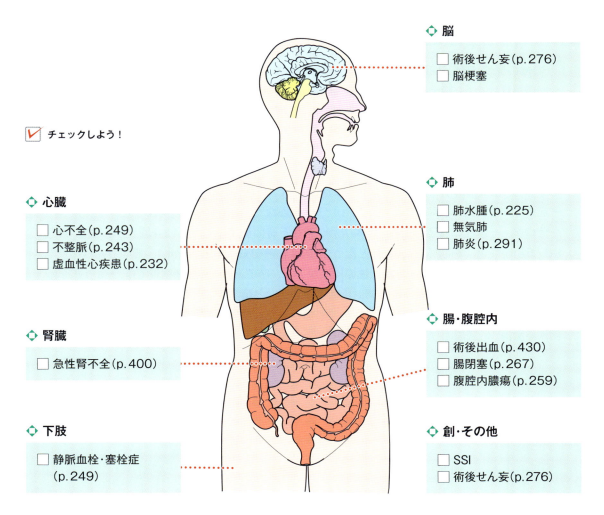

✔ チェックしよう！

◇ 脳
- □ 術後せん妄 (p.276)
- □ 脳梗塞

◇ 心臓
- □ 心不全 (p.249)
- □ 不整脈 (p.243)
- □ 虚血性心疾患 (p.232)

◇ 肺
- □ 肺水腫 (p.225)
- □ 無気肺
- □ 肺炎 (p.291)

◇ 腎臓
- □ 急性腎不全 (p.400)

◇ 腸・腹腔内
- □ 術後出血 (p.430)
- □ 腸閉塞 (p.267)
- □ 腹腔内膿瘍 (p.259)

◇ 下肢
- □ 静脈血栓・塞栓症 (p.249)

◇ 創・その他
- □ SSI
- □ 術後せん妄 (p.276)

術後テーマ1

手術終了5時間後の頻脈と低血圧

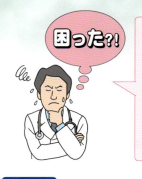

困った?!

卒後14年目のU医師（消化器外科専門医）。大きな胃癌（長径8cm）に対して胃全摘術を執刀した。開腹下の胆嚢摘出術を受けたことのある肥満（BMI 32kg/m²）患者であり，術中，内臓脂肪と癒着に悩まされた。病棟に帰室時，バイタルは安定していた。手術を無事終え，ほっとして，医局に帰ってきた。術後5時間後，突然のドクターコール！

症例

　60歳の男性（BMI 32kg/m²）。胃小彎を中心とする長径8cmの大きな3型胃癌。遠隔転移や腹膜播種はなく，胃全摘術（脾臓温存，D2郭清）を施行した。急性胆嚢炎に対する開腹下の胆嚢摘出術の既往があり，高度癒着を認めた。手術時間6時間，出血量340mLであり，術中，輸血は施行していない。病棟帰室時は，血圧132/76mmHg，脈拍82回/分，ドレーンは淡血性であった。

　術後5時間後より，脈拍が110回/分と増加，血圧が122/72mmHg，時間尿は24mL/時となるも，意識は鮮明で，ドレーンは淡血性（20mL/時）であったため，輸液の速度を上げて様子をみていた。SpO₂は97%（マスク2L/分），発熱なく，創痛も自制内であった。

　その後，一過性に血圧の上昇を認めたが，術後6時間後には，脈拍124回/分と増加，血圧98/52mmHg，時間尿15mL/分となった（術後輸液総量は1,500mL）。患者さんは不安な表情である。ドレーンからは，淡血性の排液が7mL/時であった。血液検査では，Hb 10.2g/dL（手術直後13.6g/dL），Ht 30%（手術直後39%）と低下していた。その他，炎症所見に異常を認めず，肝機能や腎機能にも異常を認めなかった。腹部超音波検査では，Morison窩，両側傍結腸溝，肝臓周囲（約1cm）に腹水の貯留を認めた。

図1　切除と再建法

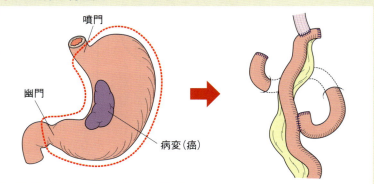

B. 臓器間に共通で頻度の高い合併症の重症度の階層化と対策

Q1 次に行うべき最も適切な検査を選べ。
 a. 経時的な血液検査
 b. 胸腹部単純X線検査
 c. 心臓超音波検査
 d. 腹部CT（MDCT）検査
 e. 血管造影検査

Q2 検査の結果，上十二指腸動脈の分枝の切離断端からの出血であることが判明した。治療法について正しいものを選べ。
 a. 自然止血が可能であるため経過観察する。
 b. 術後出血の総量は500mLであり，まだ輸血を開始する必要はない。
 c. TAEは，固有肝動脈を塞栓する可能性があるので禁忌である。
 d. 緊急性が高いので，再開腹による止血を選択する。
 e. 補充療法として血小板輸血を行い，経過観察する。

1. 患者の状況把握 ⇒ 情報収集から

▶注目すべき所見
①胃癌に対する胃全摘術の術直後に発症　　②突然の発症　　③頻脈と血圧変動（血圧低下）
④乏尿　　⑤HgとHtの低下　　⑥ドレーンからの排出液は，淡血性であり，量は少ない
⑦腹部超音波検査にて，多量の腹水
⑧輸液速度を上げると一過性の血圧上昇（transient responder）

▶除外診断に使用できそうな所見
①発熱なし　②創痛は自制内　③SpO₂は良好

眼点はここ！

　胃全摘直後に発症した頻脈と低血圧！心原性心不全の症状は，低血圧と徐脈を示し，非心原性心不全は低血圧と頻脈を示す。また，術後創痛や発熱のように交感神経が興奮している場合には，高血圧と頻脈である。
　術後の低血圧と頻脈は，相対的な循環血流量の低下を意味する。すなわち，①出血，②脱水，③アナフィラキシーなどで末梢血管が拡張した状態，である。輸液をしているために，他覚所見に乏しいが，早期診断と早期治療が求められている。重要臓器の酸素化が危ない！
　術後出血に対する評価と対処法を再確認しよう！

Goal! 術後腹腔内出血の診断・重症度判定・治療・予防について学ぶ！

☞【階層化へのキーワード】
①出血量による重症度の階層化
②術後出血の自然経過と重症化
③腹部超音波検査による腹水量の推測
④輸液・血液製剤の適応
⑤止血操作の選択

2. 診断しよう！ ⇒ 鑑別診断と診断へのアプローチ！

Check1　手術直後の頻脈と血圧変動は何を考えるか？

- 手術直後の頻脈と血圧変動の鑑別診断として，①術後出血，②呼吸不全，③心不全，④交感神経興奮状態（発熱・創痛），を考える。
- 術後出血，呼吸不全，心不全の治療は，緊急的な対応が必要⇒すばやく，除外のための検査を行う！
- 術後出血の初期には，頻脈と血圧低下（出血量の多いとき）が生じる（⇔心原性の心不全では，徐脈と血圧低下）。
- その他，臓器への酸素供給不足の症状や交感神経興奮症状として，①乏尿，②不安顔貌・あくび・ため息，③四肢冷汗・体温低下（末梢血管収縮），などを生じる（**表1**）。
- ドレーンからの排液の量や性状は，情報を得るために重要ではあるが，凝血塊などでドレナージ不良なことがあるので注意する。
- HgやHtなどの検査データは，出血直後には変動しないことがあるので注意する。

表1　術後出血の徴候

現症	①頻脈（発熱なし，創痛制御下） ②血圧低下（収縮期血圧80mmHg以下，高血圧の患者は100mmHg以下） ③乏尿（比重の上昇） ④不安顔貌，あくび，ため息 ⑤四肢冷感，体温の低下，冷や汗
ドレーン	①血性（凝血塊でドレナージ不良のある場合があるので注意）
検査	①Ht, Hgの低下（出血開始直後は低下せず） ②血小板の減少

- 術後出血の診断や処置が遅れる理由を**表2**にまとめた。
- 術後出血を疑った場合には，CT（MDCT）検査を行い，造影剤の血管外漏出（extravasation）を確認し，確定診断を行う（CT値が30HU以上の腹水は血性，60HU以上は血腫）。
- MDCT検査では，0.5mL/分以上の出血を診断することが可能である。

表2 術後出血の処置の遅れる理由

① まれな合併症
② 術中止血してきたという自信（「止血してきたのに……」）
③ 術後であり，輸液を行っている ⇒ バイタルの変動少ない
④ 腹腔内という容積が大きい空間
⑤ ドレーンの過信（「凝血塊で閉塞なんて……」）

Q1 解説と答え

- 術後5時間経過後の頻脈，血圧の変動，乏尿
- HbやHtの低下
- ドレーンからの血性の排液少ないが，腹腔内に腹水が貯留

術後出血の可能性 ⇒ 確定診断は腹部CT（MDCT）検査によってextravasationを見出す。

（正解 ▷ d）

3. 的確な治療を行うための「合併症重症度の階層化」

Check 2 術後出血の重症度の階層化と影響する因子

- 術後出血の重症度の階層化は，出血総量で示すことができる（**表3**）。
- 出血量のみからの判断では，Class Ⅰは補充療法で経過観察が可能であるが，Class Ⅱ以上（出血総量1,000mL以上）になると，積極的な止血操作と多臓器不全に対する治療を必要とする。
- 重症化に関与する因子は，①出血総量（凝固因子の欠乏），②出血速度（動脈性か，静脈性か），③出血源，である（**図2**）。
- 出血総量の推測は，①バイタルサイン，②HbとHt（Hb 1g/dLの低下は約400gの出血，Ht 1%の低下は120〜150gの出血に相当），③ドレーンの排液量＋腹部超音波検査所見（**表4**），から推測する。
- 出血速度は，30分（1時間）ごとに出血総量を算定し，出血速度を求める。
- 出血速度が50mL/時間以上の際には動脈性の出血の可能性が高い。
- MDCT検査にて，血管外漏出部位から，出血源となっている血管を同定する。

表3　出血量による重症度の階層化

分類	出血量 (対循環血液量)	脈拍	血圧	精神状態
Class I	15%出血	頻脈	軽い末梢血管収縮, 血圧変動なし	不変
Class II	15〜30%の出血	頻脈	脈圧の狭小化	不安感
Class III	30〜40%の出血	頻脈	血圧低下	精神錯乱
Class IV	40%以上の出血	頻脈〜徐脈	血圧低下	嗜眠傾向

(厚生労働省:輸血療法の実施に関する指針2005, 血液製剤の使用指針2005より引用)

図2　術後出血の重症化(自然経過)

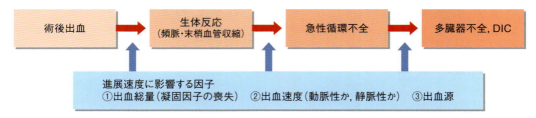

表4　腹部超音波検査による腹水量の推測

	腹水所見のある場所	推定量(mL)
1	Morison窩 and/or 脾腎境界のみ	150
2	1＋Douglas窩または膀胱上窩	400
3	2＋左横隔膜下のみ	600
4	3＋両側傍結腸溝	800
5	4＋右横隔膜下(腹水の厚み0.5cm)	1,000
6	4＋右横隔膜下(腹水の厚み1.0cm)	1,500
7	4＋右横隔膜下(腹水の厚み1.5cm)	2,000
8	4＋右横隔膜下(腹水の厚み2.0cm)	3,000

仰臥位, 50kgの場合
(松本廣嗣ほか:臨床外科 1983より引用)

Points!

1. 術後出血は, 迅速な診断と加療が求められている.
2. 確定診断は, MDCT検査にて行う.
3. 治療方針を立てるには, ①出血総量, ②出血速度, ③出血源, の診断を行う.

Check3 術後出血の階層化に準じた治療のために必要な評価と治療法

- 後述するように,術後出血に対する治療原則は,①補充療法,②止血操作,③他臓器の機能障害の早期発見と対処,からなる.迅速に評価を進め,治療する必要がある.

【補充療法】
- 補充療法は,輸液や血液製剤を用いて行う[1,2].
- 補充療法として,重症度(総出血量)に応じて,血液製剤の適応を決める(図3).
- いわゆる10/30ルール(Hb値10g/dL,Ht30%)は,根拠がない.
- 体重50kgの患者は,循環血液量が約4,000～5,000mLなので,出血総量が,800～1,000mLを超えると赤血球濃厚液の輸血が必要となる.
- 循環血液量の50～100%の出血においては,人工膠質液,赤血球濃厚液のほか,肺水腫や乏尿を生じる可能性があるので,等張アルブミン製剤を投与する.

図3 輸液,血液製剤の適応

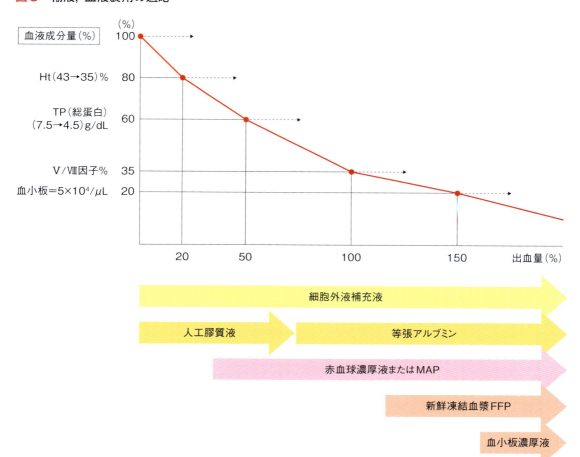

(Lundsgaard-Hansen P, et al: Bibl Haematol 1980より引用)

- 人工膠質液を1,000mL以上必要とする際にも，等張アルブミン製剤を投与する。
- 24時間以内に循環血液量の100％以上の出血や100mL/分以上の急速輸血を必要とする際には，凝固因子の補充のための新鮮凍結血漿，および血小板輸血を行う。
- 目標値は，収縮期血圧90mmHg以上（平均血圧60〜70mmHg以上），尿量0.5〜1.0mL/kg/時以上，Hb7〜8g/dL以上とする。

【止血操作】

- 止血操作が必要と思われる場合は，①輸液や輸血によりバイタルの維持が困難な場合(non-responder)，②動脈性の出血の場合，③大きな静脈からの出血，の場合である（図4）。
- 動脈性出血の止血操作の第一選択は，経カテーテル的動脈塞栓術（TAE）[注1]である（図4）。
- 再開腹の適応は，バイタルサインの維持が困難な場合や急速に進む循環不全のためTAEが危険な場合，すなわち，①出血速度100〜200mL/時，②出血総量1,000mL，や③解剖学的にTAEを行うと危険な臓器壊死を生じる場合，である[5,6]。

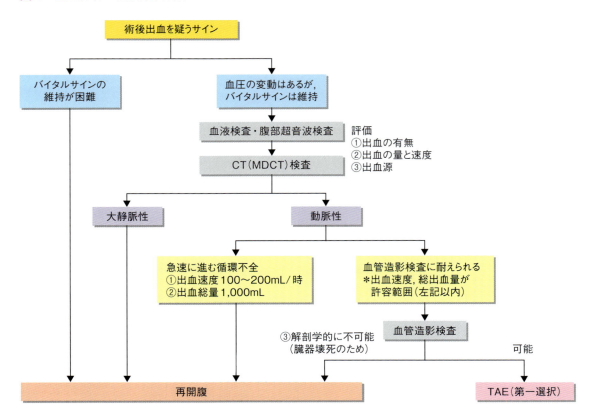

図4　止血操作の選択（著者作）

【多臓器機能障害の予防】

- 術後出血に対する対応が遅れると，出血による循環血液量の減少や組織への酸素供給の低下，凝固因子の枯渇などにより，多臓器障害（MOF）を生じる。
- 多臓器不全としては，低酸素脳障害，心不全，呼吸不全，腎不全，肝不全，DIC，などが生じる。
- 迅速な前述の補充療法や止血操作とともに，臓器不全やDICに対する全身管理が必要となる。

Q2 解説と答え

- 動脈性出血であり，自然止血は見込めない。
- HbやHtの推移，腹部超音波検査の所見から，腹腔内に1,000〜1,500 mLの腹水の貯留を認めている。バイタルサインからは，循環血液量の30％以上の出血が推測される。輸血の適応と考える。
- TAEにより，固有肝動脈の塞栓は可能（一過性の肝機能障害や肝膿瘍を認めることはあるが…）であるものの，出血総量と出血速度から，迅速な止血を必要とする。すなわち，迅速な止血が可能である再開腹を選択すべきである。
- 出血総量が循環血液量の30％程度であること，まだ急速輸血（100 mL/分）の必要はないことから，血小板輸血の適応ではない。

（正解▷ d）

Points!

1. 術後出血の治療原則は，①補充療法，②止血操作，③多臓器障害の早期発見と対応，である。
2. 術後出血の補充療法は，術中出血と術後出血の総量を算定し，血液製剤の適応を決める。
3. 止血操作の第一選択は，TAEである。再開腹手術の選択は，大静脈性の出血，および動脈性の出血で，①出血速度が100〜200 mL/時，②出血総量が1,000 mL以上，③解剖学的に塞栓できない場合，である。
4. 術後出血に伴う多臓器不全（MOF）は，①循環不全，②酸素供給不足，③凝固系異常，による。

4. 合併症ゼロをめざした周術期ケア[7]

Check 4 術後出血の危険因子は？
術中出血と術後合併症の関係は？

- 術後出血の危険因子に関する報告は少ないものの，①術者の未熟さ，②抗凝固薬の服用，③高血圧（動脈硬化），などが考えられている[7]。
- 術後出血の予防として，①確実な術中の血管シーリング，②抗凝固薬に対する周術期のケア，③周術期の血圧のコントロール，などが考えられる。
- 膵切除における膵液漏は術後出血の危険因子の1つである（p.478 術後テーマ27参照）。
- 一方，消化器外科手術の術後合併症の危険因子の1つとして，術中出血や術中輸血があげられるとする報告が多い[7]。
- 食道切除術では，術中出血量が手術関連死亡の危険因子とする報告がある。
- 胃切除術では，術後合併症の危険因子の1つとして，術中出血量や輸血が報告されている。
- 大腸切除術では，創感染に輸血の有無や術中出血量が関与しており，縫合不全には輸血が関与している。
- 肝切除術において，凝固障害が手術死亡と関係し，術中出血量や輸血量は術後合併症の危険因子となる。
- 膵切除術の術後合併症の危険因子の1つとして，術中出血量があげられる。
- 肝臓癌や膵臓癌に対する肝切除術や膵切除術において，輸血の有無は予後因子。
- 輸血を最小限度にとどめるため，手術に際しては組織の愛護と確実な止血操作を心がけることが重要である。
- 輸血の必要性が予想される待機手術では，自己血輸血を考慮する。

Points!

1. 術後出血の危険因子は，①術者の未熟さ，②抗凝固薬の服用，③高血圧（動脈硬化）。
2. 多くの消化器外科手術における術後合併症の危険因子の1つとして，術中出血量と輸血があげられている。
3. 術後合併症の減少のためには，輸血を最小限にとどめ，自己血輸血を考慮する。

自己チェック！

（問）正しいものに○を，誤ったものに×をつけよ。

（ ）1. 術後腹腔内出血において，出血量が循環出血量の15％以上になると血圧低下を示す。
（ ）2. 術後腹腔内出血が0.5 mL/分以上であれば，MDCT検査にて造影剤の血管外漏出として観察が可能である。
（ ）3. 術後腹腔内の動脈性の出血に対する止血の第一選択は緊急手術であり，術後腹腔内出血に対して開腹をためらってはいけない。

（正解　1×　2○　3×）

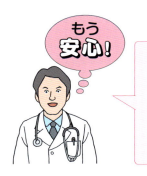

術後出血では，①素早い診断，②出血量と出血スピードの評価，③TAEか再開腹かの勇気ある決断，が大切である。周術期において，①術後出血，②心不全，③呼吸不全は，攻めの治療！油断できない！……と，あらためて考える卒後14年目の消化器外科専門医のU医師であった。

◆ 注釈（専門用語を理解しよう！）
1) 【経カテーテル的動脈塞栓術（TAE）】肝臓癌の治療，腹腔内出血の止血，動脈瘤の破裂防止などで行われる治療。大腿動脈や上腕動脈などの体表近くの動脈を穿刺し，カテーテルを挿入，病変部分へ塞栓物質を詰めることにより塞栓を形成する治療。

● 参考文献
1. 厚生労働省：輸血療法の実施に関する指針．2005．
2. 厚生労働省：血液製剤の使用指針．2005．
3. 松本廣嗣ほか：臨床外科 1983．
4. Lundsgaard-Hansen P, et al: Bibl Haematol 1980.
5. 井上一穂：呼吸器・循環器達人ナース．2013．
6. 杉本博行ほか：日消外会誌 2002．
7. 安達洋祐：消化器外科のエビデンス第2版．医学書院，2011．

術後テーマ2

手術後7日目の呼吸不全

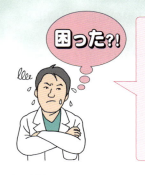

困った?!

卒後10年目のA医師。現在、外科専門医を取得し、毎日執刀の日々を送っている。7日前も胃癌の患者に対し胃全摘術を執刀した。術後5日目に39℃の発熱を認め、CT検査、透視検査で縫合不全と診断したが、ドレナージ良好と判断し保存的に経過観察していた。術後7日目に呼吸困難と酸素濃度の低下にてドクターコール！困った！

症例

74歳、男性。心疾患の既往なし。胃癌の診断で胃全摘術を受けた。術後第5病日に39℃の発熱と上腹部痛を認め、CT検査、上部消化管造影検査にて縫合不全と診断し、保存的治療を行う方針とした。術後7日目に呼吸困難と酸素濃度の低下が出現した。呼吸音は減弱し、湿性ラ音を認めたが、左右差は認めなかった。動脈血酸素飽和度は86%（5L/分マスク）と低下し、動脈血ガス分析の結果はPaO_2 64mmHg、$PaCO_2$ 28mmHg（酸素5L/分マスク）であった。血液生化学検査は白血球12,000/μL、Hb 10.4g/dL、血小板12万/μL、T.Bil 0.8mg/dL、GOT 15 IU/L、GPT 18IU/L、BUN 18.0mg/dL、Cr 0.8mg/dL、CRP 23.4mg/dL、BNP 10pg/mL（20pg/mL以下）であった。縫合不全発症後は、絶食、輸液、抗菌薬の投与以外に薬物投与は行っていない。胸部単純X線写真を示す（図1）。

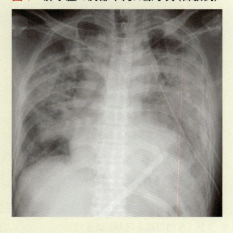

図1　肺水腫の胸部単純X線写真（自験例）

Q1 確定診断と治療方針決定に際し、不要な検査はどれか？ 1つ選べ。

a. さらなる血液生化学検査
b. 胸部CT検査
c. 心臓超音波検査
d. 気管支鏡検査
e. Swan-Ganzカテーテル検査

Q2 検査の結果、非心原性肺水腫（ALI/ARDS）と診断し、人工呼吸器管理を開始した。次に行うべき治療の中で、効果が望めないものは何か？

a. 厳重な輸液管理
b. ステロイド投与
c. 好中球エラスターゼ阻害薬投与
d. 抗菌薬投与
e. β遮断薬投与

1. 患者の状況把握 ⇒ 情報収集から

▶**注目すべき所見**
①胃切除後縫合不全　②呼吸困難　③血中酸素濃度の低下（重度）　④湿性ラ音

▶**除外診断に使用できそうな所見**
①心疾患の既往なし　②呼吸音は左右差なし　③BNP[注1]は正常　④特殊薬剤の投与なし

胃全摘後5日目に発症した縫合不全と，さらに2日後の呼吸不全。胸部単純X線写真上は肺水腫の像であり，動脈血ガスの結果は拡散障害を示している！ 肺胞の間質が水浸しになっている！

術後に生じる肺水腫には，①心原性の肺水腫と，②非心原性の肺水腫がある。心原性肺水腫は，心不全により肺動静脈の圧が上昇するために生じる。非心原性肺水腫は，直接的な肺損傷や高サイトカイン血症などによる血管内皮細胞障害などによって生じる。本症例は，どのタイプの肺水腫であろうか？急いで処置をしないと生命が危ない！

術後の縫合不全後に生じた肺水腫に対する評価と治療法について再確認しよう！

術後の縫合不全に併発した肺水腫の診断・重症度判定・治療・予防について学ぶ！
☞【階層化へのキーワード】
①術後呼吸不全の鑑別
②心原性肺水腫と非心原性肺水腫
③非心原性肺水腫（ALI/ARDS）の自然経過による階層化
④非心原性肺水腫の階層化別治療アルゴリズム（著者作）

2. 診断しよう！ ⇒ 鑑別診断と診断へのアプローチ！

Check1　術後早期に呼吸困難を生じる合併症は？

- 術後早期に呼吸困難を生じる合併症（鑑別すべき疾患）は**表1**のとおりである。
- 肺水腫をはじめとする呼吸器障害は，早期診断・早期治療が重要である（⇒低酸素による臓器障害を生じる）。
- 肺水腫と診断したら，次に①心原性肺水腫，②非心原性肺水腫の鑑別が重要である（**表2**）。

- 心原性肺水腫の診断には，呼吸困難・起座呼吸・ピンク色の泡沫痰が有用である（非心原性肺水腫では，起座呼吸やピンク色の泡沫痰は認めないことが多い）。
- 非心原性肺水腫の原因は，直接的肺侵襲と間接的侵襲（高サイトカイン血症など）とに分けられ（表3），それらの原因により肺の血管透過性が亢進し，肺水腫に陥る病態を急性肺障害（acute lung injury；ALI[$PaO_2/FiO_2 \leq 300$]）や急性呼吸促迫症候群（acute respiratory distress syndrome；ARDS[$PaO_2/FiO_2 \leq 200$]）がある[1]。

表1　呼吸困難を生じる術後合併症

疾患	原因	診断	治療
気胸	食道癌手術（胸膜剥離） 食道・空腸縫合不全 腹腔鏡下手術　陽圧換気	患側の呼吸音減弱 胸部X線写真で肺の虚脱	軽度：経過観察 中等度以上：胸腔ドレナージ
肺水腫	心原性，心不全によるもの 非心原性：直接的肺侵襲 　　　　　間接的侵襲（後述）	胸部X線写真で両側性の浸潤影	後述 （check 4）
無気肺	肺の圧迫（仰臥位） 肺胞内ガスの吸収（気道分泌物） サーファクタントの機能不全	胸部X線写真で肺の虚脱，縦隔の偏位，横隔膜挙上，健常肺の過膨張など	人工呼吸器管理の工夫 理学療法，疼痛管理
肺炎	細菌感染，誤嚥など	ラ音，SpO_2低下 胸部X線写真で片側性の浸潤影	抗菌剤投与・理学療法
肺血栓塞栓症	深部静脈血栓症	CT（MDCT）検査，肺動脈造影肺シンチグラフィ，D-dimer	抗凝固療法，血栓溶解療法 カテーテル治療，外科的治療

表2　肺水腫の分類

	心原性肺水腫	非心原性肺水腫
機序	圧上昇型肺水腫	透過性亢進型肺水腫（陰圧性肺水腫）
原因	心疾患（弁膜症や心不全）	表3参照
症状	呼吸困難，起座呼吸 ピンク色の泡沫痰	呼吸困難・酸素濃度低下（起座呼吸・ピンク色の泡沫痰は認めないことが多い）

表3　非心原性肺水腫の原因

直接的肺侵襲	間接的侵襲
手術での肺操作 分離肺換気 再灌流障害（肺移植後，虚脱後再膨張） 呼吸器感染症 誤嚥 肺挫傷 高濃度酸素投与 溺水 脂肪塞栓	高度手術侵襲 大量出血・輸血 敗血症[注2] 重症膵炎 重傷熱傷 重傷外傷

（Garber BG, et al: Crit Care Med, 1996．より引用改変）

- まれだが免疫抑制薬や抗癌剤に起因する薬剤性肺水腫も存在する。薬剤投与後数時間で肺水腫を発症する。

Check 2 肺水腫の診断に有用な検査法は？

- 症状から、肺水腫が疑われた場合には、まず胸部単純X線検査を行う。

a. 胸部単純X線検査
- 肺水腫は胸部単純X線写真で、両側浸潤影やすりガラス陰影を認める（図1）。しかしながら、発症直後は画像上所見を認めない時期があることを認識しておく必要がある[3]。

b. 胸部CT検査
- CT（特にHRCT）検査では、非心原性肺水腫（ALI/ARDS）の病期や浸潤範囲などが正確に診断可能である[3]。

c. 血液生化学検査
- 心原性肺水腫ではBNPが高値を示す。非心原性肺水腫（ALI/ARDS）では炎症反応の上昇やLDH上昇を認めることがある。

d. 心臓超音波検査, Swan-Ganzカテーテル検査
- 心原性・非心原性肺水腫の鑑別に有用である（表4）。

表4 心原性・非心原性肺水腫の鑑別診断のポイント

	心原性肺水腫	非心原性肺水腫
胸部X線検査	心陰影拡大・胸水・左房の拡張あり	心陰影正常で胸水や左房の拡張なし
血液検査	BNPの上昇	炎症反応上昇, LDH上昇
心臓超音波検査	心不全所見あり	心不全所見なし
Swan-Ganzカテーテル	肺動脈楔入圧≧18mmHg	肺動脈楔入圧＜18mmHg

Q1 解説と答え

- 胸部単純X線写真で両側性の浸潤影を認め、肺水腫が疑われる。
- 心原性肺水腫と非心原性肺水腫（ALI/ARDS）の鑑別診断に、血液生化学検査（炎症反応やBNP）、心臓超音波検査（心不全の有無）、Swan-Ganzカテーテル検査（肺動脈楔状圧）は有用である。
- 非心原性肺水腫（ALI/ARDS）では、胸部CT検査で肺浸潤範囲や程度を見極めることが重要である。

（正解▷d）

Points!

肺水腫の診断

1. 肺水腫を疑ったときには，①早期診断，②心原性肺水腫と非心原性肺水腫の原因分類，③早期治療が重要。
2. 胸部単純X線写真で肺水腫が疑われた場合には，血液検査，心臓超音波検査，Swan-Ganzカテーテル検査で確定診断と病型分類(心原性の有無)。

3. 的確な治療を行うための合併症重症度分類(階層化)

Check 3　非心原性肺水腫(特にALI/ARDS)の重症度分類(階層化)は？　全身状態悪化の経過は？

- 心原性肺水腫の階層化と治療法は，心不全の治療(p.232 術後テーマ3)に準ずる。以下は非心原性肺水腫(ALI/ARDS)について述べる。
- 非心原性肺水腫(ALI/ARDS)の診断・治療に頻用されている重症度の階層化はない。
- ICU患者の予後予測のためのスコアリングシステムとしてAPACHE Ⅲ[注3]などが提唱されている。
- ALI/ARDSの全身状態悪化の一般的な経過を図2に示す。
- ALI/ARDSの原因として敗血症が40％と最も頻度の高い原因であるが[3]，ALI/ARDSが原因で敗血症を発症する頻度も高いため，感染の制御が重要な治療の1つである。

図2　ALI/ARDSの自然経過

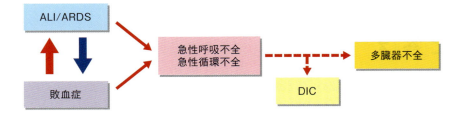

4. 合併症の重症度分類（階層化）に準じた治療方針

Check 4　非心原性肺水腫（特にALI/ARDS）の階層化別の治療はどうするの？

- ALI患者の54％は，3日以内にARDSに移行すると報告されている[4]。
- ALI/ARDSの死亡率は35〜65％と報告されている[4〜6]。
- ARDSの死亡原因は，発症後3日間は，基礎疾患によるものが最多であり，その後はALI/ARDSに併発した敗血症性ショックおよび多臓器不全である[6,7]（図3）。よって呼吸不全による死亡は16％のみとする報告もある[6]。
- 全身状態改善のため，それぞれの病態（重症度の階層化）に準じて治療を行う（図4）。

1．基礎疾患のコントロール良好の場合

- 全身管理（輸液管理など），人工呼吸器管理，感染対策に加え下記の薬物療法を行う。

  【ARDSの薬物療法】
  a. グルココルチコイド（ステロイド）　b. 好中球エラスターゼ阻害薬（シベレスタット）　c. 抗凝固療法（DIC合併時）　d. アンチトロンビン投与

図3　非心原性肺水腫（ALI/ARDS）の死亡原因

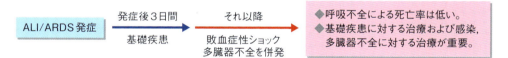

図4　肺水腫の階層化別治療アルゴリズム（著者作）

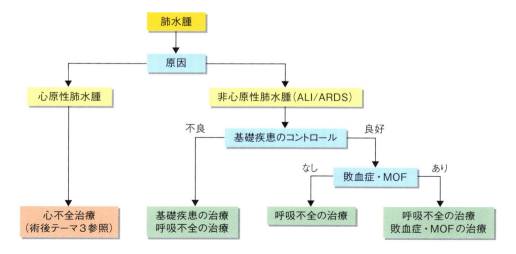

2. 基礎疾患のコントロール不良の場合

- 基礎疾患のコントロールが不良の場合には基礎疾患（本症例では胃切除後縫合不全による敗血症）の治療＋全身管理（前述「基礎疾患のコントロール良好な場合」の治療）。

Q2 解説と答え

a. 厳重な輸液管理はALI/ARDSの治療の基本であり，その有用性は明らかである。
b. ARDSに対するステロイドの投与は感染のコントロールが行えていれば有用とする報告[8]がある。ただし，否定的なRCT[9]もあり，投与量や投与方法などは明らかなエビデンスはない。
c. 好中球エラスターゼ阻害薬の投与により人工呼吸器装着期間の短縮やICU在室期間の短縮効果が期待できる。しかしながら生存期間には影響がないとするメタアナリシスも存在する[10]。
d. ALI/ARDSの原因が感染である場合は当然であるが，非感染性のALI/ARDSでも誤嚥やステロイド投与，中心静脈カテーテル留置や人工呼吸器関連肺炎など感染促進要因が多く，感染の徴候が少しでも認められる場合には抗菌薬の投与が望ましい[3]。本症例では，縫合不全による敗血症がALI/ARDSの原因と考えられるため，抗菌薬の投与は必須である。
e. 本症例は非心原性肺水腫（ALI/ARDS）であり，β遮断薬の投与は無効である。

（正解▷e）

Points!

ALI/ARDSの治療

1. 非心原性肺水腫（ALI/ARDS）の治療原則は，①基礎疾患の治療，②呼吸不全の治療，③敗血症・MOFの治療。
2. 基礎疾患のコントロールが良好な非心原性肺水腫の治療は，①輸液管理，②人工呼吸器管理，③感染対策，④薬物療法。

5. 合併症ゼロをめざした周術期ケア

Check 5 術後の非心原性肺水腫（ALI/ARDS）を予防するためにはどうすればいいの？

- ALI/ARDSの原因（間接的侵襲）のなかで最も頻度が高いものは敗血症であり，全体の40％を占める[3]。逆に，ALI/ARDSが原因で敗血症をきたすこともある。また前述のようにALI/ARDSの死亡原因で最も頻度が高いものも敗血症性ショックであり，術中汚染の少ない手術を心がけることである。
- 手術侵襲を低下させるために，術中出血量を少なくすることもALI/ARDSの予防として重要である。

術後のALI/ARDSの予防

術後のALI/ARDSの予防として重要なことは，①感染対策（敗血症予防），②手術侵襲（術中出血量など）の軽減，③合併症回避の愛護的手術操作！

自己チェック！

（問）　正しいものに○を，誤ったものに×をつけよ。
（　）1．肺水腫の原因として，心原性肺水腫か非心原性肺水腫かを鑑別することが治療上有用である。
（　）2．非心原性肺水腫では，起座呼吸やピンク色の泡沫痰を認めないことが多い。
（　）3．ALI/ARDSの原因で最も頻度が高いものは，敗血症である。
（　）4．好中球エラスターゼ阻害薬（シベレスタット）投与によりALI/ARDSの死亡率が著明に低下する。

（正解　1○　2○　3○　4×）

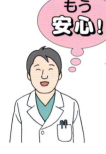

術後肺水腫では，一刻も早く，診断と病型分類を行い，素早い治療に踏み切ることが重要である。術後肺水腫は，呼吸不全・循環不全・敗血症を併発しており，その結果，臓器の低酸素状態を形成する。死亡率の高い合併症の1つである！　治療が後手にならないよう……と，気を引き締める卒後10年目の消化器外科専門医のA医師であった。

◆ 注釈（専門用語を理解しよう！）
1)【BNP】脳性ナトリウムペプチド。心室から血液中に分泌されるホルモン。心不全の臨床的指標として有用。
2)【敗血症】定義「全身性の炎症症状を伴う感染症」。感染によるSystemic inflammatory response syndrome (SIRS)のこと。
3)【APACHE Ⅲ】Acute physiologic and chronic health evaluation Ⅲ。ICU入室患者の重症度の指標。直腸温やVital sign，血液生化学検査，動脈血ガス分析検査結果などにより重症度が数値化される。

● 参考文献
1. Bernard GR, et al: Am J Respir Crit Care Med 1994.
2. Garber BG, et al: Crit Care Med 1996.
3. ARDSガイドライン作成委員会：ALI/ARDS診療のためのガイドライン 第1版. 2005.
4. Brun-Biosson C, et al: Intensive Care Med 2004.
5. Monchi M, et al: Am J Respir Crit Care Med 1998.
6. Montgomery AB, et al: Am Rev Respir Dis 1985.
7. Estenssoro E, et al: Crit Care Med 2002.
8. Meduri GU, et al: JAMA 1998.
9. Bernard GR, et al: N Engl J Med 1987.
10. Iwata K, et al: Intern Med 2010.

術後テーマ3

手術後3日目の頻脈と呼吸苦

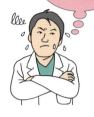

卒後10年目のA医師。消化器外科専門医の認定を受け，手術にも自信が持ててきた。今回，腹腔鏡下胃切除術を完遂し満足していた。「外科医になってよかった」と思った。ところが，術後3日目，ナースから頻脈と呼吸苦の発症の緊急報告を受けた。どうしよう？

症例

78歳，女性。胃癌の診断にて腹腔鏡下幽門側胃切除術を受けた。第3病日に頻脈と呼吸苦を発症した。発熱はない。頸静脈怒張と両下肢の浮腫を認めるものの，泡沫状の痰の喀出や起座呼吸は認めない。腹部は平坦・軟，創は発赤や圧痛を認めず，胃空腸吻合部後面に留置されたドレーンは漿液性であった。血圧118/98mmHg，脈拍121回/分。呼吸数は22回/分であり，SpO_2は92％（Room Air）であった。胸部X線検査にて両側肺野の肺門部に軽度のすりガラス状の陰影を示しており，心陰影の拡大と少量の胸水貯留を認めた。心電図検査では，上室性の頻脈以外，異常を認めなかった。また，腹部超音波検査にて肝腫大を認め，腹水を少量認めた。血液生化学検査所見は白血球8,100/μL，CRP 12.5mg/dL，と炎症反応の上昇を認める以外，異常所見はなかった。なお，これまで心疾患などの既往はない。

Q1 診断として正しいものを選べ。
 a. うっ血性の右心不全の状態
 b. うっ血性の左心不全の状態
 c. 心原性ショックの状態
 d. 循環血液量減少の状態

Q2 治療として正しいものを2つ選べ。
 a. 経過観察
 b. 輸液負荷
 c. 利尿薬投与
 d. 強心薬
 e. 血管拡張薬

1. 患者の状況把握 ⇒ 情報収集から

▶注目すべき所見

①胃癌に対する胃切除の術後3日目　②突然の発症　③頻脈・呼吸苦
④頸静脈怒張・両下肢浮腫　⑤胸部X線写真にて肺門部にすりガラス様陰影
⑥心陰影の拡大と少量の胸水貯留　⑦肝腫大と腹水　⑧腹部ドレーンからの排液は漿液性
⑨CRPの上昇　⑩心不全の既往はない

腹腔鏡下胃切除術後3日目に発症した頻脈，呼吸苦である。胸部X線上，肺門部のすりガラス状陰影を認め，心原性肺水腫か非心原性肺水腫かの判断が求められている。頸静脈の怒張，両下肢の浮腫，肝腫大を呈しているので，うっ血性心不全に伴う肺水腫を考えたい。

すなわち，治療のためには，①心原性の心不全なのか，非心原性の心不全か（原因），②右心不全なのか，左心不全か，③心不全に併発症状の有無（不整脈や心筋虚血など），を判断する必要がある。

術後3日目に生じた心不全の評価と治療法を再確認しよう！

術後3日目に生じた（うっ血性）心不全の診断・重症度判定・治療・予防について学ぶ！

☞【階層化へのキーワード】
①術後の呼吸困難と頻脈の鑑別診断
②右心不全と左心不全の症状の比較
③急性うっ血性心不全の診断基準と画像診断
④急性心不全の型分類による階層化（Nohriaの臨床型分類，Forrester分類）
⑤心不全におけるSwan-Ganzカテーテルの適応

2. 診断しよう！ ⇒ 鑑別診断と診断へのアプローチ！

Check 1　頻脈・呼吸苦を生じる術後合併症は？またその頻度は？

- 胃切除術後早期（1～3日目）に頻脈・呼吸苦を示す合併症（鑑別すべき疾患）は，呼吸器疾患か急性心不全である。
- 呼吸器疾患としては，無気肺，誤嚥性肺炎，肺血栓塞栓症，気胸であり，鑑別点を表1に示す。
- 本症例では，頸静脈怒張，下肢の浮腫，肝腫大など急性右心不全の疑いが強い（表2）。

表1 頻脈・呼吸苦を認める術後の呼吸器疾患

	頻度[1~3]	症状および特徴的所見	治療
無気肺	全身麻酔患者の90%[1]	低酸素血症 胸部X線写真で異常陰影(肺底部に多い)	疼痛管理,理学療法 NIV (non-invasive ventilation)
誤嚥性肺炎	1%[2]	咳・痰,呼吸数増加,SpO_2低下 胸部X線写真で異常陰影	全身管理,理学療法 抗菌薬投与
肺血栓塞栓症	0.2~10%(症候性)[3]	呼吸困難,低血圧,ショック	全身管理,抗凝固療法,血栓溶解療法,カテーテル治療,外科的治療
気胸	まれ(腹腔鏡操作による気腹・全身麻酔時の陽圧換気などが原因)	胸痛,呼吸困難 胸部X線写真で異常陰影(肺底部に多い)	理学療法,胸腔ドレーン留置

表2 急性心不全の自覚症状・他覚所見

	うっ血症状と所見
左心不全	症状：呼吸困難,息切れ,頻呼吸,起座呼吸 所見：水泡音,喘鳴,ピンク色泡沫状痰,Ⅲ音やⅣ音の聴取
右心不全	症状：右季肋部痛,食思不振,腹満感,心窩部不快感,易疲労感 所見：肝腫大,肝胆道系酵素の上昇,頸静脈怒張,右心不全が高度な時は肺うっ血所見が乏しい
低心拍出量による症状,所見	症状：意識障害,不穏,記銘力低下 所見：冷汗,四肢冷感,チアノーゼ,低血圧,乏尿,身の置き場がない様相

(急性心不全治療ガイドライン2011年改訂版より引用)

Check2 術後に発生した急性心不全の原因は,どのようなものがあるか？

- 急性心不全とは,心臓のポンプ機能の障害であり疾患の総称(症候)である。
- 一般的に急性心不全は,増加の一途にあり,今後30年間にわたり心不全患者が毎年0.6%ずつ増えていくと報告されている[4]。
- また,急性心不全の主な原因としては,①心原性,②非心原性に分けられる。
- 心原性では,①虚血性疾患,②心筋症,③不整脈(心房細動など),④弁膜症などが基礎疾患として重要である。
- 一方,非心原性では,①呼吸器疾患,②腎疾患,③代謝・内分泌疾患,④感染症,⑤医原性(過剰輸液や脱水),などの原因がある。
- 術後に急性心不全を生じる場合には,①慢性心不全を有しており周術期に急性増悪する場合,②周術期に心原性や非心原性の原因疾患が発症し心不全を生じる場合,がある。
- 周術期に発生する頻度の高い心不全は,うっ血性心不全であり,その原因として,①輸液の過剰負荷(右心不全),②虚血性心疾患(左心＞右心不全),③高血圧性心疾患(左心不全)が多い。

- 周術期の急性心不全においては，ポンプ機能の障害により，他臓器への酸素供給や栄養の供給が阻止され，致命的な状態になるため，①急性心不全の早期発見と確定診断，②原因の病態解明と治療，③診断しながらの急性心不全の治療，が重要である。

Check3 術後に発生する急性心不全を早く見つけるコツは？

- 術後に発生した急性心不全に対して注意することは，①早期に診断すること（所見を見失わないこと），②原因の治療をすること，③診断と治療を平行して進めること，である。
- 術後心不全の発症頻度の高い日は，術後サードスペースから血管内に体液が戻り，循環動態の変動の大きい術後2～3日目である。
- 早期発見においては，症状を見失わないことが重要である。また，周術期において，血圧低下（心原性の場合，収縮期血圧＜80mmHg），頻脈（脈拍数＞100），尿量低下（＜0.5mL/kg/時），呼吸困難，末梢冷汗などの所見があれば，心不全を疑い評価，加療を行う。
- 一般に心不全の症状や身体所見の考え方は，①うっ血による症状の有無（右心不全），②低心拍出状態での末梢循環不全による症状か（左心不全），の判断が必要である。また，周術期に多いうっ血による症状も，左心不全と右心不全では症状が異なることを認識しておく必要がある（表2）。
- 周術期に多い急性心不全の原因である輸液の過剰負荷では右心不全を，虚血性心疾患や高血圧性心疾患では左心不全を生じやすい。
- 診断のために有用な他覚所見は，心不全の既往の有無，頸静脈怒張，胸部X線写真上の肺静脈うっ血・間質浮腫（図1），頻脈，収縮期圧や脈圧の低下，Ⅲ音（心室性ギャロップ音），crackles，呼吸困難，起坐呼吸が代表的である。

図1　心不全の胸部X線写真（シェーマ）

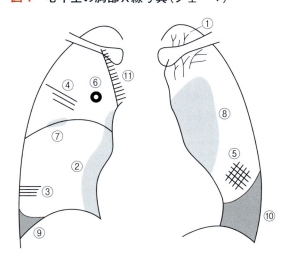

①cephalization（角出し像）
②perivascular cuffing（肺血管周囲の浮腫）
③Kerley's B（間質性肺水腫所見）
④Kerley's A（間質性肺水腫所見）
⑤Kerley's C（間質性肺水腫所見）
⑥peribronchial cuffing（気管支周囲の浮腫）
⑦vanishing tumor（一過性腫瘤状陰影）
⑧butterfly shadow（蝶形像）
⑨⑩costophrenic angle（肋骨横隔膜角）の鈍化
⑪上大静脈の突出

（急性心不全治療ガイドライン2011年改訂版より引用）

Check 4　術後の心不全の診断に有用な診断法・検査法は？

- 急性心不全（前述の症状および所見）が疑われた場合，Fowler位にて患者が楽な体勢で診察・検査を進める。
- 周術期に多い急性心不全は，うっ血性心不全であり，その原因は，①輸液の過剰負荷（右心不全），②虚血性心疾患（左心不全＞右心不全），③高血圧性心疾患（左心不全）である。
- うっ血性心不全については，Framingham studyのうっ血性心不全診断基準に基づいて診断する（表3）。
- うっ血性心不全の診断基準は，大症状と小症状から構成されており，症状や検査結果に基づいて総合的に判断する。
- 心不全の診断において特に重要なことは，原因となる虚血性心疾患の見落としを回避することであり，図2のように診断を進める。
- 診断・病態が明らかでない急性心不全や重症例では，心臓の前負荷，後負荷の状況を明らかにするため，Swan-Ganzカテーテルを用いた血行動態管理を行う場合もある（p.242 術後テーマ4参照）。

表3　うっ血性心不全の診断基準（Framingham criteria）

大症状2つか，大症状1つおよび小症状2つ以上を心不全と診断する

大症状	・発作性夜間呼吸困難または起座呼吸 ・頸静脈怒張 ・肺ラ音 ・心拡大 ・急性肺水腫 ・拡張早期性ギャロップ（Ⅲ音） ・静脈圧上昇（16cmH$_2$O以上） ・循環時間延長（25秒以上） ・肝頸静脈逆流
小症状	・下腿浮腫 ・夜間咳嗽 ・労作性呼吸困難 ・肝腫大 ・胸水貯留 ・肺活量減少（最大量の1/3以下） ・頻脈（120/分以上）
大症状あるいは小症状	・5日間の治療に反応して4.5kg以上の体重減少があった場合，それが心不全治療による効果ならば大症状1つ，それ以外の治療ならば小症状1つとみなす

（急性心不全治療ガイドライン2011年改訂版より引用）

図2 急性心不全の診断手順

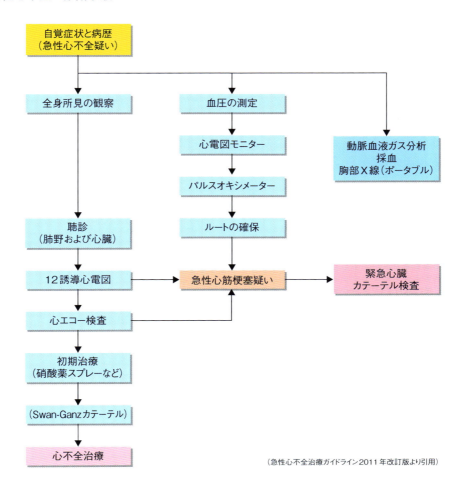

(急性心不全治療ガイドライン2011年改訂版より引用)

Q1 解説と答え

- 術後，頻脈と呼吸苦を訴えた患者であり，頸静脈怒張，下肢の浮腫，肝腫大など急性うっ血性右心不全の疑いが強い。
- うっ血性心不全の診断基準(表3)に従うと，(大症状)頸静脈怒張，心拡大，(小症状)下腿浮腫，肝腫大，胸水貯留，頻脈(120/分以上)を認めるため，うっ血性急性心不全と診断できる。
- 喘鳴やピンク色の泡沫状痰は認めず，肝腫大や頸静脈怒張を認めるため，うっ血性の右心不全と判断できる(表2)。
- 心臓の前負荷が大きくなっていることが考えられ，輸液の過剰負荷が原因と考えられる。

(正解▷ a)

Points!

周術期心不全の特徴とその診断

1. 術後早期(1～3日目)に頻脈・呼吸苦をきたす合併症の鑑別疾患は呼吸器疾患か,急性心不全。
2. 術後急性心不全が疑われた場合には,①心不全の確定診断,②右心不全か左心不全かの判断,③原因疾患と治療,が重要。
3. 術後急性心不全は,うっ血性心不全の頻度が高く,その原因は,①虚血性心疾患,②高血圧性心疾患,③過剰輸液によることが多い。
4. うっ血性心不全の診断の手順は,①診断基準による診断の確定,⇒②右心不全か,左心不全かの判断と原因の推定,⇒③病態不明例や重症例では,Swan-Ganzカテーテルによる血行動態の検索

3. 的確な治療を行うための合併症重症度分類(階層化)

Check 5 術後の心不全の重症度分類(階層化)は?

- 急性心不全の階層化は,①うっ血所見の有無(肺動脈楔入圧で判断),②低灌流所見の有無(心係数で判断)で分類される(図3, 図4)。
- 急性心不全において,①病態が不明確な場合,②治療が奏功しない場合,③重症化している場合,にのみ,Swan-Ganzカテーテル検査を行う(表4)。
- Swan-Ganzカテーテルにより,心拍出量,肺動脈楔入圧,肺動脈圧,右房圧の連続的同時モニタリングが可能。
- ただし,モニター値にとらわれすぎずに,患者の訴えである全身倦怠感,食欲,意味不明の言動などは心不全に起因する可能性があるため,総合的な臨床判断が必要である。

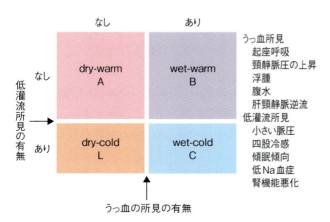

図3 Nohriaの臨床型分類

(急性心不全治療ガイドライン2011年改訂版より引用)

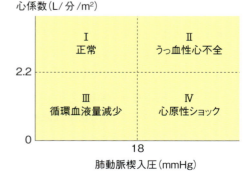

図4 Forrester分類

(急性心不全治療ガイドライン2011年改訂版より引用)

表4　心不全におけるSwan-Ganzカテーテルの適応

クラス I
- 適切な輸液に速やかに反応しない心原性ショック
- 適切な治療手段に反応しない，または低血圧かショック／ニアショックを合併する肺水腫
- 肺水腫が心原性か非心原性かが不確かな場合，それを解決する診断法として

クラス II
- 通常の治療に反応しない心不全患者において，血管内容量，心室拡張末期圧，全体的心機能を評価するために
- 非代謝性の慢性肺疾患の患者における全体的な心血行動態の評価，または左心不全の除外のために
- 急性心不全において新たに発生した収縮期雑音の原因，臨床的・血行動態意義を検討する診断法として

クラス III
- 心不全の評価，診断，治療に対するルーチンのアプローチとして

(急性心不全治療ガイドライン2011年改訂版より引用改変)

Check 6　心不全の治療の実際：重症度分類に準じて

1．循環管理の原則

- 心収縮力低下があれば，ドブタミン，中等量のドパミン，ホスホジエステラーゼIII（PDE III）阻害薬を使用し血行動態改善を行う。
- 血管収縮能は一般に，急性心不全では末梢血管抵抗は増加しており，体血圧は心拍数×末梢血管抵抗であるため，心拍出量が維持された急性心不全では極端に血圧が上昇していることがある。
  - 急性心不全の結果としての血圧上昇は，左室にさらなる負荷を引き起こし急性心不全の増悪因子となる。この際には，降圧薬として亜硝酸薬，Ca拮抗薬，β遮断薬，合成ナトリウム利尿ホルモン，プロスタグランジンE_1，ホスホジエステラーゼIII（PDE III）阻害薬を使用する。
  - 一方血圧低下の場合は，重要臓器のautoregulationが破綻し，重要臓器への血流維持ができなくなるので，昇圧薬としてノルエピネフリン，高容量ドパミン，バソプレシンを使用する。
- 心拍数は80～100回／分が望ましい。徐脈に対しては，イソプロテレノール，アトロピン，ドブタミン，ドパミン，ペーシングを行う。頻脈に対しては，脱水の是正，β遮断薬，Ca拮抗薬などにてコントロールする。
- 血管内容量が不足していれば輸液負荷，過剰であれば利尿薬，合成ナトリウム利尿ホルモンなど使用する。

2．呼吸管理の原則

- 湿性ラ音や胸部X線写真の肺うっ血所見により治療開始を判断する。酸素投与にて$SaO_2>95\%$（$PaO_2>80\,mmHg$）を維持するように管理する。
- 高流量のリザーバーマスクでも$PaO_2<80\,mmHg$，あるいは$PaCO_2>50\,mmHg$と上昇している場合，頻呼吸，努力性呼吸などの症状が改善しな

い場合は，経鼻的持続陽圧呼吸療法（CPAP；continuous positive airway pressure），BiPAP（bilevel PAP）などの非侵襲的陽圧換気療法（NPPV；non-invasive positive pressure ventilation）を開始する。
- しかし，患者の協力が得られない場合や，誤嚥のリスクがあり気道分泌が多い場合，NPPVでも呼吸不全が改善がない場合は，速やかに挿管，人工呼吸管理を行う。

3．重症度分類による治療
- Forrester分類に準じて次のように治療する。Ⅰ群：経過観察，Ⅱ群：利尿薬＋血管拡張薬，Ⅲ群：輸液＋強心薬，Ⅳ群：強心薬＋血管拡張薬±補助循環（必要に応じて昇圧と利尿）。
- さらに，Nohriaの臨床型分類を加味して，次のように治療する。
- Forrester Ⅱ・Nohria Bは利尿薬を使用しつつ，血管拡張薬で後負荷の軽減を行う。
- Forrester Ⅲ：術前心機能が正常な患者での，術後循環不全はForrester Ⅲ・Nohria Lであるため，うっ血のないことを確認して，まずは輸液のみにて対応する。
- 術前心機能低下を認めた患者でも，明らかなうっ血がなければForrester Ⅲ・Nohria Lであるため，まず輸液負荷，必要に応じて強心薬を使用。
- Forrester Ⅳ・Nohria Cは，相対的に後負荷が上昇しているならば血圧が低めであっても血管拡張薬で後負荷を減少させつつ，強心薬を使用し心収縮力改善を行う。心原性ショックを示す場合は，至適血管内容量の範囲が狭いため，必要に応じて輸液，利尿薬の併用を行う。
- 心不全の診断と同様に，治療も上記分類に固執せず総合的臨床判断に基づいて治療することが最も重要である。
- 術後新規に発症する心不全の原因としては，不整脈，肺動脈塞栓症，急性冠症候群，たこつぼ型心筋症，薬剤性心筋症，感染性心内膜炎などがあるが，より専門的な知識が必要となるため，循環器専門医による管理が通常望ましいと考えられる。

Q2 解説と答え

- 臨床症状などから，Nohria Bのうっ血性心不全と判断される。
- 高齢者に対する術後の過剰輸液のためか，うっ血性心不全を発症したと思われる。
- 階層化に準じて，利尿薬を使用しつつ，血管拡張薬で後負荷の軽減を行う。

（正解▷c, e）

Points!

周術期（うっ血性）心不全の治療

1. Swan-Ganzカテーテル検査は，①病態が不明確なとき，②治療が奏功しないとき，③重症化しているとき，にのみ行う。
2. 心不全の治療は，Forrester分類／Nohria分類にて分類し，心不全の型と重症度により治療選択を行う。
3. 心不全は，治療に難渋することがあり，循環器科医師にコンサルトし治療を行う。

自己チェック！

（問）　正しいものに〇を，誤ったものに×をつけよ。

（　）1.「急性心不全治療ガイドライン（2011年改訂版）」のうっ血性心不全の診断基準では，肝腫大・胸水貯留は大症状となる。

（　）2. 心不全の治療は，ForresterのⅠ群に対しては，利尿薬と血管拡張薬にて加療する。

（　）3.「急性心不全治療ガイドライン（2011年改訂版）」では，心不全患者でのSwan-Ganzカテーテルの適応はForrester分類に従うとされる。

（正解　1×　2×　3×）

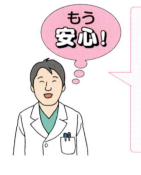

術後順調に経過していた患者さんが急変し，顔面蒼白になった卒後10年目のK君。「苦しいときの先輩頼み！」と，早速，先輩に相談した。早急に行った診察・治療のおかげで，患者さんは見事に回復した。「心臓と呼吸器の合併症は，すばやい対応！ 肝臓と腎臓は，忍耐強く！」先輩の言葉を思い出した。「持つべきものは，よき先輩！」と密かに感謝するA君であった。

● 参考文献

1. Hedenstierna G, et al: Anaesthesiol 2010.
2. Kozow JH, et al: Crit Care Med J 2003.
3. 肺血栓塞栓症および深部静脈血栓症の診断，治療，予防に関するガイドライン（2009年改訂版）．
4. Okura Y, et al: Circ J 2008.

術後テーマ4

手術後4日目の急激な胸痛と意識消失

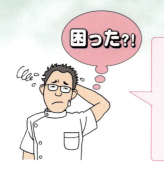

後期研修2年目のN君。指導医とともに当直業務中，S状結腸穿孔による汎発性腹膜炎の76歳の患者が紹介となり，深夜に緊急手術を行った。術後は順調に経過していたが，第4病日に急激な胸痛と意識喪失を認めたため，ドクターコール！「何が起こったのか？」顔面蒼白となり病棟に向かうN君だった。

症例

76歳，男性。高血圧と糖尿病の既往がある。また，数年前に心疾患に対して治療を受けていた（詳細不明）。最近は労作時に胸部圧迫感を認めており，その頻度が増加していたが，自然軽快するため，放置していた。腹部の激痛を訴え，救急車にて搬送されてきた。S状結腸憩室炎穿孔よる汎発性腹膜炎の診断にて，同日，緊急手術（腹腔内洗浄，ドレナージおよび人工肛門造設術）を行った。なお，緊急手術であり，術前に胸部単純X線写真と心電図以外の心機能検査は施行できず，胸部単純X線写真では心陰影や肺野に異常所見を認めなかった。術後経過は順調であったが，第4病日，急激な胸痛と意識喪失を認めた。意識レベルはJCS 100で，血圧65/50 mmHg，脈拍触知不能であった。術前の心電図と第4病日の心電図を示す（図1）。

図1 術前と第4病日の心電図

術前

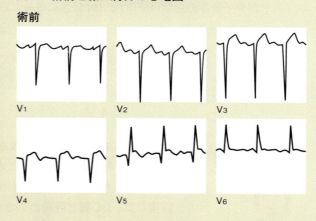

第4病日

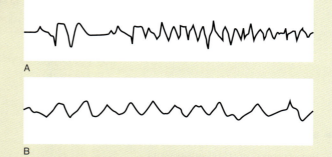

Q1 術後第4病日の不整脈の原因となった基礎疾患は何か？
a. うっ血性心不全
b. 心臓弁膜症
c. 虚血性心疾患
d. 高血圧性心疾患
e. 心筋症

Q2 第4病日に生じた不整脈に対する適切な治療はどれか？
a. ジギタリス投与
b. リドカイン投与
c. 抗凝固療法
d. β遮断薬投与
e. 直流通電（DCショック）

1. 患者の状況把握 ⇒ 情報収集から

▶注目すべき所見
①高血圧，糖尿病，心疾患の既往あり　②労作時に胸部圧迫感あり，その頻度が増加
③S状結腸憩室炎の穿孔にて緊急手術　④術後4日目の急激な胸痛と意識喪失
⑤緊急手術で術前に十分な心機能評価ができていない

　S状結腸憩室炎穿孔による汎発性腹膜炎に対し緊急手術を施行し，術後4日目に胸痛と意識喪失を発症した。心電図は，心室細動である。原因は何だろうか？
　致死的不整脈は，頻脈性では，①心室細動，②心室頻拍を考え，徐脈性では，①房室ブロック，②洞不全症候群，を考える。原因を考える前に早く処置をしなければ……。
　術後に発症した致死的不整脈に対する評価と治療法を再確認しよう！

術後に発症した致死的不整脈の診断・重症度判定・治療・予防法について学ぶ！
☞【階層化へのキーワード】
①周術期の心臓合併症の危険因子
②術後に発症した不整脈の原因疾患
③周術期不整脈の形状と原因による階層化
④徐脈性不整脈治療のアルゴリズム
⑤頻脈性不整脈治療のアルゴリズム

2. 診断しよう！ ⇒ 鑑別診断と診断へのアプローチ！

Check1 術前に心機能評価を行う意義は？

1．心臓合併症を起こしやすい非心臓手術（一般外科手術）のリスク

- 一般外科手術は，中リスクとされているが，大きな緊急手術（特に高齢者）や大量出血を伴う長時間手術などは高リスク（心臓合併症5％以上）と判定されている（表1）。
- 術前に不安定な冠動脈疾患，非代償性うっ血性心不全，重度の不整脈や弁膜症を認める場合は，高度危険因子とされる（表2）。

表1　心臓合併症を起こしやすい非心臓手術のリスク（一般外科）

高リスク（心臓合併症 5％以上）	大きな緊急手術（特に高齢者）大量の輸液，出血を伴う長時間手術
中リスク（心臓合併症 5％未満）	腹腔内・胸腔内手術
低リスク（心臓合併症 1％未満）	内視鏡手術，体表手術，乳房手術

（非心臓手術における合併心疾患の評価と管理に関するガイドライン2008より引用改変）

表2　周術期の心臓合併症の危険因子

1）高度危険因子	・不安定な冠動脈疾患　過去7日から30日以内の心筋梗塞で臨床症状または非侵襲的検査で心筋虚血の所見あり。　不安定狭心症，重度狭心症（Canadian class ⅢあるいはⅣ） ・非代償性うっ血性心不全 ・重症不整脈　高度房室ブロック　症候性心室性不整脈　異常な心室レートの上室性不整脈 ・重度の弁疾患
2）中等度危険因子	・軽度狭心症（Canadian class ⅠあるいはⅡ） ・病歴，異常Q波による心筋梗塞の既往 ・代償性うっ血性心不全あるいはうっ血性心不全の既往 ・糖尿病 ・腎不全
3）軽度危険因子	・高齢 ・異常心電図（左室肥大，左脚ブロック，ST-T異常） ・洞以外の調律 ・機能的許容量の低下（運動低下） ・脳卒中の既往 ・コントロール不良の高血圧

（非心臓手術における合併心疾患の評価と管理に関するガイドライン2008より引用改変）

Check2 術前・術中・術後に生じる不整脈の原因とその検査法は？

- 周術期に不整脈が生じる原因としては，
  ①術前の基礎心疾患に起因する不整脈
  ②術中に誘発される不整脈
  ③術後に発生する不整脈
  に分けられる[2]。

①術前の基礎心疾患に起因する不整脈

- 実臨床で不整脈を誘発する頻度の高い基礎心疾患は，虚血性心疾患と心臓弁膜症である[2]。
- 不整脈の中で，虚血性心疾患で誘発される心室性不整脈と心臓弁膜症で生じる心房細動が最も重要である。
- 心疾患の既往がある場合，通常の心電図検査やホルター心電図に加え，術前に**表3**の検査を行い評価を行う。

②術中に誘発される不整脈

a. 手術侵襲（出血，循環血液量の減少，術中異常高血圧，水分過剰，電解質異常，低体温など）により誘発される場合。
b. 麻酔（硬膜外麻酔カテーテルによる交感神経抑制，低酸素血症，過換気，hypovolemiaなど）により誘発される場合。
c. 手術操作（胸部操作，迷走神経反射[注1]，虚血に対する再灌流など）により誘発される場合[3]，がある。

③術後に誘発される不整脈

- 換気不良による低酸素血症に起因する心室性期外収縮，心房への過剰負荷や低カリウム血症に起因する心房細動などがある[3]。

＊②，③はその頻度も少なくまた治療に難渋することも多くない。
<u>実臨床で遭遇する不整脈（特に致死的な不整脈）は，①術前の基礎心疾患に起因することが多いため，術前の心機能の評価が重要である。</u>

表3 心疾患により誘発される不整脈とその検査法

	誘発される不整脈	検査法
虚血性心疾患[*1]	心室性不整脈（心室頻拍，心室細動，期外収縮），房室ブロック，洞不全症候群，など	心筋シンチ[注2]，胸部CT検査，冠動脈造影心臓超音波検査，など
心臓弁膜症[*2]	心房細動	心臓超音波検査，胸部CT検査，など
心筋症	心室性期外収縮	心臓超音波検査，胸部CT検査，など

＊1，2 心臓弁膜症はp.19 術前テーマ2，虚血性心疾患はp.35 術前テーマ4参照

Q1 解説と答え

- 高血圧，糖尿病および心疾患の既往あり。
- 最近，胸部圧迫感を認めることがあり，その頻度が増加 ⇒ 虚血性心疾患が疑われる。
- 術前の心電図では，V_1〜V_5に軽度のST上昇と異常Q波を認める。急性期を過ぎた陳旧性心筋梗塞の所見である。
- 胸部単純X線写真で心拡大や肺野に異常所見を認めないことから，a, eは否定的。経過からb, dは否定的。

（正解▷ c）

Points!

周術期不整脈の特徴とその診断

1. 緊急手術，長時間手術，高齢者手術では，心臓合併症を生じる可能性が5％以上と高い。
2. 術後不整脈（特に致死性不整脈）は術前の基礎心疾患に起因することが多いため，術前の心機能評価が重要。
3. 虚血性心疾患と心臓弁膜症の既往のある患者の周術期には，致死的不整脈の発生に注意する。

3. 術前合併症の重症度分類（階層化）に準じた治療方針

Check3 不整脈の階層化別のケア・治療はどうするの？

- 周術期に生じた不整脈に対する重症度分類（階層化）はない。
- しかしながら，発生した不整脈を徐脈性不整脈と頻脈性不整脈とに分類し，治療を必要とする不整脈かどうかを診断する必要がある（階層化）。

①徐脈性不整脈（図2）

- 軽度の徐脈は健常者でも認めることがあり，無症状であれば治療の対象とならない。また第1度房室ブロック，第2度房室ブロック（Wenckebach型）も治療の対象とならない。
- 術前の心電図（ホルター心電図）で，洞不全症候群やⅢ度房室ブロックを認めた場合には，術前にペースメーカーを埋め込む必要がある。
- 術後，手術操作（迷走神経反射など），麻酔，薬剤などで一過性の徐脈を認めることがある。その場合には，症状があれば原因の除去を行い，症状が軽快しない場合には薬物治療を行う。

図2 徐脈性不整脈治療のアルゴリズム（術前・術後）

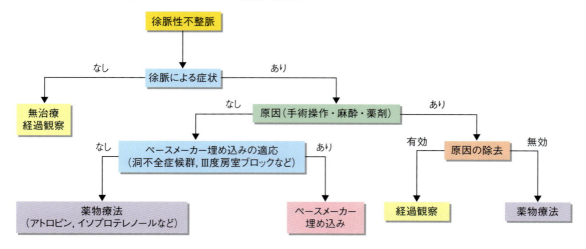

（不整脈薬物治療に関するガイドライン2009より引用改変）

②頻脈性不整脈（図3）

- 徐脈性不整脈と同様に，頻脈性不整脈も，心疾患が存在しなければ原因（過剰輸液，低酸素血症，麻酔，手術操作など）の治療，また一時的な薬物投与で軽快することが多い．
- 頻脈性不整脈の原因心疾患（虚血性心疾患，弁膜症）がある場合には，その治療を行う．
- 術前，術後に心疾患の存在が疑われた場合には，循環器科医師にコンサルトのうえ，適切な治療を行う．

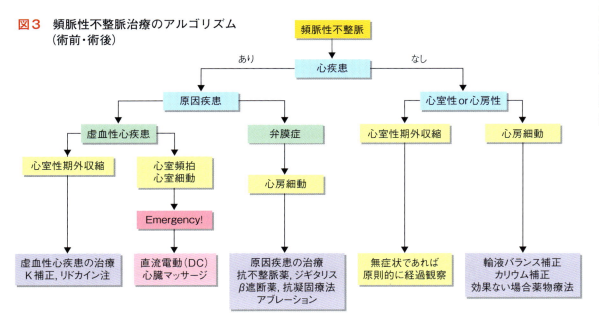

図3 頻脈性不整脈治療のアルゴリズム（術前・術後）

（不整脈薬物治療に関するガイドライン2009より引用改変）

Q2 解説と答え

- 本症例は緊急手術症例であり，術前に十分な心機能評価が行えなかった症例であったが，問題文から虚血性心疾患の存在が疑われる．
- 第4病日の心電図は規則性がなく，P波，QRS，T波の区別ができず，大小不揃いの振動が連続しており，心室細動と診断できる．
- 以上を一元的に考えると，虚血性心疾患（急性心筋梗塞）の発症を契機に，致死性不整脈（心室細動）が誘発されたものと考えられる．
- 心室細動は可能な限り早急な処置が必要であり，ただちに直流通電（DCショック）を行う．直流通電により除細動が行えない場合には心肺蘇生術を開始する．

（正解 ▷ e）

Points!

周術期不整脈の治療

1. 周術期の不整脈には，手術侵襲，麻酔，手術操作，輸液，電解質異常などに起因するものがあり，それらの不整脈の治療は，原因の除去が基本である。
2. 周術期の致死的不整脈の治療は，循環状態を安定化させた後，発症時の不整脈の状態（「徐脈」か，「頻脈」か）により，治療選択が異なる。
3. 基礎心疾患に起因する不整脈は，致死的になる可能性があり，循環器科医師にコンサルトのうえ，不整脈の治療に加え，基礎心疾患の治療を行う。

自己チェック！

（問）　正しいものに○を，誤ったものに×をつけよ。

（　）1. 術後に致死的な不整脈を誘発する可能性の高い基礎心疾患は，虚血性心疾患と心臓弁膜症である。
（　）2. 虚血性心疾患の既往がある患者の術後には，心房細動の出現に特に注意する必要がある。
（　）3. 術後に発生した徐脈性不整脈は通常，無症状であれば治療の適応とならないことが多い。

（正解　1○　2×　3○）

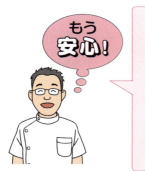

術後順調に経過していた患者さんが急変し，大慌ての後期研修医のN君であったが，指導医のもと，早急に行った蘇生処置により，患者さんは見事に回復した。汎発性腹膜炎の緊急手術症例であり，術前に心機能の精査ができなかった。周術期の心臓の診かたは，①ポンプ機能，②電気信号伝導臓器，③冠動脈，であると指導医に教わった。周術期における虚血性心疾患の恐ろしさ，術前検査（評価）の重要性，緊急手術の危険性を実感したN君であった。

◆ 注釈（専門用語を理解しよう！）
1) 【迷走神経反射】ストレス，強い疼痛，排泄，腹部内臓疾患などによる刺激が迷走神経求心枝を介して脳幹血管運動中枢を刺激し，心拍数の低下や血管拡張による血圧低下などをきたす生理的反応。
2) 【心筋シンチ】心筋シンチグラフィ。放射性医薬品（ラジオアイソトープを含んだ薬）を使用し，心筋梗塞の所見や心筋の虚血がないかを調べる検査法。

● 参考文献
1. 非心臓手術における合併心疾患の評価と管理に関するガイドライン 2008.
2. 今中和人ほか：不整脈・虚血性心疾患. 消化器外科 2012.
3. 末田泰二郎：心血管疾患合併症例の非心臓手術における評価と管理. 不整脈合併例. 日外会誌 2005.

B. 臓器間に共通で頻度の高い合併症の重症度の階層化と対策

術後テーマ5

手術後4日目の意識消失，心肺停止

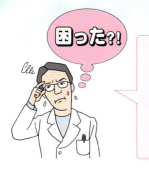

困った?!

外科5年目のH君。初めて，腹腔鏡下S状結腸切除術を執刀するチャンスを得た。指導医の指導のもと最後まで執刀でき，少し誇らしげに感じていた。術後，順調に回復していたが，術後4日目，突然の病棟からのハリーコール。「先生，患者さんの意識がありません！ 呼吸も止まっています！」…… H君は凍りついた。

症例

76歳，男性。S状結腸癌の診断にて腹腔鏡下S状結腸切除術を施行。第4病日に離床後，椅子に座ろうとした直後に倒れ，心肺停止状態となった。すぐさま駆けつけた看護師と病棟医が心肺蘇生術を施行。3分後に心拍再開し，自発呼吸も認められた。昇圧薬を使用し血圧98/43mmHg，脈拍120回/分，SpO_2 88％(room air)，SpO_2 94％(10L/分マスク)，呼吸音は正常であった。創は発赤なく，腹腔内留置ドレーンは漿液性。血液生化学検査所見は，白血球19,000/μL，CRP 5.1mg/dLと炎症反応の上昇を認める以外，血液・生化学検査，尿検査では異常を認めなかった。意識レベルはJapan Coma Scale (JCS) 300。なお，術前検査では，心房細動を認めたが周術期に特に処置はしていなかった。

Q1 このあと，迅速に行うべき検査として不適当なものを1つ選べ。

a. 胸部X線検査
b. 心電図検査
c. 心臓超音波検査
d. 経時的な動脈血液ガス検査
e. 頭部・胸部単純CT検査

Q2 検査の結果，肺塞栓症であり，両肺動脈の広範な血栓形成が観察された。この後行うべき治療法を1つ選べ。

a. 経過観察でよい。
b. 抗菌薬を投与する。
c. 抗凝固療法（単独）を行う。
d. 経皮的心肺補助装置 (PCPS) を導入する。
e. 外科的血栓摘除術を行う。

1. 患者の状況把握 ⇒ 情報収集から

▶注目すべき所見
①S状結腸癌の術後　②突然の発症　③心肺停止状態　④術前検査で心房細動
⑤炎症所見以外の血液検査は正常域　⑥呼吸音正常　⑦ドレーンは漿液性

着眼点はここ！

S状結腸癌の術後4日目，離床後，突然の心肺停止状態となった。突然の発症から血栓性の病変である，①脳梗塞，②心筋梗塞，③肺血栓塞栓症，を考えた。術前検査では，深部静脈血栓症の既往はないものの，心房細動があった。
診断を行う前に治療を開始しなくてよいのだろうか？
術後に発症した血栓症・塞栓症に対する評価と対処法を再確認しよう！

Goal!

術後発症した血栓症・塞栓症（肺血栓塞栓症）の診断・重症度判定・治療・予防法について学ぶ！

【階層化へのキーワード】
①術後心肺停止の原因疾患の鑑別診断
②急性肺血栓塞栓症の診断手順
③急性肺血栓塞栓症の臨床重症度分類による階層化
④急性肺血栓塞栓症の治療アルゴリズム
⑤静脈血栓塞栓症のリスクと予防法

2. 診断しよう！ ⇒ 診断へのアプローチ！

Check1 消化器外科手術後の早期に心肺停止を生じる合併症は？ またその頻度は

- 術後心肺停止の原因病態は6T6Hと言われ，**表1**に示すものが一般的に考えられている。
- 大腸手術後に心肺停止を生じる可能性のある合併症（鑑別すべき疾患）は**表2**のとおりである。
- このうち，肺血栓塞栓症は，術後の歩行，排尿，排便後に突然発症することが特徴的である。

表1　術後心肺停止の原因病態

6H	6T
循環血液量減少	毒物
低酸素血症	心タンポナーデ
アシドーシス	緊張性気胸
高低カリウム血症	急性冠症候群
低血糖	肺血栓塞栓症
低体温	外傷

（山田直樹ほか：medicina, 2013. より引用改変）

表2　心肺停止をきたしうる腹腔鏡下大腸切除後合併症

合併症	頻度
腹腔内出血（循環血液量減少）	0.7%
肺炎（低酸素血症）	0.7%
心筋梗塞（急性冠症候群）	0.3%
肺血栓塞栓症	0.1%

（Inoue Y, et al: Mol Clin Oncol, 2015., 中村文隆ほか：日消外会誌, 1999. より引用改変）

Check2　消化器外科手術後の肺血栓塞栓症の診断に有用な検査法と手順は？

検査法

● 術後に肺血栓塞栓症が疑われた場合には，造影CT検査が確定診断の第一選択。そのほか，肺動脈造影，血清D-dimer，動脈血液ガス分析，肺シンチグラフィが有用（エビデンスレベルⅠ）。心エコーはエビデンスレベルⅡa。これらのうち簡便かつ迅速に行える検査法と尤度比[注1]（表3）を以下に示す。

表3　主な検査法の尤度比

検査法	陽性尤度比	陰性尤度比
血液ガス		
・二酸化炭素分圧（35Torrをカットオフとした場合）	1.02	0.98
・酸素分圧（80Torrをカットオフとした場合）	1.07	0.79
・AaDo2（20Torrをカットオフとした場合）	1.06	0.69
血清D-dimer	1.6	0.13
心エコー（経胸壁心エコー）	6.2	0.35
MDCT	19.6	0.18

（肺血栓塞栓症および深部静脈血栓症の診断, 治療, 予防に関するガイドライン（2009年改訂版）. 2008年合同研究班報告より引用）

a. 胸部造影CT検査

- 肺動脈内の欠損像所見により診断（図1）
- 近年のMDCT検査では微小血栓の診断が可能となり，亜区域枝塞栓まで診断可能。

b. 血清D-dimer

- 陰性（通常の基準値：1.0μg/mL以下）なら肺動脈血栓症は否定的。
- 手術後は上昇するため，術後1週間以内のカットオフ値は20μg/mLに設定されている。

図1　胸部造影CTにおける肺動脈血栓（自験例）

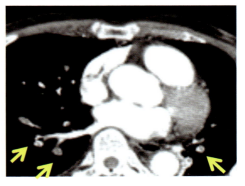

c. 動脈血液ガス分析
- ①pH上昇，②$PaCO_2$低下，③PaO_2低下，④$AaDO_2$拡大

症状(表4)
●頻度の高い症状は，突然の
 ①呼吸困難(72〜76％)
 ②胸痛(43〜48％)
 ③発熱(10〜22％)
 ④失神(19〜22％)

表4 肺血栓塞栓症の症状

症状	長谷川ら(n＝224)	肺塞栓症研究会(n＝579)
呼吸困難	171(76％)	399/551(72％)
胸痛	107(48％)	233/536(43％)
発熱	50(22％)	55/531(10％)
失神	43(19％)	120/538(22％)
咳嗽	35(16％)	59/529(11％)
喘鳴	32(14％)	記載なし
冷汗	19(8％)	130/527(25％)
血痰	記載なし	30/529(6％)
動悸	記載なし	113/252(22％)

(肺血栓塞栓症および深部静脈血栓症の診断，治療，予防に関するガイドライン(2009年改訂版)．2008年合同研究班報告より引用)

診断手順
●発症早期の診断が予後に影響するため，診断は治療と同時に進める。診断のアルゴリズムを図2に示す。
●肺血栓塞栓症の可能性(表5，6にて予測可)が臨床的に高いと判断したら，ヘパリン投与を開始して，画像診断を行う。可能性が低いと判断した場合は，血清D-dimerが陰性なら除外できる。
●ショック，心肺停止状態では，PCPS[注2]挿入後，画像診断を行う(PCPS不可の場合は，昇圧薬，心肺蘇生術)。

図2 肺血栓塞栓症診断手順のアルゴリズム

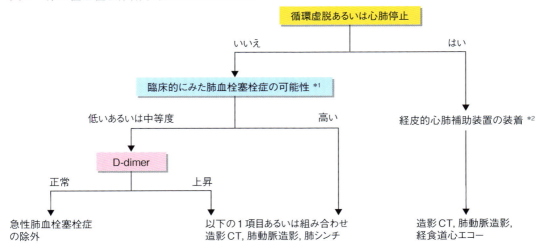

肺塞栓症を疑った時点でヘパリンを投与する。
深部静脈血栓症も同時に検索する。
*1 スクリーニング検査として胸部X線、心電図、動脈血ガス分析、経胸壁心エコー、血液生化学検査を行う。
*2 経皮的心肺補助装置が利用できない場合には心臓マッサージ、昇圧薬により循環管理を行う。

(肺血栓塞栓症および深部静脈血栓症の診断、治療、予防に関するガイドライン(2009年改訂版)．2008年合同研究班報告より引用)

表5 肺血栓塞栓症の可能性予測

Wellsスコア		ジュネーブ・スコア		改訂ジュネーブ・スコア	
PEあるいはDVTの既往	+1.5	PEあるいはDVTの既往	+2	66歳以上	+1
心拍数＞毎分100bpm	+1.5	心拍数＞毎分100bpm	+1	PEあるいはDVTの既往	+3
最近の手術あるいは長期臥床	+1.5	最近の手術	+3	1カ月以内の手術、骨折	+2
DVTの臨床的徴候	+3	年齢(歳)		活動性の癌	+2
PE以外の可能性が低い	+3	60〜79	+1	一側の下肢痛	+3
血痰	+1	80以上	+2	血痰	+2
癌	+1	動脈血二酸化炭素分圧		心拍数	
		＜36mmHg	+2	75〜94bpm	+3
		36〜38.9mmHg	+1	95bpm以上	+5
		動脈血酸素分圧		下肢深部静脈拍動を伴う痛みと浮腫	+4
		＜48.7mmHg	+4		
		48.7〜59.9mmHg	+3		
		60〜71.2mmHg	+2		
		71.3〜82.4mmHg	+1		
		無気肺	+1		
		一側の横隔膜挙上	+1		
臨床的可能性		臨床的可能性		臨床的可能性	
低い	0〜1	低い	0〜4	低い	0〜3
中等度	2〜6	中等度	5〜8	中等度	4〜10
高い	7以上	高い	9以上	高い	11以上

PE：肺血栓塞栓症、DVT：深部静脈血栓症、bpm：beat per minute

(肺血栓塞栓症および深部静脈血栓症の診断、治療、予防に関するガイドライン(2009年改訂版)．2008年合同研究班報告より引用)

表6 肺血栓塞栓症の可能性予測の精度

	可能性予測	高い	中	低い
肺血栓塞栓症頻度	Wellsスコア	91%	40%	12%
	ジュネーブスコア	97%	38%	13%

(肺血栓塞栓症および深部静脈血栓症の診断, 治療, 予防に関するガイドライン(2009年改訂版). 2008年合同研究班報告より引用)

Q1 解説と答え

- 血栓塞栓症の診断のための検査の第一選択は, 造影CT検査であるが, 胸部X線検査, 心電図, 心エコー, 動脈血ガス検査も有用な検査である。
- 頭部・胸部単純CT検査では血栓は同定困難。

(正解 ▷ e)

Points!

肺動脈塞栓症の診断

1. 術後の肺動脈塞栓症を疑うサインは, ①突然発症, ②呼吸困難, ③胸痛, そして④心肺停止。
2. 「術後肺動脈塞栓症の可能性, 高い」と判断したら, ヘパリンを投与してから胸部造影CT検査。「低い」と判断したら, D-dimer検査を行い, カットオフ値以下であれば, 本症は否定。

3. 合併症の重症度分類(階層化)に準じた治療方針

Check 3 肺動脈塞栓症の病態, 疫学, 予後はどのようなものか？

- 急性肺血栓塞栓症の病態は, ①急速に出現する肺高血圧, および②低酸素血症による急性呼吸循環不全, である。
- 肺高血圧の原因は, ①塞栓による機械的閉塞, ②塞栓からの神経体液性因子(トロンボキサンA_2, セロトニン), ③低酸素血症による肺血管攣縮, と考えられている。
- 低酸素血症の原因は, ①肺血管床減少による非閉塞部の代償性血流増加, ②気管支攣縮による換気血流不均衡, である。
- 全手術例の0.03～0.09％に発症。院内発症が半数で手術後が約7割。腹部・骨盤・下肢に対する手術後が多い。
- 本邦の急性肺血栓塞栓症の死亡率は11.9％。発症時にショックを呈する重症例では18～33％, 重症例で診断が遅れると68％, 早期診断ができれば22％。

- 術後の急性肺血栓塞栓症の死亡率は30%，十分に治療を行えば2～8%まで低下する。
- 予後推定に有用なバイオマーカーとして，近年，心筋型脂肪酸結合蛋白（heart-type fatty acid-binding protein；H-FABP）が報告されている。血清 H-FABP が正常（＜6 ng/mL）であれば発症30日後の生存率は100%，異常値の場合，30日以内の死亡率は23.1%[6]。

Check 4 術後の肺血栓塞栓症の階層化は？ また階層化別の治療はどうするの？

- 早期死亡に影響を与える血行動態と心臓超音波検査上の右心負荷所見の有無によって重症度（表7）が評価される。
- 血行動態と右心負荷を主とした所見に基づく治療アルゴリズムを図3に示す。
- ①まずは抗凝固薬を投与しつつ，②呼吸循環動態を安定化し，③ショック，心肺停止が持続するものでは経皮的心肺補助装置（PCPS）装着のうえ，肺動脈血流再開のための治療を行う。
- 治療の目的は，①呼吸循環動態安定化，②肺動脈血流の再開，③血栓症増悪・再発予防。
- 呼吸循環動態不安定（低酸素血症，ショック，心肺停止）に対し，①酸素投与，②昇圧薬投与，③補助循環療法（PCPS），④心肺蘇生術。
- 肺動脈血流再開目的に①抗凝固療法，②血栓溶解療法，③カテーテル治療，④外科的血栓摘除術（図3）。
- 血栓症増悪・再発予防目的にて，①抗凝固療法，②下大静脈フィルター挿入。

表7 急性肺血栓塞栓症の臨床重症度分類

	血行動態	心エコー上 右心負荷
Cardiac Arrest Collapse	心停止あるいは循環虚脱	あり
Massive（広範型）	不安定ショック あるいは低血圧（定義：新たに出現した不整脈，脱水，敗血症によらず，15分以上継続する収縮期血圧＜90 mmHg あるいは≧40 mmHg の血圧低下）	あり
Submassive（亜広範型）	安定（上記以外）	あり
Non-massive（非広範型）	安定（上記以外）	なし

（肺血栓塞栓症および深部静脈血栓症の診断，治療，予防に関するガイドライン（2009年改訂版）．2008年合同研究班報告より引用）

図3 急性肺血栓塞栓症の治療アルゴリズム

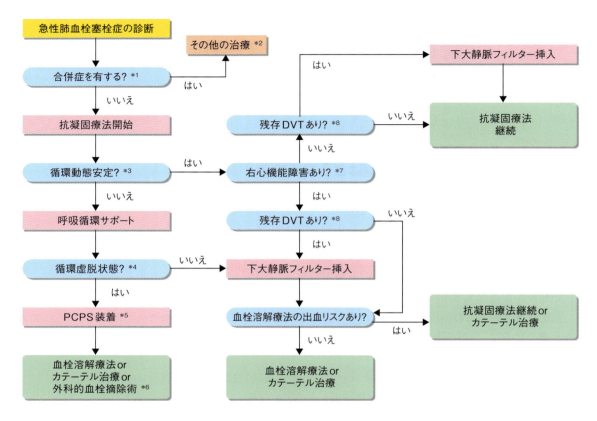

*1 高度な出血のリスクがある場合
*2 病態に応じた施行可能な治療を行う
*3 循環動態不安定とは，ショックあるいは遷延する低血圧状態を示す
*4 心肺蘇生を要する状態，あるいは高度なショックが遷延する状態
*5 施設の設備や患者の状態により，装着するか否かを検討する
*6 施設の状況や患者の状態により，治療法を選択する
*7 心エコーによる右室拡大や肺高血圧の存在により評価
*8 遊離して再塞栓を来たした場合，重篤化する危険性のある深部静脈血栓

(肺血栓塞栓症および深部静脈血栓症の診断，治療，予防に関するガイドライン(2009年改訂版)．2008年合同研究班報告より引用)

Q2 解説と答え

- 治療原則は，①呼吸循環動態安定化，②肺動脈血流再開，③肺血栓症増悪・再発予防．
- 抗菌薬は，原則不要．
- 呼吸循環動態は落ち着いており，呼吸・循環のサポートは不要．
- DVTの既往なく，治療は抗凝固療法となる．

(正解 ▷ c)

肺血栓塞栓症の治療

1. 肺血栓塞栓症の治療原則は，①呼吸循環動態安定化，②肺動脈血流再開，③肺血栓症増悪・再発予防。
2. 肺血栓塞栓症の肺動脈血流の再開は，①抗凝固療法，②血栓溶解療法，③カテーテル治療，④外科的血栓摘除術。
3. 肺血栓塞栓症の血栓症増悪・再発予防は，①抗凝固療法，②下大静脈フィルター挿入。

4. 合併症ゼロをめざした周術期ケア

Check 5 手術後の静脈血栓症の危険因子は何か？また肺動脈塞栓症を予防するためにはどうすればいいか？

術後静脈血栓塞栓症の危険因子と予防法

- (p.110 テーマ13「静脈血栓塞栓症の既往のある患者の手術」の項参照)
- 一般外科（胸部外科を含む）周術期における静脈血栓塞栓症に対する予防は，手術の大きさ，年齢，危険因子（癌，静脈血栓塞栓症の既往，血栓性素因，脂質異常症，糖尿病，ホモシステイン尿症，夜間発作性血色素尿症，妊娠，経口避妊薬服用，うっ血性心不全，骨髄増殖性疾患，ネフローゼ症候群，抗癌剤治療など）をもとに4段階のリスクレベルに階層化され，それに応じた予防法が推奨される（表8）。
- 大手術とはすべての腹部手術あるいはその他の45分以上要する手術を基本とし，麻酔法，出血量，輸血量，手術時間などを参考として総合的に評価する。

表8 手術に伴う静脈血栓塞栓症のリスクと予防法

リスクレベル	一般外科（胸部外科を含む）手術	予防法
低リスク	60歳未満の非大手術 40歳未満の大手術	早期離床および積極的な運動
中リスク	60歳以上あるいは危険因子のある非大手術 40歳以上あるいは危険因子のある大手術	弾性ストッキングあるいは間欠的空気圧迫法
高リスク	40歳以上の癌の大手術	間欠的空気圧迫法あるいは低用量未分画ヘパリン
最高リスク	（静脈血栓塞栓症の既往あるいは血栓性素因）のある大手術	（低用量未分画ヘパリンと間欠的空気圧迫法の併用）あるいは（低用量未分画ヘパリンと弾性ストッキングの併用）

（低用量未分画ヘパリンと間欠的空気圧迫法の併用）や（低用量未分画ヘパリンと弾性ストッキングの併用）の代わりに，用量調節分画ヘパリンや用量調節ワルファリンを選択してもよい。
血栓性素因：先天性素因としてアンチトロンビン欠損症、プロテインC欠損症、プロテインS欠損症など、後天性素因として、抗リン脂質抗体症候群など。

（肺血栓塞栓症／深部静脈血栓症（静脈血栓塞栓症）予防ガイドライン作成委員会編：肺血栓塞栓症／深部静脈血栓症（静脈血栓塞栓症）予防ガイドライン ダイジェスト版より引用）

術後の静脈血栓塞栓症の予防

1. 静脈血栓塞栓症のリスクレベルに応じて，予防法を選択する．
2. 予防法には，①早期離床，②弾性ストッキング，③間歇的空気圧迫法，④ヘパリン，がある（p.342 術前テーマ14参照）．

自己チェック！

（問）　正しいものに○を，誤ったものに×をつけよ．
（　）1．食道癌術後7日目，呼吸苦を訴えた患者さんの血清D-dimerが，21μg/mLであったので，肺塞栓を疑った．
（　）2．肺塞栓症患者の動脈血液ガス分析では通常pHは低下する．
（　）3．肺塞栓症を強く疑った患者に，ただちにヘパリン投与を開始した．

（正解　1○　2×　3○）

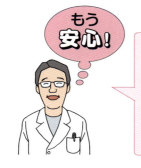

患者さんは，駆けつけてくれた医療スタッフのおかげで，一命を取り留め，無事退院した．術後，肺血栓塞栓症による突然の心肺停止という，つらい合併症を経験したH君．術前ケアや術後ケアの重要性を再認識し，手術のたびに周術期ケアの書物を開くH君であった．

◆ 注釈（専門用語を理解しよう！）
1) 【尤度比（陽性尤度比／陰性尤度比）】ある所見があることが（所見がないことが），その疾患の可能性をどれほど増加（減少）させるかという見積もり（「らしさ」）．
陽性尤度比＝感度／1－特異度（感度が高く，特異度が高いほど陽性尤度比は上がる）
陰性尤度比＝1－感度／特異度（感度が高く，特異度が高いほど陰性尤度比は下がる）
数値の解釈として陽性尤度比＞10は有意，陽性尤度比＜5はさほど有意ではない．陰性尤度比＜0.1は有意，陰性尤度比＞0.5はさほど有意ではない．
2) 【PCPS】Percutaneous Cardio Pulmonary Support（経皮的心肺補助装置）のことで，遠心ポンプと膜型人工肺を用いた閉鎖式回路の人工心肺装置により，大腿動静脈経由で心肺補助を行う．

● 参考文献
1. 山田直樹ほか: medicina, 2013.
2. Inoue Y, et al: Mol Clin Oncol, 2015.
3. 中村文隆ほか: 日消外会誌, 1999.
4. 肺血栓塞栓症および深部静脈血栓症の診断，治療，予防に関するガイドライン（2009年改訂版）．2008年合同研究班報告．
5. 肺血栓塞栓症／深部静脈血栓症（静脈血栓塞栓症）予防ガイドライン作成委員会編：肺血栓塞栓症／深部静脈血栓症（静脈血栓塞栓症）予防ガイドライン　ダイジェスト版．
6. Puls M, et al: Eur Heart J 2007.

術後テーマ6

手術後5日目の微熱と創部発赤

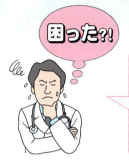

卒後14年目のU君。初期研修医と一緒に担当している直腸癌術後の患者が，術後5日目に，37℃台の発熱を発症した。久しぶりに創部をみたところ，発赤が著明で，やや膨隆も認める！研修医は，2日前から少し赤かったというが……。

症例

78歳，男性。5日前に，進行直腸癌に対して低位前方切除術を施行した。術後経過は良好で，4日目より，食事を開始していた。その後も発熱はなかったが，術後5日目に37℃台後半の発熱を認めた。創部を観察したところ，下腹部正中創の一部に著明な発赤を認め，同部は軽度膨隆していた。腹膜刺激症状は認めなかったが，創部膨隆部には圧痛を認めた。
血液生化学検査所見は，白血球8,200/μL，CRP 9.3mg/dLとCRPの再上昇を認めた。その他の生化学検査に異常所見は認めず，バイタルサインも異常なかった。

Q1 確定診断と治療方針決定に際し，最も有用な検査の組み合わせを1つ選べ。

(1) 腹部超音波検査
(2) 水溶性造影剤を用いた上部消化管造影検査
(3) 腹部MRI検査
(4) 下部消化管内視鏡検査
(5) 腹部CT検査

a. (1)(2)　b. (1)(5)　c. (2)(3)　d. (3)(4)　e. (4)(5)

Q2 検査の結果，深部切開部の手術部位感染（SSI）であった。本症例に対して，最も適切な処置を1つ選べ。

a. 経過観察。
b. 抗菌薬投与のみを行う。
c. 創の開放のみを行う。
d. 創を開放し，排膿（ドレナージ）を行い，膿を培養検査に提出する。
e. 創開放・排膿し，膿を培養検査に提出し，さらに抗菌薬投与を行う。

1. 患者の状況把握 ⇒ 情報収集から

▶注目すべき所見
　①低位前方切除術術後5日目　　②37℃台後半の発熱
　③正中創部の著明な発赤，軽度の膨隆，圧痛　　④炎症反応の再上昇

▶除外診断に使用できそうな所見
　①高熱は認めない　　②炎症所見以外の血液検査は異常なし　　③腹膜刺激症状（－）

　　　直腸癌に対する直腸切除術の術後5日目の発熱。創部に発赤と腫脹を認め，手術部位感染（SSI：surgical site infection）の発症が考えられる。SSIには，どのようなものがあるのだろうか？　SSIの自然経過はどのよう進展していくのだろうか？　SSIの危険因子とその予防法は？
　　　術後に発症したSSIに対する評価と対処法を再確認しよう！

術後合併症である手術部位感染（SSI）の診断・重症度判定・治療・予防法について学ぶ！
☞【階層化へのキーワード】
　①大腸手術後の3大合併症
　②SSIの分類
　③SSIの自然経過と重症度分類による階層化（Clavien-Dindo分類[注1]，CTCAE[注2]）
　④SSIの階層化（重症度分類）と治療方針
　⑤SSIの危険因子と予防法

2. 診断しよう！ ⇒ 鑑別診断と診断へのアプローチ！

Check1　消化器外科の術後に生じる合併症は？またその頻度は？

● 大腸癌手術後に生じる三大外科的合併症は，①創感染，②腸閉塞症，③縫合不全，である（**表1**）。
● 創部のみに発赤・圧痛を認める場合は創感染を最も考える。
● ただし，高熱，脈拍増加，白血球の増加などの全身性炎症反応症候群（SIRS：systemic inflammatory response syndrome）の所見や腹膜刺激症状などの腹膜炎所見を伴う創部表層感染が発症した場合には，縫合不全による腹膜炎の二次性の創部表層感染を考慮する。

表1 大腸癌手術における三大外科的術後合併症

合併症	頻度(%)	症状・所見
創感染	10～15	創部発赤・圧痛・排液
腸閉塞症	10	嘔吐・腹満
縫合不全	2～5	突然の高熱，SIRS所見，腹膜炎所見

(陳 尚顯ほか：消外会誌，2010., Brown SR, et al：Ann Surg 2014 より引用)

Check2 SSIの分類（表2）とその判定基準は？

SSIの判定基準のポイント

上記の条件で，少なくとも以下の1つにあてはまること．
①各切開創からの膿性排液（臓器体腔の場合はドレーンから），各創から採取した液・組織から病原体（＋）が検出される．
②感染徴候・症状が少なくとも1つ存在する：発熱，疼痛，圧痛，限局性腫脹，発赤，熱感．
③膿瘍・感染の証拠が，直接的検索，再手術中，組織病理学的，放射線学的検査によって発見．
④術者または主治医による各SSIの臨床的な判断．

表2 SSIの分類

SSIの分類	発症期間	感染部位
①表層切開部	術後30日以内	切開部皮膚・皮下組織
②深部切開部	術後30日以内インプラント（＋）は1年以内	切開部深層軟部組織（筋膜・筋層など）
③臓器体腔	術後30日以内インプラント（＋）は1年以内	切開部以外で手術時に開放・操作された臓器・体腔

(厚生労働省 院内感染対策サーベイランス事業 SSI部門 SSI判定基準より抜粋)

Check3 SSIの分類に有用な検査法は？

SSIの分類に有用な検査

a. 腹部超音波検査：ベッドサイドで施行可能．表層か深部のSSIの分類にも有用．腹腔内膿瘍の除外診断も可能．
b. 腹部CT検査：SSIの分類に有用．臓器体腔であれば，ドレナージなどの治療にも必須である．
c. ドレーン造影検査：臓器体腔SSIの際には，ドレーン造影にて，膿瘍腔の大きさや消化管との瘻孔形成の有無などの診断に有用．
➡手術後にSSIを疑う場合には，まず開創を含むドレナージを行い，排液を採取，培養に提出する．また，必要に応じてCT検査を行い，SSIが表層・深部・臓器体腔なのか，SSIの分類を行う．臓器体腔のSSIであれば，ドレーンからの造影などを行い，原因精査と治療を行う．

Q1 解説と答え

- 低位前方切除術術後5日目。
- 高熱ではない発熱，軽度の白血球増加とCRPの再上昇 ➡ 何らかの感染あり（膿瘍のパターン）。
- 腹膜刺激症状（−），バイタルサイン異常なし ➡ SIRS所見なし，腹膜炎なし（➡ 縫合不全の可能性も低い）。
- 正中創部の著明な発赤，軽度の膨隆，圧痛 ➡ 創感染を疑う。

  低位前方切除術後，創部の創感染（SSI）の診断は上記より容易に可能。よって，SSIが表層・深部・臓器体腔のいずれかを診断するための検査が必要である。

  SSIの分類に最も有用な検査は，(1)腹部超音波検査と(5)腹部CT検査である。

（正解 ▷ b）

Points!

SSIの分類・診断

1. 大腸癌手術後に生じる三大外科的合併症は，①創感染，②腸閉塞症，③縫合不全，である。
2. SSIの分類は，①表層切開部，②深部切開部，③臓器体腔，である。
3. SSIの分類・診断に有用な検査は，①腹部超音波検査，②腹部CT検査，③ドレーン造影検査，である。

3. 的確な治療を行うための合併症重症度分類（階層化）

Check 4 SSIの自然経過と重症度分類（階層化）は？

- SSIは，細菌の増殖 ➡ 創部の損傷（局所感染）➡ 周囲の損傷（拡大感染）➡ 全身感染と重症化していく（図1）。
- SSIの重症度分類としては，Clavien-Dindo分類[注1]に対応したものやCTCAE[注2]などがあげられる（表3, 4）

図1　SSIの重症度と治療

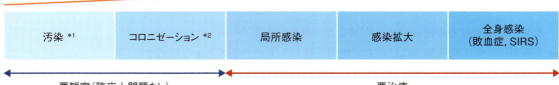

*1：汚染＝細菌は存在するものの，増加はしない。
*2：コロニゼーション＝細菌は増殖するものの，創部組織の損傷はない。

（Healy B, et al：BMJ 2006．より引用改変）

表3　創感染および腹腔内膿瘍のClavien-Dindo分類

創感染	Grade						
	I	II	IIIa	IIIb	IVa	IVb	V
Clavien-Dindo分類	臨床・検査所見のみで，創開放・創洗浄以外の治療不要	抗菌薬などの内科的治療を要す	局所麻酔下での治療を要す（ドレナージなど）	全身麻酔下での治療を要す（ドレナージ・再縫合など）	人工呼吸管理を要す肺障害，CHDFを要す腎障害など1つの臓器不全	敗血症，複数の臓器不全	死亡

腹腔内膿瘍	Grade						
	I	II	IIIa	IIIb	IVa	IVb	V
Clavien-Dindo分類	臨床・検査所見のみで，治療不要（既存のドレーンによるドレナージのみ）	抗菌薬などの内科的治療を要す	画像ガイド下でのドレーン留置・穿刺を要す（既存のドレーン入れ替えも）	全身麻酔下での治療を要す（ドレナージ）	人工呼吸管理を要す肺障害，CHDFを要す腎障害など1つの臓器不全	敗血症，複数の臓器不全	死亡

（JCOG術後合併症基準v2.0より抜粋）

表4　創感染のCTCAE v4.0

創感染	Grade				
	1	2	3	4	5
CTCAE ver.4.0	—	限局性：局所的治療（外用薬等）を要す	抗菌薬などの静脈内投与やIVR・外科的処置を要す	生命を脅かす緊急処置を要す	死亡

（JCOG術後合併症基準v2.0より抜粋）

4. 合併症の重症度分類（階層化）に準じた治療方針

Check 5　SSIの階層化別の治療方針は？

- SSIの治療は，①細菌数の減少，②感染病巣の限局化と縮小化，③全身状態の改善（感染抵抗能・治癒力の向上）が基本である。
- 重症度によって治療が異なる（表5）。

表5　SSIの重症度分類と治療方針

Clavien-Dindo分類	一般外科・泌尿器科・婦人科手術
I	創開放・創洗浄（＝細菌数の減少），デブリドマンや適切なドレッシング材の選択
II	抗菌薬（消毒剤・抗生物質）の使用（＝細菌数の減少） 消毒剤による処置：局所塗布により細菌の増殖阻害，正常組織への毒性をもつものもあり 抗生物質投与：①局所投与（通常推奨されない） 　　　　　　　②全身投与（感染拡大，全身感染の場合のみ）
III	ドレナージ（＝細菌数の減少）（画像ガイド下・全身麻酔下を含む）
IV	敗血症の治療（＝細菌数の減少），臓器障害の改善（＝全身状態の改善）

Q2 解説と答え

- 本症は深部切開部のSSI ➡ 筋膜・筋層など切開部深層の軟部組織の創感染。
- 治療は細菌の減少 ➡ 深部切開部のSSIであり，創の開放のみでは不十分。筋層へのドレーン挿入・留置など何らかのドレナージ（排膿）が必要不可欠である。
- 膿は細菌培養に提出し，原因菌を同定する。
- 発熱があること，また炎症反応も再上昇していることから，感染拡大と考えて抗菌薬投与を行う。

（正解 ▷ e）

Points!

SSIに対する治療

1. SSIの治療原則は，①細菌数（感染）の減少，②感染病巣の限局化，③全身状態の改善，である。
2. 創（局所）に対しては，開放・洗浄・ドレナージ，全身に対しては抗菌薬・臓器障害の改善が治療の主体となる。

5. 合併症ゼロをめざした周術期ケア

Check 6 SSIの危険因子は何か？　またSSIの予防法は？

1. SSIの危険因子

- SSIの危険因子は，患者の衰弱・免疫抵抗力の低下・組織循環の低下を引き起こすあらゆる要因である（表6）。
- SSIの危険因子には，汚染手術や長時間の手術も含まれ，手術対象の臓器別にもSSIの発生率が異なる（表7）。

表6　手術部位感染を惹起する患者・手術の影響因子

患者	高齢・乳幼児，低栄養，糖尿病，喫煙，肥満，離れた部位に同時に存在する感染，微生物の定着，ステロイドの全身投与，術前入院期間5日以上，術中低体温
手術	手洗い時間，患者の皮膚の消毒，術前の剃毛，術前の皮膚の準備，手術時間，術後感染発症阻止抗菌薬の投与，手術室の換気，手術機器の非適切な滅菌，手術野の異物，ドレナージ（閉鎖吸引式が基本），手術手技

（消化器外科minimal requirements実践応用編より引用改変）

表7　手術別SSI発生頻度

食道	20%
直腸	17%
肝胆膵手術	15%
結腸	14%
胃	8%

（厚労労働省：院内感染対策サーベイランス事業SSI部門2011年版より引用）

2. SSI予防のための周術期ケア

A. 術前ケア
- 入院前ケア：術前入院期間を可能な限り短くする。
- 喫煙者は術前1カ月間は禁煙する。
- 血糖値を適切に管理し，高血糖状態を避ける。
- 除毛・剃毛 ➡ 基本的には除毛・剃毛はしない。必要がある場合のみ，術直前に専用クリッパーにて行う。
- 洗浄・消毒 ➡ 皮膚消毒（アルコール配合剤が望ましい）前に，手術部位およびその周辺を洗浄・清浄化する。

B. 術中ケア
- 術中の留意点：無菌操作の徹底，十分な止血，不用意な低体温を防止する。
- 壊死組織や異物はできるだけ除去する（絹糸より吸収糸が望ましい）。
- 汚染が著明な場合は，創の二次閉鎖も考慮。
- ドレーンについて ➡ 必要な時のみ，手術創以外の創から挿入する。可能な限り閉鎖式を使用し，早期に抜去する。
- 術後感染予防のための抗菌薬（AMP；antimicrobial prophylaxis）投与＝術中汚染部位の感染防止の目的。

➡
- 予防抗菌薬を静脈投与（初回投与は執刀の30分前頃，3時間を超える手術では，追加投与を行う。βラクタム系の抗菌薬の殺菌作用は時間依存性のため，追加投与による濃度維持は特に重要）。
- 抗菌薬は，手術対象臓器に関連の深い病原菌に対して感受性をもつ薬剤を選択する（表8）。
- 3日以上の予防投与は，耐性菌発生リスクを上げるため，48時間以内に投与を終了することが推奨されている。
- 清潔手術・腹腔鏡手術：第一世代セフェム系抗菌薬の1日投与でよい。
- 汚染・感染手術：初回より広域スペクトラムの第四世代セフェム系や，カルバペネム系抗菌薬を3日間程度使用すべきである。
- 大腸直腸手術においては，非吸収性抗菌薬を術前日のみ複数回内服してもよい。
- バンコマイシンは，日常的に予防的抗菌薬として使用してはいけない。

C. 術後ケア
- 創は，滅菌した被覆材で術後48時間は保護する
  ➡ 48時間以後は消毒・被覆とも必要ない。
- ドレーンはできるだけ早期に抜去する。

表8 手術とSSI推定起因菌・予防抗菌薬

胃・十二指腸	グラム陰性菌，ブドウ球菌 口腔咽頭の嫌気性菌	第一世代セフェム系（CEZ） 広域ペニシリン（PIPC）
胆道	グラム陰性菌，嫌気性菌	
虫垂切除	グラム陰性菌，嫌気性菌	セファマイシン系（CMZ） セフォキシチン（CEX）
大腸	グラム陰性菌（大腸菌，肺炎桿菌），嫌気性菌（B.flagilis）	

（消化器外科minimal requirements実践応用編より引用改変）

SSIの予防
1. SSIの危険因子は，①患者の衰弱・免疫抵抗力の低下，②組織循環の低下＋汚染手術である。
2. SSIの予防は，術前・術中・術後と周術期を通じて行う。

自己チェック！

（問）正しいものに〇を，誤ったものに×をつけよ。
( ) 1. 大腸癌術後の創感染の発生頻度は，10〜15%である。
( ) 2. SSIの治療原則は，創部の細菌数（感染）の減少であり，臨床症状はないものの，創部に細菌が増殖した場合にも，抗菌薬投与の対象となる。
( ) 3. 術後感染予防抗菌薬の投与は，耐性菌発生リスクの観点から，術後72時間以内の投与終了が推奨される。

(正解 1〇 2× 3×)

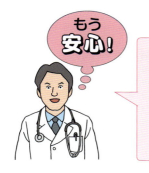

患者さんは，無事に軽快退院となったが，創感染治療のため，入院期間が長くなった。患者さんにとって創感染も「手術失敗！」と思わせる一大事件である。研修医とともに，二度とSSIを作らないように心掛けることを決心しつつ，日々の創部の観察の大切さを研修医に指導するU君であった。

◆ 注釈（専門用語を理解しよう！）
1) 【Clavien-Dindo分類】2004年，Daniel Dindoらにより提案された，術後合併症に特化した外科合併症規準。手術手技の臨床試験で頻用されている。
2) 【CTCAE】Common Terminology Criteria for Adverse Eventsの略。有害事象（AE）の評価や報告に用いることができる記述的用語集で重症度の分類を示している。

● 参考文献
1. 陳　尚顯ほか：消外会誌 2010.
2. Brown SR, et al：Ann Surg 2014.
3. Healy B, et al：BMJ 2006.

B. 臓器間に共通で頻度の高い合併症の重症度の階層化と対策

術後テーマ7

手術後14日目の腹痛と嘔吐

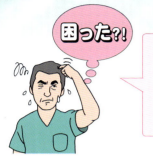

困った?!

卒後10年目のK君。消化器外科専門医を取得し，手術が楽しくてたまらない。2週間前に早期胃癌に対し腹腔鏡下幽門側胃切除術を施行し，明日には退院の予定であった。退院を喜んでいたが，腹痛と嘔吐を認め，突然のドクターコール！

症例

72歳，男性。早期胃癌の診断にて腹腔鏡下幽門側胃切除術（Roux-en Y法による再建）を施行（図1）。第3病日より食事を再開していたが，術後14日目に腹痛，腹部膨満と嘔吐を認めた。体温37.6℃，血圧132/82mmHg，脈拍98回/分，呼吸数20回/分であり，腹部はやや膨満し，臍部を中心に圧痛を認めた。また，腸の蠕動音は亢進していた。術後12日目の朝の排便が最後であり，その後，排ガスもない。創は発赤や圧痛を認めず，血液生化学検査所見は白血球14,450/μL，CRP 3.2mg/dL，LDH 179IU/L，CPK 95IU/Lであり，その他の検査所見は正常範囲であった。

Q1 確定診断と治療方針決定に際し，必要のない検査を1つ選べ。

a. 腹部単純X線検査
b. 腹部超音波検査
c. 腹部造影CT検査
d. 上部消化管内視鏡検査
e. 動脈血ガス分析検査

Q2 検査の結果，腸閉塞であり，造影CT検査ではclosed loop[注1)]が確認された。また，同部の造影効果は不良であり，腹水を認めた。最も適切な治療法を1つ選べ。

a. このまま経過観察
b. 残胃に対し経鼻胃管を挿入し，経過観察
c. イレウス管を小腸まで挿入（上部消化管内視鏡の補助下に）し，経過観察
d. 緊急手術

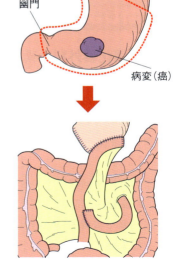

図1 切除と再建法

幽門
病変（癌）

267

1. 患者の状況把握 ⇒ 情報収集から

▶**注目すべき所見**
　①早期胃癌の術後14日目　　②突然の発症　　③腹痛，腹部膨満，嘔吐
　④発症後に排便・排ガスはない　　⑤発熱（37.6℃），呼吸数20／分　　⑥血液検査で炎症反応の上昇

▶**除外診断に使用できそうな所見**
　①炎症所見以外の血液検査は正常範囲内　　②腸の蠕動音は亢進している

　　胃切除後14日目の腹痛，腹部膨満感，嘔吐。術後の腸閉塞が疑われる。術後腸閉塞の原因は何だろうか？　術後腸閉塞は，どのような経過をとるのだろうか？　治療法は？
　　術後腸閉塞に対する評価と対処法を再確認しよう！

術後合併症である腸閉塞の診断・重症度判定・治療・予防法について学ぶ！
☞【階層化へのキーワード】
　①腸閉塞の発症機序による分類
　②腸閉塞の自然経過（重症化）による階層化（Clavien-Dindo分類）
　③腸閉塞の階層化別治療アルゴリズム

2. 診断しよう！ ⇒ 鑑別診断と診断へのアプローチ！

Check1　消化器外科手術後の早期に嘔吐，腹部膨満を生じる合併症は？

- 消化器外科手術後に生じる可能性のある腸閉塞を**表1**に示す。
- 腸閉塞で起こりうる病態は，①腸管内圧亢進，②腸管内容の吸収障害，③腸内細菌のbacterial translocation，④腸管の血行障害を生じた場合の腹膜炎。
- 術後腸管の麻痺が回復に要する時間は，①胃：24〜48時間，②小腸：4〜24時間，③大腸48〜72時間とされている。
- 麻痺性腸閉塞や機械的（単純性）腸閉塞でもbacterial translocationにより全身的な感染症状を示すことがある。
- 絞扼性腸閉塞では腹痛が高度で持続性であり，発熱，頻脈，ショック症状を呈する。

表1 術後に生じ得る腸閉塞の分類

		病態	理学所見
麻痺性	麻痺性腸閉塞	一過性の腸管運動の消失であり，侵襲により腸管が交感神経優位な状態になることや，機械的な刺激から生じるサイトカインや神経伝達物質の放出による	・腸管蠕動音の減弱・消失
機械的	癒着性腸閉塞	癒着は漿膜，腹膜の創傷治癒過程に他の漿膜が接触して生じる。癒着により腸管内容の通過障害を生じる	・蠕動音の亢進，金属音 ・壊死，腹膜炎を伴うと蠕動音の消失，腹膜刺激症状 ・Warl徴候(絞扼腸管の触知)
	内ヘルニアによる腸閉塞	腸間膜や腹膜の欠損部や間隙に腸管が入り込む	

Check2 消化器外科手術後の腸閉塞の診断に有用な検査法は？

● 消化器外科手術後に腸閉塞が疑われた場合には，まず腹部単純X線検査を行う。機械的腸閉塞を疑う(術後早期の単純な腸管麻痺ではない)場合にはCT検査を行う。

● 消化器外科手術後の腸閉塞の診断(質的診断)のために次のような検査を行う。

a. 血液検査
- 白血球数，CRP，CPK，LDHの高値。また，代謝性アシドーシスは絞扼を疑う所見である。

b. 腹部単純X線検査
- 小腸ガス像，鏡面形成(niveau)。

c. 腹部超音波検査
- 腸管蠕動亢進，腸管壁の肥厚(正常の小腸壁の厚みは3mm)，腹水の有無。

d. 腹部CT検査
- 腸閉塞の原因診断に関して良好な診断能がある(感度94～100％，正診率90～95％)[1]。
- 可能な限り造影CT検査を施行し，腸管の血流障害の有無を診断する。
- Closed loop obstruction(約80％が絞扼性の腸閉塞に移行する)の所見を診断する[2]。すなわち，以下の所見の有無を調べる。
  ①拡張した小腸loopがV字状を呈する。
  ②閉塞部が鳥のくちばし状(beak sign)。
  ③腸間膜の捻転により同部血管が渦巻状を呈する(whirl sign)。
- 腸管壁の肥厚，腸管気腫症，門脈ガス像，腹水などが絞扼性腸閉塞の所見である。

e. 消化管造影検査
- イレウス管を挿入した場合には，消化管造影により閉塞部位の同定とその程度を確認することができる。
- 閉塞部位の造影所見には四方分類(図2)があり，Ⅰ型(完全狭窄)は手術による解除を検討すべき所見である。

図2 四方分類

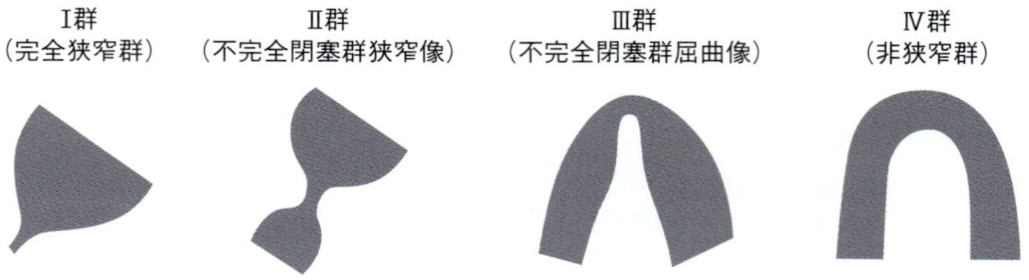

I群 （完全狭窄群）	II群 （不完全閉塞群狭窄像）	III群 （不完全閉塞群屈曲像）	IV群 （非狭窄群）

（「イレウス」My Med医療電子教科書より引用）

Q1 解説と答え

- 突然の腹部膨満，嘔吐から腸閉塞を疑う → 腹部単純X線検査で確認。
- 術後14日目の発症で腸管蠕動は亢進している → 機械的腸閉塞。
- 腹部超音波検査で，腸蠕動亢進，腸管壁の肥厚，腹水の有無を確認する。
- 造影CT検査で閉塞機転，絞扼所見の有無を確認する。
- イレウス管を留置し，腸管内圧を減圧した場合には，消化管造影検査可能 → 閉塞部位の同定と閉塞の程度を確認でき，治療方針の決定に有用である。
- 動脈血ガス分析にて代謝性アシドーシスの確認。
  上部消化管内視鏡検査はイレウス管挿入の補助にはなるが，確定診断や治療方針決定に有用な検査ではなく，腸管に負担をかけるため推奨できない。

（正解 ▷ d）

Points!

消化器外科手術後の腸閉塞の診断

1. 消化器外科手術後の腸閉塞を疑うサインは，①術後突然の発症，②腹痛，腹部膨満，嘔吐，③排ガスの消失。
2. 消化器外科手術後の腸閉塞を疑ったら，まず，腹部単純X線検査にて，①腸閉塞の有無，②機械的腸閉塞か，麻痺性腸閉塞か，③無ガス腸閉塞（胆汁性腹膜炎など）か，を診断する。
3. さらに腹部CT検査にて原因を検索し，以下の絞扼を疑う所見の有無を確認する。①腸管の血流障害，②closed loop obstruction，③腸管壁の肥厚（正常の小腸壁の厚みは3mm），④腸管気腫症，⑤門脈ガス像，⑥腹水。

3. 的確な治療を行うための合併症の重症度分類（階層化）

Check3 消化器外科手術後の腸閉塞の重症度分類（階層化）は？

- 術後腸閉塞に対する重症度分類（階層化）に日本臨床腫瘍研究グループ（JCOG）術後合併症基準（Clavien-Dindo分類）がある（表2）。
- JCOG術後合併症基準（Clavien-Dindo分類）で判断される術後腸閉塞の重症度は，麻痺性腸閉塞，閉塞性腸閉塞ともに適用される。
- 上記Clavien-Dindo分類のGradeに準ずると，消化器外科手術後腸閉塞の重症化として次のようなステップが考えられる（図3）。

表2　JCOG術後合併症基準（Clavien-Dindo分類）v2.0

Grade	
Grade Ⅰ	臨床所見または検査所見のみで緩下薬以外の内科的治療や経静脈的栄養管理を要さない
Grade Ⅱ	緩下薬以外の内科的治療や経鼻胃管（NGチューブ）の留置：経静脈的栄養管理を要する［完全静脈栄養（TPN）を含む］
Grade Ⅲa	イレウス管の留置
Grade Ⅲb	全身麻酔下でのイレウス解除（腸管切除の有無は問わず）
Grade Ⅳa	腸管の広範壊死：人工呼吸管理を要する肺障害：持続血液透析濾過法（CHDF）を要する腎障害など1つの臓器不全
Grade Ⅳb	敗血症：複数の臓器不全
Grade Ⅴ	死亡

図3　術後腸閉塞の重症化ステップ

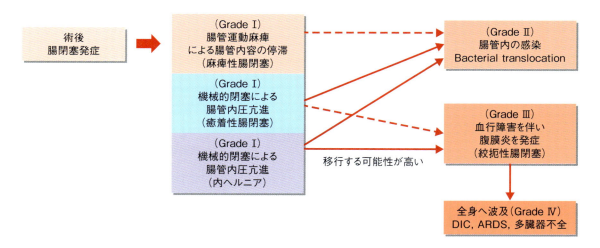

4. 合併症の重症度分類（階層化）に準じた治療方針

Check 4　消化器外科手術後の腸閉塞の階層化別の治療はどうするの？

- まず，麻痺性腸閉塞か機械的腸閉塞（癒着性，内ヘルニアなど）かの鑑別を行う．術後早期（3日以内）の発症，腸管蠕動音の減弱か消失，腹部単純X線写真で多量の大腸ガスが確認されるなどの所見では術後麻痺性腸閉塞を疑う．
- 麻痺性腸閉塞，または機械的腸閉塞の判断をした後，腸閉塞の重症度（階層化）を判断し，階層化に準じて治療する（図4）．
- 非絞扼性腸閉塞の治療の目的は，①全身状態の改善（脱水，電解質異常，bacterial translocation），②腸管内の減圧または閉塞の解除（機械的腸閉塞），③多臓器不全の回避，である．
- 全身状態の改善には，①絶食（腸管の安静），②輸液（水分・電解質・栄養管理），③感染症の制御（感染徴候があれば）を行う．
- 絞扼性腸閉塞に伴う腹膜炎，臓器不全などが生じている際には，①緊急手術による壊死組織の除去，腸閉塞の原因の解除，腹膜炎の限局化，②臓器不全に対する治療，③全身感染症の制御，が必要である．

図4　術後腸閉塞の階層化別治療アルゴリズム（著者作）

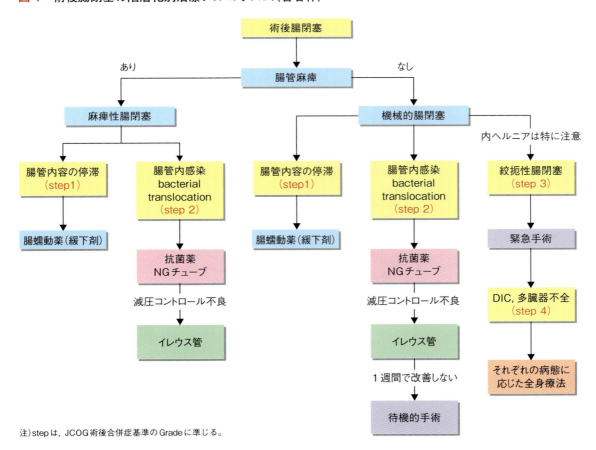

注）stepは，JCOG術後合併症基準のGradeに準じる．

(1)麻痺性腸閉塞

a. 腹部膨満のみで，発熱や炎症所見がなく，水分摂取は可能な場合 ⇒ 腸管蠕動薬(緩下剤)のみにて治療。
b. 嘔気，嘔吐などの症状が強い，発熱などの感染徴候(腸内細菌の過剰増殖から bacterial translocation)がみられる場合 ⇒ 造影CT検査を行い機械的イレウスを除外する。抗菌薬の投与，経鼻胃管(NGチューブ)による減圧療法を行う。
c. 上記治療でも病状のコントロールができない場合(NGチューブでは十分な減圧ができない，全身性感染徴候が改善しない)⇒イレウス管の留置。特に欧米ではNGチューブと比較したイレウス管の有用性について否定的な報告(入院期間が長く，術後合併症が多い)が多いが[3]，手術の回避率の改善や小腸に対する迅速な減圧が可能であることなど，その有用性は否定されるものではない[4]。

(2)機械的腸閉塞

癒着性腸閉塞

a. 非絞扼性腸閉塞の治療は，麻痺性腸閉塞に準じた治療を行う。
b. 1週間の保存的治療にても改善しない場合⇒腸閉塞解除術(癒着剥離)。1週間を保存的治療の限界と考える施設が多い。保存的治療で改善した症例に関する報告では，食事が開始されるまでの平均期間は1週間以内が82％である。
c. 絞扼性腸閉塞と診断された場合⇒緊急手術(絞扼性腸閉塞の原因解除＋壊死腸管切除＋腹膜炎手術)。

内ヘルニアによる腸閉塞

CTにてclosed loop obstructionと診断されれば，絞扼性腸閉塞と判断し，原則的に緊急手術を選択する。

Q2 解説と答え

- 本症は，closed loop obstructionを呈しており，絞扼を疑う所見(造影効果不良，腹水)を認める。
- 腸管壊死に至る前に，早急な手術による絞扼の解除を要する。本症では挙上空腸と横行結腸間膜の間隙(Petersen's defect[注2])に小腸が陥入した内ヘルニアであった(図5, 6)。

(正解▷ d)

図5 腹部CT検査（自験例）

Petersen's defectに陥入した内ヘルニア Whirl signを認める

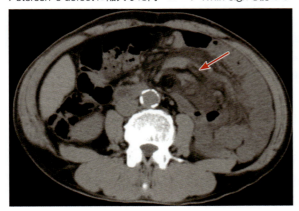

図6 Petersen's defect

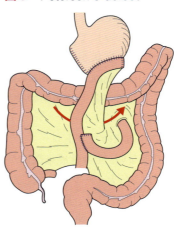

Points!

消化器外科手術後の腸閉塞に対する治療

1. 術後腸閉塞の治療原則は，①全身状態の管理，②腸管内減圧または閉塞の解除（機械的腸閉塞），③重症化阻止（多臓器不全の回避）である。
2. 術後の腸閉塞の基本的な全身治療は，①絶食（腸管の安静），②輸液（水分・電解質・栄養管理），③感染症の制御（抗菌薬投与）。
3. 1週間の保存的治療の結果，改善しない癒着性腸閉塞は手術（癒着剥離）を考慮する。
4. 絞扼性腸閉塞の所見があれば，直ちに手術（絞扼解除＋壊死腸管切除＋腹膜炎の手術）を考慮する。特に内ヘルニアの所見は，絞扼への移行を十分注意する。

5. 合併症ゼロをめざした周術期ケア

Check 5　消化器外科手術での術後腸閉塞を予防するためにはどうすればいいの？

術後腸閉塞の予防のための周術期ケア

術中対策

- 腹腔外での腸管の乾燥を防ぐ。手指による腸管の牽引，擦過を極力避けて愛護的な手術を心がける。
- 腹腔鏡下手術は腸管の乾燥が少なく，手指による牽引や擦過が少ないことから交感神経刺激やサイトカイン分泌が少ないとされ，術後の腸管麻痺が軽減される。また創が小さく癒着も少ない。
- 内ヘルニアを予防するため，腸間膜の欠損や間隙は縫合閉鎖する。ただし，不完全な閉鎖は狭い間隙を形成することもあるため，縫合閉鎖をする場合は十分に確認を行う。

- カルボキシメチルセルロース膜（セプラフィルム®）の使用により高度の癒着が抑制され，手術を要する術後腸閉塞の頻度が減少する[5]。

術後対策
- 早期離床と早期経口摂取開始により術後の腸管麻痺が改善される可能性はあるが，明らかなエビデンスはない。
- 術後腸閉塞の予防に大建中湯の有用性が多く報告されている。

Points！

消化器外科手術後の術後腸閉塞の予防

1. 術後腸閉塞の予防としての術中対策は，①愛護的手術操作，②癒着防止フィルムの使用，③腸間膜欠損・間隙の閉鎖である。
2. 術後腸閉塞予防として，①術後の早期離床，②術後早期経口摂取開始，③術後大建中湯内服，が期待されている。

自己チェック！

（問）正しいものに〇を，誤ったものに×をつけよ。

（　）1．術後の発熱を伴う腸閉塞は緊急手術を行う。
（　）2．手術後の内ヘルニアによる腸閉塞と診断されれば直ちにイレウス管を挿入する。
（　）3．腹腔鏡下手術は創が小さく，腸管の乾燥が少ないため癒着が少ない。

（正解　1×　2×　3〇）

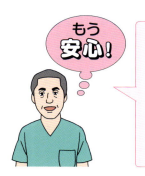

「自分が受けた手術は失敗したのではないか」－術後腸閉塞に対して行う再手術は患者さんにとっても担当医にとっても辛い。快く再手術を受けてくれた患者さんに対して，申し訳ないという気持ちがこみ上げてくる。術後腸閉塞を回避するためには，①周術期のケア，②術式の選択，③愛護的な手術操作，が大切である。二度と起こさないと心に誓う卒後10年目の消化器外科専門医K君であった。

◆ 注釈（専門用語を理解しよう！）
1)【Closed loop】腸管の離れた2点が1カ所で絞めつけられ一部の腸管が閉鎖腔になった状態。
2)【Petersen's defect】Roux-en Y再建法における挙上空腸と横行結腸間膜の間隙。Roux-en Y再建法を用いた胃切除術後の内ヘルニアの原因となる。

● 参考文献
1. Frager D: Clin North Am 2002.
2. Mak SY, et al: Curr Probl Diagn Radiol 2006.
3. Fleshner PR, et al: Am J Surg 1995.
4. Jeong WK, et al: J Gastrointest Surg 2008.
5. Fasio VW, et al: Dis Colon Rectum 2006.

術後テーマ8

手術後4日目の夜間の不穏行動

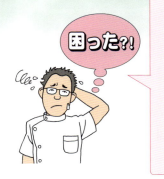

困った?!

後期研修2年目の消化器外科志望のN君。卒後5年目の先輩と食道癌患者の担当となり，4日前に食道亜全摘術の手術に第2助手としてついた。手術の面白さとやりがいを感じつつ，外科志望が確実なものになってきた。術後，順調に経過していると考えていたが，術後4日目の朝，看護師から患者の目つきがおかしいという報告を受けた。経過をみていたところ，午後10時，看護師から，患者さんが暴れて点滴ルートを引きちぎったと電話連絡を受けた。「何が起こったんだ！」と困ったN君だった。

症例

71歳の男性。胸部食道癌の診断にて食道亜全摘・胃管再建術を受けた。術後，良好に経過していたが，術後3日目に寝られないと不安を訴えた。4日目の朝，担当の看護師から，不眠状態であり，目つきがおかしいという報告を受けていたが，経過観察としていた。4日目の夜間，安静が保たれず，手足をばたつかせ，興奮している。また，ルートやドレーンを頻回に触り，点滴チューブを自己抜去した。血圧124/76mmHg，脈拍92回/分，SpO_2 94%，体温37.1℃であった。血液・生化学検査では，異常を認めていない。既往症としては4年前にラクナ梗塞を生じたものの，麻痺などの後遺症は認めていなかった。その他，特記すべき既往症はない。なお，入院時に行った認知機能障害検査（MMSE）は，（27点/30点満点）であった。

Q1 次のうち，正しいものを選べ。

a. 手術は，術後せん妄の準備因子の1つである。
b. 脳梗塞の既往は，術後せん妄の直接因子の1つである。
c. 非ステロイド性抗炎症薬は，せん妄を誘発しない。
d. 術後せん妄を予測することはできない。
e. 術後せん妄は入院期間の延長を引き起こす。

Q2 次の中で，せん妄の診断基準を示しているものはいずれか？ 2つ選べ。

a. DSM-IV
b. ICD-10
c. NEECHAM
d. ICDSC
e. HDS-R

1. 患者の状況把握 ⇒ 情報収集から

▶注目すべき所見
①高齢者(71歳)　②食道癌に対する根治手術　③術後の不眠　④術後興奮状態
⑤点滴チューブの自己抜去　⑥脳梗塞の既往　⑦MMSE(27点/30点満点)

高齢社会が進むにつれ，高齢者の手術件数が増加している．せん妄は，消化器外科手術後の約10％に生じると言われている．術後せん妄は，本人のみならず，家族の苦痛ももたらす．さらに，ルートの自己抜去などの事故発生のみならず，コミュニケーションがとれず，治療継続が困難となる．

術後せん妄は，術前予測できないものだろうか？　術後せん妄の早期発見はどのようにすればいいのだろうか？　治療やケアはどのように行えばいいのだろうか？

術後せん妄の評価と治療法について再確認しよう！

食道切除後に生じた術後せん妄の診断・重症度評価・治療法・ケアについて学ぶ！

☞【階層化へのキーワード】
①術後せん妄の術前予測法(HDS-R, E-PASS, NEECHAM)
②せん妄の診断基準(DSM-IV, ICD-10)
③ICUにおけるせん妄のモニタリング(CAM-ICU, ICDSC)

2. 診断しよう！ ⇒ 鑑別診断と診断へのアプローチ！

Check1　術後せん妄とはどのような疾患であり，どのような特徴を有しているの？

● 術後せん妄は，他の重要臓器障害と同様，術後，急性に発症する脳のびまん性機能障害と考えることができる(他臓器障害の一症状)[1]．
  → ① 突然の注意障害を伴った意識混濁，②認知障害(記憶障害，見当識障害)，③幻覚・妄想(視覚性のもの)，④興奮，睡眠障害，などの症状を示す症候群．
● 術後患者の30〜40％に発症する[2]．
● 手術別では，心臓手術が平均39％，胸部外科では平均9.9％，消化器外科では平均8.3％という報告がある[3]．
● 術後せん妄は症候群であり，その特徴[4]は，
①術後，急性に発症し，多くは一過性に経過する(可逆性：数日〜数週間)．

②症状は浮動性（日内変動あり）：夕方から夜間に多い。
③軽度から中等度の意識レベルの低下を背景とする。
④さまざまな認知機能障害や精神症状を伴う。
●術後せん妄のもたらす影響[5]
①患者自身や家族の苦痛。
②事故（ルートの自己抜去，転倒）の発生。
③治療継続の障害（症状評価困難，患者意思不通，家族とのコミュニケーション不良）。
④医療スタッフの疲労。
⑤入院の長期化。
●ICU入院中のせん妄の発症率は80％という報告があり，次のような影響が示されている[6]。
①せん妄は，ICU患者の予後を増悪させる。
②せん妄は，ICU入室期間や入院期間を延長させる。
③せん妄は，ICU退出後も続く認知機能障害に関連する。

> **Points!**
>
> **術後せん妄に関する基礎知識**
> 1. 術後せん妄は，術後，急性に発症する脳の一過性のびまん性機能障害（他臓器障害の一症状）であり，消化器外科の術後10％に発症する。
> 2. 術後せん妄の特徴的な症状は，①意識障害，②認知障害，③精神障害（幻覚・妄想），④睡眠障害。
> 3. 術後せん妄の特徴的な経過は，①急な発症，②日内変動，③一過性。
> 4. 術後せん妄のもたらす影響は，①本人・家族の苦痛，②事故，③治療継続困難と入院長期化，④予後不良。

Check2　術後せん妄の病態と原因は何か？

（1）（術後）せん妄の病態と原因
●せん妄の神経生理学的病態解明は十分行われていないが，意識障害の1つであり，脳の一部に活動低下や過剰興奮が生じた状態と考えられている。
●せん妄発症の危険因子として，Lipowskiらは，①準備因子，②直接（身体）因子，③誘発因子，に分類した。
●準備因子としては，脳機能低下を生じるもので，①高齢，②脳血管障害の既往，③認知症，などが含まれる。
●消化器外科において，準備因子として，①年齢，②認知症の既往，③脳血管障害の既往，があげられている。
●日本集中治療医学会のガイドラインによると，成人ICU患者のせん妄発症の患者側危険因子としては，①年齢，②重症度（APACHE-Ⅱスコア[注1]），

- ③感染（敗血症），④既存の認知症，の4つがあげられている[6]。
- せん妄発症の危険因子の中で，対応できる要因は，次の直接（身体）因子と誘発因子である。
- 直接（身体）因子としては，疾患や薬物が含まれる。
- せん妄を生じやすい疾患としては，脳機能に影響しやすい病変であり，①脳血管障害，②代謝性疾患（糖尿病，肝不全など），③腫瘍（転移性脳腫瘍など），④手術（緊急手術，手術時間など），⑤感染症（脳炎，髄膜炎など），⑥低酸素血症（心不全，呼吸不全）などがあげられている[7]。
- せん妄を生じやすい薬物としては，①神経・精神薬，②非ステロイド性抗炎症薬（アスピリンなど），③抗菌薬（カルバペネム系など），④抗癌剤（5-FUなど），⑤胃薬（H_2受容体拮抗薬など）があげられている。
- 誘発因子としては，環境変化（ICUなどでの感覚遮断，騒音や照明などの感覚刺激など）や心理的ストレス（身体拘束，術後創痛など）が含まれる。
- 消化器手術の術後せん妄の術前予測に，術前の長谷川式簡易知能評価スケール（HDS-R）やE-PASS（estimation of physiologic ability and surgical stress[注2]）が有用であったという報告がある[8]。
- 消化器外科手術の術後せん妄の発症予測，早期発見，重症度評価にNEECHAMスコア[注3]が有用であるという報告がある。

Check3　術後せん妄の診断は，どのように行うの？

（1）せん妄の診断基準
- DSM-Ⅳ（Diagnostic and Statistical Manual of Mental Disorder-Ⅳ）とICD-10（国際疾患分類）によるせん妄の診断基準を**表1，2**に示す[9]。

（2）（術後）せん妄の型分類
- せん妄は，①過活動型せん妄，②低活動型せん妄，③混合型せん妄，の3つに分類される[10]。
- 過活動型せん妄においては，易刺激性，興奮・錯乱・不穏，幻覚，不眠などの症状を示す。
- 低活動型せん妄においては，注意の低下，不活発，無表情・無気力，傾眠傾向，不適切会話などの症状を示す。
- 低活動型せん妄は，見過ごされることが多く，せん妄症状を長引かせてしまうことがあるので注意が必要。

（3）せん妄の鑑別診断
- せん妄の型分類において，過活動型せん妄と鑑別する必要があるものは認知症であり，低活動型せん妄と鑑別する必要があるものはうつ病である。
- せん妄と鑑別すべき，認知症とうつ病の比較を**表3**にまとめた[11]。

表1 DSM-IVによるせん妄の診断基準

① 注意を集中し，維持し，他に転じる能力の低下を伴う意識障害
② 認知の変化（記憶欠損，失見当識，言語の障害など），またはすでに先行し，確定され，または進行中の認知症ではうまく説明されない知覚障害の発現
③ その障害は，短期間のうちに出現し（通常，数時間から数日），1日のうちで変動する傾向がある
④ 病歴，身体診察，臨床検査所見から，その障害が一般身体疾患の直接的な生理的結果によって引き起こされたという証拠がある

表2 ICD-10（国際疾患分類）によるせん妄の診断基準（抜粋）

A. 意識混濁，すなわち周囲に対する認識の明瞭度の低下
B. 以下の2つの認知障害が認められること
　(1) 即時想起と近似記憶の障害
　(2) 時間，場所，または人物に関する失見当識
C. 以下の精神運動性障害のうち，1項目以上が存在すること
　(1) 活動性低下から活動性亢進への急速かつ予測不能な変化
　(2) 反応時間の延長
　(3) 会話量の増大あるいは減少
　(4) 驚愕反応の亢進
D. 以下のうち1項目以上が認められる睡眠障害あるいは睡眠覚醒サイクル障害
　(1) 不眠
　(2) 夜間の症状増悪
　(3) 混乱した夢および悪夢
E. 症状は急激に出現し，日内変動を示すこと
F. 基礎となる脳疾患あるいは全身疾患の客観的証拠が存在しない

表3 せん妄の鑑別診断

		せん妄	認知症	うつ病
発症		急性（数時間〜数日）	潜在性，ゆっくり（数カ月〜数年）	多様
初発症状		注意力低下，意識障害	記憶障害（近時記憶障害）	不眠，早期覚醒
症状の動揺性		動揺が激しい	動揺は少ない	動揺は少ない
日内変動		夜間に激しい	なし	朝が低活動
経過		一過性	持続性	持続性
症状	意識	混濁	正常	正常
	知覚	錯乱，幻覚	目立たない	目立たない
	注意（集中）力	注意力散漫	正常	集中困難
	会話	支離滅裂	繰り返し	「わからない」が多い
	脳波	異常（広汎性徐波）	正常または軽度徐波	正常

（明智龍男：コンセンサス癌治療7. 参考）

- 認知機能検査として頻用されるものの1つにMMSE(Mini-Mental State Examination[注4])がある。
- MMSEにおいては，30点満点であり，21点以下を認知障害がある可能性が高いと判断する。

Points! 術後せん妄の病態と診断

1. (術後)せん妄発症の危険因子は，①準備因子，②直接因子(疾患や薬物)，③誘発因子，に分類される。
2. (術後)せん妄の診断は，DSM-IVやICD-10の診断基準に準じて行う。
3. (術後)せん妄は，①過活動型せん妄，②低活動型せん妄，③混合型せん妄，の3つに分類され，過活動型せん妄と鑑別すべきは認知症であり，低活動型せん妄と鑑別すべきはうつ病である。

Check 4 術後せん妄の術前予測や早期診断はどのように行うの？

- 消化器外科手術の術後せん妄に対する術前予測に，長谷川式簡易知能評価スケール(HDS-R)やE-PASSが有用であるという報告がある[8]。
- 消化器外科手術の術後せん妄の発症予測，早期発見，重症度評価にNEECHAMスコア[注3]が有用であるという報告がある[12]。
- せん妄の準備因子や直接(身体)因子をもつ患者さんで，術後，一般病棟やICUに入室した患者さんは，せん妄に関するモニタリングをルーチンに行うことが望ましい。
- せん妄に対するICUでのモニタリングツールとして，最も妥当性と信頼性が確認されているのは，CAM-ICU(Confusion Assessment Method for the Intensive Care Unit)とICDSC(Intensive Care Delirium Screening Checklist)である。
- 表4にCAM-ICUとICDSCの感度と特異度を示した[13]。
- CAM-ICUでは，①急性発症または変動性の経過，②注意力の欠如，③無秩序な思考，④意識レベルの変化，について「ある」「なし」にて評価する。
- ICDSCは，①意識レベルの変化，②注意力欠如，③失見当識，④幻覚・妄想・精神障害，⑤精神運動的な興奮あるいは遅滞，⑥不適切な会話あるいは情緒，⑦睡眠・覚醒サイクルの障害，⑧症状の変動，について「0点」と「1点」で判定し，合計点にて評価する。

表4 ICUにおけるせん妄モニタリング方法の評価

評価法	感度	特異度
CAM-ICU	75.5〜81%	95.8〜98%
ICDSC	74〜80.1%	74.6〜81.9%

(Gusmao-Flores D, et al; Crit Care 2012. より引用)

Check 5　術後せん妄の術前予測の階層化や重症度の階層化はどのように行うの？

- 術後せん妄の階層化には，①術前に行う術後せん妄発症予測の階層化と②術後に発症したせん妄の重症度判定の階層化がある。
- 消化器外科手術の術後せん妄発生の術前予測においては，①準備因子の有無，②直接（身体）因子の有無，をチェックし，それらを有する場合には，③NEECHAMスコアを算出して階層化を行う（図1）。
- NEECHAMスコアが，26点以下（30点満点）の場合には，術後せん妄を発症する危険を有すると評価し，①誘発因子の除去，②術後にせん妄のモニタリングを行う。
- 術後は，せん妄発症の早期発見と重症度評価を目的として，一般病棟ではNEECHAMスコアにて，ICU入室の場合にはICDSCにて，モニタリングを行う。

Q1 解説と答え

- 手術は，術後せん妄の直接因子である。
- 脳梗塞の既往は術後せん妄の準備因子である。
- 薬物（非ステロイド性抗炎症薬など）は，術後せん妄を誘発する直接因子である。
- 術後せん妄の発症を術前に予測することは，早期発見という意味において重要である。
- 術後せん妄は，入院期間の延長を生じる。

（正解▷ e）

Q2 解説と答え

- （術後）せん妄の診断基準は，DSM-ⅣやICD-10に定められている。
- NEECHAMスコアは，術後せん妄の発症予測，早期発見，重症度評価に用いられるスコアである。
- ICDSCは，ICUにおいて術後せん妄のモニタリングに使用する指標である。
- HDS-Rは，長谷川式簡易知能評価スケールである。

（正解▷ a, b）

B. 臓器間に共通で頻度の高い合併症の重症度の階層化と対策

術後せん妄の術前予測の階層化と重症度の階層化

1. 周術期の術後せん妄に対するモニタリングの目的は，①早期発見と②重症化の阻止である。
2. 術後せん妄の術前予測の階層化は，①準備因子の有無，②直接（身体）因子の有無，③NEECHAMスコア，により行う。
3. 術後せん妄の重症度の階層化は，一般病棟ではNEECHAMスコアにて，ICU入室の場合にはICDSCにて行う。

図1 術後せん妄の発症予測の階層化と発症後の重症度の階層化（著者作）

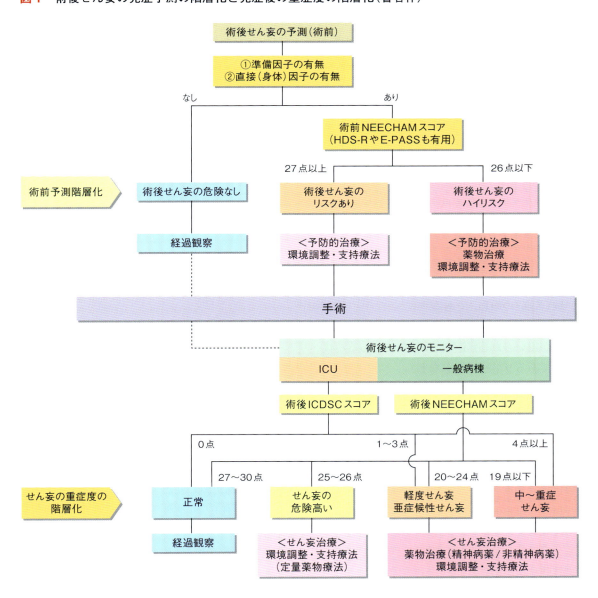

3. 術前合併症の重症度分類（階層化）に準じた治療方針

Check 6　術後せん妄の階層化に準じた治療はどのように行うの？

- 術後せん妄に対する加療の目的は，①術後せん妄の発症予防と②術後せん妄の重症化予防である。
- せん妄に対する治療戦略には，①薬物療法と②非薬物療法（環境調整と支持療法）がある[14]。
- せん妄の発症予防としての薬物療法は，コンセンサスは得られていない。
- ただし，術後せん妄の既往がある場合には，少量の抗精神病薬（ハロペリドール5mg/日）や非定型抗精神病薬（リスペリドン0.5mg/回）により，術後せん妄の重症化を予防できるという報告がある。
- せん妄予防のための環境調整（直接因子の除去）としては，①高齢者に多い脱水や尿路感染のコントロール，②せん妄を誘発しやすい薬物（特にオピオイド，ベンゾジアゼピン系薬剤）の中止・変更，③睡眠覚醒リズムの調整などを行う。
- また，せん妄予防の支持療法（誘発因子の除去）としては，①疼痛・不安の除去，②早期離床，③患者と家族の教育・指導，などがある。
- 一方，せん妄の重症化の予防に重要なポイントは，早期発見のためのモニタリングである。
- せん妄を発症した場合の治療の目的は，①悪化の防止，②症状の軽減，である。
- せん妄に対する治療は，①誘発因子の除去，②症状（疼痛，呼吸困難，便秘など）の軽減のための管理，③環境調整，④支持療法，⑤事故防止，⑥薬物療法，である。
- 薬物療法の目的は，①認知機能障害の治療（注意力回復，幻覚・妄想の軽減など），②生理的睡眠・覚醒リズムの回復（精神運動興奮の軽減），③病的体験（苦痛）の緩和，である[14]。
- 認知障害の回復には，鎮静作用は弱いが，認知機能障害改善効果の強い薬物が用いられる（定型抗精神病薬であるハロペリドールや非定型抗精神病薬であるリスペリドンなど）。
- 睡眠・覚醒リズムが乱れ，興奮が強い場合には，鎮静作用・催眠作用の強い薬物が用いられる（定型抗精神病薬であるクロルプロマジンや非定型抗精神病薬であるクエチアピンなど）。
- 抗精神病薬の使用開始の際のポイントは，①単剤，②少量開始，③無効時には他の作用機序を持つものを用いること，である。
- 抗精神病薬の副作用は，①錐体外路症状，②アカシジア（錐体外路症状の1つで下肢の異常感覚による静座不能状態），③心電図でQT延長，④悪性症候群，がある。
- 非定型抗精神病薬は，経口投与が可能であり，定型抗精神病薬に比べ錐体外路症状が出にくい。

Points!

術後せん妄の階層化に準じた治療

1. 術後せん妄に対する加療目的は，①術後せん妄の発症予防と，②術後せん妄の重症化予防である。
2. せん妄に対する治療戦略には，①薬物療法と②非薬物療法（環境調整と支持療法）がある。
3. 薬物療法の目的は，①認知機能障害の治療（注意力回復，幻覚・妄想の軽減など），②生理的睡眠・覚醒リズムの回復（精神運動興奮の軽減），③病的体験（苦痛）の緩和，である。
4. 認知障害の回復には，鎮静作用は弱いが，認知機能障害改善効果の強い薬物が用いられる（定型抗精神病薬であるハロペリドールや非定型抗精神病薬であるリスペリドンなど）。
5. 睡眠・覚醒リズムが乱れ，興奮が強い場合には，鎮静作用・催眠作用の強い薬物が用いられる（定型抗精神病薬であるクロルプロマジンや非定型抗精神病薬であるクエチアピンなど）。

4. 合併症ゼロをめざした周術期ケア

Check7 術後せん妄の予防法は？

- 術後せん妄の発症予防と早期発見には，①直接因子の除去，②誘発因子の除去，③術後のモニタリングによる早期発見と早期治療の導入，が重要である。
- 直接因子の除去においては，主に環境調整により行う（前述）。
- 誘発因子の除去においては，主に支持療法により行う（前述）。
- 術後せん妄発症のリスク患者においては，NEECHAMスコア（一般病棟の術後患者）やICDSCスコア（ICU入室患者）を用いて，モニタリングを行い，早期発見に努める（図1）。

✓ この章で出てきた薬剤！ 確認しよう！

- □ ハロペリドール
- □ リスペリドン
- □ クロルプロマジン
- □ クエチアピン

自己チェック！

（問） 正しいものに○を，誤ったものに×をつけよ。

( ) 1. 消化器外科手術後の術後せん妄の発症率は，約4％である。
( ) 2. H₂受容体拮抗薬は，術後せん妄を誘発する薬物の1つである。
( ) 3. 興奮の強い過活動型せん妄に対して鎮静作用の強いハロペリドール単剤にて加療した。
( ) 4. 興奮の強い患者に対して，事故防止のため，積極的に拘束する。

（正解　1×　2○　3×　4×）

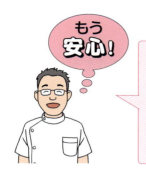

卒後5年目の先輩医師と相談し，精神科の医師にコンサルテーションした。「もし，精神科の医師がいない施設で，担当患者が術後せん妄を生じたら……」と考えると身震いがした。「手術が上手くなりたい」とともに，「周術期ケアも上手くなりたい」と思う後期研修2年目のN君であった。

◆ 注釈（専門用語を理解しよう！）

1) 【APACHE-Ⅱスコア】ICUなどにおいて，患者の重症度を評価する指数であり，入院中の死亡リスクと相関する。スコアは，「急性生理学的スコア＋年齢点数＋慢性疾患状態の点数」からなる。最小スコアは0，最大スコアは71である。
2) 【E-PASS】消化器外科手術の術後合併症のリスクを評価する方法。術前の患者側因子（年齢，重症心疾患の有無，重症肺疾患，糖尿病の有無，全身状態，麻酔リスクの6項目）と手術因子（出血量，手術時間，切開創の範囲の3項目）からスコア化する。スコアが高いほど，術後合併症の発生率や死亡率が高くなる。
3) 【NEECHAMスコア】せん妄の予測，早期発見，重症度評価に用いられる指標。評価は，①認知・情報処理のサブスケール（注意力，指示反応性，見当識：14点），②行動サブスケール（外観，動作，話し方：10点），生理学的コントロールのサブスケール（バイタルサイン，酸素飽和度，排尿コントロール：6点），からなる。24点以下では，混乱・錯乱状態と評価する。
4) 【MMSE認知機能検査】認知機能や記憶力を評価する検査であり，11質問項目からなる。30点満点中，27点以上が正常，22～26点は軽度の認知障害の疑い，21点以下は認知障害がある可能性が高い，と判断する。

● 参考文献

1. Milbrandt EB, et al: Crit Care Med 2004.
2. Lawlor PG, et al: Arch Intern Med 2000.
3. 古家 仁編：術後精神障害 せん妄を中心とした対処法．真興交易医書出版部，2003.
4. Breitbart W, et al: Am J Psychiatry 1996.
5. Breitbart W, et al: Psychosomatics 2002.
6. 日本集中治療医学会 J-PAD ガイドライン作成委員会：日本版・集中治療室における成人重症患者に対する痛み・不穏・せん妄管理のための臨床ガイドライン．日集中医誌，2014.
7. 亀井智子編：高齢者のせん妄ケアQ&A―急性期から施設・在宅ケアまで．中央法規出版，2013.
8. 沼田幸司ほか：日本消化器外科学会雑誌 2013.
9. 高橋三郎ほか訳：DSM-IV-TR精神疾患の分類と診断の手引．医学書院，2003.
10. Peterson JF, et al：J Am Geriatr Soc 2006.
11. 明智龍男：コンセンサス癌治療 7.
12. 松田好美：岐阜大医紀 2005.
13. Gusmao-Flores D, et al: Crit Care 2012.
14. 小川朝生著：自信がもてる！せん妄診療 はじめの一歩．羊土社，2014.

食道の手術後の合併症

1. 現状 ―どのような合併症が，どのくらい発生しているのだろうか？―

- 食道切除再建術後の合併症に関するNCD（National Clinical Database）情報が，第68回日本消化器外科学会総会（2013）で公表された。
- 2011年に登録された食道切除再建術は，5,354人であり（表1），全体の合併症発生率は41.9％，在院死亡率は3.4％であった。
- 手術関連合併症の内訳は，発生率の高い順に，①肺炎，②手術部位感染，③縫合不全，であった。なお，敗血症性ショックを1.8％に認めた。
- 術後30日以内の合併症による死亡の危険因子として，①患者年齢，②術前の喫煙，③ADL不良，④体重減少，などがあげられた。

表1　NCDによる食道切除再建の合併症

食道切除再建の合併症頻度	41.9 %
肺炎	15.4 %
手術部位感染	14.8 %
縫合不全	13.3 %
敗血症性ショック	1.8 %

在院死亡率 3.4％
術後30日以内の死亡率（術死）は1.2％

平均年齢は65.9歳（by NCD）　　　（第68回 日本消化器外科学会総会抄録より）

2. 合併症は，どのような原因で発生するのだろうか？

- 食道切除再建術において，合併症の原因として①開胸操作によるもの，②手術侵襲に伴うもの，③局所の操作によるもの，があり，全身的には呼吸器合併症と循環器合併症，局所的には①反回神経麻痺，②縫合不全，③乳び胸，などがある。
- 呼吸器合併症としては，①無気肺，②肺炎，③急性呼吸促迫症候群（ARDS）があり，その原因は，①開胸操作に伴う肺の圧迫や術中無換気操作，②人工呼吸器関連肺障害，③過大な手術侵襲，が関連している。
- 循環器合併症としての心不全や不整脈の発生原因は，手術侵襲に伴う術直後のサード・スペースへの水分の喪失と，術後2～3日に生じる血管内への水分の戻りによる循環血液量の変動である。
- 反回神経麻痺は，上縦隔や頸部のリンパ節郭清の際の，①機械的損傷，②熱損傷，③電気損傷，による。
- 反回神経麻痺は，左の片側麻痺が多く誤嚥性肺炎の発生に注意する。両側では，気管切開が必要となる。

1. 食道の手術後の合併症

- 縫合不全は，①張力，②鎖骨による圧排，③吻合部の安静不可，などによる吻合部の血行障害（特に阻血や静脈還流障害）によるところが大きい。
- 縫合不全による炎症は，再建法により，頸部皮下膿瘍，膿胸，縦隔炎などを形成する。
- 乳び胸は，特にリンパ節郭清時の胸管損傷で生じることが多い。

3. 発症を早期に見出すために ―合併症の好発時期を知ろう！―

- 呼吸器合併症や循環器合併症は，手術侵襲に伴う水分のサードスペースへの移動と血管内への返還などで循環動態が不安定な術後2〜3日に発症することが多い（図1）。
- 反回神経麻痺は，術後早期から発症しているが，人工呼吸器から離脱する際に判明することが多い。
- 縫合不全は，阻血や静脈還流障害で生じるため，術後3日以降に発症することが多い。静脈還流障害に比べ阻血が原因の縫合不全は，発症時期が少し早い。
- 乳び胸は，消化管機能が回復する3日目頃から発症し，脂肪の吸収が始まると増量する。

図1　食道切除術における比較的頻度の高い合併症の発症時期

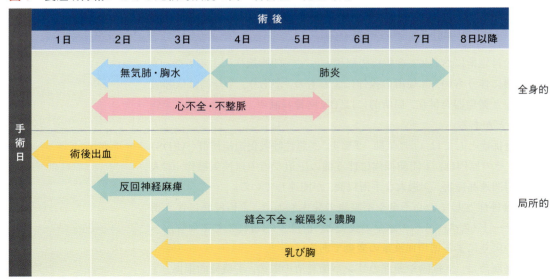

4. 代表的な再建術式と合併症の好発部位は？ —治療に向けて—

食道切除再建術

【切除範囲と合併症】

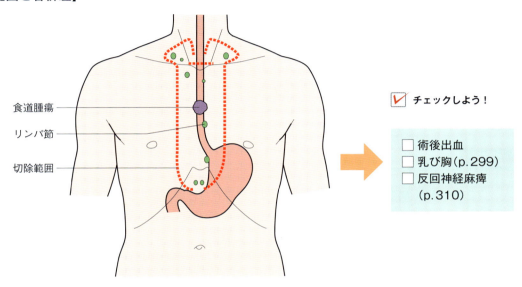

【代表的な再建法と合併症】

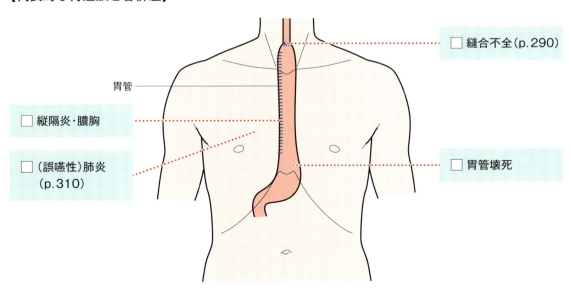

1. 食道の手術後の合併症

術後テーマ9

食道切除術後，5日目の発熱と頸部発赤

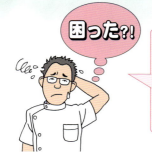

困った?!

後期研修2年目のN君。消化器外科への進路を決めて研修中。5日前に初めて食道癌患者の担当となり，食道切除術に参加した。今朝，病棟へ行ってみると，深夜に38.5℃の発熱，頸部の発赤を認め，あわてて執刀した教授に電話をかけてしまった。

症例

72歳，男性。胸部食道に存在するStage Ⅱの進行癌と診断し，術前化学療法施行後に食道亜全摘・胃管再建術（胸壁前ルート）を施行した。術後，第5病日に38.5℃のスパイクする発熱を認めた。バイタルサインは，血圧154/82mmHg，脈拍102回/分，SpO_2 96％（room air），呼吸音は正常であったが，頸部を中心に圧痛と発赤を認めた。吻合部近傍に留置されたドレーンからの排液量は増加し濁っていた。血液生化学検査所見は，白血球14,600/μL，CRP 19.2mg/dLと，炎症反応の上昇を認める以外，異常所見は認めなかった。また，尿検査も異常所見を認めなかった。

Q1 鑑別診断のために，まず施行すべき検査を1つ選べ。
a. 頸部超音波検査
b. 水溶性造影剤を用いた上部消化管造影検査
c. 上部消化管内視鏡検査
d. 胸部造影CT検査
e. 胸部MRI検査

Q2 検査の結果，頸部の吻合部を中心に少量の液体貯留と小さな気泡が観察された。胃管には均一な造影効果を認めた。最も適切な治療法を1つ選べ。
a. 経過観察する。
b. 縫合部近傍に経皮的穿刺によるドレーン留置を追加する。
c. 緊急手術による吻合部切除＋食道瘻造設を行う。
d. 開胸下の縦隔内洗浄＋吻合部切除＋再吻合を行う。
e. 絶飲食＋抗菌薬投与を行う。

もっと勉強したい君へ 日本消化器外科学会平成20年教育集会　食道3

1. 患者の状況把握 ⇒ 情報収集から

▶注目すべき所見
①食道癌の術後5日目　②高熱　③頸部の発赤
④吻合部近傍ドレーンは混濁　⑤炎症所見の亢進

▶除外診断に使用できそうな所見
①炎症所見以外の血液検査は正常　②呼吸音正常　③尿検査異常なし

食道癌の術後，5日目に発熱と頸部の発赤を呈した患者さん。まず，縫合不全を考えるのが常道かもしれない。しかし，その他，手術に関連ある炎症性合併症の誤嚥性肺炎，SSI，胃管壊死なども考えておかなければならない。さらに，胆嚢炎，尿路感染，肺炎など外界と接触しやすい臓器への感染なども除外する必要があるだろう。
食道切除術後の縫合不全に対する評価法と対処法を再確認しよう！

食道切除後縫合不全の重症度評価と治療法について学ぶ！

【階層化へのキーワード】
①食道切除術後の縫合不全の原因
②食道切除後の再建ルートと縫合不全の発生頻度
③食道切除術後の縫合不全の自然経過と重症度による階層化
④食道切除後縫合不全の階層化別治療アルゴリズム

2. 診断しよう！ ⇒ 鑑別診断と診断へのアプローチ！

Check1　食道切除後に発熱を生じる合併症は？またその頻度は？

- 食道癌術後30日以内の合併症頻度は**表1**のとおりである。
- **表1**内の赤字は発熱をきたす合併症である。
- 手術関連合併症のなかで，高頻度で重篤なものが縫合不全であり，術後3～7日に生じやすいといわれている[1]。

表1　食道切除後合併症の頻度

手術関連合併症	縫合不全	13.3%
	SSI	14.8%
	創哆開	2.2%
非手術関連合併症	肺炎	15.4%
	腎不全	2.4%
	中枢神経疾患	1.7%
	心疾患	1.2%
	敗血症	1.8%

（生方ほか：日臨外会誌 2003より引用）

1. 食道の手術後の合併症

Check 2　食道切除後縫合不全の成因は？　その頻度，死亡率は？

- 縫合不全は全体で13.3%[2]。
- 縫合不全の成因には，全身的因子と局所的因子がある（**表2**）[3]。
- 術後日数により縫合不全の原因推定が可能との報告がある（**表3**）[4]。

表2　縫合不全の成因

全身的因子	低栄養状態
	臓器障害（肝機能障害，腎機能障害・透析患者），糖尿病
	薬剤（抗癌剤・ステロイド・免疫抑制薬）
局所的因子	吻合部血流・張力・感染
	放射線照射後
	再建臓器の合併疾患（胃潰瘍など）
	再建臓器挙上時の圧迫
	敗血症

（桑野博行ほか：手術 2005 より引用改変）

表3　術後経過日数による吻合不全の原因

術後日数	縫合不全の原因
1〜2日目	吻合操作そのものに不備がある機械的原因によるもの
4〜5日目	再建臓器の血行障害によるもの
7〜15日目	吻合部の創傷治癒機転の障害によるもの

（生方ほか：日臨外会誌 2003 より引用改変）

Check 3　食道切除後の縫合不全の診断に有用な検査法は？

- 術後3〜7日目の突然の発熱，脈拍増加，白血球の増加といったsystemic inflammatory response syndrome（SIRS）の徴候やCRPの上昇，ドレーンからの排液量の増加，吻合部近傍の皮膚発赤は，縫合不全を疑う所見である。
- 他の合併症を否定し，縫合不全の診断を行う。
- 食道切除後に縫合不全が疑われる場合には，まず造影CT検査を行う。その後必要に応じ，透視検査やドレーンからの逆行性造影を行う。

食道切除後縫合不全の診断（質的診断）へのアプローチ

a. CT検査（図1）
- 吻合部周囲の液体貯留（膿瘍形成）や空気貯留を認めた場合に縫合不全が疑われる。
- 造影CT検査は，消化管造影検査と比べ縫合不全の正診率が高いとの報告がある。
- 他の合併症（肺炎，膿胸，創感染など）の否定。

b. 消化管造影検査（図2）
- 水溶性造影剤の消化管外への漏出が確定診断。明確な漏出を認めないことも多い。

c. ドレーンからの逆行性造影検査（術後3週間以降）
- ドレーンからの逆行性造影にて，ドレーンが膿瘍内に適切に留置されているか，瘻孔が形成されているかを確認する。
- ドレーン造影にて胃管や気管支（食道気管瘻）が描出される場合もある。

図1 胸部CT検査
胃管の後壁の連続性消失と周囲の液体や空気の貯留（矢印）。

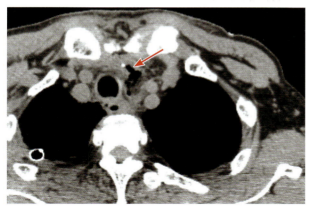

（自験例）

図2 上部消化管造影検査
食道亜全摘術後の縫合不全（矢印）

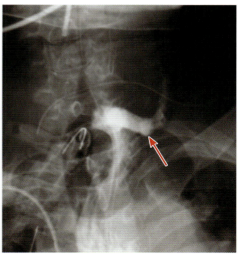

（自験例）

Q1 解説と答え

- 食道癌の術後7日目の突然の発熱，炎症所見は高値，頸部の発赤 ➡ SSI，縫合不全を疑う。
- 呼吸状態は良好 ➡ 呼吸器合併症は否定的。
- ドレーン混濁 ➡ 縦隔膿瘍か，縫合不全か。

縫合不全，胃管壊死の有無，縦隔炎，肺炎，創感染の有無を同時確認できる胸部造影CT検査をまず行うべきである。

（正解 ▷ d）

Points!

食道癌術後縫合不全の診断

1. 食道癌術後の縫合不全を疑うサインは，①術後3～7日目の突然の発症，②発熱，③ドレーン排液の混濁，④頸部の発赤（胸骨後，胸骨前経路の場合）。
2. 食道癌術後の縫合不全を疑ったら，まず，胸部造影CT検査にて，①吻合部近傍の膿瘍の有無，②ドレーンの先端の位置と吻合部の位置の確認，③他の炎症性疾患（肺炎，腹腔内膿瘍，胆嚢炎，創感染など）の否定。
3. 食道癌術後縫合不全の確定診断は，消化管造影検査によるが，縫合不全部が造影されないこと（偽陰性）も多い。

3. 的確な治療を行うための合併症の重症度分類（階層化）

Check 4　食道切除術後の縫合不全の重症度分類（階層化）は？

- 食道癌術後縫合不全に対して頻用されている重症度分類（階層化）はない。
- 食道癌術後縫合不全から引き起こされる病態（自然経過）は，再建術式（再建ルート）によって少し異なっている（胸骨後では縦隔炎を生じやすく，後縦隔・胸腔内では膿胸，縦隔炎，および胃管気管瘻を生じやすい）。
- 胸腔内ルートのほうが，胸壁前ルートや胸骨後ルートに比べ，ドレナージが困難であり，重篤になる（表4）。
- 食道癌術後の縫合不全の自然経過を図3に示す。
- 縫合不全が原因での術後30日以内の手術関連死亡は少ない（全術後関連死亡の2.8％）[2]。
- 縫合不全のケアに際して，吻合部近傍に重要臓器（心臓，肺，大血管など）

表4　食道再建経路別の利点・欠点

経路	胸壁前	胸骨後	後縦隔・胸腔内
利点	・口側食道切除が高位まで可能 ・吻合操作が容易 ・二期的吻合が可能 ・縫合不全の処置が容易かつ安全 ・再建臓器に癌ができた場合，治療がしやすい	・口側食道切除がより高位まで可能である ・再建距離が胸壁前より短い ・胸腔内吻合より縫合不全の処置が容易 ・再建臓器に癌ができた場合，比較的治療がしやすい	・生理的ルートに最も近い ・手術侵襲が少なくなる ・縫合不全発生頻度が少ない
欠点	・再建距離が長い ・縫合不全の頻度が高い ・再建臓器が屈曲しやすい ・美容上の問題がある ・屈曲による通過障害を起こしやすい	・再建臓器による心臓・肺の圧迫に伴う合併症（不整脈等） ・器械吻合の場合，操作が行いにくい ・大きな縫合不全の処置が困難 ・再建臓器の圧迫壊死の可能性 ・両側開胸になることがある	・縫合不全が致命的になりやすい（胸腔内） ・口側食道切除が制限されることがある（胸腔内） ・潰瘍が穿孔，重篤化することがある ・再建臓器に癌ができた場合，治療がしにくい

（磯野可一：食道癌の臨床.中外医学社，1988．　掛川暉夫ほか：食道癌の外科.医学書院，1991．より引用改変）

図3　食道切除術後の縫合不全の重症化（自然経過）

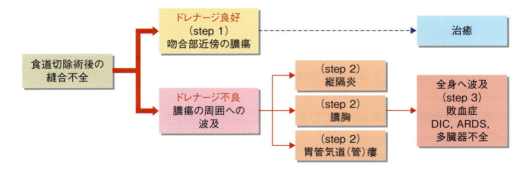

- が存在するため，膿瘍の波及に注意が必要である。
- 食道癌術後縫合不全の重症度分類（階層化）として以下のような段階が考えられる（図3）
    - step 1：吻合部近傍に限局化した膿瘍
    - step 2：膿瘍の部分的波及 ⇒ 肺実質，縦隔，胸腔内に波及（胃管気道瘻，縦隔炎，膿胸などの発症）
    - step 3：ドレナージ不良の場合，全身へ波及（ARDS，敗血症，DIC，多臓器不全など）
- 胃管気管瘻は，後縦隔経路再建に特徴的な合併症で，発生頻度は食道癌術後の0.3％と低いが一度発生すると肺炎を合併し[5]，致死的病態になりやすい。死亡率100％という報告もある。
- 胃管気管瘻の発生原因は，胃管側の因子によるものが大部分で，術後縫合不全や胃管壊死によるものが41％，胃管潰瘍によるものが31％との報告がある[5]。

4. 合併症の重症度分類（階層化）に準じた治療方針

Check 5　食道手術後の縫合不全の階層化に準じた治療はどうするの？

- 治療の目的は，①炎症の限局化，②縫合不全部の創傷治癒，③全身管理（DIC，ARDS，MOF，敗血症などの管理）。
- 図4に食道癌術後縫合不全の病態とアルゴリズムを示した。
- 全stepを通して膿瘍の限局化のために，①ドレナージ，②抗菌薬投与を行い，③輸液・栄養管理を行う。
- 重度の縫合不全において経皮的ドレナージのみではドレナージ不十分な場合，近年経食道的縦隔ドレナージ法（NEED）が有用であったとの報告がある。
- 縫合不全部の創傷治癒は，①創部の安静（吻合部ドレナージと経胃管的ドレナージ），②栄養管理（経腸栄養），③薬物（XIII因子など）により促進される。
- ARDS，DIC，MOFなどを生じるstep 3では，膿瘍の限局化と炎症の鎮静化を図りつつ，呼吸器・循環器管理，DICの治療，CHDFなどによる全身管理を行う。
- 緊急手術が必要な場合は，①広範な再建臓器壊死に伴う縫合不全，②食道（再建臓器）気道瘻に伴う肺炎・呼吸不全を生じた時である。
- 手術に際し，胃管気管瘻や気管膜様部壊死による重症呼吸不全においては，陽圧換気が増悪原因となるため，早期に膜型人工肺：extracorporeal membrane oxygenation（ECMO）や経皮的心肺補助装置（PCPS）を使用して手術を行うことが推奨される[6,7]。
- 全身状態の安定化が図れず，耐術性が確保できないときは，やむを得ずステント留置やフィブリン糊の瘻孔内注入を行う場合がある。胃管気管瘻に対する気管内ステント留置は，姑息的治療であり，根治術までのつなぎと考えるべきである[7]。

1. 食道の手術後の合併症

図4 食道切除後縫合不全の階層化別治療アルゴリズム（著者作）

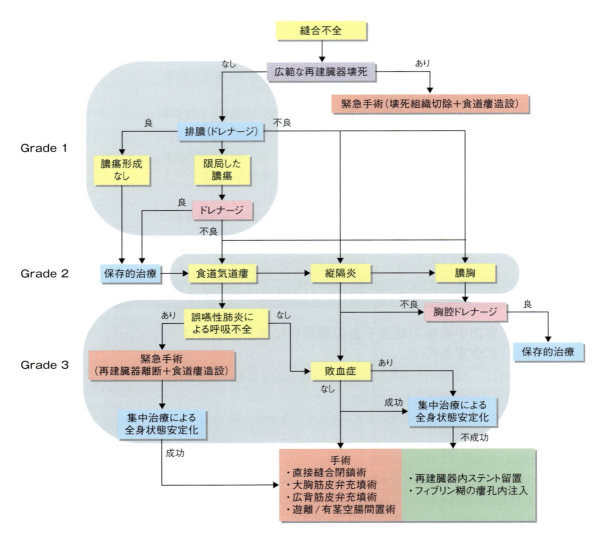

Q2 解説と答え

- 本症は，食道癌術後縫合不全である。
- SIRSを生じているものの，ARDSやDICは生じていない。
- 液体貯留はほとんどなく，ドレナージ良好であることより抗菌薬投与を行った。

（正解 ▷ e）

食道癌術後の縫合不全に対する治療

1. 食道癌術後の縫合不全の治療原則は，①炎症の限局化，②縫合不全部の創傷治癒，③全身管理（ARDS，DIC，MOF，敗血症などの管理），である．
2. 食道癌術後の縫合不全の際の基本的な全身治療は，①ドレナージ（炎症の全身波及阻止），②抗菌薬投与，③輸液・栄養管理．
3. 食道癌術後の縫合不全の際の炎症の局在化はドレナージで行う．経皮的ドレナージが困難な場合は経食道的縦隔ドレナージ法を考慮する．
4. 食道癌術後の縫合不全に対する緊急手術の適応は，①広範な再建臓器壊死に伴う縫合不全，②食道（再建臓器）気道瘻に伴う肺炎・呼吸不全の時である．

5. 合併症ゼロをめざした周術期ケア

Check 6 食道切除後の縫合不全の危険因子は何か？また縫合不全を予防するためにはどうすればいいか？

1. 縫合不全のリスクファクター

● 食道癌術後縫合不全の危険因子[8]としては，患者因子として，貧血に伴う低酸素血症，低栄養，放射線治療後，高齢者，糖尿病，ChE値低値や術前のCRP高値，血清クレアチニン値>0.85mg/dL，高血圧，術後ARDS発症などが報告され，手術因子として，頸部吻合，大量出血などが報告されている[8,9]．

2. 縫合不全予防のための周術期ケア

＜術前ケア＞
● 全身状態の改善
 ・低栄養（低タンパク，低アルブミン血症）
 ・貧血
 ・脱水・電解質異常
 ・高血糖
 ・高血圧

＜術中ケア＞
● 再建臓器の圧迫，緊張の解除，再建臓器の血管損傷防止に注意する．
● Omentplastyは，縫合不全率を有意に減少させる[10]．
● 胃管の血管と頸部血管との血管吻合は，胃管の血流を改善し，縫合不全を減少させる．
● 再建臓器として結腸や空腸を用いた場合においても血管吻合は，血流改善，縫合不全減少に有効と言われている．

1. 食道の手術後の合併症

＜術後ケア＞
- 胸部硬膜外麻酔の使用が食道癌術後縫合不全の減少に有用（血行改善）。
- 早期の経腸栄養は，術後低栄養状態改善，中心静脈栄養（TPN）に伴う合併症の予防に有用である。

食道癌術後縫合不全の予防
1. 食道切除後縫合不全の独立危険因子は，患者因子と手術因子がある。
2. 食道癌の術後縫合不全の予防には，①術前の全身状態改善，②術中の再建臓器の緊張，血流保持，③術後早期の経腸栄養，が重要。

自己チェック！

（問） 正しいものに〇を，誤ったものに×をつけよ。
( ) 1. 食道癌に対する放射線治療は，食道癌手術後の縫合不全の危険因子ではない。
( ) 2. 食道癌手術後の縫合不全患者の治療において，経胃管的なドレナージは有用である。
( ) 3. 食道癌手術後の縫合不全患者に発生した胃管気管瘻や気管膜様部壊死による重症呼吸不全に対しては人工心肺や経皮的心肺補助装置（PCPS）用いて緊急手術を行うことが有用である。

（正解 1× 2〇 3〇）

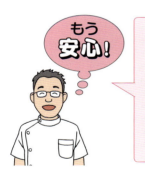

穏やかな教授の口調に，N君は落ち着きを取り戻し頸部胸部造影CT検査を行い，吻合部の縫合不全と診断した。縫合不全部周囲の液体貯留が少量であったため，広域抗菌薬の投与とドレーンの持続吸引を開始したところ，解熱し，全身状態の悪化を認めなかった。4週間後の上部消化管造影検査にて縫合不全が治癒したことを確認し，ほっと胸をなでおろしたN君であった。

参考文献

1. 術前・術後管理必携. 消化器外科, へるす出版, 2012.
2. Takeuchi H, et al: A Risk Model for Esophagectomy Using Data of 5354 Patients Included in a Japanese Nationwide Web-Based Database. Ann Surg, 2014.
3. 桑野博行ほか：手術 2005.
4. 生方英幸ほか：日臨外会誌 2003.
5. 西野豪志ほか：日臨外会誌 2011.
6. 奥山学ほか：日消外会誌 2000.
7. 手島ほか：日臨外会誌 2012.
8. Michelet P, et al: Perioperative risk factors for anastomotic leakage after esophagectomy: influence of thoracic epiduralanalgesia. Chest 2005.
9. Aminian A, et al: Predictors and outcome of cervical anastomotic leakage after esophageal cancer surgery. J Cancer ResTher 2011.
10. Yuan Y, Zeng X, Hu Y, et al: Omentoplasty for esophagogastrostomy after esophagectomy. Cochrane Database Syst Rev 2012.

1. 食道の手術後の合併症

C. 臓器別手術合併症の重症度の階層化と対策

術後テーマ 10

食道癌術後に胸腔ドレーンからの大量の排液

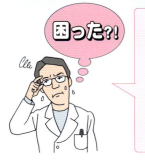

卒後5年目のH君。進行食道癌患者さんの担当医となった。術前化学療法が奏功し，胸腔鏡下食道切除術，胃管による再建術を無事終了した。術後7日目から食事摂取を開始した。「このまま合併症なく帰ってもらうぞ」と意気込んでいたが，胸腔ドレーンの排液量が減少せず，術後11日目のこの日，胸腔ドレーンの排液が白く混濁しているのに気がついた。患者さんは比較的元気だけど……。

症例

75歳，男性。食道癌（Mt, T3, N2, M0, cStage Ⅲ）に対し，術前化学療法を施行した後，胸腔鏡下食道切除術，胃管再建術を施行した。縫合不全を認めず，術後7日目より食事を開始した。術後11日目の胸腔ドレーン排液量は約800mL/日であり，この日より，やや白濁していた。自覚症状は特にない。体温36.8℃，血圧138/64mmHg，脈拍 79回/分，整。腹部所見は平坦・軟・圧痛なし。血液生化学検査所見は白血球7,800/μL，赤血球390万/μL，Hb 11.9g/dL，血小板16.4万/μL，T-Bil 1.0mg/dL，GOT 43IU/L，GPT 44IU/L，ALP 581IU/L，BUN 23mg/dL，Cr 0.91mg/dL，CRP 2.6mg/dLであった。胸部X線写真を図1に示す。

Q1 この病態の確定診断のために最も有用な検査を1つ選べ。

a. 胸部造影CT検査
b. 腹部造影CT検査
c. 脂肪製剤点滴
d. 胸水中中性脂肪濃度測定
e. 食道透視検査

図1 胸部X線写真（自験例）

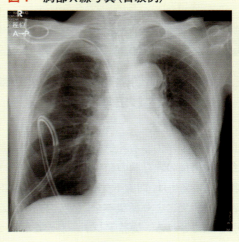

Q2 検査の結果，乳び胸と診断した。まず，試みるべき治療として適当なものを1つ選べ。

a. 胸腔鏡下胸管結紮術
b. 胸腔内フィブリン糊散布
c. リンパ管塞栓術
d. 脂肪制限食
e. 胸腔内癒着療法

もっと勉強したい君へ　日本消化器外科学会専門医試験問題（第21回公表設問24）

1. 食道の手術後の合併症

1. 患者の状況把握 ⇒ 情報収集から

▶注目すべき所見

①食道切除術後11日目　②ドレーン排液は多量で白濁あり　③症状なし　④炎症所見は軽度
⑤胸部X線写真では両側肋骨横隔膜角が鈍（右胸部はドレーンが留置されている）だが，肺炎を疑う陰影を認めず

食道手術を行う際，注意すべき術中偶発症の1つとして胸管損傷があげられる。その結果，術後に乳び胸を発症する。

胸管損傷は，術直後に判明したり，遅発性に発症するものなどがある。乳び胸の治療の遅れは，大量胸水に伴う呼吸障害，循環障害，栄養障害に伴う免疫低下を生じ，敗血症の危険をもたらすことがある。乳び胸の診断はどのように行うのか？　乳び状の胸水と乳び胸との鑑別点は何か？　また，乳び胸の重症度の評価と治療法はどのように行うのだろうか？

食道切除術の術後合併症の1つである乳び胸の評価と治療法について再確認しよう！

Goal！ 食道切除後に発症した乳び胸の診断，重症度判定，治療法について学ぶ！

☞【階層化へのキーワード】
①乳び胸の診断
②乳び胸の重症度判定（階層化）
③乳び胸に対する階層化別治療（著者作）

2. 診断しよう！ ⇒ 鑑別診断と診断へのアプローチ！

Check 1 食道切除時に生じる乳び胸は，どのような理由で発生しますか？

1. 乳び胸の発生

- 食道切除時に生じる乳び胸は，胸管の損傷により発生する。
- 食道癌術後の乳び胸の発生頻度は1.1～3.2%[1]。
- 乳び胸の発生は，開胸下食道切除術より，胸腔鏡下食道切除術のほうが多い。
- 乳びの喪失により循環不全，低蛋白血症，栄養不良による免疫能の低下が引き起こされる。胸腔ドレナージがなされていない場合には，肺の圧迫による呼吸障害を伴うこともある。
- 特に食道癌術後の場合は，循環動態が不安定であることが多いため，乳び胸が循環不全の誘因となる。

2. 胸管と乳び

- 胸管は,「両下肢・腹部のリンパ液が回収された後,乳び槽から左静脈角に流入するまでのリンパ液の通過管」であり,左頸リンパ本幹や左鎖骨下リンパ本幹が流入する(図2,3)。
- 胸管の働きは,図2の範囲のリンパ液を集積し静脈内に戻すことである。
- 乳びは,中性脂肪が小腸上皮細胞から吸収され,カイロミクロンとなった後,微絨毛中の毛細リンパ管から乳び槽に集められリンパ液と混じり合い,白色調の外観を呈するようになる。乳びの1日の産生量は,約2,000 mLである。
- 胸管は,通常第1,2腰椎の前面より始まり,大動脈裂孔より胸腔内に入り,奇静脈に伴走して右後方を上行し,第4,5胸椎の高さで左に交差し食道の左を上行して静脈角に流入する(図4)。
- なお,ヒトの右頸リンパ本幹・右鎖骨下リンパ本幹・気管支縦隔リンパ本幹は,右リンパ本幹を経由して,右静脈角に流入する(図2,3)。

図2 左右静脈角に流入するリンパ液の分布

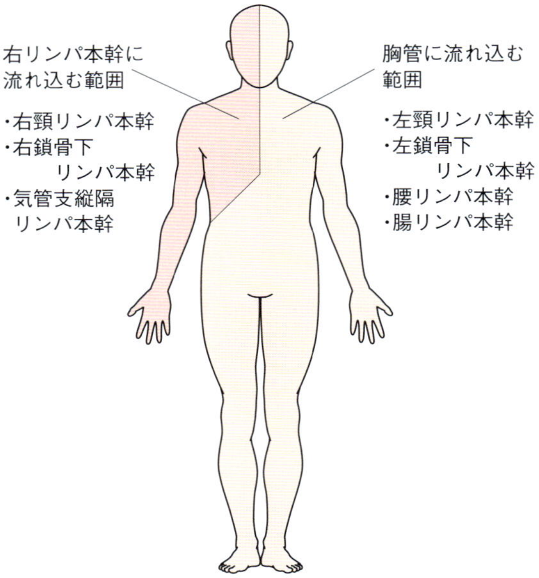

図3 リンパ管の解剖

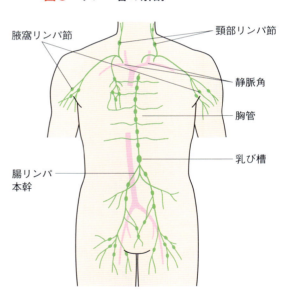

図4 胸管の走行

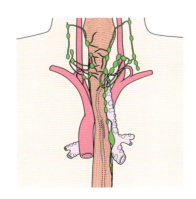

3. 胸管損傷（乳び胸）

- 乳び胸は，外傷性，非外傷性，特発性に分類される。それぞれの発生頻度は，外傷性59％（手術に起因したものが54％），非外傷性20％，特発性21％である[2]。
- 非外傷性の乳び胸の原因は，8割が悪性腫瘍（約7割が悪性リンパ腫，次いで肺癌，膵癌）である。
- 手術による胸管損傷は，①胸管近傍の操作時の誤操作による損傷，②解剖学的変異がある場合の胸管の誤処理，③胸管切除時の結紮糸のゆるみ（胸管には平滑筋が存在しないため），などにより生じる。
- 胸管の解剖学的変異は，26.8％に存在するという報告がある[3〜5]（図5）。
- 重複胸管や完全左側胸管などの変異は5〜10％に存在する。
- 術後のリンパ漏や乳び胸の予防のために，①胸管剝離・切除時に必ず周囲の脂肪組織とともに集束結紮を行うこと（胸管には平滑筋が存在しない），②胸管合併切除を行う際には穿通結紮を行うこと，が推奨されている。

図5 胸管の静脈系への流入形態

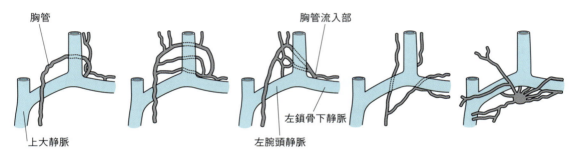

（Heberer G, van Dongen RJAM (eds): Vascular Surgery. Berlin, Heidelberg: Springer-Verlag, 1989, 北野正剛，白石憲男ほか：消化器外科専門医へのminimal requirements. メジカルビュー社，東京，2013より引用改変）

Points!

食道切除術後の乳び胸発生の原因と頻度

1. 食道切除後の乳び胸の頻度は，1.1〜3.2％であり，胸腔鏡下の手術のほうが開胸下手術より多い。
2. 食道切除後の胸管損傷の原因は，①胸管近傍の操作における誤操作，②胸管の解剖学的変異による胸管の誤処理，③胸管を結紮した際のゆるみ，などである。
3. 胸管の解剖学的変異は，26.8％に存在するという報告がある。

Check2 乳び胸の存在診断と責任部位診断は？

- 乳び胸の診断に際しては，①乳び胸の存在診断，②乳び胸の発生部位診断が重要である。

(1) 乳び胸の存在診断

- 経口摂取のない状態で,
  1) 胸水中の中性脂肪が110mg/dL以上, もしくは
  2) 胸水中の中性脂肪が50mg〜110mg/dLで, 胸水中にカイロミクロンが存在
- 白濁した胸水であっても乳び胸でない場合(偽性乳び胸)もあり, 鑑別が重要である(**表1**).

(2) 乳び胸の発生部位診断

- 主に以下の2つが有用である.

  1) **リンパ管造影・造影後のCT検査**
  足背のリンパ管からラジオアイソトープ(RI)(油性造影剤であるリピオドールなど)を注入し, 継時的にX線撮影やCT検査にて露出部を捉える方法(乳び槽や胸管の損傷であれば検出されることがある).

  2) **経口RI投与によるリンパ管シンチグラフィ**
  リンパ管造影において漏出部検索が困難な場合に行う.

表1 乳び胸と偽性乳び胸の鑑別

	乳び胸	偽性乳び胸(乳び状胸水)
胸水中の中性脂肪	血清より高値(110mg/dL以上) 血清と同等以下だが, カイロミクロンが存在	血清と同等以下
胸水中のコレステロール	150mg/dL以下	300〜1,500mg/dL
原因	胸管の損傷や通過障害	線維化した胸膜腔に長期に貯留した胸水中への溶解 赤血球および好中球からのコレステロール放出
鑑別疾患	悪性腫瘍 リンパ増殖性疾患によるリンパ管閉塞 胸管損傷	結核性胸膜炎後 リウマチ性胸膜炎 胸郭形成術後

(北野正剛, 白石憲男ほか:消化器外科専門医へのminimal requirements. メジカルビュー社, 東京, 2013より引用)

Q1 解説と答え

a. 胸部造影CT検査は乳び胸の診断には有用ではない.
b. 腹部造影CT検査は, 腹腔内の炎症に伴う胸水の診断に有用かもしれないが, 乳び胸を疑った場合の確定診断には至らない.
c. 脂肪製剤点滴は, 術中に乳び漏出部分の同定に用いることがある.
d. 胸水中の中性脂肪濃度の高値は, 乳び胸の確定診断となる.
e. 食道透視検査では乳び胸は診断不能である.

(正解 ▷ d)

1. 食道の手術後の合併症

Points!

乳び胸の診断
1. 乳び胸と鑑別しなければならない胸水は，偽性乳び胸（乳び状胸水）である．
2. 乳び胸の存在診断は，胸水中の中性脂肪濃度の高値，または，カイロミクロンの存在によって確定する．
3. 乳び胸の部位診断は，①リンパ管造影およびリンパ管造影後のCT検査，②経口RI投与によるリンパ管シンチグラフィによって行う．

3. 的確な治療を行うための合併症重症度分類（階層化）

Check3 乳び胸の重症度分類（階層化）はどのように行うか？

- 乳び胸の重症度分類としてコンセンサスを得られたものはない．
- 術後の乳び胸の重症度分類としては，CTCAE（Common Terminology Criteria for Adverse Events）やClavien-Dindo分類がある（表2）．
- 乳び胸の重症度は，その治療選択により階層化される（図6）．
- 乳び胸の重症度の階層化において重要なポイントは，①治療の第一選択は保存的治療（ドレナージと食事療法），②薬物療法付加の必要性の有無，③外科的治療の適応，である．
- 薬物療法付加の必要性や外科治療の適応については，①乳び胸発生からの期間，②胸水量の経時的変化，③併発疾患の有無（栄養障害，呼吸障害，循環障害），である（後述）．

表2 術後乳び胸の重症度分類

	Clavien分類	I	II	IIIa	IIIb	IVa	IVb	V
乳び胸	乳び胸	ドレーン排液や胸水穿刺液の乳び所見のみで治療を要さない（既存のドレーンによるドレナージのみ）	脂肪制限食または経静脈的栄養管理を要す	画像ガイド下でのドレーン留置・穿刺を要する：既存のドレーン入れ替えも含む	全身麻酔下での治療を要する	—	—	死亡
	CTCAE分類	1	2	3	4	5		
	乳び胸症	症状がない：臨床所見または検査所見のみ／治療を要さない	症状がある：胸腔穿刺または胸腔ドレナージを要す	高度の症状がある／待機的外科処置を要する	生命を脅かす呼吸障害／循環動態の悪化：挿管／緊急処置を要する	死亡		

図6 治療からみた乳び胸の重症度の階層化

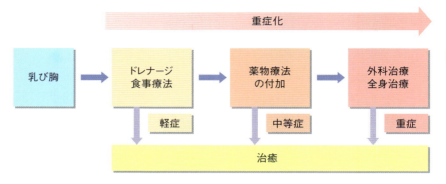

Points!

乳び胸の重症度の階層化

1. 乳び胸の重症度は，必要とする治療選択に応じて階層化を行う．
2. 乳び胸の重症度の階層化は，治療選択の決定因子である①排液量，②排液持続期間，③栄養・呼吸・循環状態によって決まる．
3. 乳び胸の治療原則は，軽症はドレナージと食事療法，中等症は薬物の付加，重症では外科的治療を考慮する．

4. 合併症の重症度分類（階層化）に応じた治療方針

Check 4　乳び胸の重症度の階層化に応じた治療はどのように選択するか？

1．治療選択

- 乳び胸の階層化に応じた治療方針の決定は，①排液量の程度，②その期間，および③栄養障害・呼吸障害・循環障害の有無，によって判断される（**図7**）．
- 乳び胸の治療の第一選択は，保存療法であり，軽症の乳び胸は，保存療法（ドレナージと食事療法）で治癒可能なもの（奏功するもの）である．
- 中等症の乳び胸は，①胸水の量が比較的少なく，②併存疾患（栄養・呼吸・循環障害）のないものであり，通常の保存療法に加え，薬物療法を付加する．
- 外科治療の適応[6]は，**表3**に示した．

2．保存的治療

（1）栄養療法による乳び産生抑制

① 脂肪制限食
② 絶食・完全経静脈栄養

　絶食・完全経静脈栄養と脂肪制限食による治療成績の比較では，脂肪制限食群のほうが有意に治癒までの期間が短かったという報告がある．第一選択は，脂肪制限食での治療開始が望ましい[7]．

1. 食道の手術後の合併症

(2) 薬剤投与による乳び産生抑制

① オクトレオチド[8]注1)

a. 乳び胸に対するオクトレオチドの効果は、ソマトスタチンレセプターを介した消化液分泌抑制と胸管平滑筋収縮による胸管内乳び流量の減少のためと考えられている。

b. オクトレオチド単独投与による治癒率は約5割であり、オクトレオチド単独による投与で治癒する場合がある。

c. オクトレオチドの副作用は、血糖変動・嘔気・心窩部不快感・肝機能障害・徐脈・胆石形成などがあるが、重篤な報告はなく、乳び胸への第一選択薬物として頻用されつつある。

② エピネフリン

a. エピネフリンの経静脈投与が、乳び胸に有効であったとする報告がある。

(3) リンパ管塞栓法によるリンパ管損傷部の塞栓[9]

a. リピオドールを用いたリンパ管塞栓の治療効果は、損傷部リンパ管の修復・治癒促進効果によるものである。

b. 本法の短所は、①実施方法が煩雑であること、②治療抵抗性の症例があること、③肺塞栓などの合併症の危険性あること、である。

(4) 胸膜癒着療法によるリンパ管損傷部の癒着性閉鎖[10]

a. 胸膜癒着療法は、ミノマイシン、ピシバニール、高張ブドウ糖液、フィブリン糊などを胸腔内へ注入し、胸管損傷部を癒着させる治療法である。

b. 癒着により胸腔内が分画され追加ドレナージが必要になる可能性、再手術の際に癒着が支障となる可能性があるため、手術療法を先行し、奏

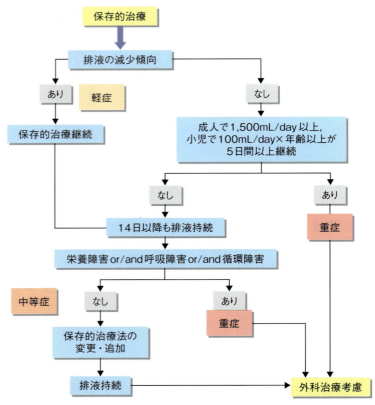

図7 乳び胸の階層化に応じた治療アルゴリズム

(Heberer G, van Dongen RJAM (eds): Vascular Surgery. Berlin, Heidelberg: Springer-Verlag, 1989 を参考に著者自作)

表3 術後乳び胸に対する外科的治療の適応

1) 保存的治療後も成人で1500mL/日以上、小児で100mL/日×年齢以上の排液が5日間以上継続するもの
2) 乳び胸の排液量が14日以内に減少しないもの
3) 栄養障害*を生じるもの
4) 呼吸状態悪化を生じるもの
5) 循環動態悪化を生じるもの

*栄養障害の指標としては、血清アルブミン(g/dL)、血清トランスフェリン(mg/dL)、総リンパ球数、体重などが一般的。

(Selle JG, et al: Ann Surg 1973より引用)

功しなかった場合に本法を行うこともある。
c. 本法の長所は，奏効率が比較的高いことである。
d. 短所は複数回（3回程度）の治療が必要になり，治癒までに時間を要することが多いことである。

3. 外科的治療

●外科的治療の適応[6]を**表3**に示した。

（胸腔鏡下）胸管結紮術

a. まず，術前に胸管の走行や損傷部位に関する情報を取得する。胸管の走行には多くの破格や個体差があり，さらに損傷部が1カ所とは限らないこともある。MRI検査，リンパ管シンチグラフィ，リンパ管造影検査などの画像検査を行う。
b. 損傷部の術中同定には，牛乳，バター，クリーム，脂肪乳剤などを術前2〜4時間前に消化管内に注入を行う。白色調の乳びが損傷部より流出して同定しやすい。同部のクリッピングあるいは結紮を行う。
c. 開胸下手術より胸腔鏡下手術のほうが低侵襲であり，拡大視効果による乳び漏出部位の同定に有用と考えられている。
d. 胸腔鏡下胸管クリッピング術の治癒率は75％であり完全ではない。全身状態を吟味した適応決定の必要がある[7]。

4. 治療成績

●乳び胸に対する治療法別奏効率を**表4**に示す[5]。
●初回手術後から胸腔ドレーン抜去までの平均期間は，保存的治療奏効例で33.2日，手術治療奏効例で25.6日（再手術後7.9日）との報告がある[10]。

表4 乳び胸の治療法別奏効率

治療法	奏功率
保存的治療	62.9%
絶食，中心静脈栄養のみ	0%
オクトレオチド	55%
胸膜癒着療法	83%
リピオドールリンパ管造影法	40%
外科的治療	82.6%

（北野正剛，白石憲男ほか：消化器外科専門医へのminimal requirements. メジカルビュー社, 東京, 2013より引用）

Q2 解説と答え

●症例は，併存疾患（栄養・呼吸・循環障害）のない乳び胸であり，1日の乳びの排出量は800mLである。第一選択は，保存療法［ドレナージと栄養療法（脂肪制限食）］である。
●排出量の減少を認めない場合には，保存的治療として，オクトレオチド，リンパ管塞栓の順に治療を行い，それでも奏功しない場合は（胸腔鏡下）胸管結紮術を行う。
●フィブリン糊単独で奏功した報告例はない。
●胸膜癒着療法は，疼痛や発熱などの治療に伴う苦痛が存在することに加え，手術適応となった場合に癒着が手術の妨げとなる可能性があることから，その適応は十分考慮する必要がある。

（正解 ▷ d）

1. 食道の手術後の合併症

Points!

乳び胸の重症度の階層化に応じた治療方針

1. 乳び胸に対する治療方針は，重症度の階層化の指標である①乳びの排液量，②排液持続期間，③併存疾患（栄養，呼吸，循環障害）の有無，によって決まる。
2. 治療の第一選択は，保存的治療（ドレナージと食事療法）であり，治療経過と治療効果に応じて，薬物療法，外科的治療を追加していく。
3. 乳び胸の保存的治療としては，軽症例に対しては，①ドレナージ，②栄養療法（脂肪制限食），が行われ，中等症に対しては，①薬物療法，②リンパ管塞栓療法，③胸膜癒着法，が行われる。
4. 乳び胸の手術術式には，胸腔鏡下リンパ管クリッピング，もしくは胸管結紮術がある。
5. 乳び胸に対する治療法の奏効率は，保存的治療で約60％，外科的治療で約80％であり，治療選択が重要である。

5. 合併症ゼロをめざした周術期ケア

Check 5　食道切除術における乳び胸の危険因子は何か？また乳び胸を予防するためにはどうすればいいか？

1. 食道切除術における乳び胸の危険因子（表5）

- システマティックレビュー[11]によると，食道癌手術における乳び胸の危険因子は，①術前補助療法（化学療法もしくは化学放射線療法），②扁平上皮癌（SCC）であり，性別・年齢・リンパ節郭清度・リンパ節転移・手術方法・根治度・TNM分類は，危険因子ではなかった。

2. 乳び胸の予防法

- 食道癌手術の際の乳び胸の予防法としては，[12]

①胸管合併切除を行う際には穿通結紮を行うこと。
②血管と異なり平滑筋が存在しないという構造を考慮して，結紮の際には周囲の脂肪組織とともに結紮すること。
③食道癌の縦隔への浸潤が疑われる場合には，術前に胸管の走行異常の有無をチェックすること［3D MR ductography（3D MRD）の胸管描出率は86％程度と良好］。
④脂肪成分を摂取させて胸管を拡張させてから手術に臨むこと。
⑤脊柱と大動脈の間の組織を可能な限り横隔膜直上で集束結紮すること。などが報告されている。

- 乳び胸の危険因子である「術前療法を施行されている食道癌症例」に対しては，術中，乳び胸の発生に注意した手術操作が求められる。

表5　食道癌手術における乳び胸の危険因子

危険因子	回帰係数	標準誤差	p値	オッズ比	95%CI
術前補助療法（化学療法もしくは放射線化学療法）	−1.196	0.371	0.001	0.302	0.146-0.625
組織型（SCC）	−1.191	0.384	0.002	0.304	0.143-0.645

（Kranzfelder M, et al: Surg Endosc 2013.より引用）

C. 臓器別手術合併症の重症度の階層化と対策

Points!

乳び胸の危険因子と予防

1. 食道切除術における乳び胸の危険因子は，術前補助療法と扁平上皮癌（SCC）である。
2. 乳び胸に対する予防法は，①術前に解剖学的な胸管の走行と分枝の確認すること（解剖学的変異が多いため），②術中に確実な胸管を同定すること，③周囲の脂肪組織とともに結紮することや穿通結紮を行うこと。

自己チェック！

（問）正しいものに○を，誤ったものに×をつけよ。

（　）1．乳び胸に対するオクトレオチドの奏効率は単独で80％以上である。
（　）2．術前の胸管走行把握にはMRIが有用である。
（　）3．脂肪制限食にて奏効しない場合，絶食が奏功することが多い。
（　）4．乳び胸が7日間持続し1,000 mL/日の乳びが出ているときは外科的治療法の適応である。

（正解　1×　2○　3×　4×）

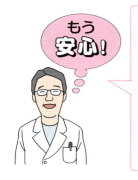

乳び胸の診断がつき，脂肪制限食を開始した。乳び量の減少を認めたものの，流出停止に至らないため，オクトレオチドの皮下注射を開始した。開始後3日目に乳びの流出がなくなり，胸腔ドレーンの抜去が可能となった。手術のみならず，合併症対策の勉強も，させていただいた患者さんにお詫びと感謝の気持ちで一杯だった。自分が執刀するときは，乳び胸は絶対起こさないぞと決意し，リンパ管の走行や特徴について改めて確認をする卒後5年目のH君であった。

◆ 注釈（専門用語を理解しよう！）

1) **【オクトレオチド】** ソマトスタチンアナログ（製品名サンドスタチン®）であり，全身のホルモン産生抑制効果，消化管分泌抑制効果を有する。器質的イレウスを伴う癌患者の消化管液貯留に伴う症状改善，化学療法や，放射線療法，AIDSに関連する難治性下痢，瘻孔からの分泌，腹水，ホルモン産生腫瘍の諸症状の改善目的に用いられる。乳び胸に対する保険適用はないが，近年の報告によると，その有用性は高い。

● 参考文献

1. 森　昌造ほか：術後管理．新外科学大系―食道外科 中山書店，1988．
2. 高田信和ほか：特発性乳び胸の1例．日胸1990．
3. Cha EM, et al: Radiology 1976.
4. Heberer G, van Dongen RJAM (eds): Vascular Surgery. Berlin, Heidelberg: Springer-Verlag 1989.
5. 北野正剛，白石憲男ほか：消化器外科専門医へのminimal requirement．メジカルビュー社，2013．
6. Selle JG, et al: Ann Surg 1973.
7. 木村　亨ほか：日本呼吸器外科学会雑誌 2009．
8. 久保秀文ほか：山口医学 2013．
9. 宮下正夫ほか：手術 2008．
10. 髙橋宏明ほか：日外科連合系会誌 2013．
11. Kranzfelder M, et al: Surg Endosc 2013.
12. 山村陽子ほか：徳島赤十字病院誌 2009．

1. 食道の手術後の合併症

術後テーマ11

食道切除術後の嗄声と術後7日目の発熱

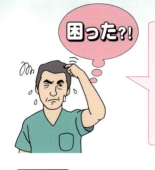

卒後10年目のK君（消化器外科専門医）。進行食道癌症例の担当医として初めて食道亜全摘術の執刀を経験した。術後1日目に抜管し、嗄声が続いていたことが気になっていた。術後7日目朝から経口摂取を開始したところ、その日に夕方、「39℃の発熱と呼吸困難！」と、突然のナースコール！。

症例

65歳の男性。進行食道癌（cT3 N1 M0 Stage Ⅱ）に対し術前化学療法を行った後、右開胸食道亜全摘術＋3領域リンパ節郭清＋後縦隔経路頸部食道胃管吻合術を施行した（図1）。術後1日目に集中治療室にて抜管した際、気管支鏡による観察にて片側の声帯の可動制限を認めた。術後2日目に集中治療室より一般病棟に移動した。その後は全身状態は順調に回復していたが、発声障害が続き、水分摂取時にはむせることがあった。術後7日目の朝より食事摂取を開始したところ、夕方、39℃の発熱、咳嗽と呼吸困難を認めた。CT検査では肺炎を認めたが、創部を含め頸部、縦隔に膿瘍を疑う所見は認めなかった。

図1 切除と再建法

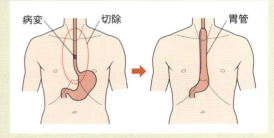

Q1 食道亜全摘術後の反回神経麻痺について正しいものを選べ。

a. 2領域郭清と3領域郭清では、反回神経麻痺の発生頻度は同等である。
b. 胸部食道癌切除術後の反回神経麻痺の発生頻度は7％ほどである。
c. 片側の声帯麻痺は、左側声帯に生じることが多い。
d. 縫合不全が併存することが多い。

Q2 本症例の術後合併症における検査、治療について誤っているものを選べ。

a. 嚥下機能の評価には、video fluorography（VF）検査が有用である。
b. 嚥下リハビリテーションにても誤嚥を繰り返す場合は、声帯内注入療法を検討する。
c. 片側麻痺の場合は軽度の誤嚥のみであり、重症化することなく改善する。
d. リハビリテーションや声帯局所治療（注入、内転術）にても改善しない場合は、気管切開を検討する。

1. 患者の状況把握 ⇒ 情報収集から

▶注目すべき所見
①食道癌術後に発症　②抜管後の声帯可動性の制限　③発声障害
④水分摂取時のむせ　⑤食事開始後の発熱と呼吸困難　⑥CT検査にて肺炎の所見

▶除外診断に使用できそうな所見
①CT検査にて膿瘍を疑う所見はない

食道癌切除後の嗄声と術後7日目の発熱と呼吸困難を呈した患者さん。嗄声は，反回神経麻痺のためか？　発熱との関連性はあるのだろうか？
食道切除術後の反回神経麻痺に対する評価と対処法を再確認しよう！

食道癌術後の反回神経麻痺の診断・重症度判定・治療法について学ぶ！

☞【階層化へのキーワード】
①食道切除術後の反回神経麻痺の重症度評価（Clavien-Dindo分類）
②術後反回神経麻痺の重症度（自然経過）による階層化
③術後反回神経麻痺の階層化による治療選択
④術後反回神経麻痺の予防

2. 診断しよう！ ⇒ 鑑別診断と診断へのアプローチ！

Check 1　術後に嗄声が続いていた患者の7日目の発熱は何を考えるか？

- 食道癌手術後7日目に発熱をきたす鑑別診断として，①誤嚥性肺炎，②縫合不全，③創感染などを考える。
- 誤嚥性肺炎や縫合不全は緊急の対応が必要であり，迅速な診断と治療が必要である。
- 食道癌術後の反回神経麻痺は，排痰力の低下や声門の閉鎖不全をきたし誤嚥性肺炎の原因となる。
- 手術操作による反回神経麻痺は，胸部食道癌切除術後の25～29％に認められるとの報告がある[1,2]。
- また，術後の反回神経麻痺を認めた症例のうち，12％に誤嚥性肺炎が認められたとの報告もある[1]。

1. 食道の手術後の合併症

- 原因は手術操作中の反回神経損傷であり，3領域郭清が2領域郭清よりも頻度が高く，片側麻痺の場合は左側が多い（80％）。
- 反回神経麻痺により生じる病態は，①嗄声（片側麻痺），②呼吸困難（両側麻痺，閉鎖固定），③誤嚥性肺炎（片側／両側麻痺，開大固定）を生じる。

Q1 解説と答え

- 食道癌術後の声帯可動制限と発声障害から片側性の反回神経麻痺と診断できる。
- 反回神経麻痺においては，声帯の閉鎖不全による誤嚥に注意が必要である。
- 反回神経麻痺は，胸部食道癌術後の25～29％に認められ左側に多い。また，2領域郭清に比べ，3領域で頻度が高い。

（正解 ▷ c）

3. 的確な治療を行うための「合併症重症度の階層化」

Check2　術後反回神経麻痺の階層化と重症化に影響する因子

- 術後反回神経麻痺の重症度は，反回神経麻痺に起因する併発疾患（自然経過）の病態に応じて階層化できる（表1，図2）。
- 反回神経麻痺が生じた場合の自然経過としては，①片側麻痺による嗄声のみで特別な治療を要さない場合，②片側性または両側性の開大固定により生じる誤嚥の程度により，声帯への局所治療や人工呼吸管理を必要とする場合，③両側声帯の正中位固定（閉鎖固定）により窒息を生じ緊急に気管内挿管を要する場合，までさまざまな重症度に階層化される。
- 重症化に関与する因子は，①片側麻痺か両側麻痺か，②両側の場合，正中位固定（閉鎖固定）がないか（緊急処置必要），③摂食が不可能なほどの誤嚥があるか，④誤嚥に起因する呼吸器障害の有無，⑤全身障害（敗血症，他臓器不全）の有無，である（図2）。

表1　反回神経麻痺に対する術後合併症基準（Clavien-Dindo分類）v2.0

Grade Ⅰ	臨床所見または検査所見のみで治療を要さない
Grade Ⅱ	誤嚥により抗菌薬などの内科的治療を要する
Grade Ⅲa	摂食が不可能なほどの誤嚥があり，局所麻酔下での治療を要する（声帯注射，気管穿刺など）
Grade Ⅲb	全身麻酔下での治療を要する（鎮静下での気管切開を含む）
Grade Ⅳa	人工呼吸管理を要する
Grade Ⅳb	敗血症；複数の臓器不全
Grade Ⅴ	死亡

図2 術後反回神経麻痺の重症度（自然経過）による階層化（著者作）

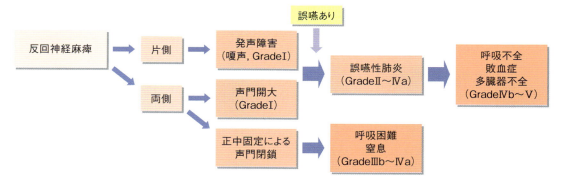

Points!

1. 術後反回神経麻痺は，続発疾患を生じる危険があり，食道癌術後の注意すべき合併症である。
2. 反回神経麻痺により生じる症状や疾患は，①嗄声，②呼吸困難（両側麻痺），③誤嚥性肺炎である。
3. 治療方針の決定には，①片側か両側か，②声帯正中位固定（閉鎖固定）の有無，③誤嚥（開大固定）の有無，④誤嚥に起因する呼吸器障害の有無，⑤敗血症や多臓器不全の有無，の診断が必要である。

Check 3　術後反回神経麻痺の階層化に応じた治療のために必要な評価と治療法

- 反回神経麻痺により，①嗄声，②呼吸困難（両側麻痺），③誤嚥性肺炎を生じる。
- 反回神経麻痺に対する治療原則は，①呼吸器合併症（呼吸困難や誤嚥性肺炎）に対する呼吸管理，②発声，嚥下障害に対するリハビリと局所治療である。さまざまな病態に応じて，治療する必要がある（図3）。

【呼吸器合併症に対する呼吸管理】

- 術後気管チューブを抜管する際に，喉頭鏡または気管支鏡観察にて声帯の可動性を診断する。
- 両側声帯の正中位固定を生じると声門が閉じ窒息症状をきたすため，緊急に再挿管または気管切開を行い気道の確保を行う。
- 抜管直後は声門が開いているが，抜管後しばらくして声門閉鎖を生じ呼吸困難をきたす場合もある。
- 術中に両側の反回神経麻痺の原因となりうる操作を行った高リスク症例の抜管の際には，複数の医師が立ち会い，すぐに再挿管できる体制をとる。
- 経口摂取開始後の誤嚥性肺炎については，酸素投与から人工呼吸器管理に至るまで，肺炎や呼吸機能の状態に応じた呼吸管理を行う。また，敗血症や多臓器不全を合併した重症例にはそれぞれの病態に応じた治療を行う。

1. 食道の手術後の合併症

図3 反回神経麻痺の階層化による治療選択（著者作）

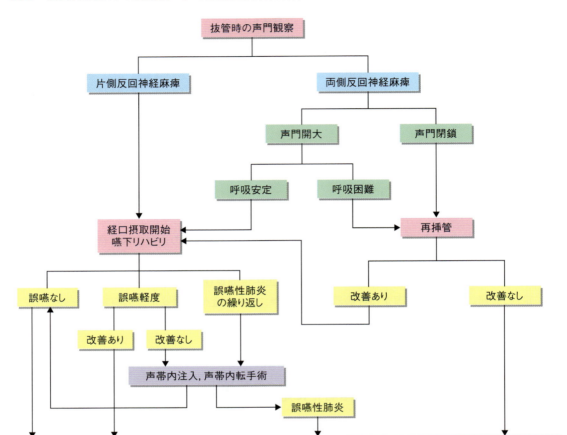

【発声障害と嚥下障害に対するリハビリテーションと局所治療】
- 声帯が片側で内転して固定している場合には，嗄声を生じない反回神経麻痺もあるため注意を要する。
- 嚥下機能の評価には，造影剤を含んだ検査食の嚥下を透視下に観察するvideo fluorography（VF）検査が有用である[3]。

(1) 発声障害はあるが誤嚥はない，または軽度である場合
- 反回神経を離断しない限り，ほとんどが一過性のものであり，6カ月以内に回復する。
- 声門閉鎖不全に対する訓練法としてプッシング・プリング訓練[注1]（**図4**）や息こらえ嚥下法[注2]（**図5**）などがある[4]。
- 回復の徴候がみられない場合は，麻痺側声帯へのコラーゲンやシリコン注入などの発声，誤嚥を改善させる治療を検討する。

C. 臓器別手術合併症の重症度の階層化と対策

図4 プッシング・プリング訓練

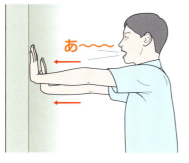

上肢に力を入れることにより声門を閉鎖する
（「嚥下障害ポケットマニュアル」より引用改変）

図5 息こらえ嚥下法

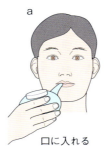
a　口に入れる

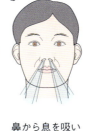
b　鼻から息を吸いしっかり止める

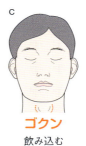
c　ゴクン　飲み込む

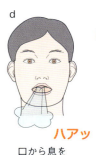
d　ハアッ　口から息を吐く

（「嚥下障害ポケットマニュアル」より引用改変）

（2）誤嚥を繰り返す場合
- 麻痺側声帯へのコラーゲンやシリコン注入を行い，嚥下の状態を観察する。
- 耳鼻咽喉科にての声帯内転手術を検討する**（図6）**。
- 改善がみられない場合は気管切開術を検討する必要がある。

図6 声帯内転手術

被裂軟骨を牽引すること（黄色の矢印）により声帯を内転させる

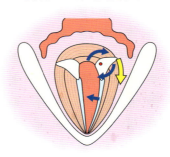

Q2 解説と答え

- 透視下に嚥下の状態を確認できるvideo fluorography（VF）検査は，嚥下の評価に有用である。
- 自然軽快する場合が多いが，片側麻痺においても重症の誤嚥性肺炎に至ることもあり注意が必要である。
- 緊急の気管内挿管や気管切開を必要とする場合以外は，状態に応じて次のような段階的治療を検討する。
「嚥下リハビリテーション⇒声帯内注入療法⇒声帯内転手術⇒気管切開」

（正解▷ c）

Points!
1. 反回神経麻痺に対する治療原則は，①呼吸器合併症に対する呼吸管理，②発声・嚥下障害に対するリハビリと局所治療である。
2. 抜管直後の声帯観察にて両側正中位固定の場合は緊急に気道の確保を行う。
3. 緊急の気管内挿管や気管切開が必要な場合以外は，「嚥下リハビリテーション ⇒ 声帯内注入法 ⇒ 声帯内転手術 ⇒ 気管切開」のような段階的治療選択を行う。
4. 反回神経麻痺のほとんどは一過性のものであり，3～6カ月以内に回復することが多い。
5. 回復の徴候がないか，誤嚥を繰り返す場合は声帯内注射や声帯内転手術を検討する。

4. 合併症ゼロをめざした周術期ケア[5]

Check4　術中反回神経損傷の予防対策とは？

- 術中の反回神経損傷の予防には，①反回神経の同定と②愛護的な操作が重要である。ピンセットを用いた神経の把持や，神経近傍でのエネルギー機器(電気メス，超音波凝固切開装置など)の使用は極力控える。

(1) 右反回神経周囲リンパ節郭清
- 右反回神経は第1胸椎のレベルで右鎖骨下動脈の尾側を背側へ反回し，甲状腺下極で下甲状腺動脈と交差して喉頭に至る(図7)。
- 右反回神経付近のリンパ節(#101R, 106recR)は神経の背側に主に認められる。
- 右迷走神経，右鎖骨下動脈，交感神経をメルクマールとして郭清を行う。
- 胸部操作では右鎖骨下動脈前面で剥離を進めると反回神経の反転部が確認でき，さらに血管外膜のレベルで剥離すると神経の走行する層がわかりやすい。
- 頸部操作では下甲状腺動脈から出血することが多いが，反回神経の熱損傷を避けるため，まずガーゼ圧迫による止血を行う。

(2) 左反回神経周囲リンパ節郭清
- 左反回神経は第4胸椎のレベルで大動脈弓の尾側を背側へ反回し，気管食道溝を通って喉頭に入る(図7)。
- 左反回神経付近のリンパ節(#101L, 106recL)は神経の腹側に主に認められる。
- 大動脈弓，気管，交感神経などをメルクマールとして郭清を行う。
- 気管をローリングさせるように展開し，気管のすぐ外側から左反回神経を内包した脂肪織を剥離する。
- 左反回神経は走行が右より長いため，右より麻痺の発症頻度が高い。
- 頸部操作において，剥離した頸部食道を創外に出す際には必ず左の反回神経を確認する必要がある。

(3) 反回神経を切離した場合
- 神経縫合や神経移植による神経再建が有用である。
- 声帯の運動は回復しないが，神経再建により声帯が萎縮せずに緊張が保たれるため，音声はほとんど正常近くにまで回復する。

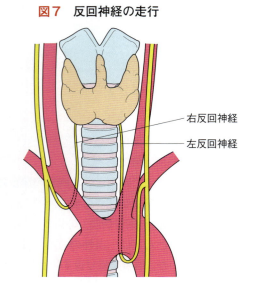

図7　反回神経の走行

右反回神経
左反回神経

Points!

1. 左反回神経は，走行が右より長いため，右より麻痺の発症頻度が高い。
2. 反回神経損傷の予防は，①神経の走行と周囲組織の解剖の熟知，②エネルギー機器の使用制限，③愛護的操作が重要である。
3. 反回神経を切離した場合は，神経再建を行う。

自己チェック！

（問）　正しいものに○を，誤ったものに×をつけよ。
（　）1．食道癌術後の抜管時には気管支鏡にて声帯を観察する。
（　）2．右反回神経は右鎖骨下動脈の尾側を背側から腹側へ反回する。
（　）3．左反回神経付近のリンパ節は神経の背側に認められる。
（　）4．術中に反回神経を切離した場合は神経再建を行う。

（正解　1○　2×　3×　4○）

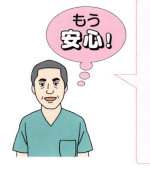

反回神経麻痺は，ほとんどが保存的に改善するものの，誤嚥性肺炎のような重篤な疾患も引き起こす。「人工呼吸器による管理が必要かも！」と心配しつつ，血ガスを測定するために検査室に向かうK君であった。「反回神経の走行確認，エネルギー機器の使用制限，手術中の愛護的な操作」と，外科医の基本を自問しつつ，「二度と反回神経麻痺を生じないぞ」と心に誓う卒後10年目の消化器外科専門医のK君であった。

◆ 注釈（専門用語を理解しよう！）
1) 【プッシング・プリング訓練】押し上げたり持ち上げたりする上肢に力を入れる運動は，反射的に息こらえが起こるため，声帯内転の改善を期待できる訓練法
2) 【息こらえ嚥下法】嚥下時に意識的に息こらえをすることにより，嚥下動作時に声門を閉鎖し，誤嚥を予防する手技である。

● 参考文献
1. 日月裕司ほか：日消外会誌 1990．
2. 米川　甫ほか：日消外会誌 1990．
3. Kato H, et al: Anticancer Res 2007.
4. 日本摂食・嚥下リハビリテーション学会医療検討委員会：訓練法のまとめ 改訂2010．
5. 宮崎達也ほか：臨床外科 2011．

1. 食道の手術後の合併症

術後テーマ12

食道癌術後の発熱・低酸素血症

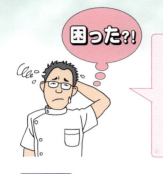

困った?!

後期研修2年目のN君。食道癌患者の担当医となった。ICUで術後2日目に抜管し、一般病室に帰室した。術後4日目に突然39℃の発熱と動脈血酸素飽和度（SpO_2）の低下を認め、ドクターコールを受けた！「一昨日に呼吸状態が良く抜管したばかりなのに、なぜ？」と困惑するN君であった。

症例

68歳、男性。胸部中部食道癌の診断にて手術目的の入院となった。食道亜全摘胃管再建術を行い、術後2日目に抜管した。抜管後は嗄声を認めた。術後4日目に39℃の発熱と動脈血酸素飽和度の低下（SpO_2 90%、O_2 5L/分）を認めた。ドレーンの性状は漿液性であり、創の発赤や尿の混濁は認めていない。頸静脈の怒張は認めず、黄色の痰が多かった。バイタルサインは、血圧95/60mmHg、脈拍110回/分、整、呼吸数30回/分と頻呼吸であった。中心静脈圧は5cmH_2Oで、血液生化学検査所見は、白血球16,000/μL、赤血球380万/μL、Hb 10.2g/dL、血小板20万/μL、T-Bil 0.8mg/dL、GOT 52 IU/L、GPT 43 IU/L、BUN 25mg/dL、Cr 0.6mg/dL、CRP 21.2mg/dLであった。動脈血ガス分析（O_2 5L/分）は、PaO_2 62Torr、$PaCO_2$ 28Torrであった。胸部CT写真（図1）を示す。

図1 胸部CT写真（自験例）

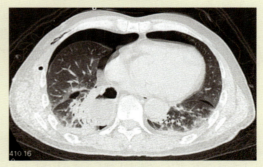

Q1 本症例の低酸素血症の原因はどれか？
  a. 声門浮腫
  b. 肺塞栓症
  c. 術後肺炎
  d. 無気肺
  e. 心不全

Q2 本症例の初期治療として考慮すべきもので、当てはまらないものはどれか？
  a. ネブライザー
  b. 肺理学療法
  c. 気管支鏡下吸痰
  d. カルバペネム系抗菌薬投与
  e. バンコマイシン投与

もっと勉強したい君へ　日本消化器外科学会専門医試験問題（第25回公表設問23）

1. 患者の状況把握 ⇒ 情報収集から

▶注目すべき所見
①食道癌術後　②嗄声　③術後4日目に発熱とSpO$_2$の低下　④痰の喀出が多い
⑤炎症反応の上昇　⑥両肺の限局性浸潤影と少量の胸水

▶除外診断に使用できそうな所見
①ドレーンは漿液性　②創の発赤なし　③尿の混濁なし　④中心静脈圧正常

食道癌に対する手術後に最も頻度の高い合併症である肺炎。術前の低栄養状態，開胸・開腹手術という高度な手術侵襲，長時間の人工呼吸器管理，誤嚥など，肺炎を生じる多くの危険因子を兼ね備えている。術後肺炎は，市中肺炎とどのような点が異なるのだろうか？　どのような病態を生じているのだろうか？　どのように評価し，治療すればよいのだろうか？
食道癌術後の肺炎に対する評価と対処法，そして予防法について再確認しよう！

食道癌手術の術後肺炎の診断・重症度判定・治療法について学ぶ！
【階層化へのキーワード】
①食道切除後の術後肺炎の診断スコア（van der Sluis PCら）
②術後肺炎の重症度の階層化（Clavien-Dindo分類）
③食道癌術後肺炎の治療アルゴリズム（著者作）

2. 診断しよう！ ⇒ 鑑別診断と診断へのアプローチ！

Check1　食道癌術後肺炎の基礎知識としてどのようなことを知っていますか？

- 消化器外科手術のなかで頻度も高く，重篤化しやすい合併症に術後肺炎がある。
- 通常術後早期（術後3～5日目）に，発熱や低酸素血症で発症することが多い。
- 消化器外科手術のなかで，開胸・開腹（頸部操作）を必要とする食道癌術後の肺炎の発症頻度は15～32％とされており[1]，死亡率も5～10％と高く，重篤な合併症である[2]。
- わが国のNCD（National Clinical Datebase）（2011年の手術）によると，食道癌手術後の肺炎の発生率は15.4％であり，最も頻度の高い合併症であった。

1. 食道の手術後の合併症

- 食道癌術後に術後肺炎の発症率が高い原因として，①術前低栄養（免疫低下），②手術侵襲が大きいこと，③術後人工呼吸器管理が行われること（人工呼吸器関連肺炎），④反回神経麻痺を生じると誤嚥性肺炎が生じやすくなること，などがあげられる（④の反回神経麻痺の診断・治療は，p.310 術後テーマ11を参照）。

【人工呼吸器関連肺炎について】

- 人工呼吸器関連肺炎（ventilator-associated pneumonia；VAP）は，人工呼吸を開始してから48時間以降に新たに発生する肺炎で，気管内挿管がなされていること，人工呼吸開始前に肺炎がないことが診断基準である。
- VAPの原因として，誤嚥（気管内チューブや胃管を介する誤嚥），挿管チューブからの汚染，気道粘膜の血流障害，などが考えられている。
- 術後ICU入室者の3〜4％にVAPが発生している。
- VAPは，発症時期により気管内挿管4日以内の早期VAP，5日以降の晩期VAPに分類される。
- 一般に早期VAPは抗菌薬に対する感受性が良好であり，晩期VAPは耐性菌が問題になることが多い。
- 気管内挿管患者の9〜27％に発生し，人工呼吸管理が1日延びることでVAPが1％増加するとの報告もある。
- 食道癌術後でもVAPの予防を目的として，手術室で抜管を行うとの報告[3]もあるが，一般的ではなく，術後は数日間の人工呼吸器管理を行っていることが多い。
- 米国NHSN（National Healthcare Safety Network）では，VAPを人工呼吸管理に関するイベントの1つと考え，図2のようなサーベイランスを推奨している[4]。

Check2　食道癌術後肺炎の診断は？

- 食道癌術後早期（術後3〜4日目）の発熱に対しては，まず術後肺合併症の存在を疑い精査を行う（鑑別すべき合併症は，縫合不全と創感染である）。
- 一般的に術後肺炎の診断は，発熱，咳，痰，呼吸数増加，聴診上のラ音，動脈血酸素飽和度の低下，胸部X線写真の陰影などで行われる。
- しかしながら，術後肺炎の定義を明確に記載した報告はない。
- van der Sluis PCら[2]は，多変量解析[注1]により食道癌術後肺炎の診断に有用な独立因子（①体温，②白血球，③胸部単純X線写真での異常陰影）を明らかにし，表1のスコアで2点以上は肺炎の治療を行うべきと報告した。
- また，上記の報告[2]では，喀痰培養検査結果は，食道癌術後肺炎の診断に寄与しないと述べている。

図2　米国NHSNによる人工呼吸管理に関する事象のサーベイランス

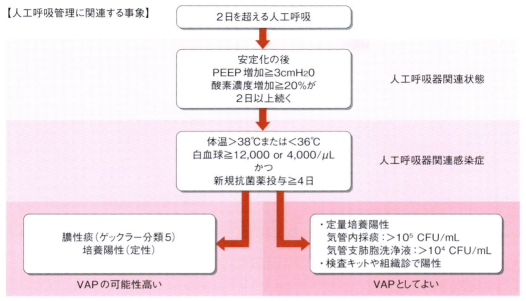

（Centers for Disease Control and Prevention, National Healthcare Safety Networkより引用改変）

表1　食道癌術後肺炎診断スコア

		score
体温（℃）	36.1≦体温≦38.4	0
	38.5≦体温≦38.9	1
	≧39.0 もしくは≦36.0	2
白血球数（/μL）	4,000≦白血球≦11,000	0
	＜4,000 もしくは＞11,000	1
胸部単純X線上の異常陰影	浸潤影なし	0
	びまん性浸潤影	1
	限局性浸潤影	2

（van der Sluis PC et al: Dis Surg 2014より引用改変）

Q1 解説と答え

- 症例は，食道癌術後4日目。
- 39℃の発熱と動脈血酸素飽和度の低下を認め，術後合併症の可能性が高い。
- 胸部CT検査において，肺野に浸潤影を認めるため，術後肺炎の診断は容易である。
- 無気肺のみでは，高熱や高度な炎症反応の上昇を認めることは少なく，肺野の浸潤影も認めない。
- 心不全では，痰はピンク色泡沫状痰を認めることがあり（左心不全），中心静脈圧は上昇することが多い。また肺野にはうっ血所見を認めることが多く，通常，発熱や炎症反応の上昇は認めない。

（正解▷c）

1. 食道の手術後の合併症

Points!

食道癌術後肺炎の知識と診断

1. 消化器外科手術のなかで，食道癌手術は，術後肺炎が最も多い手術である。
2. 食道癌術後肺炎の原因は，①術前低栄養状態，②手術侵襲（開胸・開腹），③人工呼吸器関連肺炎，④反回神経麻痺による誤嚥，などが考えられる。
3. 術後肺炎の診断は，①体温（発熱），②白血球数（高度炎症反応），③胸部X線写真での異常陰影，で行う。

3. 的確な治療を行うための合併症の重症度分類（階層化）

Check 3 食道癌術後肺炎の重症度分類（階層化）は？

- 日本臨床腫瘍研究グループ（JCOG）は，術後合併症基準として外科合併症基準（Clavien-Dindo分類）を基に術後肺炎の階層化を**表2**のように分類している[5]。
- 術後肺炎は，通常Grade Ⅰ，Ⅱから発症し，治療効果を認めない場合にはⅢ，Ⅳと段階的に増悪する。
- よって早期に発見し，治療を開始することで病態の増悪を防ぐことが可能となる。
- 初期治療を開始し，体温，炎症反応，呼吸状態の変化を観察し，治療効果を認めないと判断した場合には速やかに次の治療を開始する。
- 人工呼吸管理の適応を**表3**に示した[6]。
- 術後肺炎により呼吸不全となった場合には，挿管・人工呼吸器管理も躊躇してはならない。

表2 術後肺炎の階層化（Clavien-Dindo分類）

Grade Ⅰ	ネブライザーや去痰薬や肺理学療法（体位ドレナージなど）以外の治療を要しない
Grade Ⅱ	抗菌薬などの内科的治療を要する
Grade Ⅲa	気管支鏡による吸痰や気管穿刺
Grade Ⅲb	全身麻酔・鎮静下での気管切開または人工呼吸器管理
Grade Ⅳa	人工呼吸管理を要する
Grade Ⅳb	敗血症・複数の臓器不全
Grade Ⅴ	死亡

（Dindo D, et al: Ann Surg 2004 より引用改変）

表3 人工呼吸管理の適応

a) $FiO_2 \geq 0.5$($O_2=7.25 l/$分)でも$PaO_2 \leq 60\,Torr$（酸素化不全）

b) $PaCO_2 \geq 60\,Torr$ または $pH \leq 7.25$（換気不全）

c) 呼吸数 ≥ 40回/分 または ≤ 5回/分

d) 意識状態の低下や循環動態の悪化を伴う場合

(New 臨床便覧2014より引用改変)

4. 合併症の重症度分類（階層化）に準じた治療方針

Check 4　食道癌術後肺炎の階層化別の治療はどうするの？

1. 食道癌術後肺炎の治療方針（図3）

- 食道癌術後肺炎と診断した場合，まず，呼吸不全[注2]の有無を動脈血酸素飽和度，血液ガス検査にて評価し，次に敗血症や他臓器不全の有無を検討する。
- 呼吸不全を認める場合には，人工呼吸の適応（表3）の有無を判断し，適応があれば速やかに挿管のうえ，人工呼吸管理を開始する。
- 人工呼吸の適応でない場合には，気管支鏡や気管穿刺下で去痰を行い，呼吸不全の改善を認めるか否かの判断を行う。改善を認めない場合には，人工呼吸器管理を考慮する。
- 発熱・炎症所見が高度の場合には抗菌薬の投与を行う。
- 発熱・炎症所見がない場合，もしくは軽度の場合には，去痰薬，ネブライザー，理学療法で経過観察する。
- なお，敗血症や多臓器不全を併発している場合には，全身の集中管理を行う。

2. 食道癌術後肺炎の内科的治療（抗菌薬投与）の実際（図4）

- 術後肺炎に対する抗菌薬の選択は，喀痰培養・感受性結果に基づいて行うが，結果が判明するまで約1週間を要するのが現状である。
- 喀痰培養・感受性結果が判明後に抗菌薬投与を開始するのは，現実的でなく，実臨床では，肺炎の診断が確定次第，抗菌薬の投与を開始すべきである。
- 通常，術後肺炎の起因菌は，①緑膿菌，②*Klebsiella*，③*Enterobactor*が多いため，まずは，グラム陰性桿菌に対する第三，四世代セフェム，広域ペニシリン，カルバペネム系，ニューキノロン系を投与する。
- 上記の薬剤ではグラム陽性球菌に効果が期待できないこと，グラム陽性球菌であるMRSAが原因であった場合には重篤化することより，上記抗菌薬を投与後に治療効果を認めない場合には，培養結果を待たずにMRSAに感受性のある抗菌薬の投与を検討する[7]。

1. 食道の手術後の合併症

図3 食道癌術後肺炎の治療アルゴリズム（著者作）

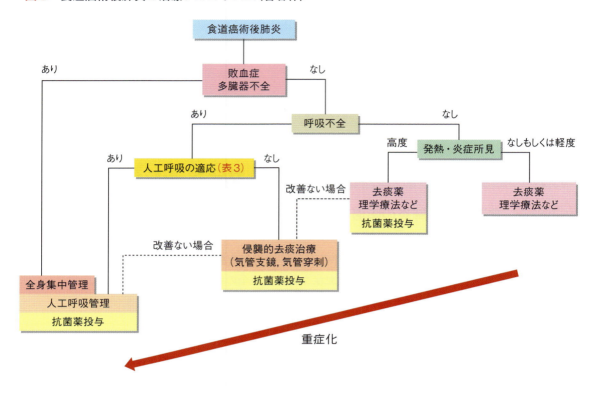

図4 術後肺炎に対する内科的治療（抗菌薬投与）

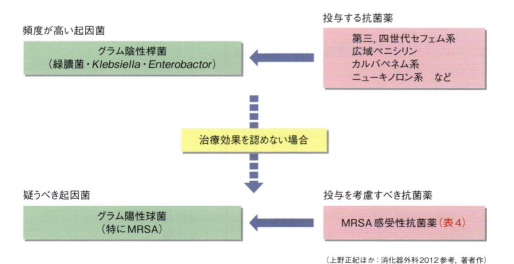

（上野正紀ほか：消化器外科2012参考, 著者作）

- MRSA感染症の治療ガイドラインでは，MRSAの呼吸器感染症の第一選択として，リネゾリド(LZD：ザイボックス®)，バンコマイシン(VCM：バンコマイシン®)，ティコプラニン(タゴシッド®)が推奨されている(**表4**)[8]。

表4 MRSA肺炎・膿瘍・膿胸に対し推奨される抗菌薬

	第一選択薬	代替薬
MRSA肺炎・膿瘍・膿胸に対する抗菌薬	LZD(A)* VCM(A) TEIC(A)	ABK(B)**

* (A)強く推奨する。
** (B)一般的に推奨される。

LZD. Linezolid(ザイボックス®)
VCM. Vancomycin(バンコマイシン®)
TEIC. Teicoplanin(タゴシッド®)
ABK. Arbekacin(ハベカシン®)

(日本化学療法学会編：MRSA感染症の治療ガイドラインより引用改変)

3. 反回神経麻痺の治療
- 肺炎の原因が反回神経麻痺であった場合の治療法についてはp.310 術後テーマ11を参照。

5. 合併症ゼロをめざした周術期ケア

Check 5　食道癌術後肺炎の危険因子は？　また術後肺炎を予防するためにはどのような工夫をすればいいの？

A) 食道癌術後肺炎の危険因子について
- 一般外科手術後の呼吸器合併症の独立した危険因子として，①術前酸素飽和度の低下，②術前1カ月以内の気道感染，②年齢(高齢)，③術前貧血あり，④手術部位(胸腔内＞上腹部＞体表)，⑤手術時間(長時間)，⑥緊急手術，があげられている[9]。
- 食道癌術後は，一般外科手術後と比べ，肺炎(肺合併症)の頻度が高い。
- 食道癌術後に肺合併症が高い原因は前述のように，①術前低栄養，②手術侵襲(胸腔内操作)，③人工呼吸器の使用，④反回神経麻痺による誤嚥，と考えられる。
- 食道癌術後肺炎の危険因子として，高年齢[10]，性別(男性)[10]，栄養不良[11]，術前化学・放射線療法の既往[12]，術前呼吸機能障害(COPD)の存在[3]，病期(進行癌)[11]，多い術中出血量[13]，長い開胸時間[13]などの報告がある。
- また術前呼吸機能に関しては，①最大呼気流量が予測値の65％未満の場合[11]，②1秒量が予測値の65％未満の場合[12]，③術前の％肺活量低値の場合[11]を危険因子とする報告がある。
- 食道癌診断・治療ガイドライン[14]では，①％VC 40％以下，②$FEV_{1.0}$％

50％以下，③FEV$_{1.0}$ 1.5L未満，④動脈血酸素分圧60Torr未満の症例では開胸術の適応を慎重にすべきとされている。

B）予防について

1）禁煙の指導（図5）

- 食道癌患者は，喫煙者が多く，喫煙者では呼吸器合併症を含めた重症合併症率と手術関連死亡率が高いとする報告がある[15]。手術部位感染（SSI）の予防には術前1カ月間の禁煙が必要とされているが，肺炎（肺合併症）の予防には，たとえ短期間でも禁煙は行うべきである[16]。

2）インセンティブスパイロメトリー（図6）

- 呼吸筋筋力を強化し，術後の肺胞虚脱および咳嗽力低下を防止するために行われる呼吸訓練である。
- 呼吸器合併症の予防のための使用について否定的なメタアナリシスも存在するが[17]，呼吸器合併症の軽減や在院日数の短縮に有用とするRCTも存在する[18]。

3）口腔・鼻腔ケア（図7）

- 1日5度の歯磨きを行った症例で，食道癌術後の肺合併症が減少したとする報告[19]以来，口腔ケアの重要性が認識されることとなった。
- 口腔内環境の改善として，歯磨きのほかに必要があれば歯科口腔外科医のもと，歯垢除去や抜歯などの歯科的処置を行うことで，肺炎の予防となる。
- また鼻腔咽頭培養を行い，MRSA保菌者ではムピロシン軟膏の鼻腔内塗布を行う。食道癌術前患者には全例塗布する施設もある[20]。

図5
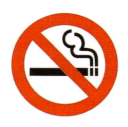

図6
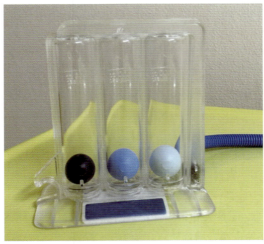
（kendall™）

図7
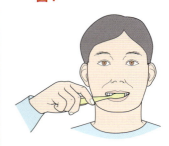

4）周術期ステロイド投与

- 術前および周術期のステロイド投与は，全身性炎症反応症候群（SIRS）期間の短縮や肺合併症の予防に有用であるという報告がある[21]。
- しかしながら投与量や投与間隔など，明確な指針がないのが現状である。

5）シベレスタットナトリウム投与

- 好中球エラスターゼ阻害薬であるシベレスタットナトリウムは，食道癌術後の急性肺障害を抑制し，人工呼吸器管理の期間を短縮させるとする報告がある[22]。
- 近年では人工呼吸器管理期間に投与する施設が多い[20]。

Q2 解説と答え

- 本症例は術後肺炎であり，低酸素血症を呈しており，ネブライザーや理学療法で去痰を促す必要がある。
- また，上記の処置でも低酸素血症が改善しない場合には気管支鏡下の吸痰処置を行うことにより，低酸素血症が改善する可能性が期待できる。
- また，39℃の発熱，白血球16,000/μL，CRP 21.2mg/dLと著明な炎症反応の上昇を認めるため，抗菌薬の投与（図4）を開始する。
- しかしながら，初期治療として，起因菌が同定できていない状況でバンコマイシンの投与を行うのはバンコマイシン耐性菌の問題もあり，望ましいとは言えない。
- 図4に示すように，初期治療（抗菌薬）に治療抵抗性の場合には，MRSA等の感染の可能性を考慮し，バンコマイシンの投与を検討する必要がある。

（正解▷ e）

Points!

食道癌術後肺炎の治療と予防

1. 食道癌術後肺炎の治療は，①全身管理，②呼吸管理（去痰，人工呼吸など），③抗菌薬投与。
2. 一般に食道癌術後肺炎の起因菌は通常グラム陰性桿菌であるが，治療効果が乏しい場合にはグラム陽性球菌（特にMRSA）であることを疑う。
3. 術後肺炎の予防は，①禁煙，②術前呼吸訓練，③周術期の口腔・鼻腔ケア，④周術期のステロイド投与，⑤術後の好中球エラスターゼ阻害薬投与，などである。

1. 食道の手術後の合併症

> **自己チェック！**
>
> （問） 正しいものに〇を，誤ったものに×をつけよ。
> （　）1．食道癌術後の人工呼吸器関連肺炎予防のため，手術室で抜管を行う施設も存在する。
> （　）2．食道癌術後肺炎の起因菌はグラム陽性球菌が最多である。
> （　）3．食道癌術後肺炎の予防に，術前の歯垢除去は有用である。
> （　）4．周術期ステロイド投与は，食道癌術後肺炎の予防に有用な可能性がある。
>
> （正解　1〇　2×　3〇　4〇）

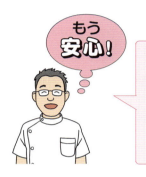

血液検査，画像診断で術後肺炎と診断し，連日の気管支鏡下の吸痰を行ったN君。この患者を救いたいとの熱い気持ちが伝わったのか，術後肺炎は治癒することができた。しかしながら，術前のケアや患者指導が甘かったと反省し，「食道癌術後肺炎ゼロ」を目指し，患者指導に精を出すN君であった。

◆ 注釈（専門用語を理解しよう！）
1) 【多変量解析】多くの情報（変数に関するデータ）を分析者の仮説に基づいて関連性を明確にする統計学的手法。ある現象に対してその現象を構成する原因（因子）を見つけ出したり，その現象が今後どうなるかを予測する方法。
2) 【呼吸不全】動脈血内の酸素分圧，二酸化炭素分圧が異常で，そのために生体が正常な機能を発揮できなくなった状態。通常，酸素が投与されていない状況で，動脈血酸素分圧が60 Torr以下もしくは，二酸化炭素分圧が45 Torr以上の場合に呼吸不全と診断される。

● 参考文献

1. Abunasra H, et al: Br J Surg 2005.
2. van der Sluis PC, et al: Dis Surg 2014.
3. 佐藤 弘ほか：消化器外科2011.
4. Centers for Disease Control and Prevention, National Healthcare Safety Network.
5. Dindo D, et al: Ann Surg 2004.
6. New 臨床便覧2014.
7. 上野正紀ほか：消化器外科2012.
8. 日本化学療法学会編：MRSA感染症の治療ガイドライン．
9. Canet J, et al: Anesthesiology 2010.
10. Fan ST, et al: Br J Surg 1987.
11. Nagawa H, et al: Br J Surg 1994.
12. Avendano CE, et al: Ann Thorac Surg 2002.
13. 村井邦彦ほか：臨床麻酔2003.
14. 食道癌診断・治療ガイドライン（第3版）．金原出版，2012.
15. Gajdos C, et al: Ann Surg Oncol 2011.
16. 大幸宏幸ほか：消化器外科2012.
17. Pasquina P, et al: Chest 2006.
18. Hulzebos E, et al: JAMA 2006.
19. Akasu Y, et al: Surgery 2010.
20. 白石 治ほか：消化器外科2012.
21. Yano M, et al: Hepatogastroenterol 2005
22. Suda K, et al: Dis Esophagus 2007.

胃の手術後の合併症

概説

1. 現状 —どのような合併症が，どのくらい発生しているのだろうか？—

- 胃全摘術後の合併症に関するNCD（National Clinical Database）情報が第68回日本消化器外科学会総会（2013年）で公表された。
- 2011年に登録された胃全摘術は，20,011人であり（表1），全体の合併症発生率は26.2%，在院死亡率は2.2%であった。
- 合併症の内訳は，発生率の高い順に，①手術部位感染，②縫合不全，③肺炎，④膵液瘻（漏）であった。
- 合併症による死亡の危険因子として，①アメリカ麻酔科学会（ASA）によるスコアのグレード4または5，②透析患者，③術前血小板5万/μL以下，④ビリルビン2mg/dL以上であった。

表1　NCDによる胃全摘の合併症

胃全摘術の合併症頻度	26.2%
手術部位感染	8.4%
縫合不全	4.6%
肺炎	3.6%
膵液瘻（漏）	2.6%

在院死90日在院死亡率2.2%
術後30日以内の死亡率（術死）は0.9%

平均年齢は68.9歳（by NCD）　　（第68回 日本消化器外科学会総会　抄録より）

2. 合併症は，どのような原因で発生するのだろうか？

- 胃切除術に特徴的な合併症として，縫合不全，吻合部狭窄，膵液瘻（漏），リンパ漏，胆嚢炎，などがある。
- 縫合不全の多くは，吻合部の静脈還流障害であり，①吻合部の張力，②吻合部のねじれ，③内圧の上昇，などが関与する。
- 吻合部狭窄の原因の多くは，①機能的狭窄（幽門側胃切除術では，大きな残胃や残胃の幅広い輪状筋の断裂，胃全摘術では，挙上腸管内のペースメーカーの存在，など），②吻合口の大きさと形態，③吻合部のねじれや張力による静脈還流障害や血行不全，などが関与している。
- 膵液瘻（漏）の原因として，①膵臓の合併切除や網嚢切除，②膵損傷（機械的損傷，熱損傷，電気損傷），③血行障害（膵尾動脈切離など）が考えられる。
- リンパ漏は，リンパ管の不十分なシーリングにより生じ，胆嚢炎は迷走神経（肝枝）切離に伴う収縮不良が原因の1つと考えられている。
- その他，肺炎（創痛による喀痰排泄不良，横隔膜下の剥離に伴う胸水，誤嚥），SSI，などに対するケアも重要である。

2. 胃の手術後の合併症

3. 発症を早期に見出すために ─合併症の好発時期を知ろう！─

- 合併症の発症の時期は，その原因に影響される（図1）。
- 術後出血は，術後1〜2日（一度止血したものが再出血する可能性は低く，術後1〜2日が好発日）。
- 呼吸器合併症（無気肺・胸水）は，2〜4日（微小な無気肺形成，術後創痛のための去痰不十分，誤嚥などによる）。改善しないと肺炎を誘発する。
- 膵液瘻（漏）は，機械的膵損傷によるものは早期（3〜4日）から生じる。熱損傷や血流障害によるものは少し遅れ（4〜5日），食事開始により増悪する。診断される平均術後日数は，6〜7日である。
- 縫合不全の多くは，静脈還流障害によるものが多く，術後4〜6日に発症することが多い。
- 胆嚢炎・膵炎・吻合部狭窄は，食事を開始して1〜3日後（術後5〜8日）に発症することが多い。

図1 胃切除術における比較的頻度の高い合併症の発症時期

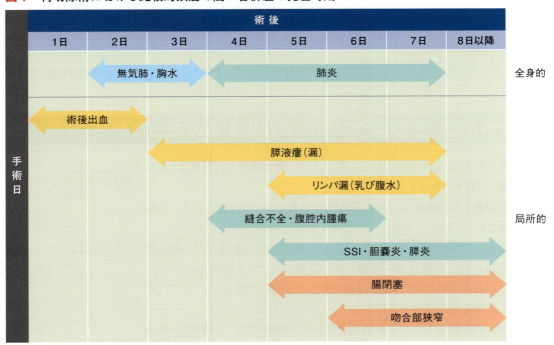

4. 代表的な再建術式と合併症の好発部位は？ ―治療に向けて―

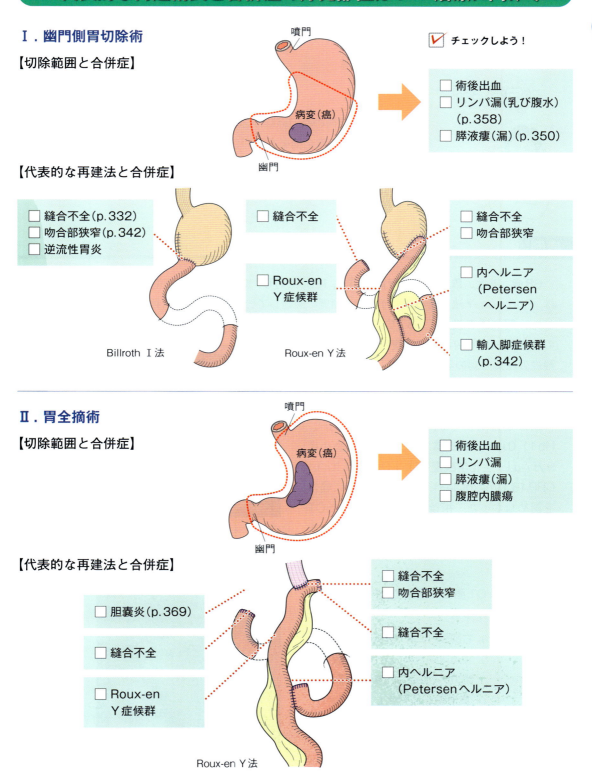

2. 胃の手術後の合併症

術後テーマ 13

腹腔鏡下胃全摘術後5日目の発熱と腹痛

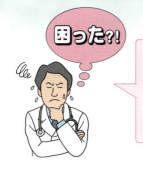

困った?!

腹腔鏡下胃切除術の執刀経験が20例を超えた卒後14年目のU君。5日前に腹腔鏡下胃全摘術を執刀した。手術後，順調に経過していたが，術後5日目に突然の38.5℃の弛張熱。術後6日目に，沈んだ気持ちで，CT室へ患者を搬送するU君であった。

症例

68歳，男性。胃上部の進行胃癌（T2，N0）に対し，腹腔鏡下胃全摘術を施行した。再建法は，Roux-en Y法で行った。手術後，順調に経過していたが，術後5日目に突然の弛張熱を生じた。解熱薬の投与で，37℃台となるものの，すぐに38℃台になる。腹部は，上腹部に軽度の圧痛を認めるのみであり，筋性防御やBlumberg signは認めない。ドレーンは，術後4日目に抜去していた。

血液検査所見では，赤血球365万/μL，Hb 11.0 g/dL，白血球14,220/μL，血小板9万/μL，生化学検査では，LDH 510 IU/L，CRP 18.0 mg/dL以外，肝機能，腎機能に異常を認めなかった。術後6日目に撮影したCT検査を図1に，術後10日目に施行した上部消化管透視検査を図2に示す。

図1 （自験例）

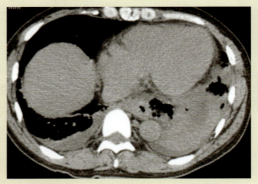

図2

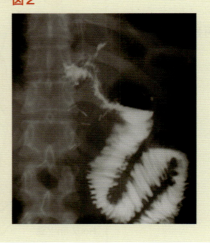

Q1 CT画像の所見で，誤ったものを1つ選べ。

a. 右胸腔内に胸水が貯留している。
b. 食道胃吻合部の近傍に腹腔内遊離ガス（free air）を認める。
c. 食道壁が菲薄化している。
d. 脾臓周囲に腹水を認める。

Q2 直ちに行うべき治療(処置)と考えられるものを1つ選べ。

a. 輸液と抗菌薬の投与を行い経過観察する。
b. 胃管を経口的に食道内へ留置する。
c. エコー下にドレナージチューブを留置する。
d. 胸腔ドレーンを留置する。
e. 再開腹し,食道空腸の再吻合を行う。

もっと勉強したい君へ 日本消化器外科学会専門医試験問題(第8回公表設問12)

1. 患者の状況把握 ⇒ 情報収集から

▶注目すべき所見

(1) 手術について
　①腹腔鏡下胃全摘術　　②Roux-en Y吻合による再建　　③腹腔内ドレーンはすでに抜去

(2) 術後経過について
　①術後5日目に弛張熱　　②発熱は解熱薬でコントロール不可
　③上腹部に軽度の圧痛
　④筋性防御やBlumberg signは認めない⇒汎発性腹膜炎を生じていない

(3) 血液生化学検査
　①白血球の上昇,CRPの上昇,LDHの軽度上昇⇒強い炎症所見
　②血小板が減少⇒DIC[注1)]への発展を考慮

(4) CT検査所見
　①右胸腔内に胸水　　②脾臓周囲に腹水(左横隔膜下膿瘍)
　③食道空腸吻合部近傍に腹腔内遊離ガス(free air)　　④食道下端の壁肥厚

(5) 上部消化管透視検査
　①食道空腸吻合部から造影剤の漏れ(図3 矢印)
　②吻合部近傍の狭小化(壁の浮腫のためか)

図3 上部消化管透視検査

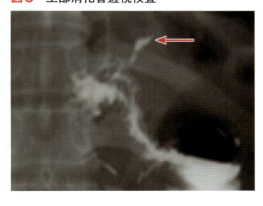

2. 胃の手術後の合併症

着眼点はここ！
胃切除後5日目に発熱（弛張熱）と腹痛を呈した患者さん。まず，縫合不全，膵液漏，腹腔内膿瘍を考えるべきかもしれない。その他には，胆嚢炎なども頭においておく必要がある。
胃切除後の縫合不全に対する評価と治療法を再確認しよう！

Goal！ 胃切除後の縫合不全の診断，重症度分類（階層化），治療，予防法について学ぶ！
☞【階層化へのキーワード】
①胃切除後の縫合不全の鑑別診断
②胃切除後の縫合不全の重症度（自然経過）による階層化（Clavien-Dindo分類）
③胃切除後の縫合不全の階層化による治療選択（著者作）

2. 診断（重症度の階層化）しよう！

Check1 胃切除後の縫合不全の発生頻度と原因は？

- 胃癌術後の縫合不全の発生頻度は，胃癌全体の2.0～5.7%であり，胃全摘術の5.6～8.2%である[1]。
- National Clinical Database（NCD）によると，胃全摘術後の縫合不全は，4.6%であった。
- 胃癌術後の横隔膜膿瘍の67%が縫合不全に起因する[1]。
- 臨床的な分類として，major leak（明らかな造影剤の漏出あるいは貯留）とminor leak（"ヒゲ"程度の軽度の造影剤の漏出）に分ける。
- major leakは，minor leakに比べ，治療期間が延長し，侵襲的な治療（手術など）を要する。major leakのなかには，死亡例の報告がある。
- 縫合不全の原因として，①局所の要因，②全身的な要因，③手術チームの技術的要因，があげられる[1]。
①局所の要因：吻合部の血流還流障害（吻合部の過緊張，ねじれ，内圧の上昇），感染，縫合部の病変遺残
②全身的な要因：高齢者，低栄養（貧血，低蛋白，ビタミンC，Kの欠乏，血液凝固第XIII因子の低下），併存疾患（糖尿病，肝機能障害，動脈硬化，心肺疾患），ステロイドや抗癌剤の投与，低酸素血症やショック等の循環障害
③手術チーム：未熟な手術手技
- 縫合不全の危険因子
血清アルブミン，総リンパ球数，併存疾患，胃癌進行度，合併切除（脾臓）の有無，リンパ節郭清度，根治度，術中出血量，など[2]。

Check 2 胃切除後の再建術式によって縫合不全の発生率は異なるか？

- 胃切除術後の縫合不全の発生率は，再建術式によっても異なる。
- 幽門側胃切除術の再建法においては，Billroth Ⅰ法のほうが，Billroth Ⅱ法より縫合不全率は高い。
- 胃全摘術（Roux-en Y再建）においては，食道空腸吻合の縫合不全が，十二指腸断端の縫合不全の発生率より高い。しかし，十二指腸断端の縫合不全は，重篤化しやすく死亡例もある。
- Roux-en Y再建による十二指腸断端の縫合不全が重篤化しやすい理由は，①活性化された膵液や胆汁が大量に十二指腸内に存在する，②盲端であり安静が保てないため治癒が遅延する，③血流（還流）が不良，などが考えられる。

Points!

胃切除術後の縫合不全の基礎知識

1. 胃切除後の縫合不全の発生頻度は，2.0～5.7％で，胃全摘術では5.6～8.2％である。
2. 胃切除後の縫合不全は，①局所の要因（主に血流還流障害），②全身的な要因（創傷治癒遅延），③未熟な手術手技，による。
3. 胃癌手術後の縫合不全に関する手術関連の危険因子は，①進行度と術式，②合併切除，③術中出血量など。
4. 縫合不全の発生率は，幽門側胃切除術より胃全摘術の方が高く，その多くは，Roux-en Y再建における食道空腸吻合部の縫合不全である。
5. 胃全摘術（Roux-en Y再建）後の十二指腸断端部の縫合不全は，重篤化しやすい。

Check 3 胃切除後の縫合不全の診断と鑑別診断は？

- 一般に，胃切除術の術後1～3日は1日1回発熱を認め，経過とともに発熱のピークが低下してくる（吸収熱）。胃切除術後4日目には発熱を認めないことが多い（白血数やCRP値も正常化してくる）。
- 術後4～5日の発熱では，SSI，胆嚢炎，肺炎，尿路感染症，腸炎，吻合部近傍膿瘍形成などを考える。基本的には頻度順に消去法にて迅速に診断を行っていく。
- その際，随伴する臨床症状が参考になる（たとえば，尿路感染症は，頻尿，残尿感，排尿痛など，胆嚢炎は右季肋部痛，嘔気，黄疸など）。
- 腹痛，腹部膨満感，発熱（弛張熱）を認める場合には，吻合部近傍膿瘍形成を疑い，腹部エコー検査やCT検査を行う。
- 吻合部近傍膿瘍形成の鑑別診断としては，縫合不全，膵液漏，他の部位の腹腔内膿瘍の鑑別を行う（**表1**）。

2. 胃の手術後の合併症

- 吻合部近傍膿瘍形成は，ドレーンの排液の量や性状，CT検査，消化管造影により鑑別できる（**表1**）。
- 縫合不全の確定診断は，消化管造影検査である。

表1 吻合部近傍の膿瘍の鑑別

		縫合不全	膵液漏	腹腔内膿瘍
発症日		術後4〜6日	術後3〜8日	術後4日〜
ドレーンの排液	量	増加	増加	不変
	性状	消化液（まれに食物残渣）	（早期）ワイン色（1週後）灰白色 膿性排液	膿瘍とのつながりなし
検査	ドレーン排液	食道空腸縫合不全 ⇒ 唾液アミラーゼ高値 十二指腸断端 ⇒ 胆汁混じる 膵アミラーゼ高値	膵アミラーゼ高値	血清と同等
	CT	腹水（消化液）Free airあり	腹水（膵液）	厚い被膜（造影効果あり）
	消化管造影	消化管から漏れあり	消化管からの漏れなし	消化管からの漏れなし

Q1 解説と答え

- 胃上部の進行胃癌に対して腹腔鏡下胃全摘術を施行した。
- 術後5日目の弛張熱，上腹部の軽度圧痛から，食道空腸吻合の縫合不全が疑われる。
- 腹部所見から，汎発性腹膜炎には至らず，比較的局在している。
- CT所見（**図4**）としては，
  ①食道壁の肥厚（矢印①）
  ②食道周囲の遊離ガス（free air）（矢印②）
  ③脾臓周囲の腹水（矢印③）
  ④右胸腔内に胸水（矢印④）
  を認め，食道空腸吻合の縫合不全が疑われる。
- 確定診断は，上部消化管透視検査による。

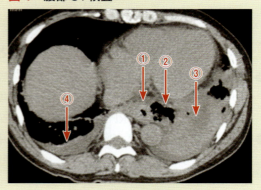

図4 腹部CT検査

（正解 ▷ c）

胃切除後の縫合不全の診断

1. 胃切除後，4～5日目の発熱（弛張熱）が，縫合不全（腹腔内吻合部近傍膿瘍形成）の徴候。
2. 吻合部近傍膿瘍形成の鑑別疾患は，①縫合不全，②膵液漏，③他の部位の腹腔内膿瘍，である。
3. 縫合不全の診断に参考となる検査は，腹部エコー検査，腹部CT検査，ドレーンからの排液。確定診断は，消化管造影。

Check 4　胃切除後の縫合不全の重症化とその階層化は？

- 胃切除後の縫合不全においては，①消化液の腹腔内漏出と②細菌の腹腔内漏出という2つの病態が関与する。
- 縫合不全の場所により，これらの病態の強弱がある（胃全摘後の縫合不全において，食道空腸吻合部の縫合不全では細菌の漏出，十二指腸断端の縫合不全では消化液と細菌の漏出ということが重要）。
- いずれにおいても消化管内容物の腹腔内漏出により腹膜炎や腹腔内膿瘍が発生する（臨床症状と炎症所見）。
- ドレナージ良好であれば，全身への波及やほかの病態が発生することなく，治癒へ向かう（図5）。
- ドレナージ不良であれば，①汎発性腹膜炎，②消化管の漿膜面への消化液や細菌毒の被曝による麻痺性腸閉塞，③排出不良な膿瘍形成⇒全身への細菌の散布（肝膿瘍，肺炎，創部感染，など），を生じる。
- ドレナージ不良であり，局所の炎症のコントロール不良な場合（高サイトカイン血症）や全身への散布された細菌の制御不良な場合には，敗血症，DIC注1)，ARDS注2)，多臓器不全を併発し，重篤な病態を形成する。
- 重症度の階層化としては，Clavien分類とCTCAE分類がある（表2）。

図5　胃切除術後の縫合不全の重症化（経過）（著者作）

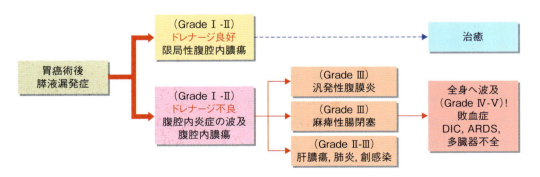

2. 胃の手術後の合併症

表2 胃切除後縫合不全の重症度分類（Clavien分類とCTCAE分類）

	Clavien分類	I	II	IIIa	IIIb	IVa	IVb	V
縫合不全	消化管縫合不全	経口造影剤検査やドレーン造影でわずかな瘻孔を認めるのみ（既存のドレーンによるドレナージのみ）	抗菌薬などの内科的治療や経腸的／経静脈的栄養管理を要する（TPNを含む）	画像ガイド下でのドレーン留置・穿刺を要する：開創によるドレナージや既存のドレーン入れ替えも含む	全身麻酔下での治療を要する（縫合，再吻合，バイパス，ドレナージなど）	人工呼吸管理を要する肺障害：CHDFを要する腎障害など1つの臓器不全	敗血症：複数の臓器不全	死亡
	CTCAE分類	1	2	3		4		5
	胃腸吻合部漏出	症状がない検査所見のみ：治療を要さない	症状がある：内科的治療を要する	高度の症状がある：IVRによる処置／内視鏡的処置／待機的外科的処置を要する		生命を脅かす：緊急処置を要する		死亡

Points!

胃切除後の縫合不全の重症度の階層化

1. 胃切除後縫合不全の重症度の階層化は，Clavien分類とCTCAE分類によって行う．
2. 胃切除後縫合不全の重症度は，①局所の病態としてコントロールが十分なもの，②局所の病態としてコントロール不十分なもの，③病態が全身に及ぶもの，に階層化される．

Check 5 　胃切除後の縫合不全の階層化に応じた治療は？（図6）

- 胃切除術後の縫合不全に対する治療原則は，①腹腔内炎症の限局化，②全身管理，③縫合不全部の創傷治癒，であり，縫合不全の場所や範囲，ならびにその重症度の階層化に応じて治療選択を行う．
- 腹腔内炎症の限局化に対しては，①既存のドレナージチューブの検討（種類・太さ・先端位置），②経皮的ドレナージチューブの再挿入，③開腹下の洗浄・ドレナージチューブの留置，のいずれかを行う．
- 全身管理は，①栄養管理（高カロリー輸液，経腸栄養），②循環・呼吸管理，③その他特殊な病態に対する管理（敗血症，ARDS，DIC，多臓器不全），である．
- 縫合不全部の早い創傷治癒を促すには，①創傷部の安静（消化液を曝さない，排液を完全にドレナージ），②消化液の量の減少と不活性化（十二指腸断端の縫合不全に使用するソマトスタチン，など），③創傷治癒の促進剤（第XIII因子など），などを考慮することが重要である．
- 治癒しにくい十二指腸断端の縫合不全では，縫合不全部の安静を保つため，種々の工夫が行われている．たとえば，①チューブを用いた十二指腸皮膚瘻，②十二指腸側面を切開しT-tubeを腸内に留置する方法，③空腸瘻からBraun吻合を通じて十二指腸にカテーテルを留置する方法，④胆管空腸吻合を行い十二指腸断端からVater乳頭に膵管チューブを留置す

C. 臓器別手術合併症の重症度の階層化と対策

る方法，⑤経皮経肝的胆管および十二指腸ドレナージ，など[3]）。
● また，十二指腸断端の縫合不全で用いられるソマトスタチンは，セクレチンやコレストキニンを介して，膵液，胆汁，腸液の産生を抑制するものである。

図6　胃切除術後の縫合不全の階層化に応じた治療選択（著者作）

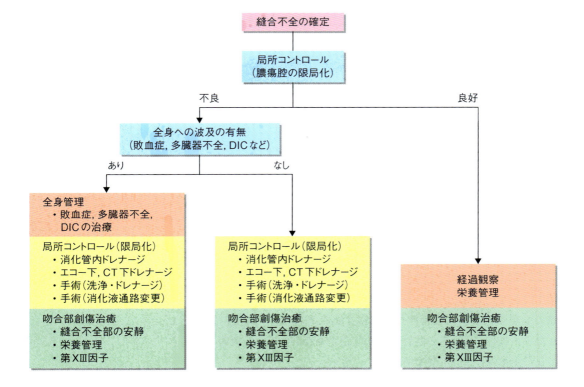

Q2 解説と答え

- 胃上部進行胃癌（T2, N0）に対し，腹腔鏡下胃全摘術を施行した。
- 術後4日目にドレーンを抜去したところ，術後5日目から弛張熱が出現する⇒食道空腸吻合のminorな縫合不全が生じており，4日目まではドレナージされていたのかもしれない。
- 上部消化管透視検査にて，食道空腸吻合部からの造影剤の漏れが観察される⇒食道空腸吻合の縫合不全。
- 腹部所見から，汎発性腹膜炎は生じていない。
- 膿瘍の局在化の目的にてエコー下（CT下）に経皮的ドレナージチューブの留置が必要である。

（正解▷c）

2. 胃の手術後の合併症

Points!

胃切除後の縫合不全の治療

1. 胃切除後縫合不全の治療は，その重症度の階層化に応じて行う。
2. 胃切除後縫合不全の治療原則は，①腹腔内炎症の限局化，②全身管理，③縫合不全部の創傷治癒，である。
3. 腹腔内炎症の限局化のために，①既存のドレナージチューブの検討（種類・太さ・先端位置），②経皮的ドレナージチューブの再挿入，③開腹下の洗浄・ドレナージチューブの留置，を考慮する。
4. 縫合不全部の創傷治癒の促進としては，①創傷部の安静，②消化液の量の減少と不活性化，③創傷治癒の促進剤投与，である。

Check 6 胃切除後の縫合不全の予防のコツは？

- 胃切除術後の縫合不全の危険因子は，血清アルブミン，総リンパ球数，併存疾患，胃癌進行度，合併切除（脾臓）の有無，リンパ節郭清度，根治度，術中出血量，と報告されている。縫合不全に対する周術期の予防的な処置や手技が重要である[3]。
- 縫合不全の原因として，局所の要因や全身的要因が関与あるものの，手術チームの技術の未熟さによるところも大きい。組織の愛護を心がけた手術操作が重要である。
- 組織の愛護を心がけた手術操作を実践するためには，①解剖の知識を生かした手術操作，②組織の特性を生かした手術操作，③手術機器の特性を生かした手術操作，が重要である。

自己チェック！

（問）正しいものに○を，誤ったものに×をつけよ。
- （ ）1. 胃切除術後の縫合不全の確定診断は消化管造影である。
- （ ）2. 胃切除後の縫合不全は，Billroth I 法再建のほうが Billroth II 法再建より発生頻度が高い。
- （ ）3. 胃切除後の縫合不全の危険因子の1つにリンパ節郭清度があげられる。

（正解 1○ 2○ 3○）

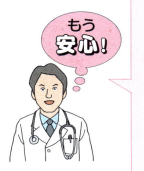

腹腔鏡下胃全摘術の食道空腸吻合の縫合不全は，近年の学会などで取り上げられることの多い問題点である。

一般に，消化管吻合の縫合不全は，静脈還流障害によることが多く，①吻合部の張力，②吻合部のねじれ，③吻合部の内圧上昇，などに起因することが多い。

担当医の後期研修医と手術ビデオを見直しながら，「食道は筋肉組織が発達しており，収縮力の強い臓器で吻合部に張力がかかりやすい」「食道はねじれに弱く血流障害を生じやすい臓器」「食道はリンパ管が豊富であり，静脈還流障害を生じやすい臓器」「リニアステープラの使用で注意したいことは，①ステープラの着実なベータ形成，②ブレードの先端による消化管壁の損傷，③縫合後の開裂方向の力の回避」と後期研修医に雄弁に語る卒後14年目のU君。実は，自分に言い聞かせていた。

◆ 注釈（専門用語を理解しよう！）
1) 【DIC（播種性血管内凝固症候群）】血液凝固反応が，全身の血管内で無秩序に生じる病態であり，敗血症や末期癌において発生する。その結果，易出血性，微小血栓による循環障害，多臓器障害，などを引き起こす。
2) 【ARDS（急性呼吸窮迫症候群）】敗血症，重症感染症，外傷などの臨床的重症患者に突然，発症する呼吸不全（肺機能不全）。

● 参考文献
1. 太田茂安：日消外会誌 2002.
2. 安達洋祐：消化器外科のエビデンス第2版．医学書院，2011.
3. 前田　大ほか：日消外会誌 1999.

2. 胃の手術後の合併症

術後テーマ14

胃切除後12日目の食物のつかえ感と嘔気

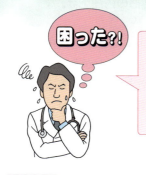

困った?!

卒後14年目の消化器外科専門医U君。12日前に早期胃癌に対し幽門側胃切除術を施行した。術後4日目より食事を開始した。しかし、食思不振が持続し、経口摂取量が増えず、つかえ感や嘔気も訴えていた。経過をみていたところ、突然強い腹痛と発熱を認めた。

症例

69歳、男性。早期胃癌の診断にて幽門側胃切除術（D2, Roux-en Y法による再建）を施行した。術後第4病日より食事を開始したが、食事開始後より、嘔気・つかえ感が強く経口摂取は進まなかった。経過をみていたところ、術後第12病日より強い腹痛と37℃台の発熱を認めた。血液生化学検査結果は、白血球10,500/μL, 赤血球326万/μL, Hb 9.8g/dL, 血小板23万/μL, T-Bil 1.3mg/dL, AST 136 IU/L, ALT 85 IU/L, ALP 1,086 IU/L, γ-GTP 282 IU/L, AMY 721 IU/L, CRP 6.8mg/dLであった。胸部X線写真では、異常所見を認めなかった。また、創感染は認めず、術後ドレーンはすでに抜去している。

Q1 本症例の確定診断のために最も有用と思われる検査を1つ選べ。
 a. 腹部単純X線検査
 b. 腹部超音波検査
 c. 腹部造影CT検査
 d. 上部消化管内視鏡検査
 e. 消化管造影検査

Q2 検査の結果、輸入脚症候群と診断した。本症例に最も適切な治療法を1つ選べ。
 a. このまま経過観察する。
 b. 絶食とし、胃管を留置する。
 c. イレウス管を挿入する。
 d. 早急に内視鏡的バルーン拡張術を施行する。
 e. 再手術を行う。

もっと勉強したい君へ　日本消化器外科学会専門医試験問題（第8回公表設問15）

1. 患者の状況把握 ⇒ 情報収集から

▶注目すべき所見
①幽門側胃切除術後12日目　②D2リンパ節郭清，Roux-en Y再建
③経口摂取不良　④発熱・腹痛
⑤血液生化学検査で炎症反応の上昇と肝胆道系酵素・アミラーゼの上昇

▶除外診断に使用できそうな所見
①胸部X線写真には異常なし　②創感染なし　③ドレーン抜去済み

幽門側胃切除術（D2，Roux-en Y再建）後4日目より食事を開始したが，嘔気と食物のつかえ感など食物の通過障害を訴えている患者さん。胃切除後に食物の通過障害を生じる病態はどのようなものがあるだろうか？ 頻度の高い合併症である吻合部狭窄症の鑑別診断はどのようにして行うか？ その治療法は？ 発熱の原因は？
　幽門側胃切除術後の吻合部狭窄に対する評価と対処法を再確認しよう！

胃切除後合併症である吻合部狭窄症の鑑別診断・重症度判定・治療について学ぶ！
【階層化へのキーワード】
①胃切除後の吻合部狭窄症状をきたす疾患の鑑別
②胃切除後の吻合部狭窄症の重症度（自然経過）による階層化
　（Clavien-Dindo分類）
③胃切除後の吻合部狭窄症の階層化による治療選択

2. 診断しよう！ ⇒ 鑑別診断と診断へのアプローチ！

Check 1 胃切除後に吻合部狭窄症状（経口摂取不良）を生じる合併症にはどのようなものがあるか？

- 胃切除術後に経口摂取不良を生じる可能性のある合併症（鑑別すべき疾患）は，器質的障害と機能的障害とに分けられる（**表1**）。
- 胃切除術後に経口摂取不良をきたす頻度の高い合併症に，胃内容排泄遅延（delayed gastric emptying；DGE）があげられる。
- DGEの主な原因は，胃蠕動運動の低下であるが，その誘因は多岐にわたる。

2. 胃の手術後の合併症

主な胃切除後の経口摂取障害

≪胃切除後の吻合部狭窄≫
- 2～16％の頻度と報告。Billroth Ⅰ法再建後に多い。
- ①吻合部の浮腫性狭窄によるもの，②屈曲・捻転・重積などによるもの，③機能的狭窄によるものに大別される。
- 治療は，原因に応じて，①は絶食・経過観察，②，③は経過観察・内視鏡拡張術・再手術である。

≪Roux-en Y stasis 症候群≫
- 1985年にMathiasら[1]がRoux-en Y再建における挙上空腸の蠕動不良による残胃内容停滞として報告した。
- 食後の腹痛・嘔気・嘔吐を主訴とするが，器質的な狭窄や閉塞などの通過障害はない。
- 成因は，小腸のペースメーカーの移動による逆蠕動説や，残胃からの排泄遅延，胃空腸吻合からY脚までの長さなどがあげられているが，いまだ定まってはいない。
- 欧米では，Roux-en Y再建後24～30％に発生するとされているが[2]，日本では10～15％程度とされている[3]。
- 特に治療法はなく，絶食・経過観察のみで改善する。

≪急性輸入脚症候群≫
- 急性輸入脚閉塞症ともいわれる。
- 慢性のものを含めれば0.5～2.5％の発生率とされる。
- 急性のものは，Billroth Ⅱ法では1.0％，Roux-en Y再建では0.68％の頻度とされる[4]。
- 胃切除後，Billroth Ⅱ法やRoux-en Y再建の際に，種々の原因により輸入脚が閉塞し，輸入脚に胆汁・膵液を含む十二指腸液が貯留することで生じる病態。
- 慢性のものは，輸入脚内の停滞により，細菌の異常増殖をきたし消化吸収障害や下痢（blind loop症候群）をきたす。

表1　胃切除後の経口摂取障害をきたす合併症

器質的障害	吻合部狭窄，吻合部浮腫，輸入脚症候群，腸閉塞症，内ヘルニア，術後吻合部潰瘍，逆流性食道炎
機能的障害	胃切除後ディスペプシア症状，Roux-en Y stasis症候群，ダンピング症候群，食道逆流，残胃排出遅延，消化吸収障害，小腸運動機能障害

表2　急性輸入脚症候群の画像所見

画像検査	画像所見
腹部X線写真	上腹部は無ガス像⇒穿孔すればfree air
腹部エコー検査	右腎前面の拡張した腸管・膵管・胆管
腹部CT検査	十二指腸断端の拡張／SMA背側腸管の拡張

- 輸入脚の閉塞の原因には，内ヘルニア・癒着・捻転・絞扼・重積・腸間膜脂肪織炎等があげられる。
- 症状は，上腹部痛，無胆汁性嘔吐，腹部腫瘤が一般的とされるが，Roux-en Y再建の場合は，輸入脚以外の腸管に閉塞がないため，嘔吐はみられないことが多い。
- 診断には，高アミラーゼ血症（膵液の分泌阻害や膵実質の循環障害によるとされる，輸入脚症候群の症例の80％で高値）と腹部エコー・CT検査による画像診断が有用（十二指腸断端の拡張，上腸間膜動脈背側の拡張腸管）（**表2**）。以前は，術前の正診率が30％程度であったが，近年はCT検査により，診断が比較的容易になった。
- 輸入脚症候群の自然経過は，「輸入脚の閉塞⇒輸入脚の内圧亢進⇒腸管虚血・壊死⇒穿孔・十二指腸断端破裂や重症急性膵炎⇒腹膜炎ショック・多臓器不全」，と急激に病状が進行する（死亡率10～30％）。
- 緊急の減圧処置（経皮経肝ドレナージ，経皮経腸ドレナージ，内視鏡的ドレナージ，ステント留置）もしくは緊急手術（整復，切除，再吻合・再建，外瘻）が必要である。

Check 2　胃切除後吻合部狭窄症の診断に有用な検査法は何か？（表3）

- 腹部単純X線写真：残胃の拡張所見の有無やイレウスの鑑別などに有用。
- 消化管造影検査：水溶性造影剤を用いて行う。残胃の停滞や排出遅延，狭窄の部位や程度，イレウスの診断にも有用。
- 上部消化管内視鏡検査：特に吻合部の狭窄の有無の診断に有用。
- CT検査：器質的な閉塞や狭窄の診断に有用。

表3　胃切除後吻合部狭窄症状を来す疾患の鑑別

		吻合部浮腫	Roux-en Y stasis	吻合部器質的狭窄	輸入脚症候群
頻度		3～33%	2～30%	2～16%	0.5～2.5%
発熱		なし	なし	なし（誤嚥性肺炎時はあり）	あり
随伴症状		なし	なし	なし	あり（強い腹痛など）
画像検査	CT検査	吻合部の浮腫	特徴所見：なし	・吻合部の肥厚性狭窄 ・吻合部口側の拡張・内溶液貯留	・十二指腸断端の拡張 ・SMA背側腸管の拡張
画像検査	上部消化管内視鏡	吻合部の浮腫	特徴所見：なし	・吻合部の器質的狭窄（膜様，肉芽形成） ・吻合部潰瘍	・Y脚吻合部の閉塞・狭窄
画像検査	消化管造影	吻合部のリング状狭窄	残胃からの排出障害あるものの，狭窄・閉塞所見なし	・吻合部狭窄所見（腸側の捻転・屈曲・重積なども）	・輸入脚への造影剤の流入途絶 ・輸出脚の圧排像

2. 胃の手術後の合併症

Q1 解説と答え

- 食事開始後より，嘔気・つかえ感が強く経口摂取は進まなかった⇒通過障害・吻合部狭窄の存在。
- 強い腹痛と発熱，炎症反応の上昇と肝胆道系酵素・アミラーゼの上昇⇒急性胆管炎や急性膵炎の可能性。
- 創感染なし，ドレーン抜去⇒SSIは除外。
- 胸部X線写真は異常なし ⇒ 肺炎はない。

吻合部狭窄症状＋急性胆管炎and/or急性膵炎

輸入脚症候群の可能性

確定診断は，CT検査によって十二指腸断端の拡張・SMA背側の腸管の拡張を見出す

(正解▷ c)

Points!

胃切除後吻合部狭窄症の鑑別診断

1. 胃切除後の経口摂取不良は，吻合部の①器質的障害，②機能的障害に分けられる。
2. 胃切除後の器質的狭窄症には，①吻合部浮腫，②吻合部（器質的）狭窄（潰瘍を含む），③輸入脚症候群，④腸閉塞症（内ヘルニアなど）があげられる。
3. 胃切除後の吻合部狭窄症の鑑別に有用な検査は，①腹部CT検査，②上部消化管内視鏡検査，③消化管造影検査（ガストログラフィンによる）である。

3. 適切な治療を行うための合併症の重症度分類（階層化）

Check3 胃切除後吻合部狭窄症の重症化（自然経過）とその重症度分類（階層化）は？

- 胃切除術後の吻合部狭窄症の重症化（経過）は，器質的変化の有無により大きく異なる（図1）。
- 胃切除後の吻合部狭窄症に頻用されている重症度分類（階層化）はない。
- 消化管吻合部狭窄症の階層化としては，Clavien-Dindo分類がある（表4）。

図1 胃切除術後の吻合部狭窄症の重症化（経過）（著者作）

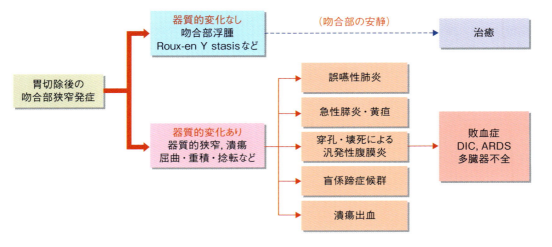

表4 Clavien-Dindo分類

I	II	IIIa	IIIb	IVa	IVb	V
臨床所見または検査所見のみで治癒を要さない	経腸的/経静脈的栄養管理を要する（TPNを含む）	バルーン拡張，ステント留置：磁石法	全身麻酔下での治療を要する（再吻合，バイパスなど）	—	—	死亡

4. 合併症の重症度分類（階層化）に準じた治療方針

Check4 胃切除後の吻合部狭窄症の階層化別の治療はどのように行うか？

● 胃切除後の吻合部狭窄症の治療は，Clavien-Dindo分類に応じて，**表5**のとおり，①経過観察，②吻合部拡張，③再手術（緊急手術），に大別される。

表5 胃切除後吻合部狭窄症の階層化別治療

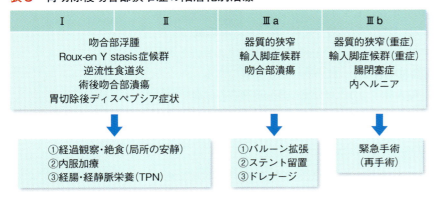

Q2 解説と答え

- 本症例は、輸入脚症候群と診断した⇒輸入脚が閉塞し、胆汁・膵液を含む十二指腸液が貯留している状態である。
- 発熱あり、炎症反応、肝胆道系酵素・アミラーゼ値の上昇あり⇒十二指腸の内圧が上昇し、急性胆管炎・急性膵炎を併発している。
  緊急に十二指腸内の減圧処置（ドレナージ）もしくは再手術を行わなければ、①急性胆管炎・膵炎から敗血症、②十二指腸の穿孔、③十二指腸断端破裂などを生じる可能性あり
- イレウス管挿入による十二指腸内容のドレナージはRoux-en Y再建術後であるため、非常に困難であり、緊急の再手術が望ましい。　　　　　　　　　　　　　　　　（正解▷e）

Points!

胃切除後吻合部狭窄症に対する治療方針

1. 胃切除後の吻合部狭窄症の重症化（自然経過）は、器質的変化の有無により大きく異なる。
2. 吻合部狭窄症の原因によって、吻合部器質的狭窄⇒誤嚥性肺炎、輸入脚症候群⇒急性膵炎、穿孔と重症化する可能性がある。
3. 吻合部狭窄症の治療は、原因や重症度に応じて、①経過観察、②吻合部拡張、③再手術（緊急手術）に大別される。

5. 合併症ゼロをめざした周術期ケア

Check 5　胃切除後吻合部狭窄症の予防はどうすればいいの？

胃切除後吻合部狭窄症を予防するための周術期ケア

A. 術中ケア

●吻合について：
①極端な口径差の吻合を避ける（消化管壁の伸展は血行障害を惹起する）⇒
　器質的な吻合部狭窄の予防。
②Billroth I法は、吻合部狭窄をきたしやすい。
③手縫いよりも器械吻合のほうが、狭窄をきたしやすい（手縫い4.6% vs. 器械 17%）[5]。
④端側吻合より端々に吻合のほうがRoux-en Ystasisを予防するとの報告あり[6]。
⑤Y脚吻合は、手縫いでも器械吻合でも、広い吻合口が必要である。
⑥Billroth II法再建の際は、輸入脚のつり上げ固定やBraun吻合の付加を行う。
●挙上脚について：胃空腸吻合とY脚までの距離を45cm以下にするほうががRoux-en Y stasisの予防に効果ありと報告[2]（捻れや屈曲を起こしにくい、ただし、短いと逆流症状が出る）。
●残胃について：大きすぎても胃内容停滞の原因となる（噴門側胃切除術の際には、逆に1/2以上の残胃を確保する）。

- 内ヘルニアについて：内ヘルニアによる腸閉塞症や輸入脚症候群を防ぐ。次の3つが好発部位であり，これを縫合閉鎖する。
  - ①横行結腸間膜間隙（結腸後再建）
  - ②Petersen窩（挙上空腸腸間膜と後腹膜との間隙）
  - ③輸出空腸と輸入空腸腸管の間膜間隙

B．術後ケア

- 食事指導：吻合部浮腫に対して特に重要である。少量分割食，食間の時間を十分にとる，必要に応じて欠食する。

Points!

胃切除後吻合部狭窄症の予防

1. 胃切除後吻合部狭窄の予防のための術中ケアは，①吻合方法，②挙上脚の長さ，③残胃の大きさ，④内ヘルニア防止である。
2. 胃切除後吻合部狭窄の予防のための吻合操作のポイントは，①口径差，②吻合法（手縫い・器械），③再建方法に注意することである。
3. 吻合部浮腫に対しては，食事指導（少量分割，食間の時間をとる，必要に応じて欠食）が重要である。

自己チェック！

（問）　正しいものに○を，誤ったものに×をつけよ。
（　）1．胃切除術後の吻合部狭窄症は，Billroth Ⅱ法が最も多い。
（　）2．急性輸入脚症候群の特徴的CT所見は，SMA背側腸管の拡張である。
（　）3．輸入脚症候群の診断は難しいが，重篤化することはきわめてまれである。

（正解　1×　2○　3×）

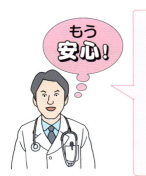

胃切除術後の吻合部狭窄症は，日常臨床において比較的頻度の高い合併症である。
最も多い吻合部狭窄症は，吻合部浮腫であるが，まれに輸入脚症候群のように重篤な病態が発生していることがある。器質的狭窄の有無に着目し，早期に診断することが重症化の予防につながる。
「つかえ感があるときに輸入脚症候群を頭においておくべきだった」と心の中で後悔しながら，手術室に向かうU君であった。

● 参考文献

1. Mathias, et al: Gastroenterology 1985.
2. Gustavsson S, et al: Am J Surg 1988.
3. Hirao M, et al: Hepatogastroenterol 2005.
4. 吉田一徳ほか：日臨外医会誌 1994.
5. 旭　博史ほか：手術 1999.
6. 見前隆洋ほか：日消外会誌 2008.

2. 胃の手術後の合併症

術後テーマ 15

残胃全摘術の術後7日目の発熱と腹痛

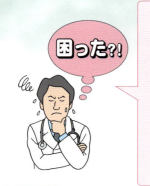

最近，消化器外科の手術に対して，少し自信を持てるようになってきた卒後14年目のU君（消化器外科専門医）。1週間前，残胃全摘術を執刀し，イメージ通りの手術ができたと満足していた。朝の包交時，ドレーンの量が少し多く（約200mL/日），38℃前後の熱がでているのが気になったが，ドレーンの排泄が良好なので経過観察としていた。その日の午後，看護師から，突然のコール！腹痛の増強と血圧の低下……「しまった！」と言いながら，病棟へ向かった。

症例

67歳，男性。20年前，胃潰瘍にて幽門側胃切除術を受けた既往がある。1週間前，残胃癌（T2，N1）に対して，2群リンパ節郭清（膵臓温存脾臓合併切除）を伴う残胃全摘出術を行った。術後，腹部に軽い圧痛を認めるも，筋性防御などは認めず，バイタルサインに異常を認めなかった。ドレーンからの排液量は，やや多く（ワイン色，約200mL/日），1日に1回発熱（38℃前後）を認めていた。

術後7日目の午後，腹痛の増強と，血圧の低下（96/54mmHg），頻脈（112回/分）を認めた。腹部は，筋性防御を認め，Blumberg sign陽性であった。また，その日のドレーンからの排液は朝から少量であった。

血液生化学検査所見では，赤血球383万/μL，Hb 11.8g/dL，白血球12,800/μL，血小板12万/μL，総蛋白5.8g/dL，アルブミン2.6g/dL，血清中のAST 33 IU/L，ALT 40 IU/L，ALP 280 IU/L，T-Bil 0.8mg/dL，BUN 23mg/dL，AMY 176 IU/L，LDH 546 IU/L，CRP 22.0 mg/dLであった。昨日のドレーン排液中のアミラーゼ値は，6,070 IU/Lであった。胸部単純X線写真上，異常を認めず，図1にCT所見を示した。

Q1 次のうち，適切な診断を1つ選べ。
a. 胆嚢炎による汎発性腹膜炎
b. 縫合不全による汎発性腹膜炎
c. 膵液漏による汎発性腹膜炎
d. 腹腔内膿瘍による汎発性腹膜炎

図1 腹部CT検査（自験例）

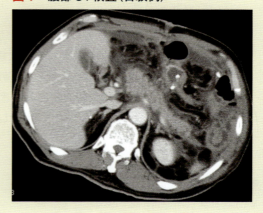

Q2 まず行う治療（処置）として正しいものを1つ選べ。

a. 輸液・アルブミンを投与し，経過観察する。
b. 輸液・アルブミン・抗菌薬の投与を行い，経過観察する。
c. 輸液・アルブミン・抗菌薬・FOY®を投与し，経過観察する。
d. エコー下の経皮的膿瘍穿刺を行う。
e. 緊急手術を行い，腹腔内洗浄・ドレナージを行う。

1. 患者の状況把握 ⇒ 情報収集から

▶注目すべき所見

（1）手術について
　①残胃全摘術　　②2群リンパ節郭清　　③脾臓合併切除
（2）術後経過について
　①軽度の腹部圧痛　　②発熱　　③バイタルサイン異常なし　　④ワイン色のドレーン排液が多量⇒術後膵液漏　　⑤腹痛増強，筋性防御，Blumberg sign陽性⇒腹膜炎　　⑥血圧低下，頻脈⇒急性循環不全
（3）血液・生化学検査について
　①白血球数増加，CRP高値⇒炎症所見
　②LDH高値，ドレーン排液中アミラーゼ高値
　　⇒膵液漏
（4）CT所見（図2）
　①膵臓腫大（矢印 幅2cm以上）
　②膵周囲の液体貯留　　③腹水貯留

図2　腹部CT検査

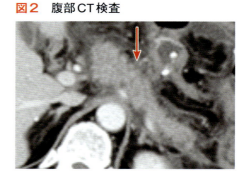

眼点はここ！

　残胃全摘（膵臓温存脾合併切除）の術後7日目に腹痛を訴え，腹膜炎の所見を示した患者さん。術直後より，腹部に軽い圧痛と発熱が継続しており，ドレーンからの排液量も多かった。経過から胃切除後の膵液漏が考えられる。胃切除後の膵液漏は，どのようなときに生じるのだろうか？　膵液漏発生の危険因子は何だろうか？　膵液漏の自然経過は？
　胃切除術後の膵液漏の評価と対処法を再確認しよう！

Goal!

胃切除後の膵液漏の診断，重症度分類（階層化），治療，予防法について学ぶ！

【階層化へのキーワード】
①胃切除後の膵液漏の原因と発生の危険因子
②胃切除後の膵液漏の重症度（自然経過）による階層化（Clavien-Dindo分類）
③胃切除後の膵液漏の階層化に応じた治療選択

2. 診断（重症度の階層化）しよう！

Check1　胃切除後の膵液漏の現状とその原因は？

【現状】
- 胃切除後の膵液漏の発生頻度は，①胃切除の形式（胃全摘，幽門側胃切除術など），②リンパ節郭清範囲，③膵・脾合併切除の有無，などによって異なる（膵上縁のリンパ節郭清や膵脾合併切除症例に高頻度発生）。
- 以下のような報告がある。
  - 胃切除後の膵液漏の発生頻度は，全体で5％程度[1,2]と報告されている。
  - Natioanal Clinical Database(NCD)の報告では，胃全摘術後の膵液漏は，2.6％であった。
  - D1リンパ節郭清では1.4％，D1＋では3.7％，D2では10.3％との報告がある[1]。
  - 膵液漏の発生頻度は，No.10リンパ節郭清では16.7％，No.11dリンパ節郭清では19.3％，No.14vリンパ節郭清では9.6％と報告されている[1]。
  - 胃全摘膵体尾部脾合併切除後の膵液漏の発生頻度は24.2～35.1％との報告もある[3,4]。

【原因】
- 胃切除後の膵液漏の発生危険因子として，①BMI（肥満），②術式（胃全摘術），③膵上縁リンパ節郭清，があげられている（3因子とも有している場合の膵液漏の発生率は16.2％）。
- 原因として，①膵臓の損傷（技術的な問題），②膵臓の血行障害，③膵切除（断端），などが考えられている。
- 膵臓の損傷には，機械的損傷やエネルギー機器による熱損傷がある。
- 膵臓の血行障害を示唆するデータとしては，「遠位側脾動脈の温存術式での膵液漏は12％であるが，非温存では37％と高い」。

Points!

胃切除後膵液漏の発生

1. 胃切除後，膵液漏の危険因子は，①BMI（肥満），②術式（胃全摘術），③膵上縁のリンパ節郭清，である。
2. 胃全摘術において，膵脾合併切除術では，膵液漏の発生頻度が高い。
3. 胃切除後の膵液漏の発生原因は，①膵臓の損傷（技術的な問題），②膵臓の血行障害，③膵切除（断端），があげられる。

Check 2　胃切除後の膵液漏の診断は，どのようにして行われるか？

胃切除後に膵液漏を疑う所見（発熱，腹痛，腹満感）が出現した場合には，次のような検査を行う．

(1) 腹腔内ドレーンの排液による検討
- 膵液瘻に関する国際的研究グループ(ISGPF)は，膵切除後の膵液瘻を次のように定義している．
  - 定義：術後3日目に測定された腹腔内ドレーンからの排液中のアミラーゼ濃度が血清中濃度の3倍以上の値を示した場合を術後の膵液瘻 (Pancreatic fistula；PF) という．
- 胃切除後における膵液漏においても，上記定義に従って診断する．
- 胃切除後に膵液漏の診断が確定されるまでの平均は7日(3～14日)と言われている．
- 術後の排液中のアミラーゼ値は，術後膵液漏発症の予測となる[5]（術後1日目の腹腔内排液中のアミラーゼ値が1,000U/L以上あるときには，膵液漏の危険因子）．
- 膵液のドレナージが不良な際には，発熱，腹痛，腹満感が生じる（腹膜炎，腹腔内膿瘍，亜イレウスによる）．
- 膵液漏に伴うドレナージ排液の量と性状に着目する．
  - ドレナージ排液の変化　　術後早期：ワイン色
  　　　　　　　　　　　　　術後1週間前後：粘調な灰白色（感染を意味する）
  　　　　　　　　　　　　　その後：膿性排液

(2) 腹部CT検査
- 他の疾患の否定（縫合不全，腹腔内膿瘍，胆嚢炎など）．
- 炎症の限局化の確認（腹膜炎の程度）．
- 腹腔内膿瘍形成の有無（ドレナージ良好か否か，ドレーンの先端との関連）．

(3) 瘻孔造影（2週間後）
- 腹腔内膿瘍の大きさ，ドレナージの評価など行う．

(4) 全身管理のための検査（バイタルサインのチェック，血液検査）
- DIC, SIRS, 多臓器不全の発症の早期発見．

Q1 解説と答え

- 残胃全摘術後1週間目の患者．
- 白血球やCRP高値 ⇒ 高度の炎症．
- 腹部は，筋性防御（＋），Blumberg sign陽性 ⇒ 汎発性腹膜炎．
- CT検査，膵臓腫大，膵臓周囲に液体貯留，腹水貯留．
- 昨日，ドレーンからの排液中アミラーゼ高値，本日はドレナージ不良
  ⇒ 残胃全摘出術後の膵液漏 ⇒ 限局化不良であり汎発性腹膜炎を併発．

（正解 ▷ c）

2. 胃の手術後の合併症

> **Points!**
>
> **胃切除後膵液漏の診断**
> 1. 膵液漏の危険因子は，術後1日目のドレーンからの排液中のアミラーゼ値が1,000U/L以上。
> 2. 膵液漏の確定診断は，術後3日目のドレーンからの排液中のアミラーゼ値が血清値の3倍以上。
> 3. 膵液漏の診断にて腹部CT検査を行う理由は，①他の疾患の除外，②腹腔内膿瘍形成の有無（ドレナージ良好か），③ドレナージチューブの先端位置確認。

Check 3 胃切除後の膵液漏の重症化（自然経過）と評価（階層化）は？

- 胃切除後の膵液漏は限局化し，ドレナージ良好な場合は治癒に向かうが，①限局化しているがドレナージ不十分な場合や②限局不良・ドレナージ不良な場合には，局所において他の病態を形成したり，全身に影響し，重症化することがある（図3）。
- 膵液漏の重症化の機序として，活性化した消化液による炎症（自己消化に伴う腹膜炎）と感染巣の形成（細菌性腹膜炎や腹腔内膿瘍）という2つの側面から考えると理解しやすい。
- 術後早期において消化作用を有する膵液が腹腔内に流出すると，腹膜炎（場合によっては汎発性）を生じる。
- 膵液が小腸や大腸に被曝すると，麻痺性イレウスを併発する。
- さらに，膵液が消化管吻合部に被曝すると，二次性の縫合不全を併発することがある。
- 膵液のドレナージが不十分で感染を生じ膿瘍形成を生じた場合には，2～3週間後に遅延性の動脈瘤や小腸などとの内瘻化の発生に注意する。
- 膵液漏の限局化が不成功な場合や上記の併発症に対する対応が不良な場合には，①敗血症，②DIC，③ARDS，などの全身的な病態を生じ，多臓器不全へと移行して重症化する（図3）。
- これらの状況を予期しながら，管理することが重要であり，その重症度の階層化として，Clavien-Dindo分類やCTCAE分類[注1]がある（表1）。

> **Points!**
>
> **胃切除後膵液漏の重症化と階層化**
> 1. 腹腔内に漏出した膵液は，消化液としての病態（自己消化）と感染巣形成としての病態（細菌性腹膜炎，腹腔内膿瘍）を形成し，重症化していく。
> 2. 病変の主座が，膵周囲⇒腹腔内⇒全身へと重症化していく。
> 3. 膵液漏の重症度の階層化は，Clavien-Dindo分類やCTCAE分類によって評価される。

C. 臓器別手術合併症の重症度の階層化と対策

図3 胃切除後の膵液漏の重症化（著者作）

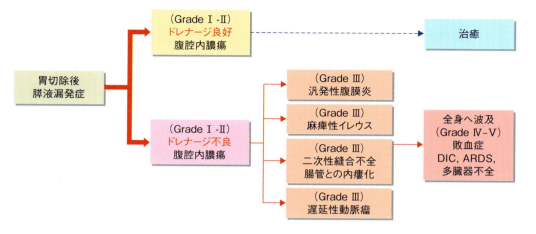

表1 膵液瘻の重症化（Clavien-Dindo分類とCTCAE分類）

	Clavien-Dindo分類	I	II	IIIa	IIIb	IVa	IVb	V
膵液瘻	膵液瘻	術後3日以降のドレーン排液アミラーゼ値が施設基準上限の3倍以上だが，治療を要さない（既存のドレーンによるドレナージ）	抗菌薬などの内科治療を要する	画像ガイド下でのドレーン留置・穿刺を要する：既存のドレーン入れ替えも含む	全身麻酔下での治療を要する	人工呼吸管理を要する肺障害：CHDFを要する腎障害など1つの臓器不全	敗血症：複数の臓器不全	死亡
	CTCAE分類	1	2	3		4		5
	膵液瘻	症状がない：臨床所見または検査所見のみ：治療を要しない	症状がある：消化管機能に変化がある	消化管機能に高度の変化がある：経管栄養／TPN／入院を要する：待機的外科的処置を要する		生命を脅かす：緊急の外科的処置を要する		死亡

Check 4 胃切除後の膵液漏に対する重症度の階層化に応じた治療はどのように行うか？

- 膵液漏と診断された後，Clavien-Dindo分類やCTCAE分類によって，その重症度の階層化を行う。
- 重症度の階層化に応じて必要な治療を行う。
- 膵液漏治療の3原則は，①全身管理，②局所病にとどめるための限局化，③膵液漏が生じている部位の創傷治癒である。
- 全身管理としては，敗血症，多臓器不全，DICに対する治療を行う。
- 膵液漏の限局化が最も重要な治療であり，①ドレナージチューブの変更，②追加ドレナージチューブの留置（エコー下・CT下），③開腹下腹腔内洗浄・ドレナージ，である。

2. 胃の手術後の合併症

- ドレナージについて大切なポイントは，①ドレーンの種類・太さ，②ドレーンの経路と先端，③圧勾配，であり，効果的なドレナージを行うことが大切である。
- 膵液漏を生じている膵損傷部の創傷治癒としては，①栄養管理（経腸栄養，高カロリー輸液），②第XIII因子補充療法，③膵液漏の局在化が不明で膵損傷部が判明している場合には膵切除を行うこともある。
- ドレナージのみでの治療が73.9％，新たなドレーン留置が8.7％，経皮的ドレーン留置ができず開腹手術を行ったのが4.3％であったという報告がある[1]。
- 膵液漏を生じると，在院日数は延長する。

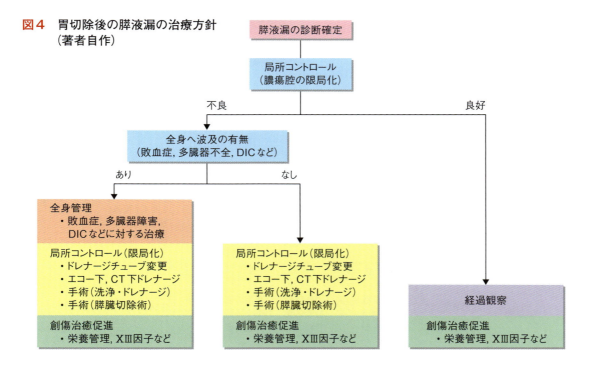

図4　胃切除後の膵液漏の治療方針（著者自作）

Q2 解説と答え

- 脾合併切除を伴う残胃全摘の術後である。
- ドレーンからは，術後7日目としては量が多く（約200mL/日），ワイン色の排液であり，排液中のアミラーゼ値が高値（血清値の3倍以上）であり，術後膵液漏と診断できる。
- 術後7日目の午後，ドレーンからの排液量が突然少なくなり，ドレーントラブルが発生し膵液が腹腔内へ広がったと考えられる。
- 腹部所見として筋性防御を認め，Blumberg sign陽性であり，ドレーントラブルにより汎発性腹膜炎を生じていると診断されるので，緊急手術による腹腔内洗浄とドレナージ手術（場合によっては膵切除術）が必要である。
- 輸液・アルブミン・抗菌薬・FOY®などの使用は，緊急手術の周術期にも必要である。

（正解▷e）

Check 5　胃切除後の膵液漏を予防するコツは何か？

- 胃切除後の膵液漏の危険因子は，①BMI（肥満），②術式（胃全摘），③膵上縁リンパ節郭清，であった．
- 原因は，①膵損傷（機械的損傷，エネルギー機器による熱損傷），②膵臓の血行障害，③膵切除，であった．
- JCOGによるRCT試験にて，予防的リンパ節郭清としての摘脾の意義が否定された（JCOG0110試験）．摘脾により合併症（膵液漏）の発生を増やすため，その適応は慎重に行う必要がある．
- 外科医は，腫瘍に対してR0を求めることは重要であるが，手術は外傷であることも心において置く必要がある．
- 手技的未熟さにより生じる膵液漏を防ぐためには，①膵臓の境界を見定める，②鉗子操作による膵臓近傍での剥離操作に注意する，③エネルギー機器による熱損傷に気をつける，ことが重要である．
- 膵尾部の処理においては，膵尾動静脈の温存を心がける．

自己チェック！

（問）　正しいものに○を，誤ったものに×をつけよ．
（　）1．NCDでは，胃全摘術後の膵液漏の発生頻度は2.6%であった．
（　）2．胃全摘後の膵液漏の発生頻度は，膵体尾部脾合併切除により減少する．
（　）3．胃切除後の膵液漏の危険因子は，術後1日目のドレーンからの排液中のアミラーゼ値が1,000U/L以上である．

（正解　1○　2×　3○）

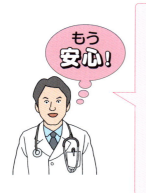

ドレーンによる排液効果が不十分であり，汎発性腹膜炎を併発したものと判断し，開腹手術を行った．再開腹は，患者さんにとっても，執刀医にとっても屈辱的である．昨日まで効いていたドレーンが尾側にずれていた．腹腔内を十分に洗浄し，ドレーンを膵臓上縁・下縁，腹腔内の左右横隔膜下，骨盤腔内に留置した．ドレーンを過信すると痛い目にあう．術後はICU管理となった．
その結果，救命できたものの，術後2カ月後の退院となった．「先生のせいじゃないよ」と笑顔で退院された患者さんの後姿をみて頭を垂れる卒後14年目のU君であった．

◆　注釈（専門用語を理解しよう！）
1）【CTCAE分類】有害事象共通用語基準のことである．Common Terminology Criteria for Adverse Eventsの略である．有害事象の重症度に応じて，Grade 1（軽症），Grade 2（中等度），Grade 3（重症），Grade 4（生命を脅かす），Grade 5（死亡）に分類されている

● 参考文献
1. 田仲徹行ほか：日消外会誌 2011.
2. Sano T, et al: J Clin Or.col 2004.
3. 鈴木康之ほか：日臨外会誌 1991.
4. Katai H, et al: Gastric Cancer 2005.
5. Sano T, et al: Br J Surg 1997.

2. 胃の手術後の合併症

術後テーマ 16

胃切除術後7日目の腹水（白色調）貯留

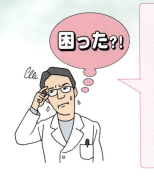

消化器外科入局5年目のH君。進行胃癌患者の担当医となり，執刀することとなった。「進行胃癌だからR0手術をめざし，十分なリンパ節郭清をするぞ！」と思いながら先輩医師の指導の下，無事胃全摘術（D2）を終了した。術後経過は順調であり，ほっとしていた。5日目に食事を開始したところ，翌々日より腹部膨満をきたし腹部CT検査にて著明な腹水を認めた。腹水穿刺をしてみると乳白色の液体であった。H君の額に冷たい汗が流れた。

症例

56歳，男性。前医にて，胃体中部から上部におよぶ5cm大の3型進行胃癌と診断され，当科で胃全摘術を施行した。既往歴や生活歴に特記すべきことはなく，心・肺・肝・腎機能は正常であった。術後経過は良好で，術後第4病日にドレーン抜去，術後第5病日に食事摂取を開始した。術後第7病日ごろより腹部膨満を訴えはじめた。体温36.6℃，血圧120/84 mmHg，脈拍86回/分，整。腹部所見は平坦・軟，圧痛なし。血液生化学検査所見は白血球7,600/μL，赤血球420万/μL，Hb 14.5 g/dL，血小板22万/μL，T-Bil 0.8mg/dL，GOT 42IU/L，GPT 50IU/L，ALP 270IU/L，CRP 0.3mg/dLであった。腹水穿刺を行ったところ，乳白色の液体が多量に吸引された。

Q1 確定診断および治療方針決定のために不要な検査を1つ選べ。

a. 腹水中トリグリセリド測定
b. リンパ管造影検査
c. 腹部CT検査
d. 腹部血管造影検査
e. 血中アルブミン測定

Q2 検査の結果，乳び漏と診断した。
治療に用いる可能性のある薬剤として不適切なものはどれか？

a. ミノサイクリン
b. オクトレオチド
c. リピオドール
d. リピトール
e. OK-432

1. 患者の状況把握 ⇒ 情報収集から

▶注目すべき所見
　①胃全摘術7日目　　②乳白色の腹水
　③腹部膨満以外に症状は特になし　　④CRP　0.3mg/dL

　胃全摘は，術後，著明な体重減少をきたす手術である．それゆえ，体力を喪失する合併症の発生には十分注意する必要がある．
　一般に腹水の原因は，肝硬変・門脈圧亢進症・癌性腹膜炎・うっ血性心不全などがある．しかしながら，リンパ節郭清を伴う胃切除術後の腹水については，①乳び漏と②肝リンパ漏を考慮する必要がある．なかでも，乳び漏による腹水の治療期間は長期間に及ぶことが多く，蛋白質やリンパ球の漏出により低栄養状態や免疫低下状態を生じ，生命の危険をもたらすことがある．乳び漏と肝リンパ漏の鑑別診断はどのように行うのか？　また，乳び漏の重症度の評価と治療法は？
　胃全摘術後の合併症の1つである乳び漏の評価と治療法について再確認しよう！

胃切除後に発症した乳び漏の診断，重症度判定，治療法について学ぶ！

☞【階層化へのキーワード】
①乳び漏と肝リンパ漏の比較
②乳び漏の診断基準
③乳び漏のClavien-Dindo分類による階層化
④乳び漏に対する階層化別治療（著者作）

2. 診断しよう！ ⇒ 鑑別診断と診断へのアプローチ！

Check 1　胃全摘術における乳び漏の基礎知識としてどのようなことを知っているか？

リンパ系の解剖
- 胃切除術で扱うリンパ管は，腸リンパ系と肝リンパ系の2つである．
- 腸リンパ系は，腸からのリンパ流が腸リンパ本幹に注ぎ，さらに乳び槽に流入，その後，胸管に注ぐルートである[1]（図1）．
- 肝リンパ系は，上行経路（肝鎌状間膜，肝三角間膜，肝静脈周囲リンパ管⇒胸管）と下方経路（肝十二指腸間膜内リンパ管⇒乳び槽⇒胸管）がある（肝リンパは胸管の20～50％を占める．図1には記載していない）．

2. 胃の手術後の合併症

- 胸管のリンパ流量：正常人の平均は，0.7〜1.0 mL／分。肝硬変患者では，肝リンパ流は5〜10倍になる。

図3　リンパ管の解剖

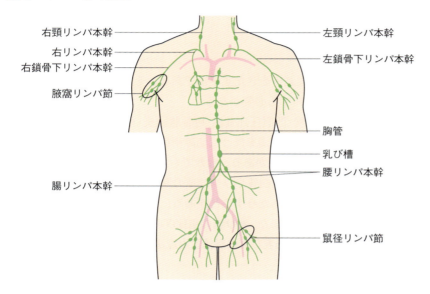

胃切除時に生じる乳び漏と肝リンパ漏の比較
- 胃切除後には2種類のリンパ漏が生じる可能性がある。
- 乳び漏は，大動脈周囲リンパ節郭清時に，胸管や乳び槽や近くの太いリンパ管の損傷を生じた結果，腸リンパの漏出を生じたものである（表1）。
- そのため，乳び漏はリンパ液に乳び[注1]を伴う。
- 一方，肝リンパ漏は，肝十二指腸間膜内のリンパ管損傷により生じたものであり，黄色透明な腹水を生じる（表1）。
- 通常，リンパ管断裂があっても，吻合枝の迂回，リンパ管静脈吻合が生じて，漏出部が自然閉鎖する（約3週間で完成）。
- しかし，肝硬変や慢性肝炎によるリンパ管の発達，肝機能障害による凝固系機能低下により，リンパ管の閉鎖不良が生じ，肝リンパ漏が生じる。
- 胃切除後の難治性腹水の原因としては，肝リンパ漏より乳び漏のほうが多い。

表1　胃切除後のリンパ液漏出による腹水の比較

	腸リンパ漏による乳び腹水	肝リンパ漏による腹水
原因	胸管や乳び槽や腸管側の近くの太いのリンパ管損傷	肝十二指腸間膜内リンパ節郭清後のリンパ管閉塞不良
腹水（含有物）	乳白色の腹水（長鎖脂肪滴を多く含む）	黄色透明な液。感染すると白色（血漿と同程度の蛋白質とリンパ球）
脂肪摂取の効果	増加する	不変

術後乳び漏の発生機序と部位
- 胃癌手術後,乳び漏の発生原因のほとんどはリンパ管の直接損傷による。
- 胃癌手術後,乳び漏の発生原因において,結紮に伴うリンパ管の閉塞およびうっ滞による乳び漏はまれである。
- 胃癌手術後,乳び漏におけるリンパ管損傷部位は腹腔動脈や上腸間膜動脈周囲のリンパ管損傷が多いと考えられている(通常の胃切除術では,乳び槽や胸管を直接損傷するおそれのある場所での操作は限られている)。

術後乳び漏の発症時期とその性状,および量
- 胃切後乳び漏の発症時期は術後5〜7日目。
- 術後乳び漏発症直後の性状は漿液性であり,経口摂取とともに白色調に変化する。
- 術後乳び漏の乳びの量は1,000〜5,000mL/日。

術後乳び漏の症状
- 腹部膨満。
- 横隔膜圧迫に伴う呼吸困難。
- 低蛋白血症(蛋白質の漏出)。
- リンパ球減少(リンパ球の漏出)。
- 脱水症。

手術後乳び漏の頻度
- 腹部悪性腫瘍手術の1.1〜7.4%。
- 胃切除における乳び漏の発生は0.3〜2.9%。
- 大動脈周囲リンパ節郭清を行ったものでも1.6〜2.9%[2]。
- 本邦における胃切除術後の乳び漏に関する症例報告は,調べる限りで14症例。
- 記載がある12例ではD2郭清が6例,D2以上の郭清が4例,D1+郭清が2例と郭清度の高いものに多い。
- しかし,腹腔鏡手術症例(D1+郭清)においても2例の報告がある(リンパ管のシーリング不良のためと思われる)。

> **Points!**
>
> **胃切除後のリンパ漏**
> 1. 胃切除後のリンパ漏には,①腸リンパ系の損傷に伴う乳び漏と,②肝リンパ系の損傷に伴う肝リンパ漏の2種類が存在する(乳び漏のほうが多い)。
> 2. 乳び漏の原因は,腹腔動脈や上腸間膜動脈周囲のリンパ管損傷が多く,肝リンパ漏の原因は,肝十二指腸間膜内のリンパ管損傷が多い。
> 3. 乳び漏は,リンパ節郭清度の高い場合やリンパ管のシーリング不良な場合に生じる。

Check 2　胃切除後の乳び漏の存在診断と部位診断は？

- 乳び漏の診断に際しては，①乳び漏の存在診断，②乳び漏の発生部位診断，③全身状態の評価，が重要である。

(1) 乳び漏の存在診断

- 乳び漏の存在診断は，乳び腹水の有無による。
- 診断基準を**表2**に示す[3]。

表2　乳び腹水の診断基準

1) 腹腔内ドレーンから，または腹腔穿刺により乳白色の排液あり
2) 感染の否定
3) 腹水中トリグリセリド＞110mg/dL

(川村秀樹ほか：日臨外会誌2011.より引用)

(2) 乳び漏の部位診断

- 主に以下の2つの方法が有用である。

1. リンパ管造影と造影後のCT検査

- 足背のリンパ管からラジオアイソトープ（RI；油性造影剤であるリピオドールなど）を注入し，継時的にX線撮影やCT検査にて露出部を捉える方法（乳び槽や胸管の損傷であれば検出されることがある）。
- 下肢リンパ管のリンパ液の漏出部位の描出には優れている（漏出部位検出率；58〜78%[4]）が，腸リンパ管や，乳び槽・リンパ本幹損傷部位からの漏出部位の検索は困難なことが多い。

2. 経口RI投与によるリンパ管シンチグラフィ

リンパ管造影において，腸リンパ管や，乳び槽・リンパ本幹損傷部位からの漏出部検索が困難な場合に行う。

Q1 解説と答え

a. 腹水中トリグリセリドが＞110mg/dLであることは，乳び腹水の診断基準の1つ。
b. リンパ管造影検査は，リンパ液・乳びの漏出部位をとらえる確定診断法ではあるが，その感受性は低い。
c. 腹部造影CT検査は高吸収値を示す腹水貯留が乳び腹水を疑う所見として捉えられる。
d. 腹部血管造影は，乳び腹水の診断には有用でない。
e. 血中アルブミン値は，乳び漏出量の増加に伴い発症する栄養障害の指標に用いられる。

(正解 ▷ d)

胃切除後の乳び漏の診断

1. 術後乳び漏の存在診断は，採取した腹水の解析によって行われる。
2. 乳び腹水の診断基準は，①腹腔内ドレーンから，または腹腔穿刺により乳白色の排液あり，②感染の否定，③腹水中トリグリセリド＞110 mg/dL。
3. 術後乳び漏の部位診断は，①リンパ管造影検査，②造影後のCT検査，③経口RI投与によるリンパ管シンチグラフィにより行う。

3. 適切な治療を行うための合併症の重症度分類（階層化）

Check3 乳び漏の重症度分類（階層化）は，どのように行うか？

- 乳び漏の重症度分類として頻用されているものはない。
- 術後の乳び腹水の重症度分類としては，Clavien-Dindo 分類があるが，やや明確さに欠ける（**表3**）。
- 乳び漏の階層化において重要なポイントは，外科的治療に踏み切るべき状況か，否かを判断するための階層化である。
- 外科的治療の適応[5]を，**表4**に示す。
- **表4**に示すように，乳び漏の重症度の階層化のポイントは，①排液量の程度，②病悩期間，および③栄養障害の有無，であり，**図2**のように，軽症，中等症，重症に階層化する。

表3 術後乳び腹水の重症度分類

	Clavien分類	I	II	IIIa	IIIb	IVa	IVb	V
乳び腹水	乳び腹水	ドレーン排液や腹水穿刺液の乳び所見のみで治療を要さない（既存のドレーンによるドレナージのみ）	脂肪制限食または経静脈的栄養管理を要する	画像ガイド下でのドレーン留置・穿刺を要する：既存のドレーン入れ替えも含む	全身麻酔下での治療を要する	—	—	死亡
	CTCAE分類	1	2	3		4		5
	リンパ漏	—	症状がある：内科的治療を要する	高度の症状がある：IVRによる処置/内視鏡的処置/待機的外科処置をする		生命を脅かす：緊急の外科的処置を要する		死亡

2. 胃の手術後の合併症

表4 術後乳び腹水に対する外科的治療の適応

1) 保存的治療後も成人で1500mL/日以上，小児で100mL/日×年齢以上の排液が5日間以上継続するもの
2) 乳び漏の排液量が14日以内に減少しないもの
3) 栄養障害*を生じるもの

* 栄養障害の指標としては，血清アルブミン(g/dL)，血清トランスフェリン(mg/dL)，総リンパ球数，体重などが一般的。

図2 術後乳び漏の階層化とその治療方針

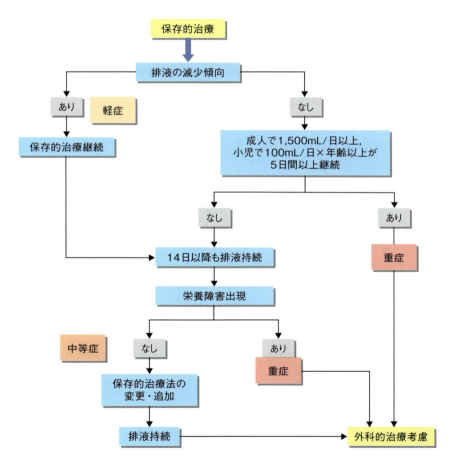

(Leibovitch I, et al: J Urol 2002 より引用改変)

4. 合併症の重症度分類（階層化）に準じた治療方針

Check 4　術後乳び漏の階層化別の治療はどうするの？

- 乳び漏に対する治療の基本は保存的治療である。
- Leibovitchらの報告では67%の症例が保存的治療のみで改善する[6]。
- 保存的治療の基本は絶食・TPN[注2]。
- 近年オクトレオチドの奏効例の報告が散見される。
- 上記治療にて奏効しない場合，癒着療法，リンパ管塞栓術などが行われている。
- 表4の外科的治療適応症例や保存的治療抵抗例に対しては，リンパ管結紮術など外科治療が考慮される。
- 以下に各治療法の詳細を示す。

(1) 保存的治療

A. 食事療法

1. 脂肪制限食
2. 中鎖脂肪酸食

- 中鎖脂肪酸食はリンパ系を介さずに直接門脈系に吸収されるため，リンパ流量を増加させない。
- 奏効率は50%前後と低いので，TPNの登場に伴い最近ではあまり行われていない。

3. 絶食・TPN
4. オクトレオチド（ソマトスタチンアナログ製剤）の皮下注射

- 脂肪吸収抑制作用，リンパ管内の平滑筋収縮作用によるリンパ液の減少作用。

B. 癒着療法（腹腔内乳び漏出部近傍に注入）

1. ミノサイクリン
2. OK-432

- 溶連菌抽出物による炎症誘発に伴う癒着によるリンパ管漏出部の閉鎖。
- 絶食，TPN，オクトレオチドが奏功しなかった難治性乳び腹水に対するミノサイクリン，OK-432のドレーン内注入が有効であったとする報告もある[7]。

3. フィブリン糊
4. リピオドールによるリンパ管塞栓術

- 漏出部での炎症刺激による肉芽形成などによる漏出部閉鎖を期待する。

(2) 外科治療

1. リンパ管結紮術

- 乳び漏出部結紮のためは術中に漏出部位を同定することが重要である。

2. 胃の手術後の合併症

術前，術中に脂肪製剤（エンシュアリキッド），色素（Sudan Ⅲ）を経口投与することにより漏出部の確実な同定ができたという報告がある[8]。
- 漏出部位が確認できない場合は大動脈周囲組織の非選択的な縫合や，フィブリン糊散布を行う。
- 近年は腹腔鏡下手術が術後乳び漏に有効であったとする報告が散見される。

Q2 解説と答え

a. ミノサイクリン⇒乳び漏に対する癒着療法に用いられる。
b. オクトレオチド⇒リンパ液減少を目的に投与するソマトスタチンンアナログ製剤。
c. リピオドール⇒リンパ管造影により，漏出部の炎症性閉鎖をきたす。
d. リピトール⇒リピトールは脂質異常症に対する薬剤。
e. OK-432⇒癒着療法に用いる菌体抽出物。

（正解 ▷ d）

Points!

術後乳び漏の重症度の階層化とそれに応じた治療方針

1. 術後乳び漏の重症度の階層化は，①排液量の程度，②病悩期間，および③栄養障害の有無，であり，軽症，中等度，重症の3つに階層化する。
2. 術後乳び漏の第一選択は保存的治療（軽症・中等度）であり，保存的治療に奏功しない場合は外科的治療（重症）を選択する。
3. 外科的治療の適応は，①保存治療後も成人で1,500 mL/日以上，小児で100 mL/日×年齢以上の排液が5日間以上継続するもの，②乳びの排液量が14日以内に減少しないもの，③栄養障害を生じるもの，である。

5. 合併症ゼロをめざした周術期ケア

Check 5　胃切除後の乳び漏の危険因子は？また乳び漏を予防するためにはどうすればいいか？

1．乳び漏の危険因子

- 胃切除後の乳び漏の危険因子として，大動脈周囲リンパ節転移陽性胃癌に対する術前化学療法の可能性があげられている。
- 大動脈周囲リンパ節転移陽性胃癌に対する手術において，術前化学療法施行後の胃切除および16b2領域のリンパ節郭清後の，乳び漏の発生率は，

術前化学療法非施行(乳び漏発生率1.6％)と比べ，28.5％と高率であった[2]。
- この原因としては，化学療法施行後の変化として大動脈周囲に広範囲な強い線維化が生じ，大動脈周囲に流れる乳びのうっ滞を惹起した可能性と，そこに手術操作が加わったことによると考えられている。
- このように，術後乳び漏は，大動脈周囲の比較的太いリンパ管(腸リンパ本幹，腰リンパ本幹)の損傷が原因となることが多く，拡大郭清を伴わないD2郭清の胃癌術後の乳び漏はまれであるとの報告[9]もある。
- しかしながら，D1＋郭清を伴う腹腔鏡下胃切除術においても乳び漏の報告例があり，大動脈近傍のNo.8a, 9リンパ節郭清時の超音波凝固切開装置によるシーリング不全が原因と考察されている[8]。
- ちなみに，電気メスでは，太いリンパ管に対するシーリング能力は全く期待できないので注意が必要である[10]。

2．乳び漏の予防法

- 乳び漏の予防法としては
  - 腹腔動脈根部を含む大動脈周囲のリンパ節郭清時には，確実な結紮もしくはクリッピングを行うこと。
  - 不要な大動脈周囲リンパ節郭清を避ける*。
    *胃癌治療ガイドライン第4版[11]によると，「大動脈周囲リンパ節腫大が少数でほかに非治癒因子がない場合は拡大郭清を伴う外科的切除を含む集学的治療が提案されうる」とされている。胃癌の外科的治療において大動脈周囲リンパ節郭清は，乳び漏のリスクであり，その適応については，十分考慮すべきである。

Points!

胃切除後の乳び漏の危険因子と予防

1. 胃切除後の乳び漏の危険因子は，大動脈周囲リンパ節郭清，特に大動脈周囲リンパ節転移陽性胃癌に対する術前化学療法後のリンパ節郭清である。
2. 胃切除後の乳び漏の予防法は，①不適切な大動脈周囲リンパ節郭清の回避，ならびに②リンパ節郭清時の確実なリンパ管の結紮やシーリングである。

✓ この章で出てきた薬剤！ 確認しよう！

- ☐ ミノサイクリン
- ☐ OK-432
- ☐ リピオドール
- ☐ オクトレオチド

2. 胃の手術後の合併症

自己チェック！

（問） 正しいものに〇を，誤ったものに×をつけよ。
( ) 1. 胃切除術後の乳び漏は，D1＋リンパ節郭清では生じ得ない。
( ) 2. 乳び漏の診断には，血清中のトリグリセリド濃度の測定が必要である。
( ) 3. 乳び漏の治療には，リンパ管破綻部位の同定が必要不可欠である。
( ) 4. 乳び漏の予防には，リンパ管の結紮が効果的である。

（正解　1×　2×　3×　4〇）

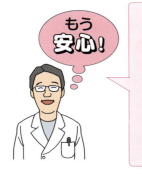

絶食，TPNによる保存的治療を開始したところ，1日600 mLの排液が300 mLまで減少したが，依然，乳び漏が継続していた。オクトレオチドの皮下注射を行ったところ，翌日より排液量が激減し，ほぼ排液量0 mL/日となった。食事開始後も排液の増加もなく治癒し，ほっと胸をなでおろすH君であった。「癌の手術はリンパ節郭清」と学んできたが，乳び漏の恐ろしさを知った卒後5年目のH君であった。

◆ 注釈（専門用語を理解しよう！）
1) 【乳び液】脂肪あるいは遊離脂肪酸が乳化し，リンパ液に混ざった乳白色の体液で，脂肪を多く含む食事が小腸で消化される際に形成される。
2) 【TPN（total parenteral nutrition）】完全静脈栄養，完全非経口栄養法のこと。カロリーのみならず，すべての栄養を大静脈に挿入したカテーテルから補給する処置のこと。

● 参考文献
1. 伊藤　隆：解剖学講義. 南山堂, 東京, 1983.
2. Matsumoto T, et al: Br J Radiol 2009.
3. 川村秀樹ほか：日臨外会誌 2011.
4. Aalami OO, et al: Surgery 2000.
5. Selle JG, et al: Ann Surg 1973.
6. Leibovitch I, et al: J Urol 2002.
7. 黒田新士ほか：日消外会誌 2006.
8. 小林清二ほか：日臨外会誌 2013.
9. Sano T, et al: J Clin Oncol 2004.
10. 向田一憲ほか：関東産婦誌 2013.
11. 日本胃癌学会編：胃癌治療ガイドライン第4版. 金原出版, 東京, 2014.

2. 胃の手術後の合併症

C. 臓器別手術合併症の重症度の階層化と対策

術後テーマ 17

胃切除術後5日目の発熱

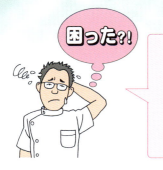

後期研修2年目のN君。胃全摘術予定の患者さんの担当医となった。術中は特にトラブルなく，術後順調に経過していたが，術後5日目に突然38.6℃の発熱を認めた。腹部の診察上，創の発赤もなく，ドレーンも漿液性で，特に問題なさそうである。何が原因だろうと困惑するN君であった。

症例

65歳，男性。進行胃癌の診断にて紹介となり，胃全摘術（D2郭清，脾臓・膵臓・胆嚢は温存）を受けた。

術後5日目に急激な発熱（38.6℃）と右季肋部痛を認めた。血圧124/80mmHg，脈拍110回/分，整。創は発赤や腫張は認めず，ウインスロー孔に留置したドレーンの性状は漿液性であった。胸部X線写真は異常所見を認めなかった。また血液生化学検査では，白血球12,000/μL，赤血球450万/μL，Hb 12.2g/dL，血小板20万/μL，T-Bil 0.8mg/dL，GOT 120 IU/L，GPT 114IU/L，γ-GTP 212 IU/l，BUN 12mg/dL，Cr 0.6mg/dL，CRP 11.8 mg/dLであった。腹部超音波検査（図1）および腹部CT検査（図2）を示す。

図1 腹部超音波検査（自験例）

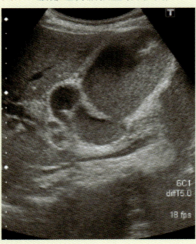

図2 腹部CT検査

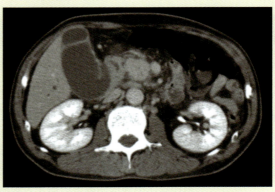

2. 胃の手術後の合併症

Q1 腹部超音波検査所見ならびに腹部CT検査所見として正しいものを選べ。
 a. 胆石と胆泥を認める。
 b. 総胆管の拡張を認める。
 c. 胆嚢は緊満しているが，胆嚢壁肥厚は認めない。
 d. 胆嚢出血のためと思われる凝血塊が胆嚢内に存在する。
 e. 胆嚢周囲膿瘍は認めない。

Q2 内科的治療（抗菌薬投与）を行っても症状の改善を認めなかった。
次に考慮すべき治療として最も適切と思われるものはどれか？
 a. 内視鏡的胆道ドレナージ（ERBDやENBD）
 b. 経皮的胆道ドレナージ（PTCD）
 c. 経皮的胆嚢ドレナージ（PTGBAやPTGBD）
 d. 開腹下腹腔内ドレナージ
 e. 胆嚢摘出術

1. 患者の状況把握 ⇒ 情報収集から

▶**注目すべき所見**
　①胃全摘術後5日目　　②発熱・右季肋部痛
　③血液生化学検査で炎症反応の上昇と肝胆道系酵素の上昇

▶**除外診断に使用できそうな所見**
　①創に発赤，腫脹なし　　②ドレーンの性状は漿液性　　③胸部X線写真は異常なし

　胃全摘後の術後5日目の発熱と右季肋部痛を訴えている患者さん。胃切除術においては，迷走神経の肝枝を切離するため，術後に胆嚢の収縮が不良となり，胆嚢炎を生じる。胃切除後胆嚢炎の自然経過はどのようなものだろうか？　どのような治療が必要となるのだろうか？
　胃切除後の急性胆嚢炎に対する評価と対処法を再確認しよう！

> 胃切除後に発症した術後急性胆嚢炎の診断・重症度判定・治療について学ぶ！
>
> ☞【階層化へのキーワード】
> ① 胃切除後の急性胆嚢炎の病態と鑑別診断
> ② 急性胆嚢炎の診断基準（急性胆道炎ガイドライン）
> ③ 胃切除後の急性胆嚢炎の重症度（自然経過）による階層化
>   （Clavien-Dindo 分類）
> ④ 胃切除後の急性胆嚢炎の階層化による治療選択

2. 診断しよう！ ⇒ 鑑別診断と診断へのアプローチ！

Check 1 胃切除後に発熱・腹痛を生じる合併症にはどのようなものがあるか？

- 胃切除術後に発熱を生じる可能性のある合併症（鑑別すべき疾患）は**表1**のとおりである。
- **表1**のほかに，術野外の感染（肺合併症，尿路感染症など）にても発熱を生じる。
- 発熱を生じる合併症として，胆嚢炎の頻度は高くないので，まず，他の合併症の有無を評価する。
- 創感染，縫合不全，膵液漏，肺合併症，尿路感染症などの合併症を認めない場合には，胃切除後急性胆嚢炎を疑い検査を行う。

表1 胃切除後に発熱を生じる合併症

	症状および特徴的所見	治療
創感染	創の発赤・腫脹	創の開放・洗浄
縫合不全	ドレーンからの消化管内容の排出など	抗菌薬投与・ドレナージ・再手術
膵液漏	ドレーンアミラーゼ高値，暗赤色の排液・遅発性出血	抗菌薬投与・ドレナージ
胆嚢炎	胆嚢の腫大・壁肥厚・胆泥	後述

（縫合不全はp.332 術後テーマ13，膵液漏はp.350 術後テーマ15参照）

Check2 術後(特に胃切除後)急性胆嚢炎の基礎知識としてどのようなことを知っているか?

- わが国で1976年から1985年の10年間に494例の術後急性胆嚢炎が発生している[1]。
- 全体的な術後急性胆嚢炎の発生率は0.06%であり,約90%が無結石性であった。
- 平均年齢60歳で男性に多く(女性の2.8倍),術式としては胃癌手術が最も多い。
- 術後急性胆嚢炎は,術前の胆石の有無に影響されない。
- 胃癌手術の0.1～3.1%に発生する。
- 胃癌手術後の急性胆嚢炎も無胆石性胆嚢炎である。
- 胃癌手術後の急性胆嚢炎の原因に関しては議論があるものの,①迷走神経切離(肝枝の切離)に伴う胆嚢弛緩状態,②Vater乳頭の機能不全,③胆嚢の血行障害(肝十二指腸間膜のリンパ節郭清による),④逆行性感染(BillrothⅡ法などでは十二指腸内に細菌繁殖),などが考えられている[2,3]。
- 胃癌手術後の急性胆嚢炎の発生率は,BillrothⅠ法に比べ,BillrothⅡ法やRoux-en Y法で高い(十二指腸のpHが高く,細菌が繁殖しやすいため)。
- 胃癌手術後の急性胆嚢炎は,リンパ節郭清範囲が広範囲に及ぶ場合(迷走神経本幹切離や肝十二指腸間膜内リンパ節郭清)に発生しやすいと考えられている。
- 議論のあるところであるが,胃癌手術後の急性胆嚢炎の発生は,高齢,糖尿病,高血圧などの動脈硬化(特に胆嚢動脈)に影響する因子とも関連があると考えられている。
- 胃癌手術後の急性胆嚢炎の自然経過は,通常の急性胆嚢炎と同様である。
- すなわち,胆汁うっ滞⇒静脈還流障害(胆嚢壁の肥厚,非感染性胆嚢炎)⇒感染(感染性胆嚢炎,感染は二次的現象)⇒さらなる内圧上昇に伴う壊死性胆嚢炎(粘膜の壊死)⇒胆嚢穿孔(胆嚢壁の菲薄化,血流の悪い胆嚢底部に多い,oozing,rupture)⇒胆嚢周囲膿瘍(peribladder abscess)の自然経過をとる[4]。
- 参考として,一般的な急性胆嚢炎の起因菌として頻度の高いものは,*E.coli, Enterococcus, Klebsiella, Enterobacter,* などであり,感染性胆嚢炎の発症とともに敗血症の危険がある。
- 急性胆嚢炎の重症型(局所病変)としては,①壊死性(穿孔性)胆嚢炎,②胆嚢周囲膿瘍,③気腫性胆嚢炎(ガス壊疽菌),④Mirizzi症候群(緊満胆嚢による圧排に起因する急性胆管炎の併発)[2],がある。
- きわめてまれだが,注意すべき病態は,①胆嚢梗塞,②胆嚢捻転,③胆嚢出血。

Check3　胃切除後急性胆嚢炎の診断に有用な検査法は？

- 胃切除後急性胆嚢炎の診断も，一般的な急性胆嚢炎の診断に従う（表2）。
- 血液検査，画像検査（腹部超音波検査，腹部CT検査），細菌培養検査（敗血症時の血液培養，PTGBD時の胆汁培養）を行う。

a. 血液生化学検査
- 炎症反応の上昇。
- 肝胆道系酵素の上昇を認めることがあるが，トランスアミナーゼやビリルビンが上昇している場合は，①敗血症，②穿孔性胆嚢炎，③Mirizzi症候群，を考慮する[4]。

b. 腹部超音波検査（図3）・腹部CT検査
- 胆嚢の腫大（無結石性胆嚢炎）（表3）
- 胆嚢壁の浮腫（三層構造）・肥厚
- 胆泥（debris）
- 胆嚢周囲膿瘍

c. 細菌培養検査

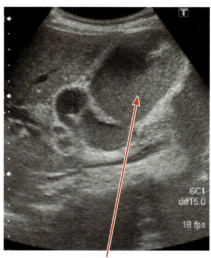

図3　腹部超音波検査（自験例）

胆泥（debris）

表2　急性胆嚢炎の診断基準

A.	右季肋部痛（心窩部痛），圧痛，筋性防御，Murphy sign
B.	発熱，白血球数またはCRPの上昇
C.	急性胆嚢炎の特徴的画像検査所見
疑診：	Aのいずれかならびに Bのいずれかを認めるもの
確診：	上記疑診に加え，Cを確認したもの

ただし，急性肝炎や他の急性腹症，慢性胆嚢炎が除外できるものとする。

（急性胆管炎・胆嚢炎診療ガイドライン第2版. 医学図書出版, 2013.より引用）

表3　胆嚢の正常計測値

胆嚢径	長径8cm×短径4cm以下
胆嚢壁厚	3mm以下

（辻本文雄編：腹部超音波テキスト. ベクトル・コア.より引用）

Q1 解説と答え

- 病歴から，胃切除後急性胆嚢炎の診断は容易である（胃切除後急性胆嚢炎は無結石性胆嚢炎）。
- 胆嚢の腫大・胆泥を認め，胆嚢壁の浮腫・肥厚を認める。
- 総胆管の拡張や胆嚢周囲膿瘍も認めていない。

（正解 ▷ e）

2. 胃の手術後の合併症

胃切除後急性胆嚢炎の診断

1. 胃切除後急性胆嚢炎は，無結石性胆嚢炎であり，自然経過は一般的な急性胆嚢炎と同様。
2. 胃切除後急性胆嚢炎の診断においては，①存在診断，②重症度診断，が重要。
3. 胃切除後急性胆嚢炎の重症度診断は，①静脈還流障害の有無，②動脈血流障害の有無，③細菌感染の有無，④敗血症の有無，⑤特殊型（気腫性胆嚢炎，Mirizzi症候群）の有無，などの重症型の判断。

3. 適切な治療を行うための合併症の重症度分類（階層化）

Check 4　胃切除後急性胆嚢炎の重症度分類（階層化）は？

- 胃切除後急性胆嚢炎に頻用されている重症度分類（階層化）はないが，自然経過（前述）から重症度を考察する（図4）。
- 通常は無結石性胆嚢炎（胆汁うっ滞），重症型の判断は，①血流障害（静脈系／動脈系）の有無，②細菌感染の有無，③周囲臓器への波及の有無（胆管炎，胆嚢周囲膿瘍），④全身への普及の有無（腹膜炎，敗血症）を判断する。
- 本邦では，日本臨床腫瘍研究グループ（JCOG）[注1]が発表した，術後胆嚢炎の重症度分類（階層化）がある（表4）[6]。

図4　胃切除後急性胆嚢炎の自然経過（著者作）

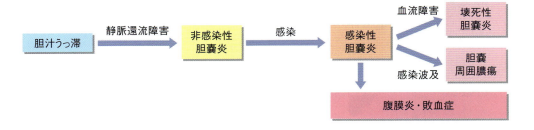

表4　JCOGの術後胆嚢炎合併症規準

Grade				
1	2	3	4	5
症状がない 画像所見のみ	症状があり内科的治療を要する	IVRによる処置／内視鏡的処置／外科的処置を要する	生命を脅かす（敗血症や穿孔など）	死亡
軽症		中等症／一部重症	重症	

（JCOG外科委員会編：JCOG術中・術後合併症規準．2005．より引用：著者評価）

4. 合併症の重症度分類（階層化）に準じた治療方針

Check 5　胃切除後急性胆嚢炎の階層化別の治療はどうするの？

- 胃切除後急性胆嚢炎の治療は，一般的な急性胆嚢炎と同様に，①抗菌薬，②胆嚢ドレナージ，③手術（胆嚢摘出術），からなる。
- 前述した自然経過による重症度判断に準じて，治療法が選択される（図5）。

①無結石性胆嚢炎（胆汁うっ滞，胆泥），感染性胆嚢炎（Grade 1/2，軽症）
　⇒抗菌薬。

②抗菌薬でコントロール不能な感染性胆嚢炎（Grade 3，中等症）⇒胆嚢ドレナージ，抗菌薬。

③急性胆嚢炎の重症型［血流障害・特殊型（Grade 3/4）］⇒胆嚢ドレナージ，抗菌薬⇒耐術性に問題なければ手術。

④全身に普及（Grade 4/5）⇒汎発性腹膜炎を併発している重症型急性胆嚢炎では緊急手術。
　緊急手術のできない敗血症を伴う急性胆嚢炎では胆嚢ドレナージと抗菌薬にて局所コントロールし，全身状態改善の後に手術を行う。

図5　胃切除後急性胆嚢炎の診断・治療アルゴリズム

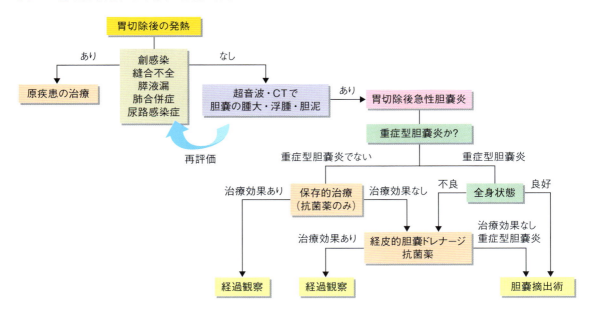

Q2 解説と答え

- 本症例は，胃切除後急性胆嚢炎と診断した。
- 胆嚢壁の浮腫・肥厚を認めるが，胆嚢周囲膿瘍などもない ⇒ 血行障害なし。細菌感染が主体。
- SIRSの状態であり，敗血症が疑われる。
- 抗菌薬投与を行うも軽快せず，経皮的胆嚢ドレナージを考慮する必要がある。
- 本症例は，胆嚢の腫大以外に肝胆道系酵素の上昇を認め，胆管炎への波及の可能性はあるものの，総ビリルビンは正常範囲内であり，肝内胆管の拡張を認めない。ゆえに胆管のドレナージは不要と判断する。
- 経皮的胆嚢ドレナージで治療効果を認めない場合には胆嚢摘出術を考慮する。

(正解 ▷ c)

Points!

胃切除後急性胆嚢炎に対する治療方針

1. 胃切除後急性胆嚢炎と診断した場合には，①感染の有無，②重症型(血行障害, 特殊型)の有無，③全身状態の評価，を行い重症度を評価する。
2. 治療は重症度に応じて，①抗菌薬，②胆嚢ドレナージ，③手術，の組み合わせで行う。
3. 手術の適応は，①腹膜炎にて緊急手術を要する場合，②抗菌薬やドレナージで炎症のコントロール不良な場合，③重症型の胆嚢炎(血行障害, 特殊型)，の場合。
4. 緊急性を要しないドレナージや手術のタイミングは，全身状態にて判断する。

5. 合併症ゼロをめざした周術期ケア

Check 6　胃切除後急性胆嚢炎の危険因子は？また胃切除後急性胆嚢炎の予防は？

1. 胃切除後急性胆嚢炎の危険因子

- 胃切除後急性胆嚢炎の危険因子については，胃切除の術式との関連による解析が主体である。
- 胃切除後急性胆嚢炎の原因は，①迷走神経(特に肝枝)切離，②再建法，③長期絶食と報告されている[2]。
- 胃切除後の胆石症・胆嚢炎の危険因子は，①胃全摘術，②十二指腸を食物が通過しない再建法(Billroth Ⅱ法やRoux-en Y法など)，③肝十二指腸間膜のリンパ節郭清の有無(2群リンパ節郭清)，とする報告がある[3]。

2. 胃切除後急性胆嚢炎予防のための周術期ケア

A. 胃切除後急性胆嚢炎に対する手術の必要性
- 胃切除後急性胆嚢炎は主に無結石性胆嚢炎であり，保存的に軽快することが多く，Oh SJ らの胃切除術8,033例の検討では，胆嚢炎で手術を必要とした症例は5例(0.06％)のみであった[7]。

B. 予防的胆嚢摘出術の意義
- 胃切除術の際に術後急性胆嚢炎および胆石症の予防目的で，胆嚢摘出術を行う施設もある。
- 近年のRCT[注2](胃切除術のみ vs 胃切除術＋胆嚢摘出術)では，胃切除術の際に胆嚢摘出術を併施しても，手術時間，出血量，合併症，在院日数に差は認めないと報告されている[8]。
- しかしながら，胃切除術後に胆嚢結石症や胆嚢炎を生じたとしても，その頻度は低く，また手術を必要とする症例は少ないこと，さらに万一，手術を必要としても胆嚢摘出術は安全に施行しうるため，画一的に摘出することは控えるべきとする報告もある[9]。
- また長期的には胃切除後5年以内に胆石症を発症する頻度は17％程度である[8]。
- 予防的胆嚢摘出術に関しては，上記のように明らかな有用性は証明されていないものの，免疫不全状態の患者(ステロイド投与，透析患者など)に対して，ハイリスク因子(胃全摘術，十二指腸を食物が通過しない再建術，D2リンパ節郭清)を伴う胃切除術を行う際には，予防的胆嚢摘出術を考慮しても良いと思われる。

Points!

胃切除後急性胆嚢炎の危険因子と予防

1. 胃切除後急性胆嚢炎の危険因子は，①迷走神経(肝枝)切離(胃全摘)，②再建法(Billroth Ⅱ法，Roux-en Y法)，③肝十二指腸間膜のリンパ節郭清，④長期絶食，である。
2. 危険因子を伴う胃癌手術後には，術後急性胆嚢炎の早期診断に努める。
3. 免疫不全状態の患者(ステロイド服用中，透析患者など)に対して，危険因子を伴う胃切除術を行う際には，予防的胆嚢摘出術を考慮してもよい。

2. 胃の手術後の合併症

> **自己チェック！**
>
> （問）　正しいものに〇を，誤ったものに×をつけよ。
> （　）1．幽門側胃切除術後の急性胆嚢炎は，再建術式別ではBillroth I法が最も頻度が高い。
> （　）2．胃切除後急性胆嚢炎は通常無結石性胆嚢炎である。
> （　）3．通常，リンパ節郭清度（郭清範囲）が大きいほど，術後胆嚢炎の発症率が高くなる。
> （　）4．進行胃癌の手術の場合には，予防的胆嚢摘出術が推奨されている。
>
> （正解　1×　2〇　3〇　4×）

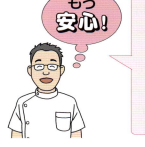

胃切除後急性胆嚢炎は，まれな合併症である。しかしながら，重症型に進展する危険性がある。着眼点は，①感染症の制御，②胆嚢の血行不全のないことの確認，③全身状態の管理，である。「感染症の制御は，ドレナージが一番！」と心の中で祈りながら，超音波下に経皮的胆嚢ドレナージをするため，患者さんを搬送する後期研修2年目のN君であった。

◆ 注釈（専門用語を理解しよう！）
1) 【日本臨床腫瘍研究グループ（Japan Clinical Oncology Group；JCOG）】国立がん研究センターがん研究開発費研究班を中心とする共同研究グループ。癌に対する標準治療の確立と進歩を目的としてさまざまな研究活動（多施設共同臨床試験）を行っている。
2) 【RCT（Randomized Controlled Trial；ランダム化比較試験）】評価のバイアス（偏り）を避け，客観的に治療効果を評価することを目的とした研究試験方法。治療群と対照群のランダムな割り当てを行い，効果が出そうな対象を選ぶことを避ける。

● 参考文献
1. 急性胆管炎・胆嚢炎診療ガイドライン改訂出版委員会：急性胆管炎・胆嚢炎診療ガイドライン第2版．医学図書出版，2013．
2. Liu XS, et al: World J Gastroenterol 2010.
3. Kobayashi T, et al: Br J Surg 2005.
4. 窪田忠夫：ブラッシュアップ急性腹症．中外医学社，2014．
5. 辻本文雄編：腹部超音波テキスト．ベクトル・コア．
6. JCOG外科委員会編：JCOG術中・術後合併症規準．2005．
7. Oh SJ, et al: J Gastrointest Surg 2009.
8. Bernini M, et al: Gastric Cancer 2013.
9. Gillen S, et al: World J Surg 2010.

3. 大腸の手術後の合併症

C. 臓器別手術合併症の重症度の階層化と対策

概説

大腸の手術後の合併症

1. 現状 ―どのような合併症が，どのくらい発生しているのだろうか？―

- 低位前方切除術後の合併症に関するNCD（National Clinical Database）情報がDis Colon Rectum（2014）で報告された（**表1**）。
- 2011年に登録された低位前方切除術は，16,695人であり（**表1**），全体の合併症発生率は26.3%，在院死亡率は0.9%であった。
- 合併症の内訳は，発生率の高い順に，①手術部位感染，②縫合不全，③尿路感染であった。SIRSは，1.2%に生じていた。
- 合併症による死亡の危険因子として，①BMI 30以上，②深在性静脈血栓症，③周術期輸血，④癌の播種，が示された。

表1 NCDによる低位前方切除術の術後合併症

低位前方切除術の合併症頻度	26.2%
手術部位感染	13.8%
縫合不全	10.2%
尿路感染	1.4%

在院死亡率0.9%
術後30日以内の死亡率（術死）は0.4%

平均年齢は66.2歳（by NCD）　　　　　（Dis Colon Rectum, 2014より引用）

2. 合併症は，どのような原因で発生するのだろうか？

- 大腸手術の合併症には，①術後出血（腹腔内，管腔内），②他臓器損傷（膀胱，尿管など），③縫合不全，④SSI，⑤排尿・性機能障害，⑥腸閉塞，などがある。
- 大腸の術後合併症には，大腸の特徴である①蠕動する太い管腔臓器，②特徴的な血管構築を有する，③直腸においては他臓器と近接している，などが関与している。
- 術後出血は，血管のシーリング不良やリニアステープラによるシーリング不良による。
- 他臓器損傷（膀胱・尿管など）は，剥離操作や切離操作における①機械的損傷，②熱損傷，③血行郭清による血流障害（特に尿管損傷），などによって生じる。
- 縫合不全は，①吻合部の過剰な張力，②吻合部のねじれ，③腸炎や腸閉塞などに伴う腸管内圧の上昇，④過剰な腸間膜の切除，などにより生じる静脈還流障害による場合が多い。
- 大腸の内腔は，グラム陰性桿菌の宝庫である。そのため，SSIの発生には十分，注意する必要がある。

3. 大腸の手術後の合併症

- 骨盤内の機能は，日常生活に欠かすことのできないものである。神経損傷による排尿・性機能障害について十分な知識を兼ね備えた愛護的な操作を心がけなければならない。
- 大腸の手術においては，腹腔と骨盤腔・後腹膜腔とを分離している腹膜を広範囲に切除することが多い。そのため，術後の癒着が生じやすく，術後腸閉塞を生じやすい。

3. 発症を早期に見出すために ―合併症の好発時期を知ろう！―

- 合併症の発症の時期は，それぞれの合併症の発生機序に影響される。
- シーリング不良が原因の術後出血は，術直後の1～2日に発症する。
- 他臓器（膀胱・尿管）損傷や神経損傷なども術後早期（2～3日）に判明することが多い。
- 静脈還流障害に伴う縫合不全は，組織の浮腫⇒創傷治癒遅延などの過程をとるため，術後3～5日に発症する。
- SSIなどの感染は，細菌の増殖が必要なため，感染巣を形成し発症するのに，4～5日を必要とする。

図1　大腸切除術における比較的頻度の高い合併症の発症時期

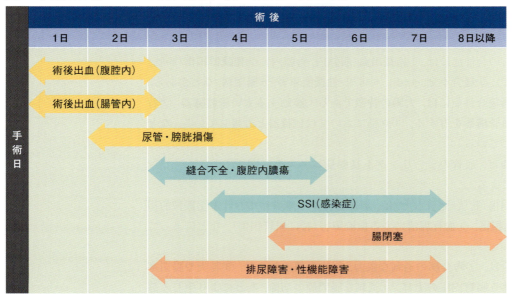

4. 代表的な再建術式と合併症の好発部位は？ —治療に向けて—

Ⅰ．結腸切除術（図はＳ状結腸切除術）

【切除範囲と合併症】

【代表的な再建法と合併症】

Ⅱ．直腸切断術

【切除範囲と合併症】

【代表的な再建法と合併症】

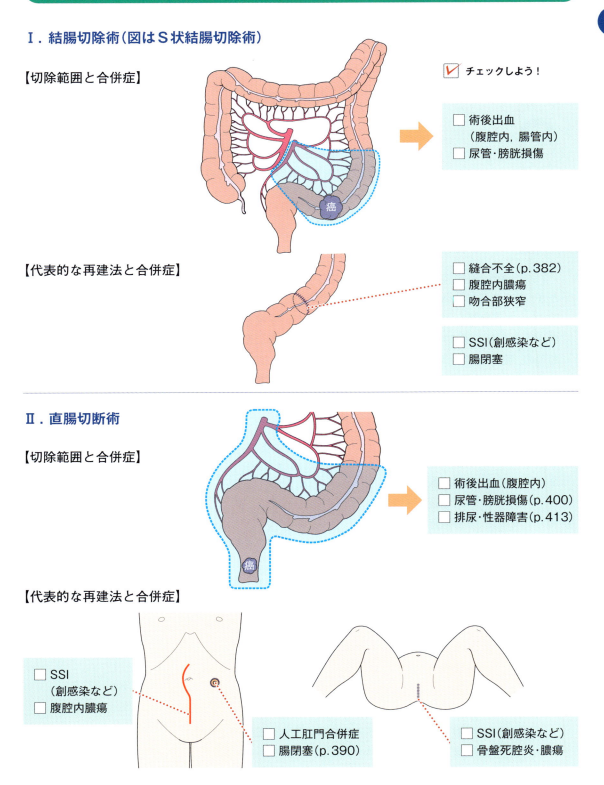

3. 大腸の手術後の合併症

術後テーマ 18

S状結腸切除術後5日目の発熱と下腹部痛

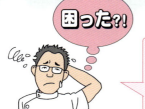

後期研修2年目のN君。消化器外科への進路を決めて研修中。5日前に初めてS状結腸癌の患者に対して，S状結腸切除術を先輩の指導の下，執刀するチャンスを得た。術後，順調に回復していたが，突然のナースコール！

症例

79歳，男性。S状結腸癌の診断にてS状結腸切除術を施行した。第4病日には発熱を認めなかったが，第5病日に急激な下腹部痛と38.5℃の発熱を認めた。血圧124/82mmHg，脈拍102回/分，左下腹部を中心に圧痛と反跳痛を認めた。呼吸音は正常であり，SpO₂は99％（room air）であった。創は発赤や圧痛を認めず，直腸膀胱窩に留置されたドレーンはやや濁っているものの，漿液性であった。血液生化学検査所見は，白血球12,000/μL，CRP 23.2mg/dL，と炎症反応の上昇を認める以外に，異常所見なく，尿検査，胸部X線写真にも異常所見を認めなかった。

Q1 確定診断に際し，まず行うべき検査を1つ選べ。
a. 腹部超音波検査
b. 水溶性造影剤を用いた下部消化管造影検査
c. 下部消化管内視鏡検査
d. 腹部CT検査
e. 腹部MRI検査

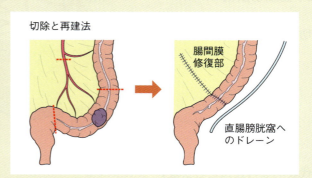

切除と再建法／腸間膜修復部／直腸膀胱窩へのドレーン

Q2 検査の結果，縫合不全であり，下腹部を中心に腹腔内全体に腹水が観察された。最も適切な治療法を1つ選べ。
a. 経過観察
b. 縫合不全近傍に経皮的穿刺によるドレーン留置
c. 開腹下の腹腔内洗浄＋ドレーンの留置
d. 開腹下の腹腔内洗浄＋吻合部切除＋人工肛門造設術
e. 開腹下の腹腔内洗浄＋再吻合＋ドレーンの留置

1. 患者の状況把握 ⇒ 情報収集から

▶注目すべき所見
①S状結腸癌の術後5日目　②突然の発症　③左下腹部を中心とした腹膜炎症状
④直腸膀胱窩に留置したドレーンはやや濁った漿液性　⑤検査による炎症所見

▶除外診断に使用できそうな所見
①炎症所見以外の血液検査は正常域　②呼吸音正常　③尿検査異常なし

　S状結腸切除の術後5日目の発熱と下腹部痛を認めた患者さん。頻度が高い合併症は縫合不全であろう。大腸は細菌の宝庫である。縫合不全を生じると膿瘍形成や細菌性の腹膜炎を生じてくる。縫合不全の診断と病変の広がり評価はどのように行うのだろうか？　治療法は？
　大腸切除後の縫合不全に対する評価と対処法を再確認しよう！

大腸切除後の縫合不全についての診断・重症度判定・治療・予防について学ぶ！
【階層化へのキーワード】
①大腸切除後の縫合不全の病態と鑑別診断
②大腸切除後の縫合不全の重症度（自然経過）による階層化
③大腸切除後の縫合不全の階層化による治療選択のアルゴリズム（著者作）

2. 診断しよう！ ⇒ 鑑別診断と診断へのアプローチ！

Check1　大腸切除後の早期（4〜7日）に発熱を生じる合併症は？　またその頻度は？

- 大腸切除後4〜7日目に発熱を生じる可能性のある合併症（鑑別すべき疾患）は次のとおりである（**表1**）。
- 術後4〜7日目の突然の発熱，腹痛，腹膜炎症状では，縫合不全を考える。
- 術後4〜7日目に発熱，脈拍増加，白血球の増加といったsystemic inflammatory response syndrome（SIRS）[注1]の徴候やCRPの上昇[2]を認め，**表1**に記した他の合併症が否定的な場合，縫合不全を疑う。
- 縫合不全は，結腸手術よりも直腸手術で高いという報告が多い。

3. 大腸の手術後の合併症

表1　発熱を生じる大腸切除後合併症

	頻度[1]	症状および特徴的所見	治療
創感染	9.9%	創の発赤，圧痛，排液	創の開放，デブリードマン
肺炎	8.1%	咳・痰，呼吸数増加，SpO_2低下 胸部X線写真で異常陰影	全身管理，理学療法 抗菌薬投与
縫合不全	4.4%	後述	後述
尿路感染症	3.4%	頻尿，膿尿など	尿道カテーテル早期抜去 抗菌薬投与

Check2　大腸切除後の縫合不全の診断に有用な検査法は？

●大腸切除後に縫合不全が疑われた場合には，まず腹部CT検査を行う。その後，必要に応じ，透視検査やドレーン造影を行う。

大腸切除後の縫合不全の診断（質的診断）へのアプローチ

a. 腹部CT検査
- 吻合部周囲の液体貯留（膿瘍形成）を認めた場合，縫合不全を疑う。
- また膿瘍とドレーンとの位置関係を評価することも重要である。
- CT検査は，消化管造影と比べ縫合不全の正診率が高いとの報告もある[4]。
- 他の疾患（腹腔内膿瘍，胆嚢炎，創感染など）の否定も可能である。

b. 消化管造影検査
- 水溶性造影剤を用いて造影検査を行い，造影剤の消化管外への流出を認めた場合，確定診断となる（図1）。しかしながら明確な流出を認めない場合もある。

c. ドレーン造影検査（術後2～3週間以降）
- ドレーン造影にて，ドレーンが膿瘍内に適切に留置されているか，瘻孔が形成されているかを確認する。ドレーン造影にて腸管が描出される場合もある（図2）。

図1　消化管造影検査（自験例）

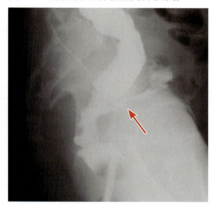

高位前方切除後縫合不全（矢印）。

図2　右結腸切除術後ドレーン造影（自験例）

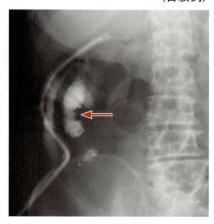

閉鎖式陰圧ドレーンをネラトンチューブに入れ替えた後，水溶性造影剤で造影検査を行ったところ，腸管が描出された（矢印）。

Q1 解説と答え

- 肺炎や尿路感染症を疑う所見はない。
- S状結腸癌の術後5日目に突然発症した腹膜炎症状⇒急な発症の腹膜炎。
- 炎症の部位は左下腹部であり，手術操作と関連性がある。⇒腹腔内膿瘍か，吻合部の縫合不全か。
➡ 腹腔内の評価のためにまず，腹部CT検査を行った

（正解▷ d）

Points!

大腸切除後縫合不全の診断

1. 大腸切除後の縫合不全を疑うサインは，①術後4～5日目の突然の発症，②腹痛と発熱，③腹膜炎の所見。
2. 大腸切除後の縫合不全を疑ったら，まず，腹部CT検査にて，①吻合部近傍の腹腔内膿瘍の有無，②ドレーンの先端の位置と吻合部の位置，③他の疾患（腹腔内膿瘍，胆嚢炎，創感染など）の否定。
3. 大腸切除後縫合不全の確定診断は，消化管造影だが，縫合不全部が造影されないこともある。

3. 適切な治療を行うための合併症の重症度分類（階層化）

Check3 大腸切除後の縫合不全の重症度分類（階層化）は？

- 大腸切除後縫合不全に対して頻用されている重症度分類（階層化）はない。
- しかし，大腸切除後の縫合不全の重症化として次のようなステップが存在する（SIRSはstep 1から併存）。
- 大腸切除後の縫合不全の重症度分類（階層化）として
  step 1：吻合部近傍に限局化した膿瘍
  step 2：腹腔内の膿瘍の部分的波及⇒腹腔内臓器に障害
   　　　（麻痺性イレウスなどの発症）
  step 3：汎発性腹膜炎となり，全身へ波及（DIC, ARDS, 多臓器不全など）（図3）

図3 大腸切除後の縫合不全の重症度分類（階層化）

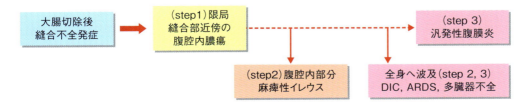

4. 合併症の重症度分類（階層化）に準じた治療方針

Check 4　大腸切除後の縫合不全の階層化に応じた治療はどうするの？

- 治療の目的は，①全身状態の改善（SIRSからの脱却），②腹膜炎の限局化，③縫合不全部の処置。
- 全身状態の改善（SIRSからの脱却）のため，①絶食，②輸液（栄養管理），③抗菌薬投与を行う（DIC, ARDS, MOFなどが生じている際には，それぞれの病態に応じて治療を付加する）。
- 腹膜炎の限局化・重症への進行阻止目的にて，重症度（階層化）に応じた治療を行う（図4）。

① ドレーンが挿入されている場合
　a. ドレナージが良好で，発熱や炎症反応が軽減している場合⇒保存的治療を継続する。
　b. ドレナージ不良だが，膿瘍は吻合部近傍に限局化しており（step 1），発熱や炎症反応が軽減しない場合⇒腹部CT検査などで膿瘍の局在を確認のうえ，穿刺ドレナージを行う。
　c. ドレナージ不良であり，麻痺性イレウスの発症（step 2）や汎発性腹膜炎を発症（step 3）を生じている場合⇒開腹下洗浄・ドレナージ＋吻合部の切除＋人工肛門造設［＋術後イレウス回避のためのイレウス管留置や腸瘻造設（経腸栄養にも用いることが可能）］。

図4　大腸切除後の縫合不全に対する階層化別治療のアルゴリズム（著者作）

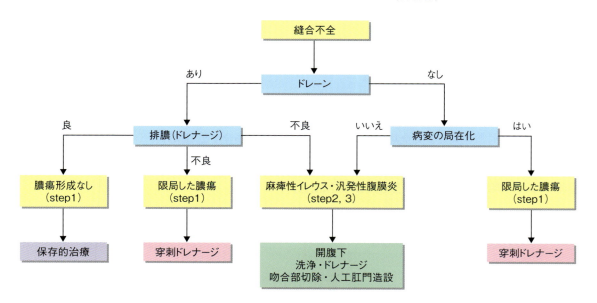

②ドレーンが挿入されていない場合
  a. 膿瘍が吻合部近傍に限局している場合(step 1)⇒穿刺ドレナージを行う。
  b. 麻痺性イレウスの発症(step 2)や汎発性腹膜炎を発症(step 3)を生じている場合⇒開腹下洗浄・ドレナージ＋吻合部の切除＋人工肛門造設［＋術後麻痺性イレウス回避のためのイレウス管留置や腸瘻造設(経腸栄養にも用いることが可能)］。
- 穿刺ドレナージにおいては，①ドレーンの性状(材質や太さなど)，②経路と先端位置，③圧勾配，を考慮する。
- 一般的に大腸切除後の縫合不全は，上部消化管の縫合不全と比べ，再手術が必要になることが多い。

Q2 解説と答え

- 本症は，大腸切除後の縫合不全により，汎発性腹膜炎を発症した状態。
- SIRSを生じているものの，ARDSやDICは生じていない。
- 腹腔内は炎症の限局化をめざして，腹腔内洗浄・ドレナージ＋人工肛門造設を行う。
- 汎発性腹膜炎なので，再吻合は行わない。

(正解▷ d)

Points!

大腸切除後の縫合不全に対する治療

1. 大腸切除後の縫合不全の治療原則は，①全身状態の改善，②腹膜炎の限局化，③縫合不全部分の処置，である。
2. 大腸切除後の縫合不全に対する基本的な全身治療は，①絶食，②輸液(栄養管理)，③抗菌薬投与。
3. 大腸切除後の縫合不全に対する炎症の局在化は穿刺ドレーンで行う。ドレーン穿刺に際しては，①ドレーンの性状，②ドレーンの経路，③圧勾配，を考慮する。
4. 大腸切除後の縫合不全に伴う汎発性腹膜炎の治療は，①洗浄とドレナージによる炎症の限局化，②人工肛門による腸液の腹腔内漏出防止，③麻痺性イレウスへの対応，である。

5. 合併症ゼロをめざした周術期ケア

Check5 大腸切除後の縫合不全の危険因子は何か？
また縫合不全を予防するためにはどうすればいいのか？

1. 縫合不全の危険因子

- 近年のメタ解析[注2]にて，大腸切除後の縫合不全の危険因子[5]は，男性，高齢者，高ASAスコア値[注3]，拡大手術（他臓器合併切除），緊急手術，術式（横行結腸切除，左結腸切除，結腸亜全摘）と報告されている。
- また，縫合不全による術死の独立した危険因子は，高齢，高ASAスコア値，緊急手術と報告されている。

2. 縫合不全予防のための周術期ケア

A. 術前の減圧処置

- 上記の縫合不全の危険因子の中で，医療従事者が介入できる因子は，緊急手術のみである。
- 緊急手術が行われる疾患の大部分は大腸癌イレウス症例であり，大腸癌イレウス症例に対し近年では可能な限り保存的に減圧を行ったうえで待機手術を行うようになっている。
- 減圧のためには経肛門的イレウスチューブ留置やステント留置術が行われる（表2）。
- 保存的減圧が不可能な症例では，緊急減圧手術（人工肛門造設術）を行い，待機的に原発巣切除術を行うことの有用性も明らかになっている[6]。

B. 保護的ストーマ

- 縫合不全の頻度が高い直腸癌の低位前方切除術では，術中に保護的ストーマを作成することで縫合不全の発生率を減少させることが可能である[7]。

表2 経肛門的イレウスチューブとステント留置術の比較

	経肛門的イレウスチューブ	ステント留置術
共通点	一期的吻合を可能にする・術後合併症を低下させる・人口肛門を回避できる・在院日数短縮	
利点	安価・下部直腸癌にも留置可能	右側結腸にも留置可能・減圧効果高い・通院可
欠点	洗浄が必要となる・減圧効果が低い・入院要	高価・下部直腸癌は不可能

（「消化器外科minimal requirements実践応用編」，メジカルビュー社より引用）

Points!

大腸切除後の縫合不全の予防

1. 大腸切除後の縫合不全の危険因子は，男性，高齢者，高ASAスコア値，拡大手術，緊急手術，術式である。
2. 大腸癌イレウスを併発している患者の縫合不全の発生予防として，術前に腸管内の減圧を十分行い，待機的に手術を行う。

C. 臓器別手術合併症の重症度の階層化と対策

自己チェック！

（問）　正しいものに〇を，誤ったものに×をつけよ。

（　）1. 大腸切除後の縫合不全は，結腸より直腸手術のほうが頻度が高い。
（　）2. 縫合不全を疑った場合には，まず腹部CT検査を行う。
（　）3. 縫合不全の予防のために，大腸癌イレウス症例に対しては，直ちに緊急手術（大腸切除術）を行うことが望ましい。
（　）4. 本邦でも大腸癌イレウスに対しステント留置のうえ，待期的に手術を行うことが多くなった。

（正解　1〇　2〇　3×　4〇）

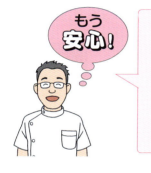

大腸切除後の縫合不全に対しては，①SIRSからの脱却，②腹膜炎の限局化，③縫合不全部の処置，が大切である。人工肛門造設は，腹膜炎を限局させる最も有効な方法！……「縫合不全が発生したからといって，自信を失うことなかれ！　次回は起こさぬよう，合併症から学ぼう！」と，先輩から励まされる後期研修2年目のN君であった。

◆ 注釈（専門用語を理解しよう！）

1) 【systemic inflammatory response syndrome（SIRS）】全身性炎症反応症候群。①体温＞38℃または＜36℃，②脈拍＞90回/分，③呼吸数＞20回/分またはPaCO$_2$＜32 Torr，④白血球数＞12,000/μLまたは4,000/μLあるいは未熟型白血球＞10%以上のうち2項目以上を満たすもの。敗血症の定義は，「感染に起因するSIRS」とされる。
2) 【メタ解析】メタアナリシス。複数のランダム化比較試験の結果を統合し，より高い見地から分析すること。または，そのための手法や統計解析のこと。Evidence-based medicneでは，最も質の高い根拠とされる。
3) 【ASA score；American Society of Anethesiologist score】米国麻酔学会術前評価スコア。米国麻酔学会による術前の全身状態分類。全身状態を6段階に分類。手術後の予後と相関している。

● 参考文献

1. Brown SR, et al: Ann Surg 2013.
2. Singh PP, et al: Br J Surg 2014.
3. Peeters KC, et al: Br J Surg 2005.
4. Hyman N, et al: Ann Surg 2007.
5. Bakker IS, et al: Br J Surg 2014.
6. Jiang JK, et al: Dis Colon Rectum 2008.
7. Matthinessen P, et al: Ann Surg 2007.

3. 大腸の手術後の合併症

術後テーマ 19

結腸切除術後の7日目の嘔吐

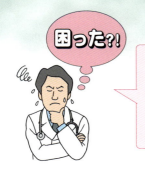

卒後14年目の消化器外科専門医のU君。7日前に左半結腸切除術を施行した患者が嘔吐していると看護師より報告があった。「昨日まで何の症状もなく，経過はよかったのに……」。診察すると，腹満が強く，昨日までとは明らかに違っていた……。さあ，困った！

症例

78歳，男性。下行結腸の進行癌の診断にて開腹下にD3リンパ節郭清を伴う左半結腸切除術を施行した。術後経過良好であり，術後4日目より食事を開始したところ，術後7日目に嘔気と数回の嘔吐を認めた。

診察時，発熱はなく，腹痛は自己制御内であるものの，腹満が著明であった。血液生化学検査は，白血球7,200/μL，赤血球416万/μL，Hb 14.2g/dL，血小板28万/μL，T-Bil 1.9mg/dL，AST 69IU/L，ALT 82IU/L，BUN 33mg/dL，Cr 1.4mg/dL，CRP 8.2mg/dLであった。腹部単純X線画像を図1に示す。

図1 腹部単純X線写真（自験例）
a. 立位

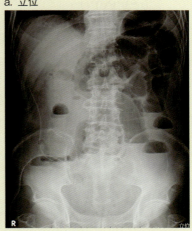

b. 臥位

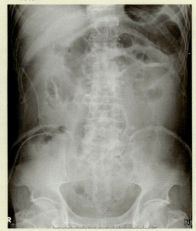

Q1 本症例の診断のために有用と思われる検査を2つ選べ。

a. 腹部超音波検査
b. 消化管造影検査
c. 腹部造影CT検査
d. 上部消化管内視鏡検査（水様性造影剤）
e. 腹部MRI検査

Q2 本症例への対応として正しいものはどれか。
a. 癒着性腸閉塞症と診断し，経過観察とした。
b. 癒着性腸閉塞症と診断し，脱水の補正と経鼻胃管挿入による治療を開始した。
c. 癒着性腸閉塞症と診断し，緊急手術を施行した。
d. 絞扼性腸閉塞症と診断し，緩下剤を処方した。
e. 絞扼性腸閉塞症と診断し，イレウス管を挿入した。

もっと勉強したい君へ　日本消化器外科学会専門医問題（5, 6回公表設問21）

1. 患者の状況把握 ⇒ 情報収集から

▶注目すべき所見

①下行結腸進行癌　②開腹手術　③D3リンパ節郭清を伴う左半結腸切除術
④経過良好であった　⑤術後7日目に嘔気・嘔吐　⑥発熱なし
⑦自己制御内の腹痛　⑧腹満著明
⑨血液生化学検査にてビリルビン・肝酵素・腎機能の上昇　⑩腹部X線写真でニボーを認める

腹部手術後の腸閉塞症は，術後早期でも晩期でも遭遇しうる頻度の高い合併症である。
しかしながら，腸閉塞症の診療方針に関するコンセンサスは確立されておらず，ガイドラインもないのが現状である。鑑別診断をどのように行うべきか？ また，治療をどのように進めていくのか？
術後（特に大腸切除後）の腸閉塞症の診断・治療のストラテジーについて再確認しよう！

大腸切除後の腸閉塞症の鑑別診断と治療法について学ぶ！

☞【階層化へのキーワード】
①腸管の閉塞の有無（機械的腸閉塞症 or 機能的腸閉塞症）
②腸管の血流障害の有無（単純性腸閉塞症 or 複雑性腸閉塞症）
③腸閉塞症の治療方針（著者作）

2. 診断しよう！ ⇒ 鑑別診断と診断へのアプローチ！

Check 1　大腸切除術後の腸閉塞症の鑑別診断は？

1. 開腹下大腸切除術後の腸閉塞症
- 一般に，開腹手術後は，48～72時間にわたって術後腸管麻痺が認められる[1]。
- 開腹下大腸切除術後の腸閉塞の発症率は7.4～11.8%との報告あり[2]。

2. 大腸癌術後の腸閉塞症
- 大腸癌術後早期の腸閉塞症の頻度は，他の開腹手術例と比較して高い。
- 食道癌・胃癌での術後腸閉塞症の頻度が1～2%であるのに対し，大腸癌術後の腸閉塞症の頻度は5～10%との報告がある。
- 根治度B・Cより根治度Aに，リンパ節郭清度D1・2よりD3に，さらに直腸切除術後より直腸切断術後に多い。

3. 腸閉塞症の鑑別診断
- 腸閉塞症は，①機能的な腸管運動障害か，機械的な通過障害かの鑑別，②機械的な通過障害があれば血流障害の有無の鑑別，が重要である（図2）。
- 特に血流障害の有無の鑑別は，迅速に行う必要がある。
- 腸管の機械的閉塞を伴わない腸閉塞には，重症のMRSA腸炎や，器質的な疾患がないにもかかわらず急激な大腸の拡張による腹満をきたす急性閉塞性偽性大腸閉塞症*なども含まれる。
  *偽性腸閉塞症：慢性的な経過をとり，大腸拡張による腹満・嘔吐・腹痛などの症状を繰り返す症候群であり，詳細な病態が不明であるもの。保存的治療を行う。

図2　術後腸閉塞症の鑑別診断（著者作）

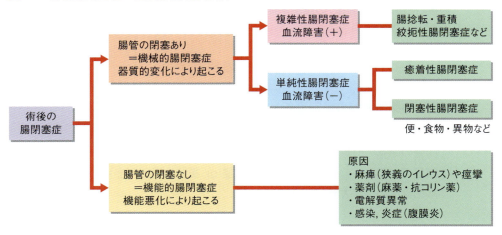

Check 2 大腸切除術後の腸閉塞症の鑑別診断に有用な症状や検査法は何か？

1. 症状
- 嘔気・嘔吐，腹満，排便・排ガスの停止などを生じる。
- このうち，鑑別に有用な症状は，嘔吐の回数と腹痛である（図3）。
  - 嘔吐の回数：少ない場合 ➡ 機能的腸閉塞症（狭義のイレウスを含む）
              多い場合 ➡ 機械的腸閉塞症
  - 腹痛：間歇的で強くない場合 ➡ 単純性腸閉塞症
          急激・持続的・激痛の場合 ➡ 複雑性腸閉塞症
- 複雑性腸閉塞症では，発熱，頻脈，頻呼吸，低血圧，冷汗などSIRSを呈する ➡ ショックになることもある。
- 腹部所見：強い圧痛や腹膜刺激徴候を認めた場合は，複雑性腸閉塞症を積極的に疑う（表1）。

2. 血液・生化学検査所見
- 炎症性疾患の除外，脱水の有無，電解質異常の有無をチェックする。
- 複雑性腸閉塞症の鑑別診断の目的に，炎症所見（白血球数やCRP）・LDH・CPKに加え，血清プロカルシトニン値・アシドーシスの有無・乳酸値の上昇などの把握が重要である。

図3　症状からみた術後腸閉塞症の鑑別診断

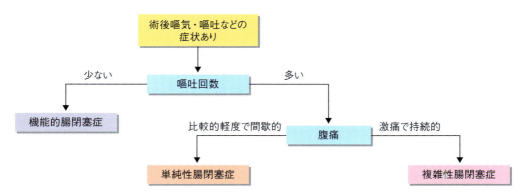

表1　腹部所見からみた術後腸閉塞症の鑑別

	単純性腸閉塞症	複雑性腸閉塞症
症状	間歇的	持続的
腹部所見	腹部膨満金属音	Wahl徴候 腸雑音減弱 筋性防御

3. 画像検査

- **腹部単純X線検査**：CT検査と同様の腸閉塞症の診断能を有する。最初に行うべき検査。腸管の拡張・小腸ガスの出現・ニボーの出現（特に機械的腸閉塞症）が特徴。
  - ➡ 機能的腸閉塞症では，小腸ガスのみならず大腸ガスも認めることが多い。
  - ➡ 複雑性腸閉塞症では，急激に拡張腸管が腸液で満たされるため無ガス（gas-less）となることが多い。
- **造影CT検査**：複雑性腸閉塞症の診断に必須。閉塞起点の診断にも有用である。腸管虚血（腸管壁の造影効果が弱い）の診断能は，感度92％，特異度93％，正診率82％である[3,4]。また，腹水貯留や腸間膜の肥厚なども複雑性腸閉塞症を疑う所見である。
- **消化管造影検査**：水溶性造影剤（ガストログラフィン）を用いる。胃管やイレウス管より造影することが多い。閉塞部位や狭窄程度の検索に有用である。また，治療的意義も高い（RCTにて，造影剤の使用により，入院日数の短縮や外科的治療の回避が可能であったとする報告あり[5]）。
- **腹部超音波検査**：診断能は比較的高い（正診率80％）とされるが，簡便性や再現性の観点からCT検査を上回るものではない。
- **腹部MRI検査**：腹部造影CT検査と同等かそれ以上の診断能とされるが，簡便性の点からCT検査に劣る。

Q1 解説と答え

- 下行結腸進行癌に対するD3リンパ節郭清を伴う左半結腸切除術後の数回の嘔吐・腹満 ➡ 術後腸閉塞症の可能性あり。
- 腹部単純X線写真（図1）立位像にてニボー像あり ➡ 術後腸閉塞症と診断。
- 発熱なし，腹痛軽度，炎症所見軽度，脱水の疑いあり ➡ 複雑性腸閉塞症の可能性低いが，除外診断には腹部造影CT検査が有用。
- 数回の嘔吐がみられ，腹部単純X線写真でニボー像を認めることから，機械的腸閉塞症の可能性高い ➡ 閉塞部位や閉塞の程度の同定に消化管造影検査が有用。

（正解 ▷ b, c）

Points!

大腸切除後の腸閉塞症の鑑別診断

1. 術後腸閉塞症は，①機能的腸閉塞症（狭義のイレウスを含む）と②機械的腸閉塞症に分類される。
2. さらに機械的腸閉塞症は，血流障害の有無にて複雑性と単純性に分類される。
3. 機能的腸閉塞症と機械的腸閉塞症の鑑別には，嘔吐の回数と腹痛の程度が有用である。
4. 術後腸閉塞症の鑑別診断には，①腹部単純X線検査と②腹部造影CT検査が有用である。

3. 適切な治療を行うための合併症の重症度分類(階層化)

Check 3　術後腸閉塞症の重症度の階層化(自然経過)について述べよ

- 術後腸閉塞症の重症度分類には，Clavien-Dindo 分類がある(表2)。
- 術後腸閉塞症の重症化(経過)は，機械的な腸管の閉塞の有無により大きく異なる(図4)。
- 腸管の閉塞がなければ軽症のことが多いが，腸管の閉塞があれば，重症化の可能性も高くなる。

表2　術後腸閉塞の重症度分類(Clavien-Dindo 分類)

Ⅰ	Ⅱ	Ⅲa	Ⅲb	Ⅳa	Ⅳb	Ⅴ
臨床所見または検査所見のみで，緩下薬以外の内科的治療や経静脈的栄養管理を要さない	緩下薬以外の内科的治療や経鼻胃管の留置：経静脈的栄養管理を要する(TPNを含む)	イレウス管の留置	全身麻酔下でのイレウス解除(腸管切除の有無は問わず)	腸管の広範壊死：人工呼吸管理を要する肺障害：CHDFを要する腎障害など1つの臓器不全	敗血症：複数の臓器不全	死亡

図4　術後腸閉塞症の自然経過

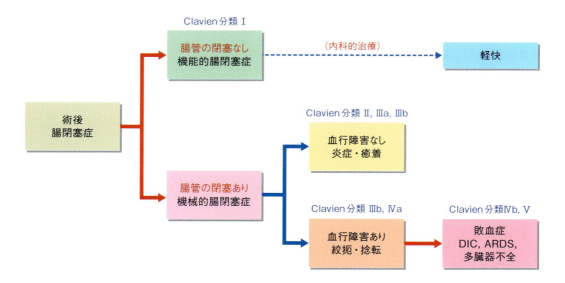

4. 合併症の重症度分類（階層化）に準じた治療方針

Check 4 術後腸閉塞症の階層化別の治療はどうするの？

● 術後腸閉塞症の治療は，Clavien-Dindo分類に応じて，全身管理と局所治療が行われる．局所治療としては，以下のとおり，①内科的（薬物）治療，②減圧処置，③外科的治療（緊急手術や待機手術）に大別される．

（1）全身管理
1. 絶飲食
2. 脱水・電解質の補正 ➡ 腸閉塞症では，5～10Lもの消化管液が腸管内に貯留するため，脱水・電解質異常の補充（特にNa・K）を行う必要がある．十分な細胞外液の補充を行い，0.5mL/kg/時以上の尿量を確保する．
3. 抗菌薬の投与 ➡ 腸管閉塞により敗血症となりうる（図5）．第一選択としてはセフェム系抗菌薬であるが，重症化の徴候のある例では，カルバペネム系などの広域抗菌薬も早期より投与する．

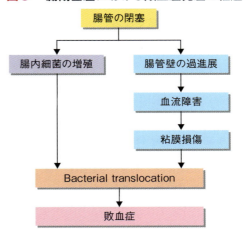

図5　腸閉塞症における敗血症発症の経過

（2）局所治療
① 内科的（薬物）治療：主として機能的腸閉塞症に対して行われる（図6）．
　1. 内服治療 ➡ 大建中湯®，ラキソベロン®，酸化マグネシウムなど．胃管やイレウス管からの注入でもよい．

図6　術後腸閉塞症の治療方針（著者作）

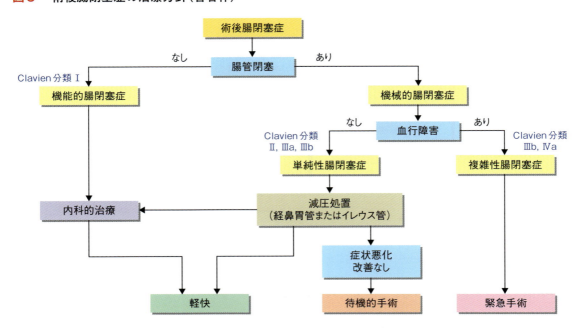

2. 腸管運動促進薬（表3）➡ 特に術後麻痺性腸閉塞症に対して投与される。
② 減圧処置：主として単純性腸閉塞症に対して行われる（図6）。
　1. 胃管挿入 ➡ 機械的腸閉塞症の単純性腸閉塞症に対してまず行う処置である。胃管とイレウス管の効果を比較したRCTでは、手術が必要となる症例の頻度に差がなかったため[6]、多くの症例では胃管による減圧で十分とされる。
　2. イレウス管挿入 ➡ 米国のガイドラインでは、前述のRCTなどの結果より、胃管と比較したイレウス管挿入の有益性はないとされる[7]。しかしながら、胃管群に比し虚血腸管を切除した割合が少なかったとの報告[6]もあることから、イレウス管挿入は一定の治療効果があると考えられる。また、術前の腸管の減圧や閉塞部位の同定などにも有効である。1日排液量500 mL以下が、抜去することのできる目安とされる[8]。

表3 腸管運動促進薬とその作用

薬物名（商品名）	作用
モサプリド（ガスモチン）	アセチルコリン分泌を促進⇒胃・腸運動を促進
パンテノール（パントール）	副交感神経作動作用
プロスタグランジン製剤（プロスタルモンF）	腸管平滑筋に直接作用⇒強い収縮
メトクロプラミド（プリンペラン） エリスロマイシン（エリスロシン）	胃・腸運動促進

③ 外科的治療：主として複雑性腸閉塞症に対して行われる（図6）。
　1. 緊急手術 ➡ 複雑性腸閉塞症に対して行う。虚血による腸管障害は時間依存性に増悪するため、迅速な手術が必要となる（36時間を超えると30％以上の死亡率とされる[9]）。
　2. 待機的手術 ➡ 主として機械的腸閉塞症の単純性腸閉塞症に対し、減圧処置で軽快しなかった症例に行う。
　　【欧米】イレウス管の有用性を認めていないことから、胃管挿入後48時間以内に改善ない場合は手術となることが多い。
　　【本邦】イレウス管にて十分減圧し、かつ閉塞（狭窄）部位を同定するため、欧米に比べ手術までの時間は長く、また手術適応も定まったものはない（表4）。
　➡ イレウス管留置などの保存的治療にて7日以内に軽快する症例が50％以上とされるものの、14日以内に軽快する症例も40％程度あるとされる。
　　＊腹腔鏡手術：単純性腸閉塞症に対する腹腔鏡下手術は、完遂率65％、開腹移行率30％、合併症率15％との報告[10]あり。明確な適応はないが、腸閉

表4 単純性腸閉塞症における手術を考慮すべき状態

① イレウス管挿入後も症状・全身状態が悪化
② イレウス管挿入後も、腸閉塞症の改善なし（7～14日が目安）
③ 短期間に繰り返す腸閉塞症

3. 大腸の手術後の合併症

塞症の原因部位が同定されており，減圧が十分行われている症例が望ましいとされる。

(3) その他の治療
- 高圧酸素療法：腸管内の異常気体を圧縮・吸収して腸管内血行を再開し，大量の溶解酸素の供給により蠕動を回復させるという機序により，特に単純性腸閉塞症に有効とされる。

Q2 解説と答え

- 癒着性腸閉塞症＝単純性腸閉塞症であり，減圧処置が第一選択である。
  ➡ 脱水の補正と経鼻胃管挿入による治療が正しい。
- 絞扼性腸閉塞症＝複雑性腸閉塞症であり，外科的処置すなわち緊急手術の適応である。

(正解 ▷ b)

Points!

術後腸閉塞症に対する治療方針

1. 術後腸閉塞症の重症化(経過)は，腸管の閉塞の有無により大きく異なる。
2. 術後腸閉塞症の治療は，①内科的治療，②減圧処置，③外科的治療に大別される。
3. 術後腸閉塞症では，全身管理と局所治療。局所治療として，機能的腸閉塞症には①内科的(薬物)治療，単純性腸閉塞症では②減圧処置，複雑性腸閉塞症では③外科的治療，に大別される。

---

5. 合併症ゼロをめざした周術期ケア

Check 5　術後腸閉塞症の予防はどうすればいいの？

≪術後腸閉塞症を予防するための周術期ケア≫

A. 術中に施行可能な予防策
- 低侵襲な手術(腹腔鏡補助下・小開腹手術・少出血など)を心がける(術後腸管麻痺期間が短い，創長が短い)。
- 腸管を乾燥させない。
- 手袋の粉(タルク)を腸管や腹腔内に散布しない。
- ヒアルロン酸ナトリウム/カルボキシメチルセルロース癒着防止吸収性バリア(前腹壁と小腸の間の癒着防止目的)を使用する。
- 直腸切除後の後腹膜・骨盤底の縫合の是非は，コンセンサスが得られておらず，明確な基準はない。

➡ 直腸切除術例より直腸切断術例のほうが腸閉塞症の発生頻度が有意に高いことから縫合閉鎖を推奨する施設がある。一方，縫合しないほうが癒着が少なく腸閉塞症の頻度が少ないとの報告もある[11]。

B. 術後に施行可能な予防策

- 硬膜外麻酔の使用 ➡ 術後の迅速な腸管運動回復を促進する。
- オピオイドの使用を避ける。オピオイド拮抗薬を使用する ➡ 腸管運動の回復の妨げを避ける。
- ERAS(enhanced recovery after surgery)に努める ➡ 術後早期の離床，早期の食事再開，ガム咀嚼を行う。
- エリスロマイシンの投与を行う ➡ 消化管運動を促進する。
- 大建中湯の継続投与 ➡ 消化管運動を促進する。

自己チェック！

（問）正しいものに○を，誤ったものに×をつけよ。

( ) 1. 機能的腸閉塞症には，経鼻胃管もしくはイレウス管による減圧処置が必須である。
( ) 2. イレウス管留置による治療を行って減圧をすれば，1カ月以上経過をみてもよい。
( ) 3. 術後単純性腸閉塞症に対する水溶性造影剤の投与は，診断・治療の両観点からも有用である。

（正解　1×　2×　3○）

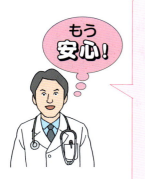

術後の腸閉塞症は，日常臨床において，一度は経験する合併症の1つである。その中には，いわゆる「イレウス」と呼ばれる小腸麻痺(＝機能的腸閉塞症)から，血流障害を伴う複雑性腸閉塞症まで含まれる。これらを正しく鑑別しなければ，適切な治療が行えず重篤な経過を招いてしまう。

特に，複雑性腸閉塞症を短時間に診断することは救命に直結する。造影CT写真を祈るような気持ちで読影し，虚血のないことを確認する消化器外科専門医のU君であった。

参考文献

1. 高崎秀明ほか：外科 2002.
2. Ellozy SH, et al: Dis Colon Rectum 2002.
3. Jang KM, et al: Am J Roentgnol 2010.
4. Mallo RD, et al: J Gastrointest Surg 2005.
5. Biondo S, et al: Br J Surg 2003.
6. Fleshner PR, et al: Am J Surg 1995.
7. Diaz JJ, et al: J Trauma 2009.
8. 恩田昌彦ほか：日腹部救急医会誌 2000.
9. Trecino C, et al: AACN advanced critical care 21 2010.
10. O'Connor DB, et al: Surg Endosc 2011.
11. 加藤　延ほか：日本大腸肛門病会誌 1995.

3. 大腸の手術後の合併症

術後テーマ20

大腸癌手術後のドレーンからの大量の排液

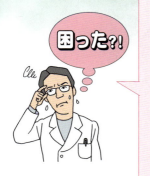

困った?!

消化器外科入局5年目のH君。進行大腸癌患者の担当医となり，腹腔鏡下S状結腸切除術を執刀した。S状結腸に憩室が多発しているためか，S状結腸外側の剥離が困難であった。先輩医師の指導の下，なんとか手術を終了した。術後5日目になってもドレーン排液量が500mLを下回らず，おかしいと思いながらも，発熱や腹痛などの症状もないため様子を見ていた。術後8日目，学会から帰ってきた先輩医師から，ひとこと，「尿管（図1）は大丈夫か？」……。H君は背筋が凍った。

症例

60歳，男性。2週間前に下血をきたし前医を受診。S状結腸に存在する約6cm大の2型進行癌と診断され，8日前に当科で腹腔鏡下S状結腸切除術を施行した。心・肺・肝・腎機能は正常であった。S状結腸憩室炎の既往があったため，S状結腸剥離の際，癒着を認め，剥離に難渋した。術後5日目になってもドレーン排液量が700mL/日と多量であったが，発熱や腹痛はなかった。なお，術後7日目の1日尿量は600mLであった。術後8日目には腰背部痛と腹部膨満を訴えはじめた。体温36.8℃，血圧130/74mmHg，脈拍 76回/分，整。腹部所見は平坦・軟，圧痛なし。血液生化学検査所見は白血球 8,800/μL，赤血球 490万/μL，Hb 14.9 g/dL，血小板 34万/μL，T-Bil 1.2mg/dL，GOT 39IU/L，GPT 32IU/L，ALP 781IU/L，BUN 10mg/dL，Cr 0.8mg/dL，CRP 4.1mg/dLであった。

Q1 この病態の診断と治療のために最も有用な検査を1つ選べ。

a. 腹部超音波検査
b. 腹部造影CT検査
c. インジゴカルミン静注
d. 血清クレアチニン
e. 血清アルブミン

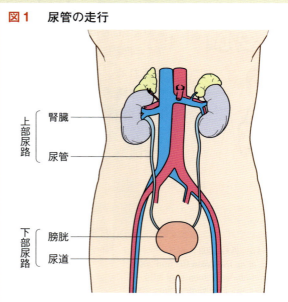

図1　尿管の走行

C. 臓器別手術合併症の重症度の階層化と対策

Q2 検査の結果，左尿管損傷と診断した。画像検査にて中部尿管の約1 cmの裂創と診断した。まず，試みるべき治療として適当なものを1つ選べ。

a. 膀胱内留置カテーテル挿入
b. 腎瘻造設
c. ダブルJ尿管カテーテル挿入
d. 尿管再建＋ダブルJ尿管カテーテル挿入
e. 経過観察

1. 患者の状況把握 ⇒ 情報収集から

▶注目すべき所見
① S状結腸切除術後8日目　　② ドレーン排液多量（700 mL/日）　　③ 腰背部痛と腹部膨満感
④ S状結腸憩室炎の既往　　　⑤ 尿量が少ないが腎機能障害はなし

　大腸手術を行う際に，外科医が注意すべき術中偶発症の1つとして尿管損傷があげられる。
　術中に尿管損傷に気が付けば，その場での修復が可能だが，術後に判明したり，遅発性の尿管損傷が発生した場合には，治療の遅れが器質的な尿管狭窄を生じ，腎不全の危険をもたらすことがある。尿管損傷の診断はどのように行うのか？ 通常の腹水と尿との鑑別診断は？　また，尿管損傷の重症度の評価と治療法は？
　大腸切除術の術後合併症の1つである尿管損傷の評価と治療法について再確認しよう！

大腸切除後に発症した尿管損傷の診断，重症度判定，治療法について学ぶ！

【階層化へのキーワード】
① 尿管損傷の診断
② 尿管損傷の重症度判定（階層化）
③ 尿管損傷に対する階層化別治療（著者作）

401

2. 診断しよう！⇒ 鑑別診断と診断へのアプローチ！

Check1 大腸切除術に伴う尿管損傷の基礎知識としてどのようなことを知っているか？

1. 尿管の血管（図2，3）
● 尿管の走行と分布する血管（図2），尿管壁に分布する血管（図3）を示した。

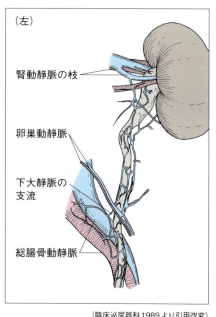

図2 尿管の走行と分布する血管

（臨床泌尿器科1989より引用改変）

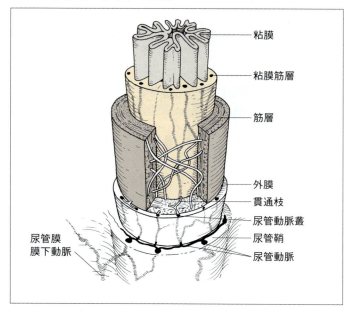

図3 尿管壁に分布する血管

（Frank Hinman JR: Atlas of urosurgical anatomy.WB Saunders. より引用改変）

2. 尿管損傷の部位と発生機序
● 尿管損傷は，左尿管が右尿管に比べて損傷を受けやすい（消化器外科では，S状結腸や直腸S状部の手術）。
● 下腸間膜動静脈系と左尿管が解剖学的に接近していることがその理由である。
● 尿管損傷は下腸間膜動静脈切離時と直腸外側靱帯切離時に起こりやすい。
● 尿管と総腸骨動静脈との交叉点より末梢を下部尿管（骨盤内尿管），それより中枢側を二分して上部尿管と中部尿管に分類される（図2）。
● 術中尿管損傷の部位と原因は，中部尿管では術中操作ミス，下部尿管では局所の高度進展症例における尿管剥離操作時の損傷などが多いと報告されている。
● 尿管損傷は術中損傷に加え，術後の感染，炎症，虚血や尿管の通過障害により遅発性に発生することがある。
● 尿管は原則的に，尿管鞘を剥離し外膜を露出させてはいけない（虚血になる，図3）。

3．術中尿管損傷の原因と種類
(1) 電気凝固，レーザーなどのエネルギー機器による熱損傷
(2) 自然縫合器よる尿管のシーリング
(3) 尿管の切断，切除
(4) 尿管の壊死（血行不全），閉塞，狭窄
(5) 運針による尿管瘻孔の形成
- 壊死，閉塞，狭窄や瘻孔形成は尿管血流が大きく影響する。
- 遅発性の尿管損傷の発症時期は術後3〜33日と報告されている。
- 通常術後1〜3週目にみられるものが多い。

4．尿管損傷の一般的な症状
- 腰背部痛，側腹部痛
- 麻痺性イレウス
- 血尿
- 血清クレアチニン上昇
- 発熱

5．尿管損傷をきたしやすい術式とその頻度
- 腹部・骨盤内手術の0.5〜1.0%[3]。
- 尿管損傷の50%以上は婦人科手術，5〜15%が外科手術。
- 婦人科手術における尿管損傷の発生頻度は0〜14.6%。
- 開腹単純子宮全摘で0〜1.5%，腹腔鏡補助下子宮摘出術で0.41〜0.84%[4]，広汎子宮全摘で5.8%〜14.6%。
- 腹会陰式直腸切断術における尿管損傷の頻度は0.7〜5.7%[5]。
- 直腸癌1,605例中の尿管損傷の頻度は0.9%（14例）[6]。

Points!

大腸切除後の尿管損傷

1. 尿管損傷は，左側尿管に多い。
2. 尿管損傷の原因には，術中損傷と，炎症，感染，虚血などによる術後の遅発性尿管損傷が存在する。
3. 尿管損傷の頻度は，外科領域では直腸癌手術で0.9%程度。

Check 2 尿管損傷の存在診断と部位診断は，どのように行うか？

- 尿管損傷の診断に際しては，①尿管損傷の存在診断，②尿管損傷の部位診断，③損傷形式（程度）診断が重要である。
- 現在の手術では，シーリングデバイスが多用されることもあり，尿管損傷の術中診断は，尿管損傷を疑わなければ，通常，容易ではなく，術後に発見されることが多い（術後の発見率は70％）。
- 尿管が鋭的に切断されていれば，尿の流出により発見できる可能性が高い。

(1) 尿管損傷の診断法

a. 術中

【存在・部位診断】
1) インジゴカルミンを静注(5～10m)し，5～15分後に青色尿の腹腔内への流出の有無を確認する。
2) 総腸骨動・静脈と尿管交差部でテープをかけ，膀胱流入部までの連続性を確認する。
3) 色素を逆行性に尿管に注入（膀胱鏡および尿管カテーテルを用いて色素をを尿管に直接注入）することにより色素流出部位を同定する。

＊術中に尿管損傷が疑われた場合は，早めに泌尿器科医にコンサルトすることが重要！

b. 術後

【存在診断】
1) インジゴカルミン静注(5～10m)後，5～15分後に損傷部位から流出した青色尿が腹腔内に留置したドレーンから確認される。
2) 腹部超音波検査，腹部CT検査における水腎症や水尿管症の有無を確認する。
3) 血清クレアチニン上昇。

【存在・部位診断】
1) 造影CT検査における尿管途絶所見や，造影剤流出所見。
2) MR urography（造影剤腎症のリスクがある患者の検査には，MRI検査のほうが安全性が高く有用）[経静脈的尿路造影(IVU)は，ほとんどCT検査およびMRI検査に移行している]。
3) 逆行性尿管造影（CTまたはMRIで診断できない場合や，患者が放射線不透過性造影剤に対してアレルギーをもつ場合に適応）。
4) 経皮的腎穿刺による順行性腎盂造影（上記検査で診断できなかった場合）。

Q1 解説と答え

a. 腹部超音波検査において，尿管損傷の傍証として，尿管狭窄とその狭窄に伴う腎盂拡張が参考となるが，確定診断には至らない。
b. 腹部造影CT検査にて，尿管の途絶所見や，尿中に排泄された造影剤の流出が観察されれば，尿管損傷の存在と部位診断を行うことができる。
c. 術中あるいは腹腔内にドレーンがある場合には，インジゴカルミン静注により着色された尿の流出を確認することにより，尿管損傷の存在診断が可能である。しかし，ドレーン抜去後は診断不能である。
d. 血清クレアチニンの上昇は，尿管損傷に伴う腎後性腎不全をきたした場合上昇するが，尿管損傷の確定診断には至らない。
e. 血中アルブミンは尿管損傷の存在診断には有用でない。

(正解 ▷ b)

Points!

尿管損傷の診断

1. 術中における尿管損傷の存在診断は，インジゴカルミン静注後の腹腔内への青色尿の流出確認と尿管テーピングにより行う。
2. 術後において，尿管損傷の存在診断は，インジゴカルミン静注後のドレーン排液の着色確認（青色），腹部エコー，腹部CT検査による腎盂や尿管の拡張，および腹腔内液体貯留により行う。
3. 尿管損傷の部位診断は，①造影CT検査，②逆行性尿管腎盂造影検査，③経皮的腎穿刺，による順行性腎盂尿管造影検査により行う。
4. 腎機能が不良な患者には，MR urographyにより行う。

3. 的確な治療を行うための合併症の重症度分類（階層化）

Check3 尿管損傷の重症度分類（階層化）はどのように行うか？

- 尿管損傷の重症度分類としてコンセンサスを得られたものはない。
- 尿管損傷の重症度分類としては，CTCAEやClavien-Dindo分類があるが，やや明確さに欠ける（表1）。
- 尿管損傷は，損傷機序により，①発症時期，②発症時の症状，が異なる。さらに，③併存疾患（水腎症/水尿管症，急性腎不全，感染症）を生じ，重症化することがある。
- 尿管損傷後の自然経過を図4に示した。

3. 大腸の手術後の合併症

●尿管損傷の重症度の階層化のポイントは、①尿管損傷の程度が軽度な場合（尿の腹腔内排出量が少なく、通過障害がない場合）、②尿管損傷の程度が高度であるが、全身に影響を及ぼさない場合（通過障害による水腎症を形成したり、逆にほとんどの尿が腹腔内に排出される場合）、③尿管損傷が原因で急性腎不全や敗血症などの全身症状を呈する場合、に階層化される（**表2**）。

表1 尿管損傷の重症度分類

	Clavien分類	Ⅰ	Ⅱ	Ⅲa	Ⅲb	Ⅳa	Ⅳb	Ⅴ
尿管損傷	尿管損傷	臨床所見または検査所見のみで治療を要さない	抗菌薬などの内科的治療を要す	経尿道的尿管ステント挿入	全身麻酔下での治療を要する	急性腎不全：人工透析	敗血症：複数の臓器不全	死亡
	CTCAE分類	1	2	3		4		5
	術中尿路損傷	損傷臓器/構造の修復を要するが切除を要さない	損傷臓器/構造の部分切除を要す	損傷臓器/構造の完全切除または再建術を要する：活動不能/動作不能		生命を脅かす：緊急処置を要する		死亡

図4 尿管損傷の自然経過（著者作）

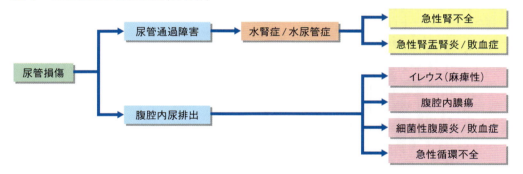

表2 尿管損傷の重症度の階層化（著者作）

重症度	軽症	中等症	重症
尿の膀胱への輸送障害	なし	なし	なし
腹腔内排出量	少量	中等量～多量（水腎症では少ない）	中等量～多量（水腎症では少ない）
尿管の通過障害（水腎症/水尿管症）	なし	ある場合が多い	ある場合が多い
感染（敗血症）	なし	なし	どちらか、またはともにあり
急性腎不全	なし	なし	

4. 合併症の重症度分類（階層化）に準じた治療方針

Check 4 　尿管損傷の重症度の階層化に応じた治療はどのように行うか？

- 尿管損傷の治療原則は，①全身状態の改善（感染症の制御など），②腎機能の改善，③局所の治癒（尿管損傷部の修復または切除）である。
- 全身状態の改善において重要なことは，①感染症の制御，②炎症や急性腎不全に伴う急性循環不全の予防と治療，③多臓器不全やDICの発生予防と治療，などである。
- 腎機能の維持という点において，一時的に人工透析を導入することもある。
- 局所の治療という点においては，①尿管ステントの留置，②損傷部の縫合，③損傷部の切除・再建，などがあげられる（後述）。
- 尿管損傷と診断された場合は，まず逆行性尿管造影（困難な場合は経皮的順行性尿路造影を併施）を行い，局所の状態を評価する。
- 尿管損傷部の修復に際して，損傷部位やその範囲，感染の合併，全身状態，年齢などが尿路再建術の術式選択や手術時期決定の因子となる。
- 重症度と治療のアルゴリズムを図5に示す。

図5　尿管損傷の重症度の階層化と治療（著者作）

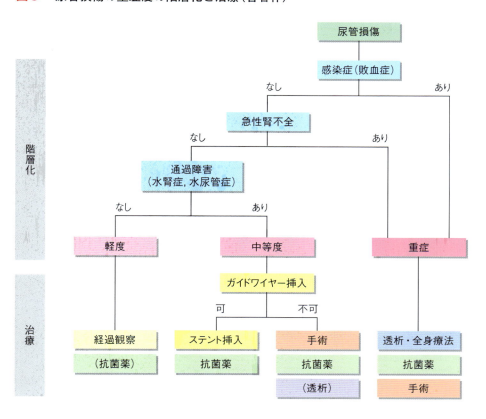

Check 5 尿管損傷に対する手術治療はどのように行うのか？

1. 尿管損傷の手術[7]

- 尿管損傷の状況に応じて，腎摘術や以下のような尿路再建術が選択される。
- 基本的に，泌尿器科の医師にコンサルトする。

(1) 長さ2cm以内の尿管長軸方向の裂創の場合

- 腎盂膀胱へのダブルJステント留置（約2週間）と漿膜の4-0バイクリルによる単純結節縫合閉鎖（5～6mm間隔）（図6）。
- 近年，腹腔鏡下尿管再建術の安全性の報告が散見される[8]。

(2) 尿管が断裂している場合

① 傷長が2～3cmの場合 ⇒ 尿管尿管吻合（図7）

- 尿管吻合予定部を斜めに切断し口径拡大後，4-0バイクリルによる2～3mm間隔の単純結節縫合と腎盂膀胱へのダブルJステント留置（約4週間）。

② 傷長が2～3cm以上，あるいは尿管尿管吻合では吻合部に緊張がかかる場合 ⇒ 尿管・膀胱新吻合（図8）

- 膀胱高位の切開後，ケリー鉗子にて2cmの膀胱粘膜下トンネルを作成し尿管を膀胱内に引き込み，尿管全層を膀胱壁に縫合固定し膀胱壁を2層に縫合閉鎖する。腎盂膀胱へのシングルJステント留置（約2週間）。
- 膀胱に尿管が届かない場合はPsoas hitch法[注1]（図9）あるいはBoari Flap法[注2]（図10），もしくはその併用にて対応する。

③ 上・中尿管損傷で尿管尿管縫合できない場合 ⇒ 尿管回腸膀胱吻合術

- 遊離させた回腸と口側尿管を吻合し，逆流防止のためにニップルを形成したうえで膀胱に吻合する（膀胱のように収縮しないため術後は自己導尿が必要不可欠）。

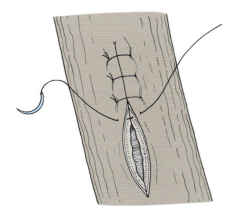

図6 尿管長軸方向の裂創の修復

(Andon A et al: Urologiccom. plications following abdominoperinealresection of the rectum. ArchSurg 1976;111:969-71. より引用改変)

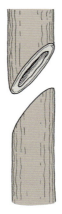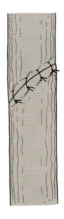

図7 尿管尿管吻合

(Andon A et al: Urologiccom. plications following abdominoperinealresection of the rectum. ArchSurg 1976;111:969-71. より引用改変)

図8　尿管・膀胱新吻合

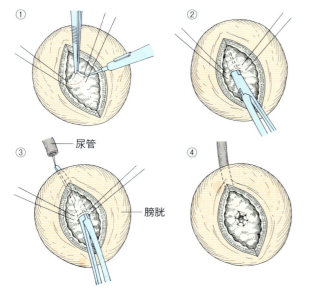

(Andon A et al: Urologiccom. plications following abdominoperinealresection of the rectum. ArchSurg 1976;111:969-71. より引用改変)

図9　Psoas hitch 法

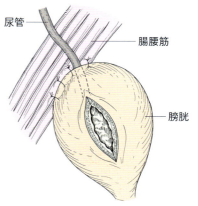

(Andon A et al: Urologiccom. plications following abdominoperinealresection of the rectum. ArchSurg 1976;111:969-71. より引用改変)

図10　Boari Flap 法

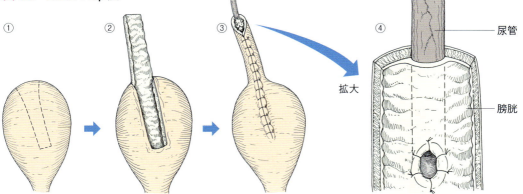

(Andon et al: Urologiccom. plications following abdominoperinealresection of the rectum. ArchSurg 1976;111:969-71. より引用改変)

2．尿路再建のポイント

- 吻合部に張力がかからないよう吻合部上下の尿管を剝離すること(血行に注意)。
- 対向縦切開をおき，吻合面を広くとること。
- 尿管壁の縫合間隔を密にすると，壁虚血に伴う狭窄を生じるので注意する。
- 尿管剝離の際は，尿管壁の栄養血管(図1, 2)損傷に注意し，愛護的に行う。これらの血管損傷に伴う二次的血行障害は，遅発性の尿管狭窄，尿管損傷の原因となる。

Q2 解説と答え

a. 尿管損傷であり,膀胱内留置カテーテルを挿入する意義はない。
b. 腎瘻造設は,排尿を確保するための緊急処置である。腎不全が存在し,尿管ステント挿入により尿管内の尿の通過が困難な場合に行う。
c. 本症例において,ダブルJ尿管カテーテル留置は,まずは試みるべき処置である。
d. 尿管再建+ダブルJ尿管カテーテル挿入は,尿管カテーテル留置ができないときに行う。
e. 腹腔内への尿漏が持続しており,経過観察は不適当である。

(正解 ▷ c)

Points!

尿管損傷の重症度の階層化とそれに応じた治療方針

1. 尿管損傷の重症度の階層化は,①尿管損傷が軽度な場合(軽症),②尿管損傷が重症ではあるが,病態が全身に普及してない場合(中等度),③尿管損傷により,全身に症状が波及している場合,の3つに階層化する。
2. 尿管損傷の治療原則は,①全身状態の改善(感染症の制御/循環動態の維持など),②腎機能の改善,③局所の治癒(尿管損傷部の修復または切除),である。
3. 尿管修復の術式選択は,①損傷の局在,②裂創か断裂か,③損傷部の長さ,により決定する。
4. 尿管修復の際の剥離・縫合においては,血行障害の発生に注意する。

5. 合併症ゼロをめざした周術期ケア

Check 6 大腸切除術における尿管損傷の危険因子は？ また尿管損傷を予防するためにはどうすればいいか？

1. 大腸切除術における尿管損傷の危険因子(表3)

- 大腸切除術における尿管損傷の危険因子は,直腸癌,癒着,転移性癌である。
- 逆に,腹腔鏡手術や横行結腸切除術,右結腸切除術でProtective factorとなる[9]。

2. 尿管損傷の予防法

- 手術操作において,次のように愛護的操作を心がける。

表3 大腸切除術における尿管損傷の危険因子

尿管損傷のリスクファクター	オッズ比
直腸癌	1.85
癒着	1.83
転移性癌	1.76
体重減少/栄養障害	1.08
教育研究病院	1.05

(臨床泌尿器科1989より引用改変)

1) S状結腸授動，大動脈周囲リンパ節郭清，下腸間膜動脈根部結紮に先立ち，総腸骨動脈との交叉部で尿管の認知と尿管の走行の確認しておく。必要ならば，支配血管損傷に気を付けながら，左尿管を上部尿管まで，遊離・テーピングをしておく。
2) 左側結腸・直腸手術における内側アプローチの際には，適切な層でS状結腸間膜の剥離操作を行う。下腹神経前筋膜(いわゆるアワアワ)の層を腹側縁で剥離することにより，背側に筋膜に包まれた状態のまま，左尿管や性腺血管を透見・確認することが可能となる。
3) 尿管が確認できるまでは可能な限りエネルギーデバイスの使用を控える。
4) 直腸，S状結腸切除術における内側アプローチの際，下腹神経前筋膜前面で尿管を同定した後，ガーゼを置いて外側アプローチを行う。
5) 術中の良好な視野確保に努める。
6) 尿管同定が困難場合には，泌尿器科医への手術参加を依頼する。

- 術前の尿管ステント留置については，術中尿管損傷予防になるか否かのコンセンサスが得られていない。
- 術前の尿管ステント留置により，尿管損傷に気付きやすいという報告がある。近年では，発光型の尿管カテーテルが臨床応用されており有用性が期待されている。
- 術中尿管損傷に気付いて，術中に修復・再建が可能であった場合には予後良好である。一方，術後に発見された場合は，ステント留置で軽快する症例は少なく，多くの場合開腹による再手術を必要とされる。術中尿管損傷に気付くことが重要。

Points!

尿管損傷の危険因子と予防

1. 大腸切除術における尿管損傷の危険因子は，直腸癌，癒着，転移性癌である。
2. 尿管損傷に対する予防的手術操作は，①適切な層での尿管の同定と遊離，②尿管同定までのエネルギーデバイスの使用制限，③良好な視野確保，④泌尿器科医への手術参加依頼(術前尿管ステント留置による尿管損傷予防効果はエビデンスなし)。

3. 大腸の手術後の合併症

> **自己チェック！**
>
> （問）　正しいものに〇を，誤ったものに×をつけよ．
> （　）1．術前尿管ステントの挿入により，尿管損傷が予防できる．
> （　）2．尿管損傷は，術後3週間以上経過しても発症しうる．
> （　）3．尿管損傷発覚時には，感染制御が重要である．
> （　）4．尿管尿管吻合時にはできるだけ縫合間隔を密にすることが重要である．
>
> （正解　1×　2〇　3〇　4×）

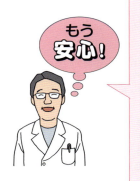

腎盂尿管造影検査にて，左腎盂拡張と左中部尿管からの造影剤漏出を認めた．1cmの尿管裂創と診断し，ダブルJステントを留置した．その後，腹腔内ドレーンからの尿流出は減少し，腹満感も消失した．「幸い再手術に至らず治癒したものの，ついに尿管損傷を起こしてしまった」とH君は，しばらくご飯が喉を通らなかった．「S状結腸切除や直腸切除の際に，尿管損傷を回避するためには，①術前画像診断による尿管走行確認，②尿管損傷を起こさない愛護的操作，③術中尿管損傷を疑ったときの確認操作，が大切だよ」と先輩医師に励まされる卒後5年目のH君であった．

◆ 注釈（専門用語を理解しよう！）
1) 【Psoas Hitch法】尿管を膀胱に吻合する手術法の1つ．膀胱を吊り上げ，腸腰筋に固定して尿管膀胱吻合する方法．
2) 【Boari Flap法】尿管を膀胱に吻合する手術法の1つ．膀胱壁の一部で筒を作り，粘膜下トンネルを形成して吻合する方法．

● 参考文献
1. 臨床泌尿器科 1989;43: 245.
2. Frank Hinman JR: Atlas of urosurgical anatomy.WB Saunders.
3. Shari ARA and IbrahimF: Int UrolNephrol 1994.
4. Andon A and Bergdahl L: ArchSurg 1976.
5. 寺地敏郎：日鏡外会誌 2007.
6. 森谷冝皓ほか：大腸肛門誌 1980.
7. 桶川隆嗣ほか：手術 2005.
8. Branco AW, et al: Int Braz J Urol 2005.
9. Halabi WJ, et al: Dis Colon Rectum 2014.

3. 大腸の手術後の合併症　　C. 臓器別手術合併症の重症度の階層化と対策

術後テーマ 21

直腸癌術後の排尿障害

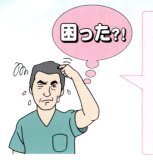

困った?!

外科専門医を取得し，手術が楽しくてたまらない卒後10年目のK君。直腸癌患者の主治医となり，初めて腹腔鏡下腹会陰式直腸切断術を行った。「絶対に合併症を起こさないぞ！」と思いながら，先輩医師の指導の下，無事手術を終了した。術後3日目に膀胱留置カテーテルを抜去し経過をみていたところ，「自尿がありません，下腹部が緊満しています」とナースコール。困った！

症例

　78歳，男性。歯状線におよぶ下部直腸癌[深達度：MP（固有筋層）]と診断され，腹腔鏡下腹会陰式直腸切断術を施行した。既往歴としては前立腺肥大症に対し，経尿道的前立腺切除術を施行されていた。術後早期の経過は順調で，術後第3病日に膀胱留置カテーテルを抜去した。同日夕方にナースコールがあり，下腹部の膨満感を訴えているという。体温37.6℃，血圧127/64mmHg，脈拍68回/分，整。腹部は軟らかいが下腹部は膨満している。術後第3病日の血液生化学検査所見は，白血球 9,310/μL，赤血球 320万/μL，Hb 11.0g/dL，血小板13.3万/μL，GOT 26IU/L，GPT 43IU/L，BUN 18mg/dL，Cr 1.19mg/dL，CRP 10.5mg/dLであった。導尿を行ったところ，450mLの尿の排出を認めた。術後第5病日の尿検査所見は，尿比重1.006，尿蛋白定性（1＋），尿糖定性（1＋），尿潜血（1＋），白血球反応（3＋）であった。

Q1　術中に損傷された可能性のある神経を1つ選べ。

a. 腰内臓神経
b. 上下腹神経叢
c. 下腹神経
d. 骨盤内臓神経

Q2　検査の結果，神経因性膀胱と診断した。次の治療の中で，最も不適切なものを選べ。

a. 間歇的自己導尿
b. α1遮断薬投与
c. 長期間の膀胱カテーテル留置
d. 泌尿器科受診

もっと勉強したい君へ　日本消化器外科学会専門医試験問題（第10回公表設問12）

3. 大腸の手術後の合併症

1. 患者の状況把握 ⇒ 情報収集から

▶注目すべき所見
　①腹腔鏡下腹会陰式直腸切断術後　　②膀胱留置カテーテル抜去後の下腹部膨満
　③450mLの残尿　　④尿検査にて白血球反応（3＋）

　直腸切除や直腸切断術は，自律神経を損傷しうる手術であり，損傷に伴う性機能障害や排尿障害などを生じることがある．そのため，術中の自律神経に関する解剖学的な理解と愛護的操作，ならびに，合併症の発生に対する対処法を理解しておく必要がある．

　直腸癌手術の際に問題となるのは，交感神経損傷による射精機能障害や副交感神経損傷による排尿障害と勃起障害（ED）などがある．どの神経損傷でどのような機能障害が起こるのか？　また，性機能障害や排尿障害の重症度の評価法とその治療法は？

　直腸切除や直腸切断術後の性機能障害や排尿障害の評価法と治療法について再確認しておこう！

直腸切断術後に発症した性機能障害や排尿障害の診断，重症度判定，治療法を学ぶ！

☞【階層化へのキーワード】
　①直腸手術後の機能障害に関与する自律神経
　②性機能障害，排尿障害に対する検査と診断
　③勃起障害（ED），排尿障害のClavien-Dindo分類による階層化
　④勃起障害（ED），排尿障害に対する階層化別治療

2. 診断しよう！ ⇒ 鑑別診断と診断へのアプローチ！

Check1　直腸手術後の機能障害について，どのようなことを知っているか？

1．自律神経の解剖（図1）
（1）腰内臓神経（交感神経）
- 腰内臓神経は大動脈左右の腰部交感神経幹神経節から起こり，大動脈分岐部前面で合流する．
- 上下腹神経叢の主体である．

(2) 上下腹神経叢（交感神経）
- 上下腹神経叢は，腹大動脈神経叢に左右の第2～4腰内臓神経が加わって形成される。
- 大動脈分岐部から岬角前面を下行し，左右の下腹神経に分岐する。

(3) 下腹神経（交感神経）
- 左右の下腹神経はそれぞれ左右内腸骨動脈の内側，直腸固有筋膜の外側を走行し，直腸の後方，側方に広がる。
- 下腹神経は内尿道口の閉鎖，前立腺液の排出，射精を支配する。

(4) 骨盤神経叢（交感神経／副交感神経）
- 下腹神経は骨盤内臓神経および仙骨内臓神経と合流し直腸側壁にて骨盤神経叢を形成する。
- 中直腸動脈は骨盤神経叢の中を貫通することが多い。
- 骨盤神経叢から膀胱，前立腺，精巣，精巣上体，子宮への分枝が出る。
- 骨盤神経叢からの膀胱枝の一部は内尿道括約筋を支配する。

(5) 骨盤内臓神経（副交感神経）
- S2～S4の仙骨の外側，梨状筋の内側から前方に起始する。
- 排尿機能と勃起機能を支配する。

(6) 仙骨内臓神経（交感神経）
- 主に第4仙骨交感神経幹から起こり骨盤神経叢に入る。

図1 排尿・性機能に関与する神経

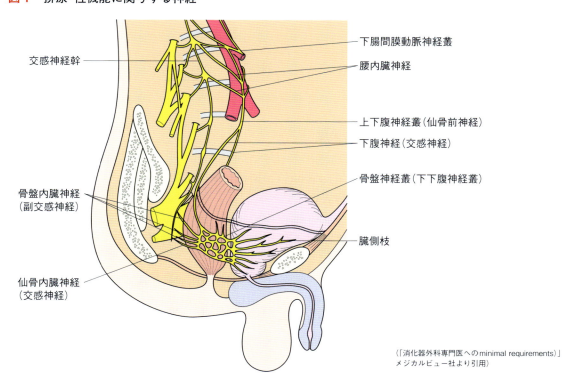

（「消化器外科専門医へのminimal requirements」メジカルビュー社より引用）

2. 神経損傷より生じる合併症（図2は自律神経損傷と機能温存）

(1) 射精機能障害
- 交感神経系である腰内臓神経（Th12～L2）⇒上下腹神経叢⇒下腹神経⇒骨盤神経叢の損傷による。

(2) 排尿・勃起障害
- 副交感神経である骨盤内臓神経（S2～S4の仙骨孔）⇒骨盤神経叢の損傷による。

(3) 逆行性射精
- 内尿道括約筋機能の障害により、内尿道口の閉鎖不全が起こり、精子が体外ではなく、膀胱に排出される現象。
- 内尿道括約筋を支配する下腹神経や骨盤神経叢膀胱枝の損傷による。

図2 自律神経損傷と機能温存

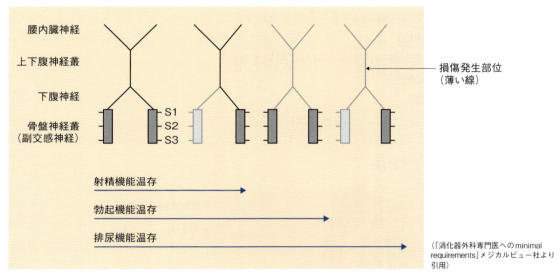

（「消化器外科専門医へのminimal requirements」メジカルビュー社より引用）

3. 直腸癌手術後の機能障害の特徴と頻度

(1) 性機能障害
- Langeらの報告では、total mesorectal exision（TME）施行後に性機能が悪化する頻度は、勃起障害79%、射精障害72%であった[1]。

(2) 排尿障害
- 骨盤内手術による神経損傷（末梢神経障害）により、主に排出障害型の神経因性膀胱を生じる。
- 症状は残尿・尿閉・溢流性尿失禁である。
- Langeらの報告では、TME施行後の5年間のfollow-upにおいて排尿障害の頻度は、尿失禁38%（うち72%は術前は正常機能）、中等度以上の残尿30.6%（うち65%は術前は正常機能）[2]であった。
- 膀胱コンプライアンスの低下と非弛緩性括約筋閉塞が合併した神経因性

膀胱では，下部尿路が高圧となり，上部尿路障害（反復性腎盂腎炎，水腎症，腎機能障害）を呈しやすい。
- 排尿障害は一過性である可能性があり，術後6〜12カ月で許容範囲まで改善することが多い。

Check 2 直腸切除後の性機能障害と排尿障害に対する検査と診断法は？

1．性機能障害
- 勃起障害（ED）の診断は国際基準となっている「国際勃起機能スコア5」という問診票をもとに行われている。5つの設問の合計点数で診断する。
- 逆行性射精は，射精後すぐに採取された尿サンプルに多量の精液が含まれているか，を評価する。

2．排尿障害
- 排尿障害の診断に際しては，①残尿量測定，②尿検査・腎機能検査，③尿流動態検査（ウロダイナミックス）が有用である。

（1）残尿量測定
- 経腹的超音波検査による残尿測定は非侵襲的で簡便に施行できるため，ルーチンに行われる検査である。
- 測定方法を図3に示す。

図3　超音波検査による残尿量測定

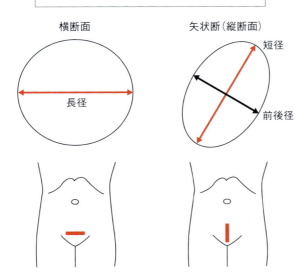

残尿量測定
残尿量(mL) ＝ (長径 × 短径 × 前後径) / 2

3. 大腸の手術後の合併症

- 自尿後の残尿が，①50 mL 未満，②50～99 mL，③100 mL 以上により，治療方針が異なる（後述）。

(2) 尿検査，血液検査
- 尿沈渣や尿培養などの尿検査を行い尿路感染のチェックを行う。
- 血液検査にて血清クレアチニン値や白血球数などのチェックを行い，腎機能障害や腎盂腎炎など上部尿路障害の有無を確認する。

(3) 尿流動態検査（ウロダイナミックス）
- 以下の項目について泌尿器科専門医が行う精密な検査であり，排尿障害の部位や程度を総合的に判断できる検査である。
①尿流測定：排尿障害の有無と1回排尿量，最大尿流量を測定する。
②膀胱内圧測定：尿意の程度，最大膀胱容量，排尿筋過活動（不随意収縮）の有無や程度を観察する。
③外尿道括約筋筋電図：蓄尿時および排尿時の括約筋の電位を測定する。

Q1 解説と答え

- 術中損傷により排尿障害の原因となりうる神経は副交感神経であり，選択肢のなかで副交感神経は骨盤内臓神経である。
- その他の腰内臓神経，上下腹神経叢，下腹神経は交感神経系であり，排尿障害の原因とはならない。

（正解 ▷ d）

Points!

直腸手術後の性機能・排尿障害
1. 直腸手術後の機能障害には，①性機能障害（勃起，射精障害）と，②排尿障害（排出障害型）がある。
2. 機能障害の原因は，①交感神経損傷（腰部内臓神経，上下腹神経叢，下腹神経，骨盤神経叢）による射精障害，②副交感神経損傷（骨盤内臓神経，骨盤神経叢）による排尿・勃起障害，③逆行性射精（下腹神経，骨盤神経叢膀胱枝損傷による）。
3. 排尿障害の診断には①残尿測定，②尿，腎機能検査，③尿流動態検査（ウロダイナミクス）を行う。

3. 適切な治療を行うための合併症の重症度分類（階層化）

Check 3　勃起障害，排尿障害の重症度分類（階層化）は，どのように行うか？

- 術後勃起障害（ED），排尿障害の重症度分類としてコンセンサスを得られたものはない。
- 術後の勃起障害，排尿障害の重症度分類としては，Clavien-Dindo分類があるが，やや明確さに欠ける（表1，2）。

1．術後勃起障害

- 治療の必要性に応じて術後勃起障害の重症度の階層化がなされる。すなわち，薬物療法を必要とするものを軽症，局所療法（陰茎海綿体注射など）を必要とするものを中等症，外科的治療を要するものを重症とする。
- 勃起障害は，全身状態や生命には関係しないため，Clavien-Dindo分類ではGrade Ⅲまでの分類である（表1）。

2．術後排尿障害

- Clavien-Dindo分類では，表2のように分類している。
- 排尿障害は全身状態にも影響し，ときに生命にも関わる合併症である。
- 下記のClavien-Dindo分類分類を参考にすると，直腸手術後の排尿障害の重症化として次のようなステップが考えられる（図4）。

表1　勃起障害（ED）[JCOG術後合併症基準（Clavien-Dindo分類）v2.0]

Grade Ⅰ	勃起障害はあるが，陰圧式勃起補助具以外の治療を要さない
Grade Ⅱ	PDE5阻害薬などの内科的治療を要する（血管作動薬の陰茎海綿体注入など）
Grade Ⅲa	局所または腰椎麻酔下での治療を要する
Grade Ⅲb	全身麻酔下での治療を要する（陰茎へのプロステーシス永久挿入など）

表2　残尿，尿閉 [JCOG術後合併症基準（Clavien-Dindo分類）v2.0]

Grade Ⅰ	導尿または尿路カテーテル留置を要する
Grade Ⅱ	コリン作動薬などの内科的治療を要する
Grade Ⅲa	局所または腰椎麻酔下での治療を要する
Grade Ⅲb	全身麻酔下での治療を要する
Grade Ⅳa	急性腎不全；人工透析
Grade Ⅳb	敗血症；複数の臓器不全
Grade Ⅴ	死亡

図4 排尿障害の重症化ステップ（著者作）

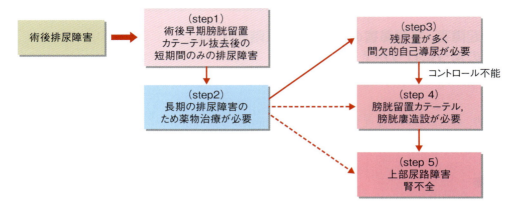

- このように，排尿障害の重症度の階層化のポイントは，①排尿障害の期間，②残尿量，③上部尿路障害合併の有無，である。

4．合併症の重症度分類（階層化）に準じた治療方針

Check 4 術後の性機能障害に対する階層化に応じた治療はどのように行うか？

- 逆行性射精の治療は膀胱頸部を閉じる作用のある薬物としてイミプラミン（抗うつ薬）などが使用されているものの，コンセンサスの得られた階層化別の治療方針はない。
- 勃起障害（ED）の治療方法は以下に示すとおり，薬物治療［phosphodiesterase（PDE）5阻害薬］か，陰圧式勃起補助具を第一選択とし，無効例や，副作用が強く継続できない場合の第二選択として海綿体注射を考慮する。最終的にはプロステーシスなどの外科的挿入が勘案される[3]（図5）。

1．薬物療法

- 性刺激により陰茎海綿体や動脈の平滑筋細胞で産生されるcyclic GMPは，陰茎海綿体や平滑筋を弛緩させて血流を増加し，勃起を誘発する。PDE5阻害薬（第一選択）は，cGMPを分解する酵素PDE5を阻害することにより，勃起を促進する。
- 現在，わが国ではシルデナフィル，バルデナフィル，タダラフィルの3薬剤が処方可能である。

2．局所療法

（1）陰茎海綿体注射
- プロスタグランジンE_1を陰茎海綿体に注射する。
- PDE5阻害薬の無効例について有効とされている。

- 副作用として50％に陰茎痛がある。最も注意すべきは持続勃起症である。

(2) 陰圧式勃起補助具
- 補助具を装着し，陰茎に血液を貯留させたあと，陰茎基部にゴムバンドをつけて血液を滞留させ，疑似勃起状態を起こす。

3. 外科治療

(1) プロステーシス挿入術
- 侵襲性が高いため最後の手段として行われる。プロステーシスを手術によって陰茎海綿体内に埋め込む方法である。

図5 勃起障害(ED)治療のフローチャート

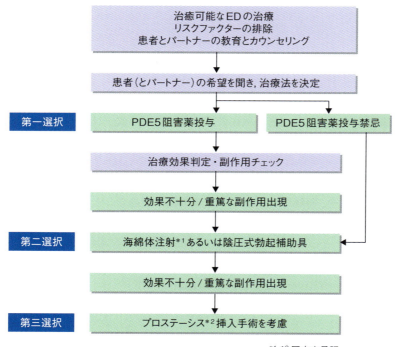

*1,*2 国内未承認

(ED診療ガイドライン2012年版より引用)

Points!

術後勃起障害(ED)の重症度の階層化とそれに応じた治療方針

1. 術後勃起障害(ED)の重症度の階層化は，治療の必要性により決まる。すなわち，①薬物治療，②局所療法，および③外科治療，の必要性である。
2. 術後勃起障害の第一選択はPDE5阻害薬であり，第二選択はプロスタグランジンE1の海綿体注射，あるいは陰圧式勃起補助具である。保存的治療に奏功しない場合は外科的治療としてプロステーシス挿入手術がある。

Check 5 　術後の排尿障害の階層化に応じた治療はどうするの？

- 直腸癌術後の神経因性膀胱は非可逆性というわけではなく，術後6～12カ月程度で排尿筋収縮力が回復してくる場合も多く，長期の膀胱カテーテル留置や，漫然と薬物の投与継続をしないように心がける。
- 中等度以上の症状がある場合（残尿＞50mL）は尿流動態検査など専門的な検査も含め，泌尿器科医に相談し，治療方針をたてることが大切である。
- 膀胱留置カテーテルは一時的な対処であり，長期カテーテル留置は可能な限り行うべきではない。
- 尿道の問題による導尿や留置カテーテルが不可能な症例は泌尿器科専門医による膀胱瘻設置が必要になる。

1. 自覚症状が軽度，自排尿後の残尿量＜50mLの場合
⇒無治療経過観察

2. 排尿困難があり，自排尿後の残尿50～99mLの場合
⇒薬物治療による経過観察
- 尿道抵抗の減少を目的としてα_1遮断薬を投与する。
- 薬物治療は自覚症状の改善には有効であるが，残尿の減少や尿流率の改善など他覚所見の改善は軽微であり，重症の尿排出障害においては，補助的な治療として用いる。
- 排出障害に対し，膀胱の収縮力増強を目的としてコリン作動薬を用いることもあるが，尿道抵抗の増強や，膀胱コンプライアンスの低下をきたす可能性もあり，有用性は明らかではない。

3. 尿閉例や，自排尿後の残尿＞100mLの場合
⇒間歇的（自己）導尿［clean intermittent (self) catheterization；CIC］[4]
- カテーテルを留置する代わりに，定期的に患者（または介護者）が導尿を繰り返す方法である。
- 留置カテーテルに比べて，有症状性尿路感染や膀胱結石などの合併症が少ない。
- 無菌操作の必要はなく，尿道口周囲の清拭と手指の洗浄程度で行える。
- 膀胱に尿を溜めすぎないように定期的に行う。残尿量に応じて，1日1～数回，自排尿後にCICを行う。

4. 尿路感染合併例 ⇒ 抗菌薬投与
- 抗菌薬投与により治療を行うが，検尿で膿尿・細菌尿を認めても症状がなければ，安易に投与すべきではない（耐性菌感染を増長させる危険が高いため）。

Q2 解説と答え

a. 間歇的自己導尿はQOLの観点からも優れた排尿管理法である。
b. $α_1$遮断薬は第一選択の薬物治療である。
c. 長期の膀胱カテーテル留置は安易に行うべきではない。
d. ウロダイナミクス検査，治療方針の検討など泌尿器科専門医との連携は重要である。

(正解 ▷ c)

Points!

術後排尿障害の重症度の階層化とそれに応じた治療方針

1. 術後排尿障害に対する重症度階層化のポイントは，①排尿障害の期間，②残尿量，③上部尿路障害合併の有無，である。
2. 術後排尿障害の重症度に応じた治療は，①経過観察，②$α_1$遮断薬を中心とした薬物治療，③間歇的自己導尿である。
3. 抗菌薬投与や膀胱カテーテル留置は局所，全身状態を考慮し，慎重に適応を検討する。

5. 合併症ゼロをめざした周術期ケア

Check 6　直腸手術後の性機能・排尿障害の危険因子は？またこれらを予防するためにはどうすればいいか？

1. 性機能障害の危険因子

- 直腸手術後の性機能障害（男性）の危険因子として，①自律神経損傷，②術中出血量，③吻合部縫合不全，④術前放射線治療，⑤人工肛門の存在，があげられている[1]。

2. 排尿障害の危険因子

- 直腸切除後の尿失禁の危険因子として，①術前からの尿失禁症状，②女性，があげられている[2]。
- 直腸切除後の排尿困難の危険因子として，①術前からの排尿困難，②術中出血量，③自律神経損傷，があげられている[2]。

3. 直腸切除後に生じる性機能・排尿障害の予防法

●直腸切除後の性機能・排尿障害の予防法としては，自律神経の温存を行うことであり，神経の走行や分布に関する解剖の十分な理解が必要である。

①左右の腰部交感神経L1〜L4から腰内臓神経が分岐し，下腸間膜動脈の近傍を通って腹部大動脈の表面を通り，尾側に向かう。下腸間膜動脈と腰部交感神経との間隔は，ほぼ接しているものから，広く離れた（＞10mm）ものまで多種あり，近くを走行している際に損傷の危険が高い[5]。

②左右の腰部交感神経は，合流して上下腹神経叢となる。合流位置は下腸間膜動脈直下の場合と大動脈前面，大動脈分岐部より尾側の場合があり，さらに左右が合流しない場合もある[5]。

③骨盤内臓神経はS2, S3, S4の前仙骨孔から腹側に向かって走行してくる。通常S3からの骨盤内臓神経が最も太く確認しやすい。S2とS4は細くて確認困難であったり欠損することも多い[5]。

④骨盤神経叢と直腸の間の剥離は骨盤神経叢から膀胱へ分枝している膀胱枝を温存するよう十分に注意する[6]。

⑤病変の進行度により，必要であれば神経非温存の適応も常に考慮すべきである。

Points!

術後の性機能障害や排尿機能障害の危険因子と予防

1. 直腸手術後の性機能障害の危険因子は，①自律神経損傷，②術中出血量，③吻合部縫合不全，④術前放射線治療，⑤人工肛門の存在，である。
2. 直腸切除後の尿失禁の危険因子は，①術前からの尿失禁症状，②女性，であり，直腸切除後の排尿困難の危険因子は，①術前からの排尿困難，②術中出血量，③自律神経損傷，である。
3. 直腸切除術後性機能・排尿障害の予防法は，自律神経の温存であり，そのための神経の走行，分布に関する解剖の十分な理解が必要である。

✓ この章で出てきた薬剤！ 確認しよう！

- ☐ PDE5阻害薬
- ☐ プロスタグランジンE1
- ☐ α1遮断薬
- ☐ コリン作動薬

C. 臓器別手術合併症の重症度の階層化と対策

> **自己チェック！**
>
> （問）　正しいものに〇を，誤ったものに×をつけよ。
> （　）1. 直腸手術後の排尿障害は，側方郭清施行例のみに生じる。
> （　）2. 直腸手術後の排尿障害の診断には，残尿量の測定が重要である。
> （　）3. 直腸手術後の勃起障害の第一選択の治療は，PDE5阻害薬である。
> （　）4. 術中出血量は，直腸手術後の性機能障害（男性）の危険因子である。
>
> （正解　1 ×　2 〇　3 〇　4 〇）

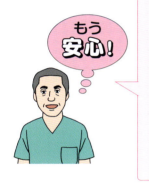

患者さんは，術後，間歇的自己導尿を行っていた。外来の診察室で，患者さんが，いつも明るい顔で間歇的自己導尿の話をする度に心が痛かった……　半年を過ぎた頃，残尿がほぼ消失し無治療で経過観察することとなったとき，ほんの少しほっとした。
「直腸癌の手術は神経を大切に！」と，以前から自分に言い聞かせてきた。手術中の判断が，術後患者さんのQOLを大きく損ねることがある。手術に対する責務の大きさを実感した外科専門医のK君であった。

◆ 注釈（専門用語を理解しよう！）
1) 【陰茎プロステーシス】擬似的に勃起状態を作りだす，陰茎の中に埋め込むシリコン等の支柱であり，陰嚢にポンプを埋め込むインフレータブル型と，直接曲げ伸ばしを行うノンインフレータブル型がある。

● 参考文献
1. Lange MM, et al: Eur J Cancer 2009.
2. Lange MM, et al: Br J Surg 2008.
3. ED診療ガイドライン2012年版.
4. 小川輝幸ほか：大腸癌FRONTIER 2009.
5. 大木繁男ほか：日消外会誌2000.
6. 渡邉聡明ほか：日本消化器外科学会教育集会. 2007.

肝臓の手術後の合併症

1. 現状 ―どのような合併症が，どのくらい発生しているのだろうか？―

- 肝切除後の合併症に関するNCD（National Clinical Database）情報が，J Am Coll Surg(2014)で発表されている（**表1**）。
- これによると，2011年に登録された外側区域切除を除く1区域以上の肝切除術（腹腔鏡下を除く）患者は，7,732人であり，全体の合併症発生率は32.1%，在院死亡率は4.0%であった。
- 手術関連合併症の内訳は，発生率の高いものは胆汁漏，②手術関連合併症，③縫合不全，であった。なお，敗血症性ショックを4.2%に認めた。
- 術後30日以内の合併症による死亡の危険因子として，①患者年齢，②緊急手術，③ASA grade 3以上，④胆囊癌，⑤血液生化学検査（アルブミン，AST，クレアチニン），⑥脈管合併切除，などがあげられた。

表1 NCDによる肝切除後の術後合併症

肝切除術の合併症頻度	32.1%
胆汁漏	8.0%
輸血（5単位以上）	4.2%
縫合不全	1.8%
手術創関連合併症	1.2%

在院死亡率4.0%
術後30日以内の死亡率（術死）は2.0%

平均年齢は66.9歳（by NCD）　　　（J Am Coll Surg, 2014より引用）

2. 合併症は，どのような原因で発生するのだろうか？

- 肝臓手術の合併症には，①術後出血，②胆汁漏，③胸水・腹水，④肝切離断端膿瘍，⑤SSI，⑥肝不全，⑦門脈血栓症，などがある。
- 肝臓は，①血管に富む実質臓器，②消化液の外分泌に関与，③代謝・栄養に関与，する臓器である。
- 術後出血や胆汁漏は，血管や胆管のシーリング不良により発生する。
- 胸水は，横隔膜を介した炎症の波及や低蛋白血症により発生し，腹水は，低蛋白血症や肝切除後の急性門脈圧亢進によって生じる。
- 肝切離断端膿瘍は，切離断端からの胆汁漏およびそれに伴う感染や梗塞肝領域への感染により生じる。
- 一般に，肝機能障害を有する患者は易感染性であるため，SSIの発症に注意しなければならない。
- 肝臓は，予備力に優れた臓器ではあるが，肝切除量が多くなると，残肝機

能では生命維持が困難な状況になり，肝不全を生じる。
- 門脈血栓症は，①肝切除時の出血に伴う凝固・線溶系の変動，②肝切除に伴う一過性の門脈圧亢進や門脈血流の停滞，などに起因する。
- 門脈血栓症を生じると，急性門脈圧亢進症や肝不全を助長する。

3. 発症を早期に見出すために —合併症の好発時期を知ろう！—

- シーリング不良による術後出血や胆汁漏は，術直後（術後1～2日）から生じる。
- 炎症波及に伴う胸水は，術後2～3日に発症する。
- 感染が関与する肝切離断端膿瘍やSSIは，細菌増殖に左右されるため，術後4～5日に発症する。
- 術後の肝不全は，術後3日あたりから，未代謝物の蓄積が生じ，診断されることが多い。
- 門脈血栓症は，肝切除後，最も凝固系が亢進する術後4～5日に発症することが多い。

図1 肝臓切除術における比較的頻度の高い合併症の発症時期

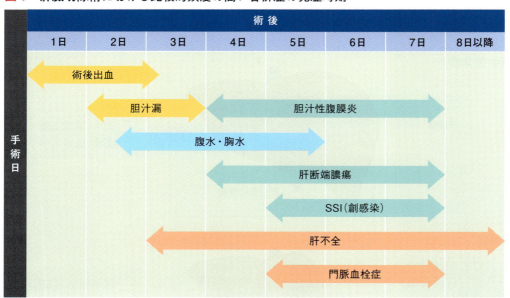

4. 肝臓の手術後の合併症

4. 代表的な再建術式と合併症の好発部位は？ ―治療に向けて―

Ⅰ. 肝部分切除術

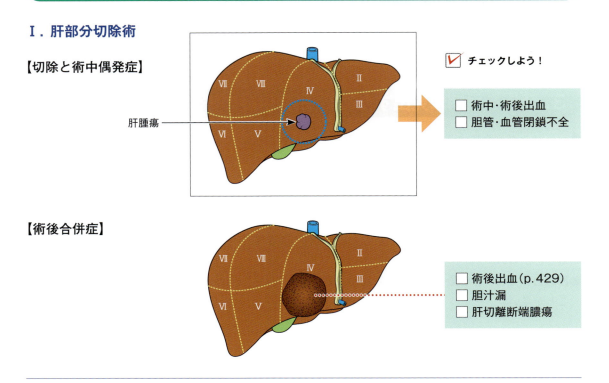

Ⅱ. 系統的肝切除術（図は右肝切除術）

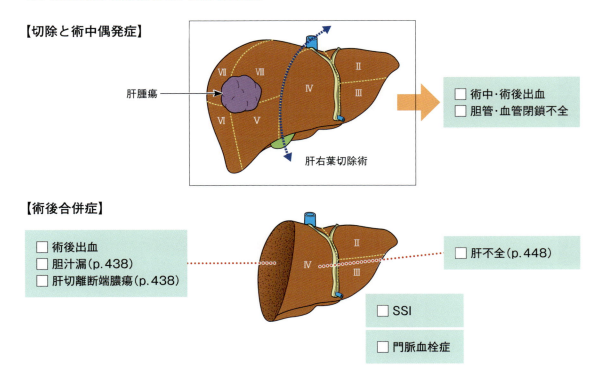

4. 肝臓の手術後の合併症　　C. 臓器別手術合併症の重症度の階層化と対策

術後テーマ 22

肝切除後にドレーンからの大量の出血

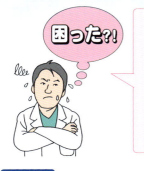

困った?!

卒後10年目A君。肝臓癌患者の担当医となり，肝部分切除(S6)を執刀した。いつものように，指導医からの指導の下，手術は無事終了した。術後2日目の夜，ドレーンから血性の排液が出現したとのドクターコール！「肝切離断端からの止血は，十分行ったはずなのに！　どこからの出血だろうか？　救命しなければ……」と思いながら，CT室へ患者さんを搬送するK君であった。

症例

74歳の女性。肝臓のS6に存在する35mm大の肝細胞癌に対して，肝部分切除術を施行した。術後2日目の夜間より，頻脈(脈拍112回/分)が出現した。意識は清明，血圧110/68mmHg，腹部膨満感を認める以外，腹痛などの訴えはなかった。血液検査所見では，WBC 9,800/μL，Hb 8.2g/dL，Ht 20%，BUN 32.0mg/dL，Cr 1.8mg/dL，AST 64IU/L，ALT 92IU/Lであった。ウインスロー孔に留置中のドレーンの性状は血性であった。腹部造影CT像(図1)を示す。

Q1 この病態の治療方針決定のために必要としない検査を1つ選べ。

a. 腹部超音波検査
b. 血小板測定
c. 腹水穿刺
d. 血液ガス測定
e. 凝固機能検査

Q2 検査の結果，肝切離面からの出血と診断した。速やかに保存的治療を開始した。バイタルサインに著変はないものの，ドレーンからの血性排液は減少しなかった(ドレン排液量120mL/時)。次に，試みるべき治療として適当なものを1つ選べ。

a. 開腹下止血術
b. 血管造影下止血術
c. 保存的治療継続
d. 経過観察

図1　腹部造影CT検査

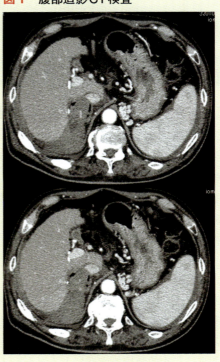

4. 肝臓の手術後の合併症

1. 患者の状況把握 ⇒ 情報収集から

▶注目すべき所見
①肝部分（S6）切除術の術後2日目　②頻脈　③ドレーンからの血性排液多量
④腹部膨満感　⑤Hb, Htの低下　⑥BUN, Crの上昇
⑦CT検査にて肝切除断端にCT値の高い腹水を認める

肝切除術を行う際に，外科医が最も注意すべき術後合併症の1つとして術後出血があげられる。
　肝切除となる多くの患者さんの肝臓は，肝硬変や慢性肝炎を有しており，凝固異常症などを背景に有している。そのため，術後出血は止血しにくく，治療が遅れれば，急性循環不全による多臓器不全や肝不全を生じ，生命の危険をもたらすことがある。肝切除後の術後出血の診断はどのようにして行うのか？　出血の重症度の評価と治療選択は？　一般消化器外科手術の術後出血との違いは？
　肝切除術の術後出血の評価と治療法について再確認しよう！

肝切除後の術後出血の診断，重症度判定，治療法について学ぶ！
☞【階層化へのキーワード】
　①術後出血の診断方法
　②術後出血の重症度判定（階層化）
　③術後出血に対する階層化別治療（著者作）

2. 診断しよう！ ⇒ 鑑別診断と診断へのアプローチ！

Check 1　肝切除後の術後出血の基礎知識について

1. 肝切除後の術後出血の発生率
- 手術手技の向上，手術機器の開発，周術期管理の発達により肝切除術は比較的安全に行われるようになってきた。
- しかし，術後合併症の発生率は，消化器外科領域では，なお高率である。
- 肝切除後の術後出血の発生率は1.0〜17.1%であると報告されている[1-3]。
- 術後出血は肝不全発生の契機となることがある。

2. 肝切除後の術後出血の背景（図2）
- 慢性肝炎，肝硬変例では，肝で合成される凝固因子が不足している。
- 肝切除による肝容積減少は凝固因子産生の低下を生じ，術後出血の高リスク状態となる。
- さらに二次的脾機能亢進による血小板減少により出血傾向となる。

430

図2 肝切除後の術後出血の背景

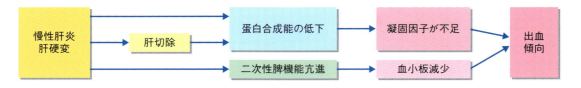

3．肝切除後の術後出血の危険因子

- 肝切除後の合併症（全体）の危険因子として，術中出血量，輸血の有無をあげる報告が多い。
- 術後出血の誘因として，慢性肝炎や肝硬変による血小板減少，凝固因子欠乏により出血傾向を有している。
- 一方，永野らは，肝切除術の術後出血の危険因子（手術手技）として，手術時間，出血量，切除肝重量，阻血時間を報告している。ただし，術前因子である年齢，栄養状態，ICG-R 15，凝固機能は，術後出血の独立した因子とならなかったと報告している[4]。
- 2区域以上の肝切除や，開胸・胸骨縦切開のような付加手術施行例に，術後出血が多い。

Points!

肝切除後の術後出血

1. 肝切除後の術後出血の発生率は1.0～17.1％である。
2. 肝切除後の術後出血は，術後肝不全の原因の1つとなり，重篤な結果をもたらす。
3. 肝切除後の術後出血の危険因子は，①手術時間，②出血量，③切除肝重量，④阻血時間，⑤付加手術の存在，である。

Check 2　肝切後の術後出血の存在診断と部位診断は，どのようにして行うのか？

- 術後出血の診断に際しては，一般消化器外科手術後と同様であり，①出血の存在診断，②出血部位診断，③出血程度診断（出血量，出血速度）が重要である（p.214 術後テーマ1）。

1．存在診断と部位診断

- 術後出血の存在診断は，バイタルサインの変化，ドレーンの排液の性状，血液検査などから，「疑い」診断を行い，超音波検査，MDCT検査にて出血の存在・出血部位診断を行う。

4. 肝臓の手術後の合併症

- MDCT検査による造影剤の血管外漏出（extravasation）は，0.5mL/分以上の出血を意味している（また，CT値が30HU以上の腹水は血性，60HU以上は血腫を考える）。
- 出血部位は，肝切離面，右副腎近傍，横隔膜縫合部，胸骨後面，胸腔内，総胆管前面などと報告されている。
- 一般に凝固異常に起因する出血は，肝切離面，胸骨後面，その他の剥離面に多いと言われている。一方，手技に起因する出血は，右副腎，横隔膜縫合部に多いと言われている。

2．出血程度診断

- バイタルサインの変化，ドレーンからの排液量，血液検査データから，総合的に判断する。

(1) バイタルサインの変化によって出血量を推測する（出血量に対する脈拍，血圧の変化について表1に示す）。
- 循環血液量の20％を喪失すると頻脈（100以上）になる。
- 通常，循環血液量の30％を喪失するとショック（血圧80mmHg以下）になる。
- 術後は，輸液をしているため，バイタルサインの変化が表出しにくいので注意すべきである。

(2) ドレーンからの排液の性状，量から出血量を推測する。
- 持続する100mL/時以上の出血は，再手術を検討する必要がある。排液量測定は重要。
- 性状の変化（淡血性から血性）⇒ 出血量の増加を示す。
- 腹腔内の凝血塊は，ドレーンの閉塞や排液のHtなどの値を変化させることがある。

(3) 血液検査（Hb, Ht）の変化から出血量を推測する。
- Hb 1g/dLの低下は，約400gの出血に相当する。
- Ht 1％の低下は，120～150gの出血に相当する。
- HbやHtは，濃度を示すものであり，出血直後には変化しにくいので注意する。

(4) その他
- 腹部超音波検査などにより，簡便に出血量を推測できる（p.214 術後テーマ1）。

表1 出血量に応じたバイタルサインの変化

出血量	脈拍	血圧(mmHg)
1,000mL以上	100以上	100以上
循環血液量の30％	120以上	80～100
循環血液量の50％	140以上	70以下

＊循環血液量は体重の約1/13

Q1 解説と答え

- 術後出血を疑う場合，理学所見（バイタルサイン），ドレーン排液の性状・量，超音波検査，造影CT検査にて診断できる。
- 腹腔内の出血量の経時的変化は超音波検査にて簡便に行うことができる（p.214 術後テーマ1）。
- 腹水穿刺は感染を疑う場合などに行う。侵襲を伴い，出血を診断するのには，必須ではない。
- 術後においても凝固機能検査，血小板数のモニタリングは大切である。

（正解 ▷ c）

肝切除後の術後出血の診断

1. 肝切除後の術後出血の診断については，一般消化器外科手術の術後出血と同様に，①出血の存在診断，②出血部位診断，③出血程度診断（出血量，出血速度）が重要である。
2. 出血の存在診断・部位診断は，腹部超音波検査（腹水の量と性状）やMDCT検査（腹水のCT値，造影剤の血管外漏出）で行う。
3. 凝固異常に起因する出血は，肝切離面，胸骨後面，手技に起因する出血は，右副腎近傍，横隔膜縫合部に多い。
4. 出血量の推測は，①バイタルサインの変動，②ドレーンからの排液量と性状，③血液検査（HbとHt），④画像診断（特に腹部超音波検査），で行う。

3. 適切な治療を行うための合併症の重症度分類（階層化）

Check 3 肝切除後の術後出血に対する重症度分類（階層化）はどのように行うか？

- 肝切除後の術後出血に対する重症度分類（階層化）としてコンセンサスを得られたものはない。
- 肝切除後の術後出血で問題となることは，①背景の肝疾患や肝切除による肝容積の減少のため凝固因子の不足状態になりやすく，保存的治療に奏効しにくいこと，②免疫不全状態になりやすいため感染症を併発しやすいこと，③出血による急性循環障害や感染症に起因して，肝不全を併発しやすいこと，である。
- 図3は，肝切除後の術後出血の自然経過である。
- 出血量4,000g以上（術中からの総量）の患者の45.5％に肝不全が発症する。
  ⇒ 早期止血が重要であり，再開腹下の止血術のタイミングが大切である。
- 術後出血が制御不能であれば，出血性ショックとなり致命的となる危険性があることを忘れてはならない。

4. 肝臓の手術後の合併症

- 肝切除後の術後出血の重症度を止血操作の必要性から3群に階層化できる：①保存的治療（凝固因子の補充，輸血）を要するもの（軽症），②IVRによる止血が優先されるもの（動脈性，全身状態が安定：中等度症），③緊急手術として再開腹下の止血術を要するもの（重症），である。
- 肝切除後の術後出血に対する止血操作の選択（再開腹か，IVRか，経過観察か）は，①出血総量と出血速度，②出血源（動脈性か，静脈性か），③全身状態（バイタル），の評価で決まる。
- 一般的な術後出血の重症度分類としては，CTCAE（表2）やClavien-Dindo分類がある（表3）。

図3 肝切除後の術後出血の背景

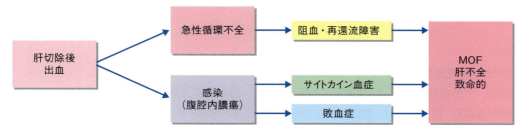

表2 CTCAE分類

1	2	3	4	5
臨床所見でみられる軽微な出血：治療を要さない	中等度の出血：IVRによる処置／内視鏡的処置／外科的処置を要する	プロトコールに記載された予期されるレベルを超えた≧2単位（小児では10mL/kg）のRBC輸血を要する：緊急のIVRによる処置／内視鏡的処置／外科的処置を要する	生命を脅かす：緊急処置を要する	死亡

表3 Clavien-Dindo分類

I	II	IIIa	IIIb	IVa	IVb	V
圧迫のみでコントロール可能	輸血または内科的治療を要す	局所麻酔下での外科的止血術または内視鏡やIVRによる止血術を要する	全身麻酔下での治療を要する（止血術）	集中治療室／ICU管理を要する単一の臓器不全	集中治療室／ICU管理を要する多臓器不全	死亡

4. 合併症の重症度分類（階層化）に準じた治療方針

Check4 肝切除後の術後出血に対する重症度の階層化に応じた治療はどのように行うか？

- 術後出血が発生した場合，保存的加療で対応可能か，IVRもしくは再手術が必要なのかの判断が重要である。
- 重症度と治療のアルゴリズムを（図4）に示す。
- 保存的治療は，ビタミンK投与，新鮮凍結血漿（FFP）による凝固因子補充，血小板の補正，輸血である。

- 再手術を選択する基準は，①保存的治療に反応しない場合やショックバイタルである場合，②造影CT検査にて静脈性出血が疑われる場合（血管外漏出がない），③出血している血管が末梢枝であり，IVRが困難な場合（IVR止血に長時間かかることが想定される場合），である．
- 再手術による侵襲を考慮すると，手術による止血術の決断に悩む場合がある．しかし，肝切除後の術後出血においては，①凝固因子が不足傾向にあり止血に難渋すること，②免疫低下により感染症を併発しやすいこと，③止血が遅れると肝不全になりやすいこと，などの特徴を有しているので，再開腹下に確実な止血操作を行うことに躊躇してはいけない．
- 止血法の選択は，①出血速度が100g/時，②術後出血総量1,000g，③保存的治療後に出血量の減少傾向がみられない場合や新鮮出血がみられた場合，などを目安として，総合的に迅速に判断し決定される（図4）．

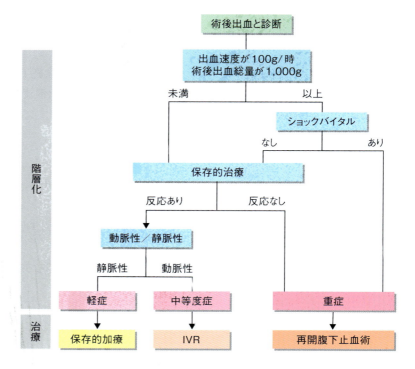

図4 術後出血の重症度の階層化と治療（著者作）

Points!

肝切除後の術後出血に対する重症度の階層化に応じた治療方針

1. 肝切除後の術後出血に対する治療は，①保存的治療，②IVR，③再開腹下止血術，である．
2. 肝切除後の術後出血の治療選択は，①術後出血量と出血速度，②全身状態（ショックバイタル），③出血源（動脈性か，静脈性か），により決定される．
3. 保存的治療は，ビタミンK投与，新鮮凍結血漿（FFP）による凝固因子補充，血小板の補正，輸血である．
4. 再手術を選択する基準は，①ショックバイタル，②造影CT検査にて静脈性出血が疑われる（血管外漏出がない）場合，③出血の原因血管が技術的にIVRが困難な場合（IVR止血に長時間かかることが想定される場合や出血部位が末梢側でアプローチが困難な場合），である．
5. 止血のタイミングを逸すると，肝不全を併発する．

5. 合併症ゼロをめざした周術期ケア

Check 5 肝切除後の術後出血を予防するためには
どうすればいいか？

- 周術期，術後出血の予防として，凝固系活性のモニタリングを行い，必要に応じて，①ビタミンK投与，②新鮮凍結血漿による凝固因子補充，③血小板の補正を行う。
- 術中の出血量を極力最小限にする。
  - 止血は電気メスの使用を控える。閉腹前に出血のないことを繰り返し確認する。
  - 注意すべき出血部位は，肝離断面，副腎近傍，肝門部，肝静脈根部などの血管露出部である。
  - 肝離断面には，controlled methodで肝切離した場合は，切除終了時に出血がみられなくても，遅発性に出血することがあるので，再灌流して30分ほどして，再度止血確認を行う。
  - 肝離断面へのフィブリン糊の散布を行う。

Q2 解説と答え

- 保存的加療にてドレーンからの排出が減少傾向にないことより，保存的加療継続，経過観察は不適である。
- 造影CT写真の肝離断面に造影剤の血管外漏出を認める（図5矢印），またショックバイタルではないことよりIVRによる止血術が第一選択である。

（正解▷ b）

図5 腹部造影CT

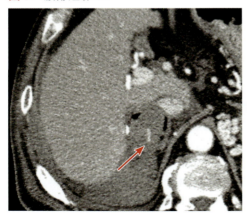

Points!

肝切除後の術後出血の予防

1. 周術期には，凝固活性のモニタリングを行い，必要に応じて，①ビタミンK投与，②新鮮凍結血漿（FFP）による凝固因子補充，③血小板の補正を行う。
2. ①手術中の出血量，②輸血の有無，③手術時間は，術後出血の危険因子である。これらの危険因子を回避した術中操作を心がける。

自己チェック！

（問）　正しいものに○を，誤ったものに×をつけよ。

（　）1．術前より凝固因子補充や血小板補正を行うことが，唯一，術後出血の回避手段である。
（　）2．術後出血は，術後1週間以上経過して発症することが多い。
（　）3．術後出血を疑う場合には，バイタルサイン変化の把握は重要である。
（　）4．Clavien-Dindo分類では提示した症例はⅢaに相当する。

（正解　1×　2×　3○　4○）

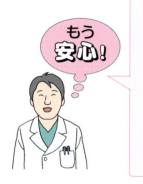

　血管造影下に止血術を施行し成功した。腹腔内ドレーンからの血性排液は減少し，脈拍も正常化した。「幸い再手術に至らず治癒してよかった」とK君は胸をなでおろした。指導医から「術後出血を回避するために，術中止血を十分行っても，本症例のように出血が起こることがあるんだよ。患者さんとご家族に辛い思いをさせたね。肝不全と腹腔内膿瘍の発生に気を付けてね」と言われた。
　周術期管理や外科手術操作，まだまだ学ぶことは多くあることを実感したA君であった。

● 参考文献

1. Midorikawa Y, et al: Surgery 1999.
2. Alferi S, et al: Digest Liver Dis 2001.
3. Thompson HH, et al: Ann Surg 1983.
4. 永野靖彦ほか：日腹部救急医会誌 2003.

4. 肝臓の手術後の合併症

術後テーマ 23

肝切除術後6日目の発熱, 腹痛

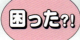
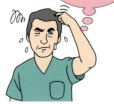

卒後10年目の外科専門医K君。慢性B型肝炎に伴う肝細胞癌に対し, 肝S6亜区域切除術を施行した。順調に経過していたところ, 術後6日目に強い右側腹部痛と発熱を認め, ドクターコール! すぐに先輩に相談しCT検査を行ってみると…。困った!

症例

67歳, 男性。慢性B型肝炎に伴う肝細胞癌の診断にて, 肝S6亜区域切除術を施行した。術後, 第6病日に38℃台の発熱を認め, 右側腹部の強い腹痛の訴えあり。

血液生化学検査を施行したところ, 白血球12,820/μL(好中球76%), 赤血球339万/μL, Hb 10.5g/dL, 血小板12.1万/μL, T-Bil 2.1mg/dL, AST 187IU/L, ALT 319IU/L, ALP 230IU/L, γ-GTP 47IU/L, BUN 18mg/dL, Cr 0.59mg/dL, CRP 9.5mg/dLであった。同日に施行した腹部CT検査を図1に示す。

Q1 本症例について, 誤っているものを1つ選べ。
a. 腹腔内ドレナージを行い, ドレーン排液のビリルビン濃度を測定する。
b. 緊急で経皮経肝胆道ドレナージを行う。
c. 腹膜炎の広がりを注意して観察する。
d. 瘻孔形成後に瘻孔造影を行う。

Q2 本症例は離断型(下流胆管と交通がない)胆汁漏と診断された。適切でない治療法を1つ選べ。
a. 内視鏡的経鼻胆道ドレナージ
b. 瘻孔からの無水エタノールの注入
c. 再開腹による胆汁漏出部の縫合閉鎖
d. 胆汁漏出胆管を含めた領域の再肝切除

図1 腹部CT検査(自験例)

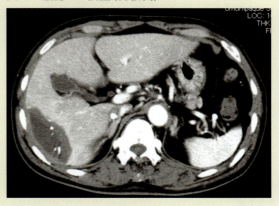

1. 患者の状況把握 ⇒ 情報収集から

▶注目すべき所見
①慢性B型肝炎　②肝細胞癌に対する肝S6亜区域切除後6日目　③発熱・腹痛
④血液生化学検査にて炎症反応の上昇　⑤腹部CT検査にて肝切離断端部の液体貯留

肝細胞癌に対する肝切除術の術後6日目に発熱・腹痛を生じた患者さん。
病歴やCT所見より胆汁漏を生じているように思われるが，診断はどのようにして行われるのか？
胆汁漏には，胆管下流と繋がっている交通型（p.459 術後テーマ25）と繋がっていない離断型（非交通型）があった。交通型と離断型の自然経過の違いは何だろうか？　治療方法も異なるのだろうか？
術後の肝切離断端からの胆汁漏（特に離断型の自然経過やその重症度の階層化，治療方針など，周術期管理について再確認しよう！

肝切除術の切離断端からの胆汁漏（特に離断型）の診断・重症度分類（階層化）・治療について学ぶ！

☞【階層化へのキーワード】
①術後胆汁漏の自然経過（著者作）
②術後胆汁漏の重症度の階層化（Clavien-Dindo分類）（ISGLS分類）
③術後胆汁漏（特に離断型）の治療と予防

2. 診断しよう！ ⇒ 鑑別診断と診断へのアプローチ！

Check 1　肝切除後の胆汁漏の基礎知識について
（p.459 術後テーマ25を参照）

● International Study Group of Liver Surgery（ISGLS）は，国際的な胆汁漏の定義を定めた。

> 胆汁漏の定義（ISGLS）：術後3日目もしくはそれ以降のドレーン滲出液・腹水中のビリルビン濃度が血清ビリルビン濃度の3倍以上。

● 肝切除術後切離断端からの胆汁漏の発症形式は大きく2つに分けられる。治療方針もこの発症形式によって異なってくる。

4. 肝臓の手術後の合併症

1. 発生部位が胆管下流と完全に分離されている離断型（非交通型）
2. 発生部位が胆管下流（もしくは吻合部腸管）と繋がっている交通型

- 胆道再建を伴う手術における吻合部からの胆汁漏は交通型であるのに対し，胆道再建を伴わない肝切除術における肝切離断端からの胆汁漏は離断型の頻度が高い。
- 交通型の胆汁漏に対する治療は，前項（p.429）で示したように，腹腔内と胆道内の2つのドレナージが基本である。
- 一方，非交通型（離断型）は胆道内のドレナージが無効であり，治療（胆汁漏を生じている肝断端の処理）に難渋しやすい。
- 肝細胞癌に対する肝切除症例の胆汁漏発生率は，12%程度の頻度とされる[1]。
- 肝切除術後胆汁漏の危険因子には，
  ① 300分以上の手術時間[1]，
  ② 前区域切除，中央2区域切除，尾状葉切除など主要グリソン鞘の露出術式[2,3]，
  ③ 再肝切除術[3]，
  ④ 術中胆汁漏[3]，などがあげられる。
- 肝細胞癌に対する再肝切除では既治療による胆管の潜在的狭窄が胆汁漏の原因となっている可能性がある。

Check 2 肝切除後の胆汁漏（交通型と離断型）の診断に有用な検査法は何か？ (p.459 術後テーマ25を参照)

- 肝切除後，発熱・腹痛などの症状があれば，速やかに検査を施行する。
- 検査の目的は，①胆汁漏の診断，②汎発性腹膜炎や敗血症などの重症度診断，③胆汁漏局所の評価（交通型か，離断型か），である。

≪検査法≫
① ドレーン排液のビリルビン濃度測定➡血清ビリルビン濃度の3倍以上であれば，胆汁漏と診断。
② 超音波検査：簡便に行える。ドレナージが不十分な液体貯留の有無をみる。
③ 造影CT検査：超音波検査よりさらに少量の液体貯留の診断も可能（胆汁のCT値は25HU以下，血性腹水は30HU以上，肝臓は50〜70HU）。ガス像の有無により，原因が推測可能。CTガイド下のドレナージも可能。
④ 内視鏡的逆行性胆道造影検査（ERCP）：胆汁漏が持続する場合，胆道損傷や通過障害の有無をみる（交通型か離断型かの判断）。そのまま，ドレナージチューブの留置も可能（ENBD，ERBD）。
⑤ MRCP：ERCPより非侵襲的である（交通型か離断型かの判断）。
⑥ 経皮経肝胆道造影：ERCPが不可能な場合に行う（交通型か離断型かの判断）。
⑦ ドレナージチューブからの造影：胆管との交通の有無をみる。

Points!

1. 肝切除後の胆汁漏（主に離断型）の定義は，交通性胆汁漏と同様，「術後3日目もしくはそれ以降のドレーン滲出液・腹水のビリルビン濃度が血清ビリルビン濃度の3倍以上の場合」である．
2. 肝切除術後胆汁漏（交通型と非交通型含む）の危険因子には，①300分以上の手術時間，②主要グリソン鞘の露出術式，③再肝切除術，④術中胆汁漏，である．
3. 肝切除後の術後胆汁漏の局所治療のための診断では，発症形式（胆管や再建腸管との交通の有無）が重要であり，交通型と離断型（非交通型）に分類される．
4. 肝切除後の術後胆汁漏に対する検査の目的は，①胆汁漏の診断，②汎発性腹膜炎や敗血症などの重症度診断，③胆汁漏局所の評価（交通型か，離断型か），である．

3. 適切な治療を行うための合併症の重症度分類（階層化）

Check 3　術後胆汁漏の重症化とその重症度分類（階層化）は？

- 術後胆汁漏の重症化分類の階層化としては，Clavien-Dindo分類（表1）とISGLSによる重症度分類（表2）がある（交通型と離断型は共通）．
- 重症度は，①病変が局在化していてドレナージのみで対応可能な場合（局在化した単純な胆汁漏），②胆汁漏のドレナージ不良や感染を併発している場合（腹腔内に広がった胆汁漏や腹腔内膿瘍），③肝不全を併発したり，炎症や感染症などが全身に影響をもたらしている場合（敗血症／多臓器不全など，全身への波及），に分類することができる．
- 肝切除術後肝切離断端からの胆汁漏（交通型および離断型）の治療経過を図2に示した．
- 治療経過に影響する要素としては，
① 漏出胆汁の限局化ができているか（ドレナージが効いているか，腹腔への広がりがないか）
② 胆汁漏発症形式（交通型か，離断型か）
③ 局所治癒のために要する治療法（IVRまたは再手術の必要性）

表1　胆汁漏のClavien-Dindo分類

I	臨床所見または検査所見のみで治療を要さない（既存のドレーンによるドレナージのみ）
II	抗菌薬などの内科的治療を要する
IIIa	画像ガイド下でのドレーン留置・穿刺を要する：既存のドレーン入れ替えも含む
IIIb	全身麻酔下での治療を要する（ドレナージ）
IVa	人工呼吸器管理を要する肺障害：CHDFを要する腎障害など1つの臓器不全
IVb	敗血症：複数の臓器不全
V	死亡

表2　胆汁漏の重症度分類（ISGLSの重症度分類）
（p.459 術後テーマ25参照）

Grade A	その後の治療方針に全く，またはほとんど影響しない胆汁漏
Grade B	手術以外の治療を要する胆汁漏，あるいは1週間以上継続するGrade Aの胆汁漏
Grade C	再開腹を要する胆汁漏

4. 肝臓の手術後の合併症

図2 胆汁漏発症後の自然経過（著者作）

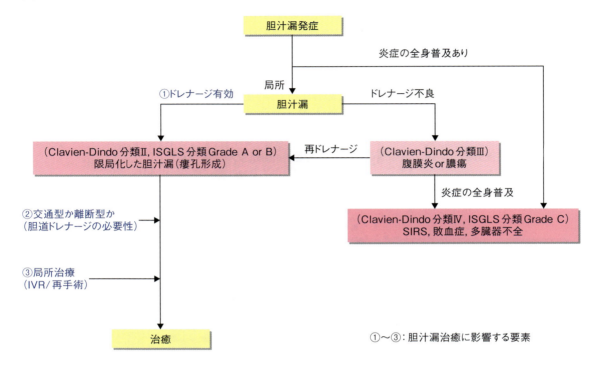

①〜③：胆汁漏治癒に影響する要素

Q1 解説と答え

- 腹部CT検査所見：肝S6亜区域切除を行った肝の断端部に液体の貯留を認める（図3矢印）。
  ⇒病歴と腹部CT所見より肝切除断端からの胆汁漏およびそれに伴う腹腔内膿瘍と診断できる。
- 炎症所見を認めるため，腹腔内ドレナージを要する。
  ⇒腹腔内ドレーン排液のビリルビン濃度は，血清ビリルビン濃度の3倍以上であれば胆汁漏の診断が確定！
- ドレナージ不良による漏出胆汁の広がり（腹膜炎の範囲の広がり）に注意が必要。
- 現段階で，交通型胆汁漏か離断型胆汁漏かの判断はできないため，緊急胆道ドレナージは行わない。
- 胆汁漏の発症形式が交通型か離断型かで治療方針が変わるため，腹腔内ドレナージチューブからの瘻孔造影は重要である。

（正解 ▷ b）

図3
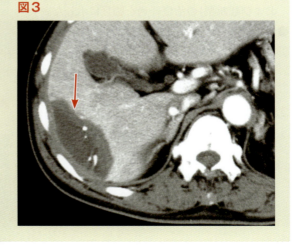

4. 合併症の重症度分類（階層化）に準じた治療方針

Check 4　術後胆汁漏（交通型と離断型を含む）の治療はどうするの？

● 重症度分類（Clavien-Dindo分類，ISGLS）に準じた治療方針は以下のごとくである（図4）。

- Clavien-Dindo分類Ⅰ，Ⅱ，ISGLSのGrade A ⇒ 治療の必要性なし（経過観察にて軽快）
- Clavien-Dindo分類Ⅰ，Ⅱ，ISGLSのGrade B（■）⇒ 局所治療（IVRや内視鏡を用いた胆道ドレナージの追加を含む）と薬物療法（抗菌薬など）
- Clavien-Dindo分類Ⅲ，Ⅳ，ISGLSのGrade C（■）⇒ 再手術と全身管理

図4　胆汁漏（交通型と離断型を含む）の治療アルゴリズム（著者作）

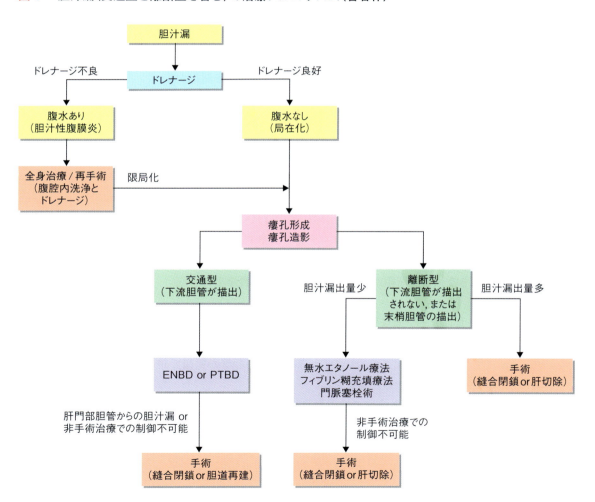

4. 肝臓の手術後の合併症

術直後からの胆汁漏の治療[4]
- 手術直後からの胆汁漏については，離断型か交通型かの胆汁漏発症形式は判然とせず，術後早期の手術適応の判断は難しい。
- 腹水やドレナージ不良による腹膜炎の進行がみられる場合は，早急に再開腹を行う。
- ドレナージ良好で全身状態が良好に保たれている場合であっても，漏出量が多い場合は早期の再手術を検討することがある（重度の離断型胆汁漏や損傷部の大きな交通型胆汁漏であるため）。
- 早期の再手術は，術後翌日頃までに行う（初回手術の影響による癒着や，再手術による周囲臓器損傷のリスクを避けることができるため）。
- 具体的には，①術翌日までのドレーン排液に混入した胆汁の割合が高く，多量の胆汁漏出が認められる症例，②少量であっても持続的にドレナージされているような症例，などは手術適応と考える。

術後後期の胆汁漏の治療
- ①遅発型胆汁漏症例，②biloma症例，③早期のドレナージにより瘻孔を形成した症例などがあり，図4のごとく，瘻孔造影所見により治療を選択する。

交通型
- 交通型に対しては胆道減圧を目的とした胆道ドレナージを行う。内視鏡的アプローチによるENBDが原則であるが，困難な場合は経皮経肝胆道ドレナージ（PTBD）を施行する。
- ①損傷部位が大きく漏出量が多い場合や，②肝門部胆管からの漏出の場合は非手術的治療での制御は困難な場合が多く，手術治療を行う。
- 手術は，再開腹下の胆汁漏出部位の縫合閉鎖術が中心である。交通型では術後胆管狭窄に注意し，胆管の側壁のみを縫合閉鎖する。狭窄予防目的には，逆行性経肝胆道ドレナージ（RTBD）の留置が有用である。
- 肝門部胆管の大きな損傷で閉鎖困難な場合は，胆管切除再建を要する。

離断型
- 離断型では胆道ドレナージは無効であり，腹腔内ドレナージで外瘻化するだけでは治癒は望めない。
- 瘻孔造影にて下流胆管が描出されない場合，または末梢胆管が原因で胆汁漏出量が少ない時はIVR治療を選択する。
  - ①無水エタノール療法：瘻孔からバルーン付き胆管チューブのカニュレーションを行い，無水エタノールで胆管を満たし，胆管上皮を廃絶させる[4]。
  - ②フィブリン糊充填療法：無菌で完全に瘻孔化した後に，胆管にフィブリン糊を充填，閉塞させることで，その領域の肝機能低下，胆汁分泌能の低下を図る[5]。
  - ③経皮経肝門脈塞栓術（PTPE）：当該領域の肝萎縮，胆汁分泌能低下を図る[6]。

- IVR治療で治癒できない症例では，手術を検討する．この際，末梢胆管であり，再建や断端の閉鎖が困難であれば，当該領域の肝切除を行う．
- 胆汁漏出量の多い離断型胆汁漏に対しては手術を検討する．術野を十分に観察し胆汁漏出部位を確認する．確認なしに安易なフィブリン糊の散布や貼付を行わない．
  ① 肝切離面のグリソン鞘からの胆汁漏出が確認できる場合は，モノフィラメント糸を用いて胆汁漏出胆管をグリソン鞘ごと縫合閉鎖する．
  ② 胆管の縫合閉鎖や再建が困難な場合は，再肝切除により十分に胆管を露出しこれらの処置を行う．
  ③ 肝門部胆管(肝管～二次分枝)が原因となっている離断型胆汁漏は，縫合閉鎖による機能廃絶から術後肝不全の危険があるため，原則的に胆道再建を行う．

Points!

1. 術後胆汁漏の重症度分類には，Clavien-Dindo分類とISGLSの分類がある．
2. 術後胆汁漏の治療には，①非手術的治療(放射線科的もしくは内視鏡的ドレナージ)と②再開腹下の手術的治療に大別される．
3. 非手術的治療としては，交通型胆汁漏では胆道ドレナージ，離断型胆汁漏では無水エタノール，フィブリン糊，門脈塞栓術がある．
4. 手術療法では，①交通型に対しては縫合閉鎖か胆道再建，②多量の胆汁漏を伴う離断型や少量の胆汁漏が持続する離断型では縫合閉鎖か肝切除を行う．

Q2 解説と答え

- 瘻孔造影にて肝門部胆管が描出されず，末梢胆管のみ描出される場合は離断型胆汁漏と考える．
- 離断型胆汁漏では胆道ドレナージは無効である．
- 非手術治療の第一選択として，無水エタノールは胆管上皮を廃絶させるため，離断型胆汁漏に有効である．
- 手術治療においては，漏出部の縫合閉鎖または責任胆管の当該領域を再肝切除する方法がある．

(正解▷ a)

5. 合併症ゼロをめざした周術期ケア

Check 5　術後胆汁漏の予防はどうすればいいの？

1. 術中胆汁漏検索
- 術中胆汁漏テスト➡胆道ドレナージチューブからの空気・生理食塩水・色素（メチレンブルー・ICG）などの注入による検索。縫合脆弱部の検索・補強を行う。

2. 腹腔内ドレーン留置
- 待機的肝切除の際の腹腔内ドレーン留置に関するRCTによると，ドレーン留置により創部合併症，敗血症，および感染性液体貯留の頻度が高くなり，在院日数が有意に増加するため，ルーチンのドレーン留置は不必要とされている[7〜9]。
- 胆道再建を伴わない肝切除術では，習慣的にドレーンを留置する必要はないが，
  ①手術時間300分以上，
  ②前区域切除，中央2区域切除，尾状葉切除など主要グリソン鞘の露出術式，
  ③再肝切除術，
  ④術中胆汁漏，
  などの術後胆汁漏の危険因子を有する症例では，予防的ドレナージとしてのドレーン留置を行う。

3. 経胆嚢管的胆道ドレナージ（C-チューブドレナージ）
- 肝切除術の際のC-チューブドレナージ留置は，胆汁漏の発生率には寄与しないが，治療を必要とする胆汁漏（ISGLSのGradeB，C）の発生を減少させ，入院期間を短縮させる可能性があることが示されている[10]。

Points!
1. 術後胆汁漏予防のための術中ケアは，①術中胆汁漏検索，②ドレーン留置，③経胆嚢管的胆道ドレナージである。
2. 胆道再建のない待機的肝切除術においては，ドレーンの習慣的な使用は必要ない。
3. 胆道切除を伴わない肝切除において，①手術時間300分以上，②前区域切除，中央2区域切除，尾状葉切除など主要グリソン鞘の露出術式，③再肝切除術，④術中胆汁漏では，ドレーン留置が有用である。

自己チェック！

（問） 正しいものに〇を，誤ったものに×をつけよ。
( ) 1. 術中に肝切離断端より胆汁漏を認めた場合は腹腔内ドレーンを留置する。
( ) 2. 術直後に胆汁漏を認めた場合，漏出量が多くてもドレナージできていれば再手術を行う必要はない。
( ) 3. 経胆嚢管的胆道ドレナージは重症胆汁漏の発生を予防する。

（正解 1〇 2× 3〇）

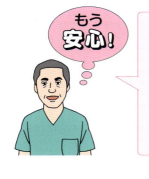

肝切除術における肝切離断端からの胆汁漏は，比較的頻度が高く，完全に予防することが難しい合併症である。また治療の選択肢は多く，その適応の判断も難しい。「術中の胆汁漏検索，術後の胆汁漏の早期発見のための注意深い観察，最善の治療と治療タイミング－胆汁漏ゼロの手術と周術期ケアの実践で，早期退院をめざすぞ！」と決意を新たにするK君であった。

● 参考文献

1. 貞森 裕ほか: 日臨外会誌 2011.
2. Yamashita Y, et al: Ann Surg 2001.
3. 廣川文鋭ほか: 日消外会誌 2010.
4. 高屋敷 吏ほか: 臨外 2014.
5. 裵 正浩ほか: 日腹部救急医会誌 2007.
6. Hai S, et al: Clin J Gastroenterol 2012.
7. Liu CL, et al: Ann Surg 2004.
8. Sum HC, et al: Br J Surg 2006.
9. Belghiti J, et al: Ann Surg 1993.
10. Nanashima A, et al: HPB 2013.

4. 肝臓の手術後の合併症

術後テーマ 24

肝切除後4日目の異常行動・興奮状態

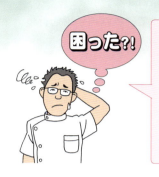

困った?!

後期研修2年目のN君。肝細胞癌の患者の担当となった。肝右葉切除術を行い，特に問題なく終了した。術後4日目の夜に，患者が興奮状態となり，ドレーンや輸液を抜去しようとしていた。ドクターコール！ 術後せん妄と診断し，ハロペリドールの投与を指示したが，翌日主治医から，血液検査を指示された。「術後せん妄なのに血液検査？」と当惑したN君であった。

症例

72歳，男性。肝右葉に6cm大の腫瘍性病変（図1）を指摘され，精査の結果，肝細胞癌と診断し，肝右葉切除術を行った。術後4日目の夜，錯乱・興奮状態となり，意味不明の発言がみられ，ドレーンを抜こうとしたりする異常行動がみられた。また指先が小刻みに震えていた。身長162cm，体重50kg，血圧80/58mmHg，脈拍112回/分，酸素飽和度89％（O_2 5L/分，マスク），尿量550mL/日。ドレーンからの排液が1,500mL/日と多いが漿液性であった。その他腹部に異常所見を認めず，吐血やタール便も認めていない。翌朝（術後5日目）の血液検査は，白血球5,600/μL，赤血球310万/μL，Hb 8.2g/dL，血小板4.5万/μL，TP 4.8g/dL，Alb 2.0g/dL，T-Bil 3.5mg/dL，GOT 94IU/L，GPT 80IU/L，BUN 35mg/dL，Cr 0.6mg/dL，CRP 4.2mg/dL，プロトロンビン活性値37％（PT-INR 1.9）であった。

Q1 本症例の異常行動の原因として最も疑うべき疾患はどれか？

a. 術後せん妄
b. ICU症候群
c. ペンタゾシン依存症
d. 肝不全
e. ナルコレプシー[注1)]

Q2 考慮すべき治療法で適切でないものはどれか？

a. 新鮮凍結血漿
b. 赤血球輸血
c. アルブミン製剤投与
d. 利尿薬投与
e. プロスタグランジン製剤の投与

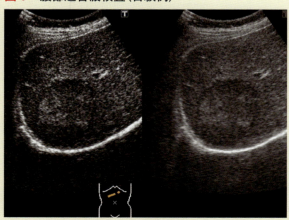

図1 腹部超音波検査（自験例）

1. 患者の状況把握 ⇒ 情報収集から

▶注目すべき所見

①肝右葉切除術　②錯乱・興奮状態・異常行動　③指先が小刻みに震える（羽ばたき振戦）
④SpO_2低下，乏尿　⑤ドレーン排液が1,500mL/日（漿液性の腹水）
⑥血小板4.5万/μL，Alb 2.0g/dL，T-bil 3.5mg/dL，PT 37％（PT-INR 1.9）

肝臓癌に対して肝右葉切除術を施行した術後4日目の患者さん。術前の肝機能評価や残肝機能評価を十分行って手術に臨んだ場合においても，術後肝不全が生じる場合がある。
肝切除後の肝不全は，どのような機序で発症するのであろうか？　その重症度の階層化は，どのように行うのであろうか？　階層化に応じた治療方針は？
肝切除後の肝不全に対する評価と対処法を再確認しよう！

肝切除後の肝不全に対する診断・重症度判定・治療法について学ぶ！

☞【階層化へのキーワード】
①肝性昏睡度分類（犬山シンポジウム）
②ISGLSの術後肝不全の階層化分類

2. 診断しよう！ ⇒ 鑑別診断と診断へのアプローチ！

Check 1　肝切除後の肝不全の基礎知識としてどのようなことを知っていますか？

1．肝切除後の肝不全とは？

- 肝臓は，酸化・合成・抱合・排泄などの種々の化学反応を営む代謝臓器であり，また網内系機能を有する。
- 肝切除後の肝不全は，肝切除による急激な肝容積の喪失に起因し，生体が機能していくために必要な代謝反応を営み得なくなった状態である[1]。

2．肝切除後の肝不全の発症機序

- ①肝切除による肝容積の減少，②手術侵襲，③門脈のうっ血による残肝実質の壊死が原因で，解毒・代謝能が障害され，毒性物質の蓄積により精神・神経症状が出現する（図2）。
- また肝切除後の肝不全の発症に肝の微小循環障害が関与するとの報告もある[2]。
- 肝切除後の容積減少による門脈うっ滞を機としたKupffer細胞の活性化⇒好中球の動員⇒類洞内皮細胞障害⇒類洞内微小血栓形成⇒肝不全というカスケードを介すると考えられている（図3）。

4. 肝臓の手術後の合併症

- また過剰な門脈圧の上昇は，腸管うっ血による bacterial translocation を惹起し，肝障害をきたすと報告されている（図3）。

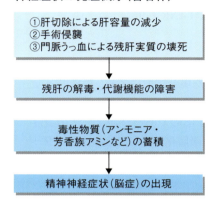

図2 肝切除後肝不全による精神神経症状の発症機序（著者作）

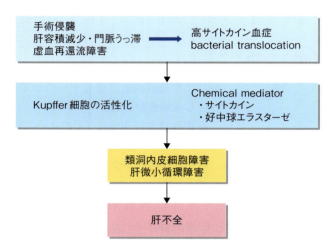

図3 肝微小循環障害に起因する肝不全発症の機序

（及川昌也ほか：消化器外科2005より引用改変）

3．肝不全の治療と予後

- 肝不全の増悪により，他臓器の機能に影響を及ぼし多臓器不全となる。
- 肝切除後の肝不全の在院死亡率は，デバイスや技術の向上により0～5％程度に低下した[3]が，治療抵抗性の肝不全の予後はきわめて不良である。
- 肝切除後の肝不全の治療原則は，①原因である肝機能障害・再生阻害因子の除去，②機能不全に陥った肝機能を代行・補助，③肝臓への血流・酸素供給を維持・改善させて肝再生を促すことである[4]。
- しかしながら，それらの治療は根治的なものでなく，治療効果なく肝不全が増悪した場合には，予後不良である。したがって，最も重要なことは，肝不全に陥らないために術前の肝予備能の評価と適切な術式選択に努めることである。
- 肝切除前の術前肝予備能評価および術式選択については，p.77 術前テーマ9を参照。
- 本項では，肝切除後の肝不全の診断およびその治療について概説する。

Check 2　肝切除後の肝不全の診断法は？

- 肝切除後肝不全の診断は，血液検査と昏睡度で決まる。

1．血液検査

- 肝不全の診断に頻用されている明確な指標は存在しない。
- さまざまな定義のなかで現在は，①総ビリルビン値と②PT（PT-INR）を

- 肝不全の指標とすることが多い(エネルギーを必要とする代謝の因子)。
- また、③アルカリホスファターゼ(ALP)の上昇、④BCAA/AAA比(Fisher比)が1.0以下、⑤腹水の存在、なども肝不全の診断に用いられる。
- 近年の報告では、Balzan Sら[5)]は、術後5日目のプロトロンビン活性値(PT)とビリルビン値が肝切除後肝不全死亡の独立因子と報告している（PT＜50%、T-Bil＞3.0 mg/dL、50-50 criteria[注2)]）。
- 血清アンモニア値については、肝不全の診断・重症度評価には用いられていない。

2. 昏睡度

- 肝性昏睡の重症度分類には、1981年に犬山シンポジウムで提唱された分類が用いられる(**表1**)。
- 昏睡度Ⅱからは明らかな羽ばたき振戦を認めるが、Ⅳでは消失する。

表1 肝性昏睡度分類

昏睡度Ⅰ	睡眠・覚醒リズムの逆転、多幸気分、抑うつ状態
昏睡度Ⅱ	指南力障害(confusion)、異常行動、傾眠傾向
昏睡度Ⅲ	興奮状態、せん妄状態
昏睡度Ⅳ	昏睡(痛み刺激に反応する)
昏睡度Ⅴ	深昏睡(痛み刺激にまったく反応しない)

Q1 解説と答え

- 肝右葉切除術(大量肝切除)後である。
- 錯乱・興奮状態・異常行動を認める。
- ドレーン排液は、漿液性の腹水であり、1,500 mL/日と多い。
- 術後5日目の血液検査では、血小板4.5万/uL、Alb 2.0 g/dL、T-Bil 3.5 mg/日、PT 37%と50-50 criteriaを満たしている。
- 問題文からは、他の選択肢を必ずしも否定できる根拠は存在しないが、この症例の場合には肝切除後の合併症で最も重篤な肝不全を疑うべきであり、遅滞なく治療を開始すべきである。

(正解 ▷ d)

Points!

肝切除後の肝不全の診断

1 肝不全の診断には、血液検査[総ビリルビン、PT(PT-INR)]・昏睡度(肝性昏睡)が用いられる。
2 術後5日目のPT＜50%、T-Bil≧3.0 mg/dLは術後肝不全死亡の独立因子(50-50 criteria)。

3. 的確な治療を行うための合併症の重症度分類(階層化)

Check 3　肝切除後の肝不全の重症度分類(階層化)は,どのように行うか?

- 2011年にInternational Study Group of Liver Surgery (ISGLS[6])が肝不全の階層化分類を提唱した(**表2**)。
- ISGLSの分類では,肝機能,腎機能,呼吸機能から肝不全の重症度を3段階に分類している。
- また,この階層化分類では,Grade A, B, Cの死亡率は,それぞれ0%,12%, 54%と報告されている。

表2　ISGLSの術後肝不全の階層化分類

重症度	Grade A	Grade B	Grade C
肝機能	PT-INR＜1.5 神経所見なし	1.5≦PT-INR＜2.0 傾眠・混乱など	2.0≦PT-INR 肝性脳症
腎機能	尿流量良好(≧0.5mL/kg/時) BUN＜150mg/dL, 尿毒症なし	尿流量減少(＜0.5mL/kg/時) BUN＜150mg/dL, 尿毒症なし	利尿薬での管理が困難 BUN≧150mg/dL, 尿毒症あり
呼吸機能	SpO_2＞90%	酸素投与下でもSpO_2＜90%	酸素吸入下でSpO_2＜85%
死亡率	0%	12%	54%

当該項目のうち,最も不良なGradeで評価する
(Rahbari N, et al: Surgery 2011. より引用)

4. 合併症の重症度分類(階層化)に準じた治療方針

Check 4　肝切除後の肝不全に対する階層化に応じた治療はどのように行うの?

- 肝切除後に肝不全を発症した場合の根治的治療法は存在せず,対症療法を行いながら,肝再生を促すことしかできないのが現状である。
- そのため,肝切除後の肝不全対策において最も重要なことは,「発症の予防」であり,①術前の正確な肝予備能の評価,②術式選択,および③手術侵襲を小さくすることである。
- 万一,肝切除後に肝不全が発症した場合には,前述のISGLSの階層化分類に基づき,治療を行う[6]。
- Grade Aでは特別な治療は必要ないが,Grade Bでは凝固因子の低下に対して新鮮凍結血漿を用い,膠質浸透圧保持のため,アルブミン製剤を投与する。またGrade Bでは,乏尿を認めることがあり,利尿薬を投与する(**表3**)。
- Grade Cでは,多臓器不全に対する全身管理や集中治療が中心となる(**表3**)。

- また，肝不全に対しては各々の臓器障害に対して非侵襲的治療から開始し，治療効果が認められないときには侵襲的治療を導入するという方針で行う（図4）。
- 術後肝不全に対する唯一の根治的治療は，肝移植であるが，脳死肝移植の適応疾患に術後肝不全は含まれておらず，生体肝移植に関しても本邦では前例がない。
- その他，肝血流維持のためのプロスタグランジン製剤の投与，AT-Ⅲ製剤の投与，脳症に対する分枝鎖アミノ酸製剤の投与などが有用とされている。

表3　ISGLSの肝切除後肝不全の階層化別治療法

Grade A	治療の必要なし
Grade B	新鮮凍結血漿 アルブミン製剤 利尿薬 非侵襲的換気法
Grade C	ICUへの移送 循環作動薬 血液透析（血漿交換[注3]） 人口呼吸 体外式補助肝臓 肝移植

（Rahbari N, et al: Surgery 2011より引用）

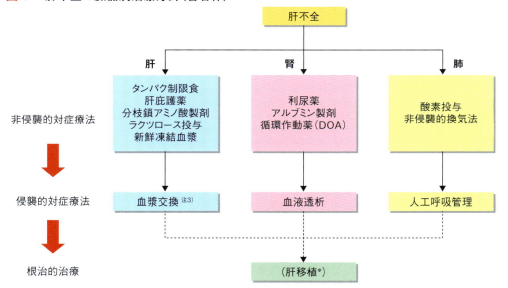

図4　肝不全の臓器別治療方針（著者作）

＊ただし，術後肝不全に対する肝移植は，本邦では前例なし。

5. 合併症ゼロをめざした周術期ケア

Check 5　肝切除後の肝不全発症の危険因子は？　また術後肝不全を予防するためにはどうすればいいか？

A）術後肝不全の危険因子と術後肝不全予防

- 肝切除後の肝不全の最大の原因は，急激な肝容積の喪失である。
- 正常肝の場合，標準肝容量の35～40％残れば安全ということが周知されている[3]。
- 肝障害（慢性肝炎や肝硬変など）を有する肝臓に対する肝切除では，術前の肝予備能に基づき術式を選択する必要がある（p.77 術前テーマ9参照）。

4. 肝臓の手術後の合併症

- 特に閉塞性黄疸を合併している場合には，術後肝不全が発症しやすい。
- 肝不全発症率は，肝硬変で19%，閉塞性黄疸症例で40%とする報告もある[7]。
- また閉塞性黄疸症例では，術前の減黄が，肝不全の予防に有用である[8]。
- 特に閉塞性黄疸症例で胆管炎（区域性胆管炎）を併発している場合には，肝不全の発症率が高いと報告されており，術前に減黄（ドレナージ）が行われるべきである[9]。

B）周術期管理

1）消化管出血
- 周術期の消化管出血は，不可逆的な肝不全の危険因子となる。
- 術前に食道・胃静脈瘤や消化性潰瘍の有無を確認するとともに，ストレス性の胃粘膜障害の予防のため，H_2受容体拮抗薬の投与が推奨される。
- 特に慢性肝障害や門脈圧亢進症を基礎に有する場合には，胃粘膜傷害は高頻度である[2]。

2）感染症
- 感染はヘムオキシゲナーゼ活性を刺激し，ビリルビン産生を促進する[3]。
- そのため周術期の感染症は肝不全の危険因子の1つである。
- 感染症を併発している場合には，早期の処置が必須である。

3）輸血
- 術中の出血量は必ずしも肝不全の危険因子とならないとする報告もあるものの[10]，輸血はビリルビン代謝への負荷を高めるため，可能な限り避けるべきである[2]。
- また肝癌では，輸血は，再発の予後不良因子であるとする報告や，感染症の危険因子との報告もある[11]。
- 具体的には通常循環動態に変動をきたさない（Hb 7～8 g/dL以上，Ht 20%以上）限り，輸血の必要はないという報告もある[2]。

Q2 解説と答え

- 本症例は肝切除後の肝不全（ISGLS分類 Grade B）である。
- ドレーンからの排液は多いものの漿液性であり，術後出血の可能性は低い。
- 貧血（Hg 8.2 g/dL）を認めるが，腹部に異常所見なく，また吐血・タール便は認めないため，出血性疾患の合併症は否定的である。
- 赤血球輸血は，ビリルビン代謝への負荷を増強させる可能性があり，肝不全の危険因子であるため可能な限り避けるべきである。

（正解▷b）

C. 臓器別手術合併症の重症度の階層化と対策

Points!

肝切除後肝不全の治療と予防

1. 肝切除後肝不全は，ISGLSの階層化分類に基づいて行う。
2. 肝不全の治療の原則は，①対症療法を行いながら，②肝再生を促すことであり，根治的な治療は③肝移植のみである（ただし，脳死肝移植は肝切除後肝不全には適応外）。
3. 黄疸肝では，術前に減黄や胆管炎の治療を行うことで，術後肝不全の発症の危険を減少させうる。
4. 周術期は，①消化管出血，②感染症，③輸血が肝不全の危険因子。

自己チェック！

（問）正しいものに○を，誤ったものに×をつけよ。

( ) 1. 肝切除後の肝不全の診断に血清アンモニア値は必須である。
( ) 2. 肝切除後の肝不全が生じた場合，治療の第一選択は肝移植である。
( ) 3. 正常肝の肝切除の際には，残肝の体積を20%残すことができれば安全というコンセンサスがある。
( ) 4. 併存疾患を伴わない肝硬変症例と比べ，閉塞性黄疸を伴う肝硬変症例は，肝切除後の術後肝不全を発症する確率が高い。

（正解　1×　2×　3×　4○）

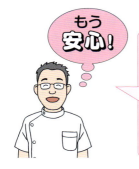

術後せん妄と判断し，ハロペリドールの投与の指示を出し安心していたN君。翌朝の血液検査から術後肝不全と診断し，自分の診断と認識の甘さを実感した。肝切除後の最も重大な合併症である肝不全の徴候を見落としかかったことを反省し，術後の患者さんに集中ケアを開始したN君であった。

◆ 注釈（専門用語を理解しよう！）

1) 【ナルコレプシー】昼間の耐え難い眠気や入眠後に現れる金縛りのような睡眠麻痺，さらには入眠時の幻覚を症状とする慢性疾患。
2) 【50-50 criteria】Balzan Sらによる肝切除755例の調査報告によると，術後5日目の血液検査で，PT＜50%およびT-Bil＞50μmol/L（＞3.0mg/dL）を示した症例において，肝不全死亡率が高いことが報告され，肝切除後の肝不全の診断基準／予後因子として用いられている。
3) 【血漿交換】肝不全を伴う毒性物質の除去とアルブミンや凝固因子などの欠乏を補充するために行われる。大量の新鮮凍結血漿を使用するため，その適応は慎重に行わなければならない。術後肝不全に対する保険適用は，①総ビリルビン値＞5mg/dLでかつ上昇傾向，②HPT（ヘパプラスチンテスト）＜40%または昏睡Ⅱ度以上とされている。血漿交換後のPTが50%以上となる症例は予後が良いとの報告がある。

● 参考文献

1. 山口康雄ほか：消化器外科2001.
2. 及川昌也ほか：消化器外科2005.
3. 工藤 篤ほか：消化器外科2012.
4. 居村 暁ほか：Surgery Frontier 2007.
5. Balzan S, et al: Ann Surg 2005.
6. Rahbari N, et al: Surgery 2011.
7. Das BC, et al: World J Surg 2001.
8. Cherqui D, et al: Arch Surg 2000.
9. エビデンスに基づいた胆道癌診療ガイドライン第1版.
10. Kokudo N, et al: World J Surg 2002.
11. Harada N, et al: World J Surg 2014.

5. 胆道・膵臓の手術後の合併症

概説

胆道・膵臓の手術後の合併症

1. 現状 —どのような合併症が，どのくらい発生しているのだろうか？—

- 膵頭十二指腸切除術の合併症に関するNCDのデータが，学術雑誌Ann Surg(2014)に報告された（**表1**）。
- 1,167施設の8,575例の膵頭十二指腸（平均年齢68.2歳）の術後30日以内の死亡は1.2%であり，在院死亡率は2.8%であった。
- 術後合併症の発生頻度は40.0%であり，主な手術関連合併症は，膵液瘻13.2%，縫合不全13.0%，であった。
- 感染症では，SSIが18.7%，敗血症5.7%であった。
- 輸血（5単位以上）は，35.9%の患者に行われていた。

表1 NCDによる膵頭十二指腸切除術の合併症

PD術後の合併症頻度	40.0%
SSI	18.7%
膵液瘻	13.2%
縫合不全	13.0%
敗血症	5.7%
輸血（5単位以上）	35.9%

在院死亡率2.8%
術後30日以内の死亡率（術死）は1.2%

平均年齢は68.2歳（by NCD） （Ann Surg, 2014より引用）

2. 合併症は，どのような原因で発生するのだろうか？

- 胆道・膵臓の手術の合併症には，①術後出血，②胆汁漏と膵液瘻，③縫合不全，④胆管炎，⑤後期腹腔内出血，などがある。
- 術後出血は，膵臓の切離断端や剥離面の血管のシーリングが不良のために生じる。
- 胆汁漏と膵液瘻は，縫合不全のほか，胆管損傷や膵臓損傷によって生じ，その原因として，①機械的損傷，②熱損傷，③誤認による処理，などがあげられる。
- 膵頭十二指腸切除術後の縫合不全としては，①膵空腸吻合，②胆管空腸吻合，③空腸盲端，に発生することが多い。
- 胆管・膵臓の手術における再建は，実質臓器と管腔臓器の吻合，管状構造の壁厚の異なるものの吻合，盲端での縫合（内圧が上昇しやすい），などの特殊な状況下での吻合・縫合を要し，血行や創傷治癒機転などの特殊性に起因している。
- 胆管炎は，胆管空腸吻合における腸管内容物の逆流により発生する。
- 後期腹腔内出血は，胆汁漏や膵液瘻に伴う腹腔内膿瘍により，仮性動脈瘤が発生し，その破綻により出血する。

3. 発症を早期に見出すために ―合併症の好発時期を知ろう！―

- シーリング不良が原因の術後出血は，術直後（術後1～2日）に発症する。
- 膵切除後の腹腔内出血においては，術直後に生じるものは膵・消化管縫合部や膵断端から，後期の出血は，膵液瘻に伴う膿瘍か，仮性動脈瘤に起因するものの頻度が高い。
- 仮性動脈瘤に起因する出血においては，sentinel bleeding（大出血の1～2日前の暗赤色のドレーンからの排泄）を認めることが多い
- 臓器損傷による胆汁漏や膵液瘻は，分泌が増加しはじめる術後2～3日に発症することが多い。
- 縫合不全は，消化管吻合の場合と比べ，比較的早い時期から発症する。
- 膵空腸吻合の縫合不全は，正常膵（軟らかい膵臓，膵液排泄量が多い）に発生する率が高い。
- 胆管炎は，胆管空腸吻合部における腸液の逆流によって生じる。腸管蠕動が回復した術後4日目以降に多い。

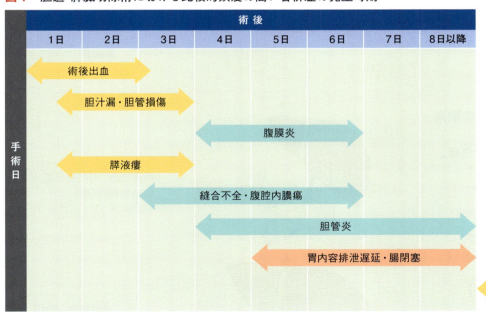

図1 胆道・膵臓切除術における比較的頻度の高い合併症の発生時期

4. 代表的な再建術式と合併症の好発部位は？ ―治療に向けて―

Ⅰ. 膵頭十二指腸切除術

【切除範囲と合併症】

【代表的な再建法と合併症】

Ⅱ. 膵体尾部切除術

【切除範囲と合併症】

【術後と合併症】

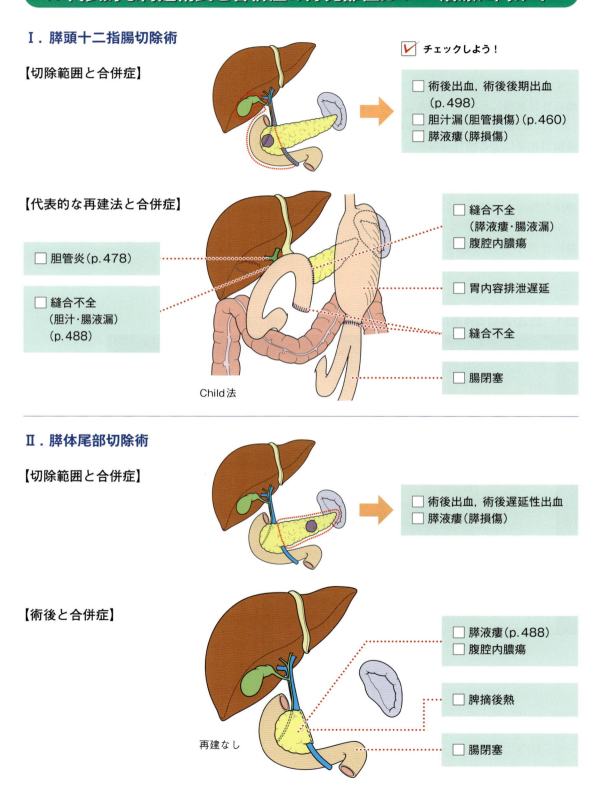

5. 胆道・膵臓の手術後の合併症

C. 臓器別手術合併症の重症度の階層化と対策

術後テーマ 25

肝門部胆管癌の術後4日目の発熱と腹痛

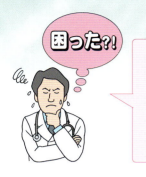

困った?!

卒後14年目の消化器外科専門医U君。肝門部胆管癌に対し，4日前に肝前区域・尾状葉切除術＋胆道切除再建術を施行した。術後3日目より発熱あり，その翌日に強い腹痛を認め，ドクターコール！「昨日からドレーンの排液がやや黄色かったのですが……」と話す担当の研修医とあわてて患者のところに向かった。困った！

症例

65歳，男性。肝門部胆管癌の診断にて，肝前区域・尾状葉切除術＋肝外胆管切除再建術を施行した。術後第3病日に38℃台の発熱を認め，ドレーンからの排液がやや黄色に変化していたが経過をみていた。翌日，右側腹部の強い腹痛の訴えあり。腹部は，軽度膨満しており，右側腹部に強い圧痛を認めた。血液生化学検査を施行したところ，白血球 12,400/μL（好中球85％），赤血球 288万/μL，Hb 9.6g/dL，血小板12万/μL，T-Bil 3.3mg/dL，AST 134IU/L，ALT 443IU/L，ALP 308IU/L，γ-GTP 67IU/L，BUN 14.2mg/dL，Cr 0.7mg/dL，CRP 24.6mg/dLであった。バイタルサインは問題なく，胸部X線写真でも異常所見は認めなかった。また，創感染も認めていない。同日に施行した腹部CT検査（図1）を示す。

Q1 本症例について，正しいものを1つ選べ。
a. ドレーン排液のビリルビン濃度を測定したところ，2.3mg/dLであった。
b. 本症例にみられる合併症は，肝門部胆管癌に対する肝切除術＋胆道再建術後の1〜2％にみられる。
c. 右側腹部痛の原因は，腸管の蠕動痛である。
d. ISGLSの定めた分類ではGrade Bである。
e. ERCPは禁忌である。

Q2 本症例にまず行うべき治療法を1つ選べ。
a. 経過観察でよい。
b. 術中に挿入したドレーンは不要であり，即日抜去する。
c. 腹部エコー下ドレナージを行う。
d. 直ちに内視鏡的胆道ドレナージを行う。
e. 緊急再開腹ドレナージ術を施行する。

図1 腹部CT検査（自験例）

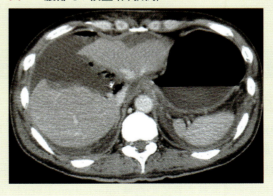

もっと勉強したい君へ　日本消化器外科学会平成19年教育集会問題　胆膵3

5. 胆道・膵臓の手術後の合併症

1. 患者の状況把握 ⇒ 情報収集から

▶注目すべき所見
①肝前区域・尾状葉切除術＋肝外胆管切除・再建術後4日目　　②発熱・腹痛
③ドレーンからの排液が黄色　　④腹部軽度膨満・強い圧痛
⑤血液生化学検査で炎症反応の著明な上昇とT-Bil・肝機能の上昇　　⑥腹部CT検査（後述）

▶除外診断に使用できそうな所見
①バイタルサイン問題なし　　②胸部X線写真異常なし　　③創感染なし

　肝外胆管の切除・再建を伴う肝切除術の術後4日目に発熱・腹痛を発症した患者さん。病歴やCT所見より胆管空腸吻合の縫合不全による胆汁漏を生じているように思われるが，診断はどのようにして行われるのか？　術後胆汁漏には，交通型と離断型がある（p.438 術後テーマ23）。縫合不全による胆汁漏は，交通型の胆汁漏である。縫合不全による胆汁漏の自然経過やその重症度分類はあるのだろうか？　さらにその分類によって治療方針は変わるのだろうか？
　肝外胆管の切除・再建を伴う肝切除術後の縫合不全による胆汁漏に対する周術期管理について再確認しよう！

Goal!　肝外胆管の切除・再建を伴う肝切除術後の縫合不全による胆汁漏（交通型）の診断・重症度分類（階層化）・治療について学ぶ！

　☞【階層化へのキーワード】
　　①術後胆汁漏の自然経過（著者作）
　　②術後胆汁漏の重症度の階層化（Clavien-Dindo分類，ISGLS分類）
　　③術後胆汁漏の治療と予防のためのマネジメント

2. 診断しよう！ ⇒ 鑑別診断と診断へのアプローチ！

Check 1　術後胆汁漏の定義は何か？

● 術後胆汁漏は，手術による何らかの原因により，肝内または肝外胆管から胆汁が腹腔内に漏出した状態である。
● 以前は，術後胆汁漏の定義はなく，腹腔内ドレーン排液の肉眼的な性状によって診断されていた➡International Study Group of Liver Surgery（ISGLS）は，国際的に使用可能な共通の胆汁漏の定義を定めた。

> 胆汁漏の定義(ISGLS)：術後3日目もしくはそれ以降のドレーン滲出液・腹水中のビリルビン濃度が血清ビリルビン濃度の3倍以上。

Check2 術後胆汁漏の原因にはどのようなものがあるの？

●術後胆汁漏の主な原因は，次のものがあげられる(表1)。

(1)肝切除後胆汁漏
- 4～12%の頻度とされる。
- 交通型と離断型に分類される。
  交通型：胆汁漏の原因部位と総胆管や吻合した腸管との交通あり(瘻孔造影で下流胆管が描出される)
  離断型：総胆管との交通なし(瘻孔造影で下流胆管が描出されない)
- 肝切除術後胆汁漏の危険因子には，①300分以上の手術時間，②内側区域・中央2区域切除など主要グリソン鞘の露出術式[1]，③再肝切除術[2]などがあげられる。

表1 術後胆汁漏の原因
①肝切除後，肝切離面からの漏出
　(p.438 術後テーマ23参照)
②胆道再建後の縫合不全
③胆囊摘出後，胆囊管断端からの漏出
　(p.468 術後テーマ26参照)
④術中胆道損傷
　(p.468 術後テーマ26参照)
⑤Tチューブ留置部からの漏出

(2)胆道再建後の縫合不全
- 0.4～0.8%の頻度とされる。
- 腸蠕動の改善にて，自然治癒することがある。
  ＊肝門部胆管癌に対する肝切除＋胆道再建術後の胆汁漏の発生率：約10%

(3)胆囊管断端からの胆汁漏
- 0.2～2.0%の頻度とされ，特に腹腔鏡下胆囊摘出術後の胆囊管断端からの漏出が多い。
- 要因は，①胆囊管の解剖学的変異，②胆囊管結石嵌頓・炎症・癒着など疾患側の要因，③胆囊管の誤認・電気メスの熱損傷・クリップの脱落など技術的要因。
- 総胆管の通過障害がなければ，自然に治癒することもある。

(4)Tチューブ留置部からの胆汁漏
- 刺入部周囲や，チューブの逸脱，チューブ抜去後の胆汁漏などがある。

Check3 術後胆汁漏の診断に有用な検査法は何か？
(術後テーマ23より引用)

●発熱・腹痛などの症状があれば，速やかに検査を施行する。

≪検査法≫
①ドレーン排液のビリルビン濃度測定➡血清ビリルビン濃度の3倍以上であれば，胆汁漏と診断。
②超音波検査：簡便に行える。ドレナージが不十分な液体貯留の有無をみる。
③造影CT検査：超音波検査よりさらに少量の液体貯留の精査も可能(胆汁

のCT値は25HU以下，血性腹水は30HU以上，肝臓は50〜70HU）。ガス像の有無により，原因が推測可能。CTガイド下のドレナージも可能。
④内視鏡的逆行性胆道造影検査（ERCP）：胆汁漏が持続する場合，総胆管の通過障害の有無をみる。そのまま，ドレナージチューブの留置も可能（ENBD, ERBD）。
⑤MRCP：ERCPより非侵襲的である。
⑥経皮経肝胆道造影：ERCPが不可能な場合に行う。
⑦ドレナージチューブからの造影：胆管との交通の有無をみる。

Points!

1. 胆汁漏の定義は，「術後3日目もしくはそれ以降のドレーン滲出液・腹水のビリルビン濃度が，血清ビリルビン濃度の3倍以上」である。
2. 術後胆汁漏の診断においては，①存在診断，②胆管との交通の有無，③総胆管の通過障害の有無，が重要である。

3. 的確な治療を行うための合併症の重症度分類（階層化）

Check 4　術後胆汁漏（特に胆管空腸縫合不全による）の重症化とその重症度分類（階層化）は？ (p.438 術後テーマ23参照)

● 胆道再建を伴う肝切除後の胆汁漏の自然経過に影響を及ぼすものは，①ドレナージの効果（病変の局在化と損傷治癒に関連），②感染の有無（胆汁は細菌にとって栄養豊富），③胆汁性腹膜炎の有無（胆汁は腹膜刺激症状が強い。無ガスイレウス），である。
● 胆汁漏の自然経過を図2に示した(p.438 術後テーマ23参照)。

図2　術後の胆汁漏の自然経過（著者作）

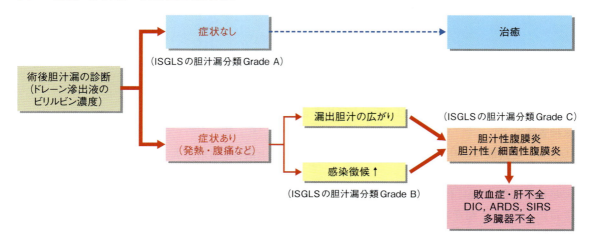

- 胆汁性/細菌性腹膜炎を生じると，麻痺性イレウスを併発し，全身的な病態（多臓器障害，SIRS，DIC，ARDSなど）を併発する。
- 術後胆汁漏の重症度の階層化には，Clavien-Dindo分類（表2）とISGLSによる重症度分類（表3）がある。
- ともに，①病変が局在化していてドレナージのみで対応可能な場合，②胆汁漏のドレナージ不良や感染を併発している場合，③肝不全を併発したり，炎症や感染症などが全身に影響をもたらしている場合，に分類している。
- 胆汁漏の定義を定めたISGLSは，胆汁漏の新しい分類を提唱した（表3）。

表2　胆汁漏のClavien-Dindo分類

I	II	IIIa	IIIb	IVa	IVb	V
臨床所見または検査所見のみで治療を要さない（既存のドレーンによるドレナージのみ）	抗菌薬などの内科的治療を要する	画像ガイド下でのドレーン留置・穿刺を要する：既存のドレーン入れ替えも含む	全身麻酔下での治療を要する（ドレナージ）	人工呼吸器管理を要する肺障害：CHDFを要する。腎障害などの1つの臓器不全	敗血症：複数の臓器不全	死亡

表3　胆汁漏の重症度分類（ISGLSの重症度分類の引用改変）

	Grade A	Grade B	Grade C
胆道障害	軽度	中等度	高度
症状	なし	腹痛・感染徴候	胆汁性腹膜炎，多臓器不全
持続的ドレナージ（＞1週間）	なし	多くの場合，必要	必要
精査の必要性	なし	多くの場合，必要	必要
画像診断による異常所見（biloma，膿瘍，胆汁漏出）	疑われる	多くの場合，認める	多くの場合，認める

Q1 解説と答え

- 腹部CT検査所見：肝切除断端に多量の液体貯留を認め，肝表面と吻合部近傍に少量のairを混じている（図3矢印）⇒ 病歴と腹部CT所見より，胆管空腸吻合部の縫合不全による胆汁漏，およびそれに伴う腹腔内膿瘍と診断できる。
- 術後ドレーンが黄色であったことからも，胆汁漏が強く疑われる⇒ドレーン排液のビリルビン濃度は血清ビリルビン濃度の3倍以上。
- 肝門部胆管癌に対する肝切除術＋胆道再建術後の胆汁漏は，約10％にみられる。

図3　腹部CT検査（自験例）

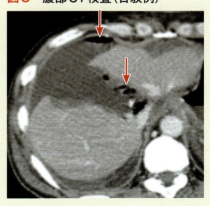

- 腹痛の原因は，漏出胆汁の広がりからの腹膜刺激によるものである。
- 感染徴候は明確であり，漏出胆汁の右側腹部への広がりも認める。しかしながら，多臓器不全の徴候はみられないため，ISGLS分類ではGrade Bと判断する。
- ERCP検査は，胆汁漏が持続する場合に総胆管の通過障害の有無の検索や胆道ドレナージ治療目的にも有用であり，禁忌ではない。

（正解▷d）

4. 合併症の重症度分類（階層化）に応じた治療方針

Check 5　術後胆汁漏（特に交通型）の治療はどうするの？

- 術後胆汁漏の治療の原則は，①全身状態の改善，②病変の局在化（腹腔内ドレナージ），③損傷部の治癒促進（胆管内ドレナージ），である。
- 術後胆汁漏において，交通型と離断型における治療上の相違点とは，損傷部の治癒促進である。
- すなわち，交通型においては，腹腔内ドレナージのみではなく，胆管の減圧目的にて胆道ドレナージを留置する。
- また，交通型に対する手術は，損傷部の縫合や胆道再建である（離断型では，縫合や肝切除である）。
- 術後胆汁漏（交通型）に対する重症度分類に応じた治療方針は以下のとおりである（表4）。

　Grade A ➡ 治療の必要性なし（経過観察にて軽快）
　Grade B ➡ 局所治療（IVRや内視鏡を用いた胆道ドレナージの追加）と薬物療法（抗菌薬など）
　Grade C ➡ 再手術と全身管理

交通型と離断型の胆汁漏において，ともに腹腔内ドレナージは第一選択である。
①膿瘍腔をダイレクトにドレナージする（エコー・CTガイド下）。
②最短経路でドレナージできる位置にドレーンを挿入する。
③持続吸引をかけ，腹腔内への広がりを防ぐ。
④適宜ドレーンからの造影を行い，ドレーン位置を修正する。
　➡自然治癒が期待できない場合や，胆道造影検査にて「交通型」と診断された場合は，胆道ドレナージが必要。
- ENBD（endoscopic naso-biliary drainage；内視鏡的経鼻胆道ドレナージ）
- ERBD（endoscopic retrograde biliary drainage；内視鏡的逆行性胆道ドレナージ）

- ドレナージされた排液中の細菌の感受性に一致した抗菌薬を投与する。
- 治療難渋例：下流胆管や孤立性胆管（肝管空腸吻合後，腸管との交通が離断）による胆汁漏は，胆道ドレナージでは損傷治癒効果に乏しい。
  → 開腹による胆道再建（総胆管の完全離断や閉塞，総胆管の損傷範囲が広範な場合）

参考：離断型においては，離断領域の肝臓の胆汁排泄機能の廃絶をめざして
  a. 無水エタノール注入（biliary ablation）
  b. フィブリン糊注入
  c. 門脈枝塞栓術

表4 胆汁漏の重症度分類に準じた治療成績（ISGLSより引用改変）

	Grade A	Grade B	Grade C
IVRあるいは内視鏡的治療	なし	多くの場合，必要	必要なし / あり
再手術	なし	なし	必要
入院期間の長期化	多くの場合，なし	多くの場合，あり	あり

Q2 解説と答え

- 本症例は，胆管空腸吻合部の縫合不全によるGrade Bの胆汁漏であり，交通型と判断される。治療の原則は，病変の局在化（腹腔内／胆道内ドレナージ）である。
- 術中に挿入したドレーンからの排液にも胆汁が含まれており，不十分ではあるもののドレナージの役割を果たしていることから，抜去する必要はない。
- 現在のドレーンのみではドレナージが不十分であり，まずはエコーガイド下に経皮的ドレナージを行う。
- 内視鏡的胆道ドレナージは，「交通型」胆汁漏の場合に必要となるものの，直ちに行うべきは経皮的ドレナージであり，腹膜炎の限局化をまず行う必要がある。
- 再開腹ドレナージの適応は，Grade Cの胆汁漏や，非手術的治療に難渋する場合である。

（正解 ▷ c）

Points!

1. 術後胆汁漏の重症度分類には，Clavien-Dindo分類とISGLSの分類がある。
2. 術後胆汁漏（交通型）の治療の原則は，①全身状態の改善，②病変の局在化（腹腔内ドレナージ），③損傷部の治癒促進（胆管内ドレナージ），である。
3. 術後胆汁漏（交通型）の損傷部修復のための治療には，①非手術的治療（IVRもしくは内視鏡的ドレナージ）と②再開腹下の手術的治療（損傷部の縫合や胆道再建）に大別される。

5. 合併症ゼロをめざした周術期ケア

Check6 術後胆汁漏の予防はどうすればいいの？
(p.438 術後テーマ23参照, 一部引用)

1. 術中胆汁漏検索
- 術中胆汁漏テスト ➡ 胆道ドレナージチューブからの空気・生理食塩水・色素（メチレンブルー）・ICGなどの注入による検索。縫合脆弱部の検索・補強を行う。

2. ドレーン留置
- 一般的な肝胆膵手術における予防的ドレーンの使用に関しては, 以下のような一定の見解がみられる（表5）。
  - 胆嚢摘出術 ➡ 多数のメタ解析より, 創感染のリスクが増えるのみであったため, 推奨されない。
  - 肝切除術 ➡ 海外では, ドレーン使用により合併症率が高く, 入院期間が延長するとの報告がある[3,4]。米国CDCのSSI予防ガイドラインにおいても, 待機的肝切除術はドレーン留置は非適応としている。本邦では, ルーチン使用を不要とする[5]一方, 予防的ドレーン留置に肯定的な報告[6]もある。
  - 膵切除術 ➡ ドレーンの有無により術後合併症率や死亡率に差はみられないが, 早期抜去群では膵液瘻や腹腔内感染は有意に低率であることが報告されている[7,8]。
- 胆道再建を伴わない肝切除術では, 習慣的にドレーンを留置する必要はないが, 術後胆汁漏の危険因子である①中央2区域・前区域切除や②再肝切除術などの症例, ③胆道再建を伴う肝切除術症例は, 予防的ドレナージとしてのドレーン留置が有用である可能性がある[2]。

表5 肝胆膵手術とドレーンのルーチン使用

術式	ドレーンのルーチン使用
胆嚢摘出術	推奨されない（術中胆汁汚染や胆管損傷のリスク例のみ）
肝切除術	ハイリスク症例を除いて推奨されない
膵切除術	一般的に行われる（早期抜去が推奨）

Points!

1. 術後胆汁漏予防や治療のための術中の工夫は, ①術中胆汁漏検索, ②ハイリスク症例に対するドレーン留置である。
2. 胆嚢摘出術・胆道再建のない待機的肝切除術においては, 予防的ドレーンの使用は必要ない。
3. ①中央2区域・前区域切除や②再肝切除術, ③胆道再建を伴う肝切除術では, ドレーン留置が有用である。

自己チェック！

（問）正しいものに〇を，誤ったものに×をつけよ。

（　）1. 肝切除術後の胆汁漏は，交通型と離断型に分類される。
（　）2. 交通型の術後胆汁漏の治療においては，総胆管のドレナージは効果的ではない。
（　）3. 胆囊摘出術後のドレーンの習慣的使用は，SSIのリスクを上昇させる。

(正解　1〇　2×　3〇)

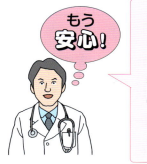

胆道再建を伴う肝胆膵手術の術後縫合不全による胆汁漏（交通型）は，比較的頻度の高い合併症である。診断が遅れれば重篤な病態となり，また治療のマネジメントの誤判断によっては，長期間，患者さんのQOLを低下させる。交通型の胆汁漏の治療においては，①全身的な治療，②病変の局在化，③損傷部の治癒促進，が重要である。「重篤な状態にならないように！　早く治癒するように！」と祈りながら，ENBDチューブを挿入するU君であった。

● 参考文献

1. 貞森　裕ほか：日臨外会誌 2011.
2. 廣川文鋭ほか：日消外会誌 2010.
3. Liu CL, et al: Ann Surg 2004.
4. Lu L, et al: J Gastrointest Surg 2006.
5. Hirokawa F, et al: Ann Surg 2011.
6. Kyoden Y, et al: J Hepatobilliary Pancreat Sci 2010.
7. Diener MK, et al: Langenbecks Arch Surg 2011.
8. Kawai M, et al: Ann Surg 2006.

5. 胆道・膵臓の手術後の合併症

術後テーマ 26

胆嚢摘出後，ドレーンからの黄色の排液

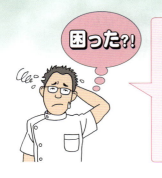

困った?!

後期研修2年目のN君。胆嚢結石症の患者の担当医となり，指導医から「俺がカメラ（腹腔鏡医）するから，執刀してみるか？」との提案があった。いざ手術を開始すると予想以上の胆嚢周囲の炎症性変化が強く，指導医と術者を交代しながら何とか手術を完遂した。翌朝，ドレーンの性状を確認すると，黄色の排液を認めたため，指導医と顔を見合わせたN君であった。

症例

66歳，男性。約20年前から胆嚢結石症を指摘されていた。また，3～4年前から年に1～2度の胆石発作を認めていたが，その度ごとに保存的治療を受けていた。今回，胆嚢結石症の手術を希望され，入院となった。既往歴や生活歴に特記すべきことはなく，心・肺・肝・腎機能は正常であり，全身麻酔下に腹腔鏡下胆嚢摘出術を行った。術後第1病日の体温38.5℃，血圧120/84mmHg，脈拍110回/分，整。ドレーンの性状は黄色（胆汁様）であり，腹部全体に筋性防御を認めた。血液生化学検査所見は，白血球 12,500/μL，赤血球 420万/μL，Hb 14.5 g/dL，血小板22万/μL，T-Bil 3.5mg/dL，GOT 320IU/L，GPT 288IU/L，ALP 690IU/L，CRP 5.8mg/dL であった。術後第1病日に行った腹部CT検査（図1）を示す。

Q1 確定診断および治療方針決定のために最も有用な検査はどれか？

a. 腹部超音波検査
b. 血管造影検査
c. 腹部MRI（MRCP）検査
d. 内視鏡的逆行性胆道造影（ERC）
e. ドレーン造影検査

Q2 検査の結果，総胆管損傷（3/4周）と診断した。最も適切と考えられる治療法はどれか？

a. 絶食・抗菌薬投与
b. 内視鏡的胆道ドレナージ（ENBD，ERBD）
c. 損傷部閉鎖術
d. T-チューブドレナージ
e. 胆道再建術

図1 腹部CT検査（自験例）

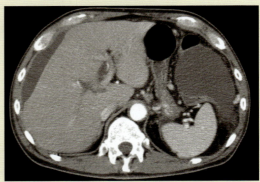

> もっと勉強したい君へ
> 日本消化器外科学会平成19年教育集会 胆膵3

468

1. 患者の状況把握 ⇒ 情報収集から

▶注目すべき所見

①腹腔鏡下胆嚢摘出術後1日目　②ドレーンの性状は黄色（胆汁様）
③腹部全体に筋性防御あり　　　④T-Bil，トランスアミナーゼ，胆道系酵素の上昇
⑤腹部CT検査で多量の腹水および軽度の肝内胆管の拡張あり

　腹腔鏡下胆嚢摘出術は，胆石症や胆嚢炎患者において有用な低侵襲手術であるが，合併症の発生には十分注意すべきである。なかでも，胆道損傷は，再手術を強いられることが多く，患者さんに辛い思いをさせる。
　胆道損傷の診断はどのように行うのか？　胆道損傷において，どのような所見が重症度やその治療方針を決める指標になるのだろうか？
　腹腔鏡下胆嚢摘出術後の胆道損傷の評価と治療法を再確認しよう！

腹腔鏡下胆嚢摘出術後に発症した胆道損傷の診断，重症度判定，治療について学ぶ！

☞【階層化へのキーワード】
①胆道損傷の分類（Strasberg分類，Bismuth分類）
②胆汁漏重症度分類（ISGLS）
③胆道損傷診断・治療アルゴリズム（著者作）
④胆嚢管の分枝亜型

2. 診断しよう！ ⇒ 鑑別診断と診断へのアプローチ！

Check 1　胆嚢摘出術における胆道損傷の基礎知識としてどのようなことを知っているか？

- 日本内視鏡外科学会のアンケート調査では，2013年に本邦で胆嚢摘出術が行われた症例は27,809例で，そのうち83.0％は腹腔鏡下手術が行われている[1]。
- また，その報告では胆道損傷の頻度は0.63％とされている[1]。
- 日本胆道外科研究会の報告でも，胆嚢摘出術の際の胆道損傷の発生率は0.6％と報告されており，その頻度は開腹胆嚢摘出術が0.35％，腹腔鏡下胆嚢摘出術が0.65％であり，腹腔鏡下手術が有意に頻度が高いと報告されている[2]。
- 損傷部位としては，①総胆管62.3％，②肝管18.9％，③その他11.0％，④

- 部位不明7.8%であり，総胆管損傷の頻度が最も高い[1]。
- 総胆管損傷をきたした症例の76.9%は，術中に胆道損傷が明らかになっているが，部位不明の胆道損傷をきたした症例では，術中に診断可能であった症例は8.5%と術後に胆道損傷が判明することが多い[1]。
- 術後4週間を経過してから胆道損傷が明らかになった症例も2.1%あったとの報告がある[2]。
- 胆道損傷の原因としては，①高度癒着が51.7%と半数以上を占め，次いで②不注意・未習熟・誤認などが31.3%，③解剖学的変異が8.5%とされている（表1）。
- 損傷の形態は，部分的損傷56.7%，完全離断33.8%であり，完全離断の頻度も低くないと思われる（表2）。
- 胆道損傷が生じる時期としては，胆嚢管剥離操作時が44.3%，胆嚢管結紮（クリップ）時が25.9%であり，胆嚢管の操作時に損傷が生じることが多いとされている（表3）。

表1 胆道損傷の原因

高度癒着	51.7%
不注意・誤認	31.3%
解剖学的変異	8.5%
その他	8.5%

（浦上 淳ほか：川崎医学会誌2012より引用改変）

表2 胆道損傷の形態

部分的損傷	56.7%
完全離断	33.8%
その他	5%
不明	4.5%

（浦上 淳ほか：川崎医学会誌2012より引用改変）

表3 胆道損傷の時期

胆嚢管剥離操作時	44.3%
胆嚢管結紮時	25.9%
Hartmann Pouch 剥離時	6.5%
その他	23.3%

（浦上 淳ほか：川崎医学会誌2012より引用改変）

Check2 胆嚢摘出術の際の胆道損傷の診断に有用な検査法は？

1．術中に胆道損傷が判明する場合

- 前述のように，総胆管損傷をきたした症例の76.9%は術中に診断されることが多く，その損傷の程度により，対処がなされる。
- 胆道造影をルーチンに行うことの意義に関しては，明確なエビデンスはない[3]。
- しかしながら，実臨床では術中に胆道損傷を疑った場合には，確定診断を得る目的で，術中胆道造影を行うことは有用であると思われる（図2）。

2．術後に胆道損傷が判明する場合

- 術後に胆道損傷が判明する場合の診断の契機となった症状は，①ドレーンからの胆汁の漏出が最も多く，次いで②黄疸，③腹膜炎症状の順と報告されている[2]。
- 上記の症状から胆道損傷を疑った場合には，確定診断を得るべく直接胆

図2 胆道損傷の術中造影（自験例）

a
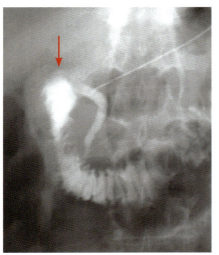
胆嚢管から挿入された造影チューブを用いて胆道造影を施行している。胆嚢管分岐部の肝側から造影剤の漏れが観察される（矢印）。

b
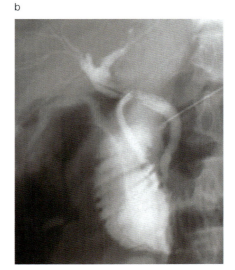
胆道損傷部位からT-チューブを留置した。

道造影を行う。
- 実際のところ，術後早期には肝内胆管の拡張を認めないことが多く，内視鏡的逆行性胆道造影（ERC）で確定診断を得ることが多い（**表4**）。また，損傷の部位や程度を明らかにすることは，その後の治療方針を決定するためには必須である（後述）。
- 一方，腹部超音波検査や腹部CT検査（腹腔内に漏出した胆汁のCT値は25HU以下，血性腹水は30HU以上）で確定診断を得ることは困難なことが多い[2]。

表4 胆道損傷の診断に用いられるモダリティ

診断方法	
ERC（P）	39.4%
PTC	12.1%
CT	7.6%
US	4.5%
ドレーンの性状	27.3%
ドレーン造影	3.0%
再開腹所見	21.2%
腹腔鏡検査	3.0%

（浦上　淳ほか：川崎医学会誌2012より引用改変）

Q1 解説と答え

- 腹腔鏡下胆嚢摘出術後1日目のドレーンから胆汁様の排液。
- 血液検査で，T-Bil，GOT，GPT，ALPの上昇あり。
- 腹部CT検査で腹水［通常の腹水より，吸収値（濃度）の高い腹水 ⇒ 胆汁が混在した腹水を認める］。
- 肝内胆管の拡張 ⇒ 胆道系に閉塞あり？
 ⇒ 以上より，術中の胆道損傷が疑われる。
 表4より，確定診断に有用な診断法は，内視鏡的逆行性胆道造影（ERC）である。

（正解 ▷ d）

Points!

腹腔鏡下胆嚢摘出術における胆道損傷の診断

1. 胆道損傷を疑う症状は，①ドレーンからの胆汁の漏出，②黄疸，③腹膜炎症状。
2. 胆道損傷は，腹部超音波検査や腹部CT検査では確定診断が難しい。直接胆道造影（ERC，PTCなど）で確定診断を得る。
3. 胆道造影で，胆道損傷の部位，程度を診断することは，治療方針決定に有用である。

3. 的確な治療を行うための合併症の重症度分類（階層化）

Check 3　胆道損傷の重症度分類（階層化）は，どのように行うか？

- 胆道損傷の階層化のポイントは，胆道損傷と胆汁漏の重症度により決まる。

①胆道損傷の分類

- 胆道損傷の分類には，Strasberg分類，Neuhaus分類，Stewart-Way分類などがあるが，本項では日本胆道外科研究会アンケートで用いられたStrasberg分類を図3に示す[4]。
- 日本胆道外科研究会アンケート調査では，Strasberg分類Dが44.8％と最も多く，次いでE_2が16.4％，E_1が12.9％，Aが10.4％の順に多い。

②胆汁漏の重症度

- 胆汁漏の定義は，「ドレーンの浸出液もしくは腹水のビリルビン濃度が血清ビリルビンの3倍以上であった場合」と定義されている[5]。
- 広義の胆汁漏の原因は，①肝切除後の肝切離断端からの胆汁漏，②胆道再建後の縫合不全，③胆嚢管断端からの胆汁漏，④T-チューブ留置後の胆汁漏，⑤胆道損傷がある[6]。
- 胆嚢摘出術後の狭義の胆汁漏は，肝床部Luschka管[注1]の損傷，微細な胆

管損傷，胆嚢管の閉鎖不全に起因するもの(Strasberg 分類A)で，多くは保存的に治癒する。
- International Study Group of Liver Surgery (ISGLS)は，胆汁漏の重症度として**表5**の分類を提唱している[5]。ISCLSの分類ではGrade Aは治療を要しない胆汁漏，Grade Bは手術以外の治療を要する胆汁漏，Grade Cは再開腹を要する胆汁漏と定義されている。
- また臨床的には，漏出する胆汁の量も重要であり，排液量やガーゼ重量のカウントを行う。
- 一般的に他の原因で発症した胆汁漏と比べ，胆道損傷による胆汁漏は保存的に治癒することが少ない。

図3　胆道損傷の分類（Strasberg 分類）

A. 胆嚢管の損傷または肝床部の小胆管の損傷　　B. 右肝管（副右肝管）の結紮　　C. 副右肝管の損傷　　D. 肝外胆管の部分的損傷

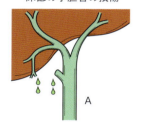
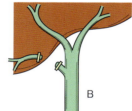
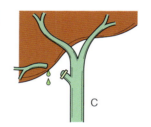
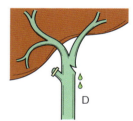

E. 主要胆管の完全離断（Bismuth 分類により，E1〜E5に分類）

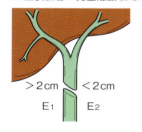
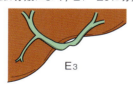
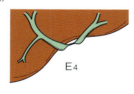
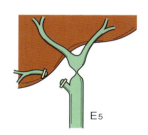

（Strasberg SM, et al: J Am Coll Surg 1995 より引用改変）

表5　ISGLSの胆汁漏重症度分類

	Grade A	Grade B	Grade C
状態	軽度の障害	中等度の障害	重度の障害
症状	通常なし	腹痛・感染徴候	胆汁性腹膜炎，多臓器不全
画像診断による異常所見（Biloma, 膿瘍, 胆汁漏出）	なし	多くはあり	多くはあり
IVRもしくは内視鏡的治療	なし	多くはあり	なし/あり
再手術	なし	なし	なし

（Koch M, et al: Surgery 2011 より引用改変）

4. 合併症の重症度分類（階層化）に応じた治療方針

Check 4　胆嚢摘出術における胆道損傷の階層化に応じた治療はどのようにするの？

- 胆嚢摘出術術における胆道損傷の治療は，その胆汁漏と胆道損傷の重症度に応じて治療法が選択される（図4）。
  - ①軽度の胆道損傷⇒内科的治療（経過観察）
  - ②中等度の胆道損傷⇒IVRもしくは内視鏡的胆道減圧法（PTBD, ERBD, ENBD）
  - ③重度の胆道損傷⇒手術（後述）
- ただし，Strasberg分類A型（胆嚢管の損傷または肝床部の小胆管の損傷）以外の胆道損傷は，ISGLSの胆汁漏重症度分類のGrade B, Cを呈することが多い。保存的治療やIVR，内視鏡的胆道減圧法で軽快することは少なく，手術を要することが多い（Strasberg分類Aの頻度は10.4％であり，約90％に手術が必要）。
- 胆道損傷に対する初回治療として，最も多く行われているのは開腹手術で，その頻度は71.1％である。次に頻度が高いのは腹腔鏡下手術で18.4％，手術以外の治療が行われたのは9.5％である[2]。
- 術式別の頻度では，開腹下損傷部縫合閉鎖が28.6％と最多であり，胆管空腸吻合が21.6％である[2]。
- 手術が行われる場合には，その胆道損傷の部位や程度により，術式を選択する必要がある[7]。
- 具体的には，
  - ①ピンホールから1/4周程度の損傷 ⇒ 損傷部縫合閉鎖（可能ならC-チューブ留置）
  - ②1/2周程度までの損傷⇒T-チューブ留置
  - ③1/2周以上の損傷から完全離断⇒胆道再建（胆管空腸吻合や胆管十二指腸吻合など，場合によっては胆管胆管吻合も）
  - ＊損傷部縫合閉鎖では，狭窄の危険性があり，胆管・消化管吻合には逆行性胆管炎の危険性があるため，術式選択は慎重に検討する必要がある。

図4 胆道損傷診断・治療アルゴリズム（著者作）

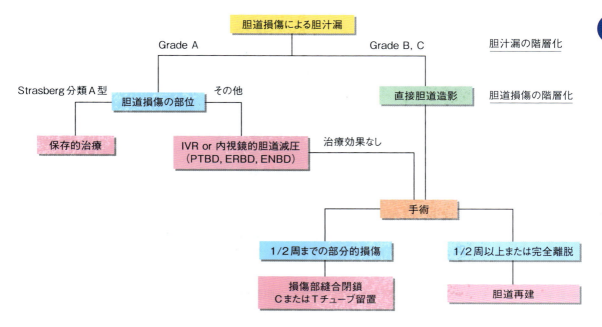

Q2 解説と答え

- 本症例は胆嚢摘出術後の胆道損傷であり，腹部全体に粘稠な腹水を認め，腹膜刺激症状を示した⇒胆汁漏の重症度はGrade BもしくはCと考えられる。
- 直接の胆道造影にて3/4周の総胆管損傷を認める→ドレナージも不良であり，手術が必要である。
- 1/2周以上の胆道損傷は，損傷部縫合閉鎖では胆管狭窄を生じる頻度も高く，胆道再建術が望ましい。

（正解▷ e）

Points!

腹腔鏡下胆嚢摘出術における胆道損傷の治療方針

1. 胆嚢摘出後に胆道損傷を疑った場合には，①胆汁漏の重症度(ISGLS)，②胆道損傷の部位，③胆道損傷の程度を評価し，治療方針を決定する。
2. 損傷部の治療は重症度に応じて，①保存的治療，②胆道内減圧治療(IVRもしくは内視鏡的)，③手術，のいずれかを選択する（ただし保存的もしくは胆道減圧のみで治癒する胆道損傷の頻度は低く，10%程度）。
3. 手術術式は，術中所見や胆道造影で損傷部の位置や程度を診断し決定する。

5. 合併症ゼロをめざした周術期ケア

Check 5　胆嚢摘出術における胆道損傷の危険因子は？また胆道損傷を予防するためにはどうすればいいの？

- 前述のように、胆道損傷の原因は、①胆嚢炎による高度癒着が最多（51.7％）であり、次いで②不注意・誤認（31.3％）、③解剖学的変異が8.5％である[2]。
- 胆道損傷は、開腹手術と比べて腹腔鏡下手術で頻度の高い合併症であるため[1]、胆嚢炎による高度癒着が認められた場合には無理をせずに開腹移行することが重要である。
- 手術時期は、急性胆嚢炎合併症例では、発症後72時間を経過した場合、手術の難易度が高くなる。そのため胆嚢炎診療ガイドラインでは、発症後72時間以内の手術が推奨されている[8]。
- また胆道損傷を予防するために、術前の胆道系の評価が重要である。胆嚢管の分枝形態や胆管の走行異常、副胆管の有無をDIC-CTやMRCPなどで評価する必要がある。
- 野村ら[9]のERCP 2,251例の解析では、図5のような胆嚢管分枝異常が認められており、それらの所見を認めた場合には、注意を要する。
- 胆道損傷を回避するための概念として、Critical view of safety approachが提唱されている[1]。これはCalot三角の胆嚢管と胆嚢動脈の周囲を十分に剥離し、これらの2本が胆嚢に入ることを確認してから切離する手技である。
- また前述のように、術中胆道造影をルーチンに行うことの有用性に関するエビデンスはないものの、胆道損傷の早期発見には有用とする報告や、胆道損傷の重症化を予防するという報告があるので、日本内視鏡外科学会ガイドラインやアメリカ内視鏡外科学会ガイドラインでも推奨されている（推奨度C1）[10]。

図5　胆嚢管分枝異常の分類

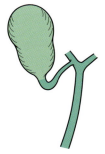
右肝管より分岐
25％

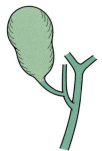
右副肝管より分岐
20％

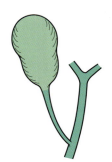
低位分岐型
43％

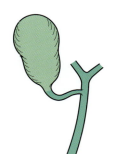
高位分岐型
9.5％

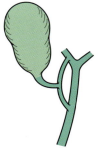
その他（特殊型）
1.5％

（野村俊之ほか：胆道1994より引用改変）

C. 臓器別手術合併症の重症度の階層化と対策

腹腔鏡下胆嚢摘出術における胆道損傷の危険因子と胆道損傷の予防

1. 胆道損傷の危険因子は，胆嚢炎に伴う高度癒着であり，癒着が高度の場合には開腹移行も考慮する．
2. 可能であれば胆嚢炎発症72時間以内の早期手術を検討する．
3. 術前に胆道系の評価を行い，胆嚢管の分枝形態や走行異常がないことを確認する．
4. 術中はCritical view of safety approachを遵守する．
5. 症例に応じては術中胆道造影を行い，胆道損傷の有無を評価する．

自己チェック！

（問）　正しいものに○を，誤ったものに×をつけよ．
（　）1．胆嚢摘出術における胆道損傷の発生率は，開腹手術と腹腔鏡下手術とでは同等である．
（　）2．胆嚢摘出術における胆道損傷は，術中に判明せずに，術後判明することが多い．
（　）3．胆道損傷が疑われた場合には，術後早期に直接胆道造影（ERC）を行うことは侵襲が高いため，術後の回復を待ってから行う．
（　）4．胆道損傷は，保存的に治癒することは少なく，多くの症例で手術を必要とする．

（正解　1×　2×　3×　4○）

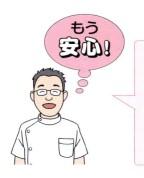

ERCで3/4周の総胆管損傷と診断し，胆道再建術を行い軽快した．胆道再建術後の経過は良好であった．「胆嚢摘出術は，比較的簡単な手術！」と考えていたN君は，自分の認識の甘さを痛感し，また再手術を受けた患者さんに申し訳ない気持ちでいっぱいであった．今後は二度と胆道損傷を起こさないと決意するN君であった．

◆ 注釈（専門用語を理解しよう！）
1)【Luschka管】胆嚢床に発生した副胆管（aberrant biliary duct）であり，発生頻度は4.6〜50％と報告されている．損傷しても，一過性の胆汁漏を生じるのみで，遷延化することは少ないとされている．

● 参考文献

1. 内視鏡外科手術に関するアンケート調査 第12回集計結果報告. 日鏡外会誌2014.
2. 浦上　淳ほか：川崎医学会誌2012.
3. Ford JA, et al: Br J Surg 2012.
4. Strasberg SM, et al: J Am Coll Surg 1995.
5. Koch M, et al: Surgery 2011.
6. 石崎陽一ほか：消化器外科2012.
7. 浦上　淳ほか：手術2007.
8. 急性胆管炎・胆嚢炎診療ガイドライン2013. 医学図書出版.
9. 野村俊之ほか：胆道1994.
10. 日本内視鏡外科学会編：技術認定取得者のための内視鏡外科診療ガイドライン2014年度版.

5. 胆道・膵臓の手術後の合併症

術後テーマ 27

膵頭十二指腸切除術後7日目の発熱

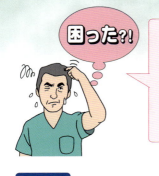

困った?!

卒後10年目のK君（外科専門医）。下部胆管癌患者の担当医となり，幽門輪温存膵頭十二指腸切除術を行った。術後は注意していた膵液瘻もなく経過し，早期の退院ができると喜んでいた。術後7日目，突然の発熱と腹痛が出現した。ドクターコール！「何が生じたのだろうか？」と頭を傾げるK君であった。

症例

73歳の男性。下部胆管癌に対し幽門輪温存膵頭十二指腸切除術（Child法再建PpPD-Ⅱ，図1）を施行した。進行度はpT3(ss)，Hinf0，Panc1，PV0 A0 N0 M（－），pStage Ⅲであった。術後は心配していた膵液瘻もなく経過し，食事も開始し安心していたところ，術後7日目に38.5℃の発熱，右季肋部痛を認めた。胆管空腸吻合背側を通したドレーンの排液は漿液性で，特に変化を認めない。血液生化学検査の結果は，白血球10,470/μL（好中球88%），赤血球366万/μL，Hb 11.9g/dL，血小板31.0万/μL，ALB 2.6g/dL，T-Bil 0.5mg/dL，AST 88 IU/L，ALT 132IU/L，ALP 399IU/L，γ-GTP 78IU/L，BUN 17mg/dL，Cr 0.71mg/dL，CRP 4.8mg/dLであった。CT検査にて，腹腔内の液体貯留や膿瘍を疑う所見はなかった。

Q1 本症例に発症した術後合併症について正しいものを選べ。

a. 膵頭十二指腸切除術後の発生頻度は2～3%程度である。
b. 術後晩期に本合併症を繰り返すことは少ない。
c. 再建法の種類によっては発生しない。
d. 再建腸管の麻痺や癒着などが原因となりうる。

図1　幽門輪温存膵頭十二指腸切除術

Q2 本症例に発症した術後合併症に対する治療と予防について誤っているものを選べ。

a. 初期治療として絶食・輸液，抗菌薬治療を開始する。
b. 中等症と診断し，まず緊急胆管ドレナージを行う。
c. 合併症を繰り返す場合は，胆道シンチは成因の検索に有用である。
d. 手術時の予防として，胆管空腸吻合部を密に縫合しないことが大事である。

もっと勉強したい君へ　日本消化器外科学会平成18年教育集会　胆膵3

1. 患者の状況把握 ⇒ 情報収集から

▶注目すべき所見
①幽門輪温存膵頭十二指腸切除術後　②Child法(膵，胆管，胃の順に吻合)にて再建
③発熱，右季肋部痛　④炎症所見(白血球数増加，左方移動，CRP値の増加)
⑤肝胆道系酵素上昇

▶除外診断に有用な所見
①CT検査にて腹腔内膿瘍を疑う所見はない

眼点はここ!

　下部胆管癌に対する膵頭十二指腸切除術の術後7日目に発症した発熱・炎症所見・胆道酵素の上昇。膵液瘻，腹腔内膿瘍など認めず，胆管炎と診断することは比較的容易である。
　膵頭十二指腸切除術や胆道再建術の術後胆管炎は，術直後から術後遠隔時のいつでも発生する比較的頻度の高い合併症である。原因は何だろうか？重症度の階層化は？治療はどのように行えばよいのか？
　膵頭十二指腸切除術（胆道再建術）の術後に生じた胆管炎の評価と治療法を再確認しよう！

Goal! 膵頭十二指腸切除術（胆道再建）の術後合併症である胆管炎の診断・重症度判定・治療について学ぶ！

☞【階層化へのキーワード】
①術後胆管炎の自然経過（著者作）
②術後胆管炎の重症度の階層化（急性胆管炎・胆嚢炎診療ガイドライン）
③術後胆管炎の重症度に応じた治療方針（急性胆管炎・胆嚢炎診療ガイドライン）

2. 診断しよう！⇒ 鑑別診断と診断へのアプローチ！

Check 1　胆道再建手術後の胆管炎の基礎知識

●胆道再建手術後には，術直後から術後遠隔期の全期間内に，約10％程度の胆管炎が発生する。術後29～129カ月の観察期間において胆管炎の発生頻度は，乳頭形成術後は11.3％，胆管十二指腸吻合術後は10.3～10.9％，胆管空腸吻合術後は6.4～11.3％であった。また，術後胆管炎の約4％は再発性で重篤なものであった[1]。

5. 胆道・膵臓の手術後の合併症

- 膵頭十二指腸切除術後の合併症として，胆管炎の頻度は比較的高く，9.2〜33.3％と報告されている[2〜4]。
- 胆道再建後の1.9〜7.6％に胆道癌が発生している。胆道再建に伴う慢性的な胆管の炎症性変化と晩期に発生する胆道癌との関連性が示唆されている[5]。
- 術後胆管炎に特徴的な症状や診断基準はなく，通常の胆管炎と同様にCharcot 3徴（発熱，腹痛，黄疸）や急性胆管炎診断基準（**表1**）によって診断される。しかしながら，術後胆管炎は，周期的に繰り返すことが多く，続発症として胆管炎性肝膿瘍や肝内結石を引き起こすことがある。
- 胆道再建後の早期の胆管炎の原因には，①吻合部の浮腫（血行障害），再建腸管の浮腫，麻痺による胆管内，腸管内の胆汁うっ滞，②食事開始後の腸液や食物残渣の逆流，③胆管ドレナージチューブの閉塞などがある。一方，

表1　急性胆管炎の診断基準

A. 全身の炎症所見
A-1. 発熱（悪寒戦慄を伴うこともある） A-2. 血液検査：炎症反応所見

B. 胆汁うっ滞所見
B-1. 黄疸 B-2. 血液検査：肝機能検査異常

C. 胆管病変の画像所見
C-1. 胆管拡張 C-2. 胆管炎の成因：胆管狭窄，胆管結石，ステント，など

確診：Aのいずれか＋Bのいずれか＋Cのいずれかを認めるもの 疑診：Aのいずれか＋BもしくはCのいずれかを認めるもの

注
A-2：白血球数の異常，血清CRP値の上昇，他の炎症を示唆する所見
B-2：血清ALP，γ-GTP（GGT），AST, and ALT値の上昇
　　ALP：alkaline phosphatase, γ-GTP（GGT）：γ-glutamyltransferase,
　　AST：aspartate aminotransferase, ALT：alanine aminotransferase
ほかに急性胆管炎の診断に有用となる所見として，腹痛（右上腹部痛もしくは上腹部痛）と胆道疾患の既往（胆嚢結石の保有，胆道の手術歴，胆道ステント留置など）があげられる。
一般的に急性胆管炎では，高度の全身炎症所見がみられることはまれである。急性肝炎との鑑別が困難な場合にはウイルス学的，血清学的検査が必要である。

閾値	A-1	発熱		体温＞38℃
	A-2	炎症反応所見	白血球数（×1,000/μL）	＜4 or ＞10
			CRP（mg/dL）	≧1
	B-1	黄疸		T-Bil≧2（mg/dL）
	B-2	肝機能検査異常	ALP（IU）	＞1.5×STD*
			γ-GTP（IU）	＞1.5×STD*
			AST（IU）	＞1.5×STD*
			ALT（IU）	＞1.5×STD*

＊STD（standard）：各施設での健常値上限

（急性胆管炎・胆嚢炎診療ガイドライン2013.より引用）

術後遠隔時の胆管炎の原因には，①吻合部狭窄，②癌の再発，③再建腸管の狭窄，屈曲，癒着などによる胆管内や腸管内の胆汁うっ滞，がある。
- 膵頭十二指腸切除術後の再建法と胆管炎発症の関連については，再建法にかかわらず胆管炎は発症するという報告[6]と今永法（PD-Ⅲ）が，Whipple法やChild法（PD-Ⅰ，PD-Ⅱ）に比較して発生頻度が低いとの報告がある[4, 7, 8]。
- 術後胆管炎の発症を予測しうるマーカーとして，血清ALP値があり，①ALP値の変動が激しいものや，②臨床症状がなくともALPの高値の状態が遷延するものは胆管炎を発症しやすいと考えられる[9]。

Check 2　術後胆管炎の診断に有用な検査法は何か？

- 胆道再建後に発熱・腹痛・黄疸などの症状があれば，術後胆管炎を疑い，速やかに検査を施行する。

≪検査法≫
① 血液検査：炎症反応の上昇（白血球増多，CRP高値），高ビリルビン血症，胆道系酵素（ALP，γ-GTP，LAP）上昇，肝酵素（トランスアミナーゼ）上昇。
② 超音波検査：簡便に行える。肝内胆管の拡張，胆管の壁肥厚，胆道気腫などが参考所見となる。
③ 造影MDCT検査：肝内のAP-shunt様の不均一濃染（グリソン鞘への炎症波及により門脈血流の低下と代償的な動脈血流の増加による），胆管壁の肥厚濃染，合併する肝膿瘍などの所見をみる。
④ MRCP：特に術後遠隔期の胆管炎の原因となる胆管結石，悪性胆管閉塞の描出に有用である。
⑤ 胆道シンチ：胆道系，および挙上空腸における胆汁流出の動態的情報を得るには有用である。

Q1　解説と答え

- 膵頭十二指腸切除術後の胆管炎の発生頻度は比較的高く，9.2〜33.3％と報告されている。
- 術後の胆管炎は繰り返すことが多い。
- 再建法によって発生頻度に差があるとする報告と差がないとする報告があり，まだ結論は出ていない。胆管炎が全く発生しない再建法はない。
- 再建腸管の麻痺や癒着による胆汁うっ滞は胆管炎の原因となる。

（正解 ▷ d）

5. 胆道・膵臓の手術後の合併症

Points!

1. 膵頭十二指腸切除術後には合併症として，胆管炎の頻度は9.2〜33.3%と高い。
2. 胆道再建後の早期の胆管炎の原因には，①吻合部の浮腫，再建腸管の浮腫，麻痺による胆汁うっ滞，②腸液や食物残渣の逆流，③胆管ドレナージチューブの閉塞などがある。
3. 遠隔時の胆管炎の原因には，①吻合部狭窄，②癌の再発，③再建腸管の狭窄，屈曲，癒着などによる胆管内や腸管内の胆汁うっ滞，がある。
4. 急性胆管炎の診断は，①発熱と炎症所見，②黄疸と肝機能異常，③胆管拡張と胆管炎の成因の存在，による。

3. 的確な治療を行うための「合併症重症度の階層化」

Check3 術後胆管炎の階層化と自然経過

- 術後胆管炎の自然経過を図2に示す。また，術後胆管炎の重症度も，通常の胆管炎の病態に応じて階層化できる（表2「急性胆管炎重症度判定基準」）。
- 重症度は，臓器不全をきたした重症（Grade Ⅲ），早期に胆道ドレナージを行わなければ重症化する危険のある中等症（Grade Ⅱ），軽症（Grade Ⅰ）に分けられる。
- 診断から24時間以内，および24〜48時間のそれぞれの時間帯で重症度判定基準を用いて重症度を繰り返し評価する。

図2 術後の胆管炎の自然経過（著者作）

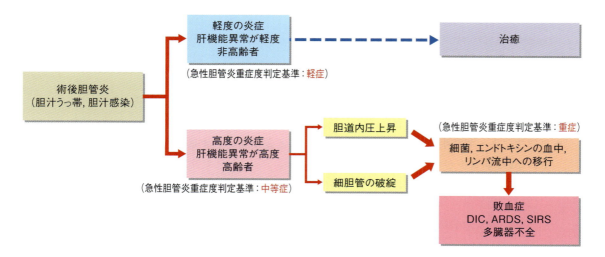

表2 急性胆管炎の診断基準

重症急性胆管炎（Grade Ⅲ）

急性胆管炎のうち，以下のいずれかを伴う場合は「重症」である。
- 循環障害（ドーパミン≧5μg/kg/分，もしくはノルアドレナリンの使用）
- 中枢神経障害（意識障害）
- 呼吸機能障害（PaO_2/FiO_2比＜300）
- 腎機能障害（乏尿，もしくはCr＞2.0mg/dL）
- 肝機能障害（PT-INR＞1.5）
- 血液凝固異常（血小板＜10万/μL）

中等症急性胆管炎（Grade Ⅱ）

初診時に，以下の5項目のうち2つ該当するものがある場合には「中等症」とする。
- WBC＞12,000 or 4,000/μL
- 発熱（体温≧39℃）
- 年齢（75歳以上）
- 黄疸（総ビリルビン≧5mg/dL）
- アルブミン（＜健常値下限×0.73g/dL）

上記の項目に該当しないが，初期治療に反応しなかった急性胆管炎も「中等症」とする。

軽症急性胆管炎（Grade Ⅰ）

急性胆管炎のうち，「中等症」，「重症」の基準を満たさないものを「軽症」とする。

（急性胆管炎・胆嚢炎診療ガイドライン2013.より引用）

Points!

1. 急性胆管炎の重症度は，臓器不全をきたした重症（Grade Ⅲ），早期に胆道ドレナージを行わなければ重症化する危険のある中等症（Grade Ⅱ），軽症（Grade Ⅰ）に分けられる。
2. 急性胆管炎の自然経過では，①胆汁うっ滞，感染⇒②胆道内圧上昇，細胆管の破壊⇒③細菌，エンドトキシンの血中への流入，敗血症へと進展する。

Check 4 術後胆管炎の階層化に応じた治療

- 術後胆管炎の治療は，通常の急性胆管炎と同様，重症度に応じて行うべきである（図3）。胆管ドレナージと抗菌薬投与は，急性胆管炎の治療において重要な二本柱である[10]。
- しかしながら術後胆管炎は，抗菌薬投与のみで軽快することが多く，胆管ドレナージが必要にならないことが多い。
- 急性胆管炎の診断の後，直ちに絶食，輸液，抗菌薬投与などの基本的初期治療を開始する。
- 術後早期であり，胆管ドレナージカテーテルが留置されている場合には，まずカテーテルの閉塞がないかを確認する。
- 胆管炎の急性期の治療は，術後にかかわらず同様であり，重症度に応じて以下に示す。

【軽症】
- 抗菌薬投与を含む基本的治療で十分なことが多く，ほとんどの症例で胆管ドレナージは必要ではないが，初期治療に反応しない場合は，胆管ドレナージを考慮するべきである。
- 抗菌薬投与開始前に血液培養を行い，胆管ドレナージの際には胆汁培養を行う。

【中等症】
- 早期の胆管ドレナージを行うべきである。再建法によるものの，術後早期は内視鏡的な胆管へのアプローチは困難な場合があり，経皮経肝的胆管ドレナージが選択されることが多い。
- 成因に対する治療が必要な場合は，全身状態が改善してから行う。

【重症】
- 重症胆管炎は臓器障害を伴うので，適切な呼吸・循環管理が必要となる。
- 基本的初期治療と呼吸・循環管理により，全身状態を改善させてから，できるだけ早く胆管ドレナージを行う。
- 成因に対する治療（以下の記述）が必要な場合は，全身状態が改善してから行う。

【成因に対する治療】
①術後早期
- 術後早期に多い再建腸管または下流腸管の運動麻痺による胆汁うっ滞が原因と考えられる場合は，適切な時期に経腸栄養や薬物療法（腸管運動促進薬）を行う。
- 術中に胆管外瘻ドレナージチューブを留置している場合は，閉塞がないかをまず確認し，十分な減圧を行う。
- 腸管内容や食物残渣の逆流をきたしうる腸閉塞も胆管炎の原因となるため，念頭において検査を行い，絶食，腸管の減圧など腸閉塞の治療を行う。

②術後遠隔期
- 吻合部肛門側の腸管の癒着による腸管内容停滞が原因の場合は，癒着剥離術または消化管経路変更術を要する。膵頭十二指腸切除術後の再建法（PD-Ⅰ法，PD-Ⅱ法，PD-Ⅲ法）のいずれが胆管炎発症の予防になるかはまだ結論に至らないが，再建法を変更することで胆管炎が改善したという報告は多い。
- 術後の肝内結石発生例に対しては，経皮経肝胆道鏡（PTCS）下の砕石が有効である。
- 術後良性胆管空腸吻合部狭窄に対しては，保存的治療として，経皮的バルーン拡張術，チューブステント，expandable metallic stent（EMS）があ

る。外科的治療では吻合狭窄部の切除・再吻合術を基本とするが，手術の困難さや合併症率の高さ（25％）[11]が問題であり，最近では保存的療法の報告が多い。
● 癌の再発による吻合部狭窄に対しては，チューブステントやEMSが選択されることが多い。

図3　急性胆管炎治療フローチャート

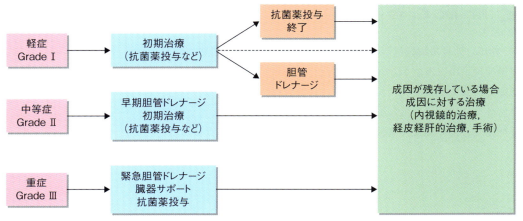

（急性胆管炎・胆嚢炎治療ガイドライン2013より引用改変）

4. 合併症ゼロをめざした周術期ケア

Check 5　術後胆管炎に対する予防的対策は？

術後の血清ALP値の変動が激しいものや，臨床症状はなくともALPの高値が遷延するものは，胆管炎を発症しやすいと考えられており，特に注意して経過を観察する必要がある。手術時における術後胆管炎の予防的手段について以下に示す。

1. 再建法の工夫
● 胆管消化管吻合においては，Roux-en Y法が一般的であるが，食物の逆流とともに生じる細菌の上行性感染を防止するため，胆管消化管吻合部とY脚吻合部との距離を40cm程度おくことが勧められる。
● 膵頭十二指腸切除術後の再建法については挙上空腸の運動は今永法（PD-Ⅲ法）がChild法（PD-Ⅱ法）に比較してよいとする報告があるが[7]，消化管配列順による胆管炎発生頻度に差がないという報告もあり[9]，いまだ結論には至っていない。

5. 胆道・膵臓の手術後の合併症

2. 吻合部狭窄の予防
- 胆管空腸吻合は血流障害が起こらないよう密に縫合しない。また狭い吻合口，吻合部の過緊張がないよう注意する。
- 胆管壁周囲の剥離操作による胆管の虚血が起こらないよう，良性疾患の場合は胆管周囲の結合組織はなるべく残す[注2]。

Q2 解説と答え

- 絶食，輸液，抗菌薬治療は重症度にかかわらず，基本的な初期治療である。
- 本症例では Alb 2.6 g/dL＜健常値下限(3.7)×0.73 g/dL 以外の項目は中等症に該当せず，まず軽症と診断できる。
- 胆道シンチは成因の検索に有用である。
- 胆管空腸吻合部の血流障害防止のため，密に縫合しないようにする。

（正解 ▷ b）

Points!

1. 術後胆管炎の治療は，重症度に応じて，①抗菌薬投与，②胆管ドレナージ，③臓器機能のサポートを行い(多臓器不全の回避)，さらに，④成因に対する治療を行う。
2. 成因に対する治療としては，早期には，①腸管運動麻痺の改善，②胆管ドレナージ不良の改善，③腸管の減圧など，晩期には，①吻合部狭窄に対する保存的治療や手術的治療，②再建腸管の癒着剥離や経路変更，③肝内結石の砕石などがある。
3. 術後胆管炎の予防には，①再建法の工夫，②吻合部狭窄予防の工夫(血行障害の回避)が重要である。

自己チェック！

（問） 正しいものに○を，誤ったものに×をつけよ。
( ) 1. 血清ALP値は術後胆管炎を予測するマーカーとして有用である。
( ) 2. 血液凝固異常(血小板＜10万/μL)を伴う急性胆管炎は重症である。
( ) 3. 術後の胆管空腸吻合部狭窄が原因と判明したら，早急な狭窄部の切除・再吻合が勧められる。

（正解 1○ 2○ 3×）

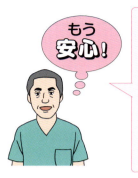

術後胆管炎は，膵頭十二指腸切除術などの胆道再建後によく経験する合併症であり，ときに重篤な病態をもたらす。また，繰り返す胆管炎は，退院後の患者QOLも大きく損なうことになる。以前，先輩が「治療とは，発病していないときの生活に戻すことである」と言っていたことを思い出した。合併症のないR0の手術を行うことができるか否かが，外科医の腕のみせどころだと，自分に言い聞かせる外科専門医のK君であった。

◆ 注釈（専門用語を理解しよう!）
1) 【膵頭十二指腸切除術後再建法】
　　PD-Ⅰ法：胆管，膵，胃の順に吻合（Whipple法）
　　PD-Ⅱ法：膵，胆管，胃の順に吻合（Child法）
　　PD-Ⅲ法：a. 胃，膵，胆管の順に吻合（今永法，Cattel法）　b. 胃，胆管，膵の順に吻合
　　PD-Ⅳ法：その他の吻合
2) 【胆管の血行支配】胃十二指腸動脈，後上膵十二指腸動脈，固有肝動脈，左右肝動脈，胆嚢動脈より分枝した血管により，胆管周囲動脈叢を形成する。胆管周囲動脈叢を形成した後，肝門部領域の胆管からの静脈は肝臓に直接入り，遠位胆管からの静脈は，後上膵十二指腸静脈から門脈に入る。

● 参考文献
1. Panis Y, et al: Surg Gynecol Obstet 1993.
2. 鈴木　衛ほか: 日消外会誌 1987.
3. 秋山太津男ほか: 日大医誌 1995.
4. 塩田昌明ほか: 外科 1987.
5. Tocchi A et al: Ann Surg 2001.
6. 今泉俊英ほか: 膵頭十二指腸切除術. 医学図書出版 1989.
7. 尾形佳郎ほか: 手術 1989.
8. 鈴木　敏ほか: 膵頭十二指腸切除術. 医学図書出版 1989.
9. 石田英文ほか: 日消外会誌 1998.
10. 急性胆管炎, 胆嚢炎診療ガイドライン 2013.
11. Moore AV, et al: Radiology 1987.

5. 胆道・膵臓の手術後の合併症

術後テーマ 28

膵切除術後，3日目の発熱と上腹部痛

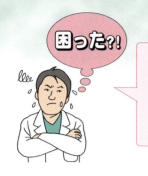

困った?!

卒後10年目のA君。消化器外科専門医をめざして奮戦中。膵頭部癌の患者に対して，外科医として初めて，膵頭十二指腸切除術を執刀するチャンスを得た。術後，順調に回復していたが，突然のナースコール！

症例

65歳，女性。膵頭部癌の診断にて幽門輪温存膵頭十二指腸切除術（PpPD）を受けた（図1）。第3病日に急激な上腹部痛と38.3℃の発熱を認めた。血圧144/78mmHg，脈拍108回/分，上腹部を中心に圧痛を認めたが，筋性防御は認めていない。呼吸音は正常であり，SpO₂は98％（room air）であった。創は発赤や圧痛を認めず，膵空腸吻合部後面に留置されたドレーン（図1のドレーン2）はやや濁っているワインカラー色の漿液性であった。血液生化学検査所見は，白血球14,200/μL，CRP 18.2mg/dL，と炎症反応の上昇を認めるほか異常所見はなく，尿検査，胸部X線写真も異常所見を認めなかった。

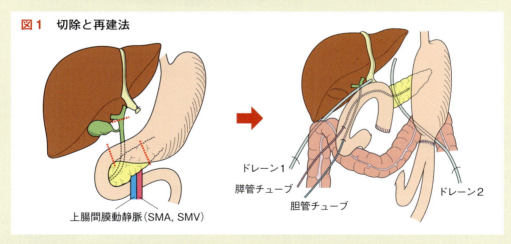

図1　切除と再建法

上腸間膜動静脈（SMA, SMV）
ドレーン1
膵管チューブ
胆管チューブ
ドレーン2

Q1 確定診断に必要な検査を選べ。
- a. 腹部超音波検査
- b. ドレーン排液中のアミラーゼ値測定
- c. 腹部CT検査
- d. 腹部MRI検査
- e. MRCP検査

Q2

検査の結果, 膵液瘻であり, 上腹部にドレナージ不良の液体貯留が観察された。第一選択となる治療法を1つ選べ。

a. 経過観察
b. 膵液瘻近傍に経皮的穿刺によるドレーン留置
c. 開腹下の腹腔内洗浄＋ドレーンの留置
d. 内視鏡下膵管ステントの留置
e. 開腹下の腹腔内洗浄＋膵消化管吻合の変更＋ドレーンの留置

[もっと勉強したい君へ] 日本消化器外科学会平成18年教育集会問題　胆膵2

1. 患者の状況把握 ⇒ 情報収集から

▶注目すべき所見
①膵頭部癌に対する幽門輪温存膵頭十二指腸切除術の術後3日目　②突然の発症　③上腹部を中心とした圧痛　④筋性防御の所見なし　⑤膵空腸吻合部後面に留置したドレーンは濁ったワインカラー色の漿液性　⑥血液生化学検査による炎症所見

▶除外診断に使用できそうな所見
①炎症所見以外の血液検査は正常　②呼吸音正常　③尿検査異常なし　④胸部X線写真は異常なし

幽門輪温存膵頭十二指腸切除術の術後3日目の突然の上腹部痛と発熱の患者さん。ドレーンからの排液の性状から膵空腸吻合の縫合不全に伴う膵液瘻が最も考えられる。膵空腸吻合の縫合不全は発生頻度が高く, 重篤化する危険性を有している。確定診断はどのようにして行うのだろうか？　どのような自然経過をとるのだろうか？　治療法は？
　膵空腸吻合部の縫合不全に伴う膵液瘻に対する評価とその対処法を再確認しよう！

膵切除後の膵液瘻の診断・重症度判定・治療・予防について学ぶ！

☞【階層化へのキーワード】
①膵切除術後の膵液瘻の鑑別診断
②膵切除後の膵空腸吻合の縫合不全に伴う膵液瘻の重症度（自然経過）による階層化
③膵切除後の膵空腸吻合の縫合不全に伴う膵液瘻の階層化による治療選択のアルゴリズム（著者作）

2. 診断しよう！ ⇒ 鑑別診断と診断へのアプローチ！

Check 1　膵頭十二指腸切除後に発熱を生じる合併症は何か？ またその頻度は？

1．合併症の鑑別診断
- 膵切除術後2～7日目に発熱を生じる可能性のある合併症（鑑別すべき疾患）を**表1**に示した。
- 術後に，systemic inflammatory response syndrome（SIRS）[注1]の徴候（発熱，脈拍増加，白血球の増加）やCRPの上昇を認めた場合は，胆管炎，膵液瘻，膵液瘻から二次的に発生した腹腔内膿瘍，肺炎，尿路感染症などを考える。

2．膵液瘻の概念
- 膵液瘻とは，膵管系との交通を有する瘻孔で，膵液が持続的に体外あるいは体内臓器などに漏出する状態を指す。
- 膵液瘻の瘻孔が体表に開口しているものを外瘻・腹腔・胸腔・縦隔・他臓器に通じているものを内瘻という。
- 内外瘻の成因について**表2**に示す。
- 定義：術後3日目に測定された腹腔内ドレーンの排液中アミラーゼ濃度が血清中濃度の3倍以上の値を示した場合を術後の膵液瘻（Pancreatic fistula；PF）という（ISGPF；膵液瘻に関する国際的研究グループより）。

表1　発熱を認める膵頭十二指腸切除術後合併症（著者作）

	頻度[1～3]	症状および特徴的所見	治療
創感染	5～23%	創の発赤，圧痛，排液	創の開放，デブリードマン
術野外感染症	7～37%		
肺炎		咳・痰，呼吸数増加，SpO₂低下 胸部X線写真で異常陰影	全身管理，理学療法，抗菌薬投与
尿路感染症		膀胱炎症状，膿尿など	尿道カテーテル早期抜去
胆管炎		発熱　胆道系酵素上昇	絶食，抗菌薬投与
膵液瘻	5～20%	後述	後述

表2　内瘻と外瘻の成因比較

	内瘻	外瘻
成因	①急性膵炎の経過中に結腸・胃壁などを消化して生じる ②仮性膵嚢胞が結腸・胃・後腹膜に穿孔して生じる	①膵・消化管吻合の縫合不全 ②膵体尾部切除 ③壊死性膵炎に対するnecrosectomy後 ④膵外傷に対するドレナージ術後 ⑤胃癌に対するリンパ節郭清時の膵実質損傷

3. 膵液瘻の症状

- 発熱，腹痛，腹満。
- 腹腔内に膵液が漏れた場合，周囲の組織を消化し溶かしてしまうため，血管壁や腹腔内組織を溶解するなどの傷害を起こし，二次的に大出血・動脈瘤や腹腔内膿瘍を引き起こすことがある（p.498 術後テーマ29参照）。

Check 2　膵切除後の膵液瘻の診断に有用な検査法は？

- 膵切除後に臨床所見（上記）や画像所見（下記）にて膵液瘻が疑われた場合は，ドレーンアミラーゼ値測定を行い確定診断する。ただし，膵切除後のドレーンアミラーゼ値の測定を習慣的に行う施設もある（比較的頻度が高く，発症すると重篤なため）。

膵切除後膵液瘻の診断（質的診断）へのアプローチ

a. 腹部CT検査（図2）

- 膵周囲の液体貯留を認めた場合，膵液瘻を疑う。
- また貯留液体とドレーンとの位置関係を評価する。
- 他の疾患（腹腔内膿瘍，膵以外の消化管吻合部の縫合不全，創感染など）を否定する。

b. MRCP検査

- 比較的大きな膵管損傷の際，非侵襲性の検査として行う。
- ただし，直接造影を行うERCPと異なり，大きな液体貯留を伴う膵液瘻しか同定できないため，その適応は限定される。

c. 瘻孔造影検査（術後2週間後）（図3）

- ドレーンからの造影にて，ドレーンが膿瘍内に適切に留置されているか，瘻孔が形成されているかを確認する。CT検査と比べ瘻孔の詳細な情報が得られることに加え，適切な位置へのドレーンの先端の位置変更が可能である。

図2　腹部CT検査（自験例）

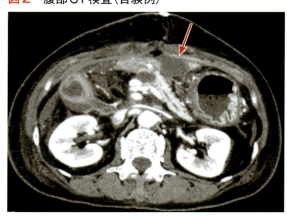

膵空腸吻合部近傍の膵液瘻（矢印）。

図3　PD術後ドレーン造影（術後2週）（自験例）

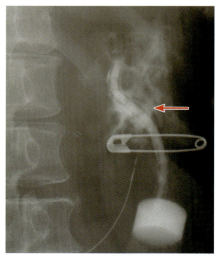

閉鎖式陰圧ドレーンをネラトンチューブに入れ替えた後，水溶性造影剤で造影検査を行ったところ，腹腔内膿瘍部位が描出された（矢印）。

Q1 解説と答え

- 肺炎や尿路感染症や胆管炎を疑う所見はない。
- 膵切除術後3日目に発症した発熱を伴う上腹部痛。
- 炎症の部位は上腹部で手術操作と関連性がある⇒膵空腸吻合部ドレーンの排液がやや濁っておりワインカラー色⇒膵液瘻か。
  ⇒膵液瘻の確定診断にまず、ドレーン排液中のアミラーゼ値の測定を行う。

(正解▷ b)

Points!

膵切除術後膵液瘻の診断

1. 膵切除後の膵液瘻を疑うサインは、①2〜7日目の発症、②腹痛と発熱、③ドレーンの性状。
2. 膵液瘻の確定診断は、ドレーンアミラーゼ値と血清アミラーゼ値により行う(ドレーンアミラーゼ値が血清アミラーゼ値の3倍以上)。
3. 膵切除後の膵液瘻を疑ったら、まず、腹部CT検査にて、①膵周囲の液体貯留の有無、②ドレーンの位置と液体貯留部位の関連、③他の疾患(腹腔内膿瘍、膵以外の吻合部リーク、創感染など)の否定。

3. 的確な治療を行うための合併症の重症度の階層化

Check 3 膵切除術後の膵液瘻の重症度分類(階層化)は？

- 膵切除後の膵液瘻に対して頻用されている重症度分類(階層化)はないが、2005年に膵液瘻のISGPF国際分類基準が制定され、現在ではこの基準が用いられることが多い。
- ISGPFによる膵液瘻の重症度分類(階層化)を**表3**に示す[4]。
- 膵液瘻はGrade A/B/Cに分類され、その臨床的意義を**表4**と**図4**に示す。
- Grade Aは、一過性瘻孔とよばれることもあり、臨床的な影響がないもの。
- Grade Bは通常、絶食、部分的もしくは完全栄養管理が必要。また膵周囲へのドレナージチューブが適切な位置になければ、位置変更を行う。腹痛、発熱、白血球増加などの炎症反応の上昇を伴う場合は、抗菌薬を使用する。また、ソマトスタチンアナログを使用することもある。多くの患者はドレーンを留置した状態で退院するとの報告もある。保存的治療が可能な状態である。

- Grade Cは，絶食，部分的もしくは完全栄養管理，静注抗菌薬，ソマトスタチンアナログなどによる治療に加え，しばしばICU管理を必要とする。画像検査にてドレナージ不良な腹腔内貯留液が通常認められる。
- 敗血症，多臓器不全を伴う場合は以下の3つのうち，いずれかの処置を要する。すなわち，再手術腹腔内洗浄ドレナージに加え，①膵周囲のwide drainageを伴う膵液リーク部の修復，②膵消化管吻合の変更（膵空腸➡膵胃吻合），③残膵全摘を行う。

表3　膵液瘻のISGPF国際基準

Grade	A	B	C
臨床所見	良好	良好（Often）	不健康様／不良
膵液瘻に対する治療	なし	あり／なし	あり
超音波検査/CTにおける所見（施行時）	陰性	陰性／陽性	陽性
3週以上のドレナージ	なし	あり（Usually）	＜0.6
再手術	なし	なし	あり
膵液瘻に起因する死亡	なし	なし	あり（Possibly）
感染徴候	なし	あり	あり
敗血症	なし	なし	あり
再入院	なし	あり／なし	あり／なし

表4　膵液瘻のGrade別概要

Grade A	・臨床症状なし
Grade B	・感染徴候あるが保存的治療が可能
Grade C	・腹腔内出血や敗血症を併発するなど重篤な膵液瘻 ・ICU管理や再手術を要する

図4　膵液瘻のGrade別病態

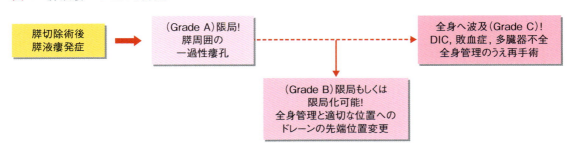

4. 合併症の重症度分類（階層化）に準じた具体的な治療方針

Check 4　膵切除術後の膵液瘻の重症度の階層化に応じた治療はどうするのか？

- 治療の目的は，①全身状態の改善（SIRSからの脱却），②腹膜炎の限局化，③重症への進行阻止。
- 全身状態の改善（SIRSからの脱却）のため，①絶食，②輸液（栄養管理），③抗菌薬，④抗酵素薬（抗蛋白分解酵素薬，抗リパーゼ薬），場合によっては⑤ソマトスタチンアナログ投与，を行う（DIC，敗血症，MOFなどが生じている際には，それぞれの病態に応じて加療を付加する）。
- 腹膜炎の限局化には，①膵液の完全なドレナージ，②抗菌薬による細菌の制御，③薬物療法（抗蛋白分解酵素薬，抗リパーゼ薬）による酵素の死活化，必要に応じて④ソマトスタチンアナログ投与，により行う。
- 腹膜炎の限局化・重症への進行阻止を目的として，重症度（階層化）に準じて治療する（図5）。

（1）ドレーンが挿入されている場合

a. ドレナージが良好で，発熱や炎症反応が軽減している場合⇒保存的治療を継続する。

b. ドレナージ不良だが，液体貯留（膵液瘻）は吻合部近傍に限局化しており，発熱や炎症反応が軽減しない場合⇒CT検査などで膿瘍の局在を確認のうえ，穿刺ドレナージを行う。

図5　膵切除後膵液瘻の階層化に応じた治療アルゴリズム（著者作）

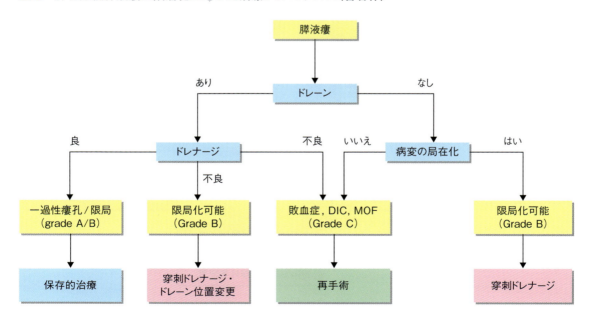

c. ドレナージ不良であり，Grade BやGrade Cに分類される場合⇒瘻孔造影もしくはCTガイド下のドレーンの先端位置変更，もしくは再手術［①膵周囲のwide drainageを伴う膵液リーク部の修復，②膵消化管吻合の変更（膵空腸➡膵胃吻合），③残膵全摘］のいずれかを行う。

（2）ドレーンが挿入されていない場合
　a. 液体貯留（膵液瘻）が吻合部近傍に限局している場合⇒穿刺ドレナージを行う。
　b. 効果的穿刺ドレナージが不可能な場合は，上記で示した再手術を行う。
● 穿刺ドレナージにおいては，①ドレーンの性状（材質や太さなど），②経路と先端位置，③圧勾配，を考慮する。
● いずれにおいても，抗菌薬と抗酵素薬を併用する。

Q2 解説と答え

● 本症は，ドレナージ不良な術後膵液瘻を発症した状態（膵周囲の液体貯留）。
● SIRSを生じているものの，ARDSやDICは生じていない。
● 腹腔内は炎症の限局化をめざして，経皮的穿刺によるドレーン留置，もしくはドレーンの先端位置変更を行う。
● Grade Bなので，再手術は第一選択ではない。

（正解▷b）

Points!

膵切除術後の膵液瘻に対する治療

1 膵切除術後の膵液瘻の治療原則は，①全身状態の改善，②炎症の限局化，③重症化の阻止，である。

2 膵切除術後の膵液瘻の基本的な全身治療は，①絶食，②輸液（栄養管理），③抗菌薬，④抗酵素薬，場合によっては⑤ソマトスタチンアナログ投与。

3 膵切除術後の膵液瘻の際の炎症の局在化は穿刺ドレーンで行う。ドレーン穿刺に際しては，①ドレーンの性状，②ドレーンの経路，③圧勾配，を考慮する。

4 膵切除術後の膵液瘻に伴う敗血症の治療は，①洗浄とドレナージによる炎症の限局化，②ドレナージ不良時は，再手術［①膵周囲のwide drainageを伴う膵液リーク部の修復，または②膵消化管吻合の変更（膵空腸➡膵胃吻合），または③残膵全摘］。

5. 合併症ゼロをめざした周術期ケア

Check5 膵切除手術での膵液瘻の危険因子は何か？
また膵液瘻を予防するためにはどうすればいいのか？

1. 膵液瘻のリスクファクター
- 膵の性状が線維化しており hard pancreas（硬い膵臓）であれば，正常膵の soft pancreas（軟らかい膵臓）と比べ，膵液瘻の発症率は低い（0〜5% vs. 20〜25%）[5]。
- 主膵管径が3mm以下であれば膵液瘻の発症率は増加する。
- 膵切除においては，膵頭十二指腸切除（膵消化管吻合）と膵体尾部切除では発症率は同等という報告がある（12.9% vs. 12%[6]）。

2. 膵液瘻予防のための周術期ケア

A. 膵消化管吻合における膵液瘻の予防について
- 膵消化管吻合の吻合法や手術手技については，標準的な方法はない。
- 膵消化管吻合には膵腸吻合と膵胃吻合があり，さらに膵断端ごと消化管内に陥入する陥入法と，膵管と消化管粘膜を縫合する膵管粘膜吻合法がある。どちらが膵液瘻を減少させるかという明確なエビデンスはない。
- 膵管粘膜吻合が最近の主流。

B. その他
- 周術期のソマトスタチンアナログ投与，予防的膵管ステント，膵消化管吻合部へのフィブリン糊の被覆などの効果が報告されているが，いずれも確立されていない。

Points!
1. 膵切除後の術後合併症の1つである膵液瘻の発症率は，いまなお高い。
2. 膵切除後膵液瘻の予防には，明確なものはない。しかし，soft pancreas（軟らかい膵臓），主膵管径（3mm以下）であれば，膵液瘻の発症率が上がることを考慮する必要がある。

> **自己チェック！**
>
> （問）正しいものに〇を，誤ったものに×をつけよ。
> （　）1．膵液瘻の定義は，術後5日目に測定された腹腔内ドレーンの排液中アミラーゼ濃度が血清中アミラーゼ濃度の3倍以上を示した場合とされる。
> （　）2．膵液瘻のISGPF国際基準での，Grade Bは感染徴候はあるが保存的加療が可能なものである。
> （　）3．膵切除術において主膵管径が3mm以下であれば膵液瘻の発症率が下がる。
>
> （正解　1× 2〇 3×）

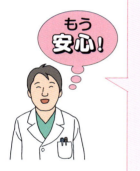

CTガイド下のドレーンの留置に成功し，患者さんの状態も落ち着いた。
膵切除後の膵液瘻は，今なお頻度の高い合併症の1つである。患者さんにとって辛い合併症であり，在院日数も延びてしまう。Soft pancreasや主膵管が3mm以下の患者の膵切除は，膵液瘻の発生に注意しなければならない。
縫合不全を回避するためには，どうすればいいのだろうか？　残膵の血行，吻合部の接合，創傷治癒機転の促進など，外科医として解決しなければならない課題があることに気がついた。
新しいミッションに気づいて，ますます，外科医としての興味とやりがいを感じる卒後10年目のA君であった。

◆ 注釈（専門用語を理解しよう！）
1）【systemic inflammatory response syndrome（SIRS）】全身性炎症反応症候群のことであり，診断基準は，①体温＞38℃または＜36℃，②脈拍＞90／分，③呼吸数＞20／分またはPaCO$_2$＜32 Torr，④白血球数＞12,000／μLまたは＜4,000／μLあるいは未熟型白血球＞10％以上，のうち2項目以上を満たすもの。一方，敗血症の定義は，感染に起因するSIRSとされる。

● 参考文献
1. Pisters P, et al: Ann Surg 2001.
2. Coates J, M et al: Arch Surg 2009.
3. Bassi C, et al: Ann Surg 2010.
4. Bassi C, et al: Surgery 2005.
5. Yeo CJ, et al: Ann Surg 2000.
6. Alexakis N, et al: Dig Surg 2004.

5. 胆道・膵臓の手術後の合併症

術後テーマ 29

膵頭十二指腸切除術後3週間目，突然のショック

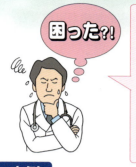

困った?!

卒後14年目の消化器外科専門医U君。3週間前に，膵頭部癌に対し膵頭十二指腸切除術を執刀した。術後，膵液瘻が生じドレナージ管理をしている。昨日，看護師から「ドレーンから少し暗赤色の排液あった」と報告を受けたが，熱発なく排液も良好なため，経過観察としていた。ところが，「ショック状態！」との看護師からのドクターコール！「いったい何が！」と心で叫びながら病棟へ走るU医師であった。

症例

66歳，男性。約2cmの膵頭部癌に対して膵頭十二指腸切除術を3週間前に施行した。術後4日目のドレーンからの排液のアミラーゼ値が8,500IU/Lを示しており，膵空腸吻合の縫合不全に伴う膵液瘻と診断した。ドレナージ良好であり，限局化しているため経過観察としていた。感染は生じているものの，発熱なくドレナージ良好であったが，術後20日目，ドレーンからの排液の性状が変化し，暗赤色になった。しかし，バイタルサインなどに異常を認めず，経過観察としていたところ，術後21日目に急性循環不全を発症した。意識レベルは，JCS 30で，血圧は78/46mmHg，脈拍は122回/分であった。腹部は，軽度膨隆・軟であり，ドレーンの排液は血性，排液量の総量（AM6:00〜PM1:00）は420mLであり，PM12:00以後は80mL/時であった。急速輸液と酸素投与にて，意識レベルはJCS 10，血圧は110/62mmHg，脈拍108回/分に回復した。

Q1 次のうち，誤った記載を選べ。

a. 膵頭十二指腸切除術後の後期腹腔内出血と診断した。
b. 輸血を開始した。
c. 緊急開腹下の止血が必要である。
d. 腹腔内出血の原因は膵液瘻である。
e. 術後20日に出現したドレーンからの排液性状の変化をsentinel bleedingという。

Q2 出血部位を確認し，治療を進めるために緊急血管造影を行った（図1）。出血の原因血管はどれか？

a. 総肝動脈
b. 固有肝動脈
c. 上十二指腸動脈
d. 胃十二指腸動脈
e. 脾動脈

図1　腹腔動脈造影（自験例）

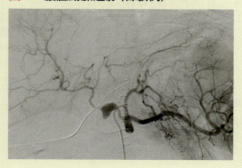

1. 患者の状況把握 ⇒ 情報収集から

▶注目すべき所見

①膵頭部癌に対する膵頭十二指腸切除術後3週間　②術後膵液瘻の経過観察中
③前日のドレーン性状の変化　④腹腔内出血によるショック状態（JCS 30）
⑤輸液による循環動態の回復

膵臓癌に対する膵頭十二指腸切除術の術後20日目に発症したドレーンからの排液の性状変化とその後の腹腔内出血。ショック状態で発症したことより，動脈か，大きな静脈からの出血が発生したものと思われる。

何が原因で，どの血管が破綻したのだろうか？　動脈だろうか，大きな静脈だろうか？　緊急手術の適応やIVRの適応はいかがだろうか？　救命するには，どのような処置が効果的なのだろうか？

膵切除の術後3週間目に生じた腹腔内出血の評価と治療法を再確認しよう！

Goal! 膵切除術後3週間目に生じた後期腹腔内出血の診断・重症度判定・治療・予防について学ぶ！

【階層化へのキーワード】
①膵切除後の後期腹腔内出血の原因と予兆
②後期腹腔内出血の自然経過と階層化
③後期腹腔内出血に対する階層化別治療法

2. 診断しよう！ ⇒ 鑑別診断と診断へのアプローチ！

Check 1　膵切除後の腹腔内出血（特に後期腹腔内出血）の原因と疫学について述べよ

- 膵頭十二指腸切除術の腹腔内出血の発生率は，2.8〜12%[1]。
- 膵頭十二指腸切除術の腹腔内出血の発生率は，膵液瘻を合併した場合には，6.0〜26%と高くなる[2]。
- 膵頭十二指腸切除術の術死は5%未満であるが，腹腔内出血が発症した場合の術死率は30〜58%である。
- 膵頭十二指腸切除術の術後の腹腔内出血は，術後膵液排泄良好群（膵液分泌200 mL/日以上）で頻度が高い（正常膵はsoft pancreasであり，縫合不全を生じやすい）。

5. 胆道・膵臓の手術後の合併症

- 膵頭十二指腸切除術の術後の腹腔内出血は，門脈合併切除とは関連しない。
- Ramstedらは，膵頭十二指腸切除術後の出血を術後早期出血（術後1週間以内）と術後後期出血（術後1週間以後）に分けた[3]。
- 術後早期出血の原因の30％が技術的な原因，70％は膵と消化管の吻合部の縫合不全であり，消化管の吻合部の出血や膵断端からの出血が多い[4]。
- 術後後期出血の原因は，膵と消化管の縫合不全に伴う膵液瘻や腹腔内膿瘍によることが多く，シールしていた血管断端の破綻や仮性動脈瘤によるところが多い。
- シールされていた血管の破綻の原因は，膵液瘻や腹腔内膿瘍以外に，ドレーン交換による血管の機械的損傷なども考えられている[3]。
- 仮性動脈瘤は，血管壁が破綻されている部分に結合組織が被っている状態であり，好発部位は，胃十二指腸動脈断端に多い。
- 仮性動脈瘤の原因には，膵液瘻や腹腔内膿瘍以外に，術中の電気メス操作における動脈壁の熱損傷などもある[5]。

Points!

膵頭十二指腸切除術後の腹腔内出血の原因

1. 膵頭十二指腸切除術の術後出血は2.8〜12％に発症し，早期出血（術後1週間以内）と後期出血に分類される。
2. 早期出血の原因は，縫合不全と未熟な技術であり，吻合部や膵断端からの出血が多い。
3. 後期出血の原因は，膵液瘻や腹腔内膿瘍であり，シールされていた血管の破綻や仮性動脈瘤による。

Check 2　膵切除後の後期腹腔内出血の重症度の階層化（自然経過）について述べよ

- 膵頭十二指腸切除術後の後期腹腔内出血は，太い静脈や動脈が原因血管であり，急速に重症化するため，早期発見と早期治療が必要である。
- 後期腹腔内出血を発症した患者に対して行うべき診断は，①全身状態の把握，②出血の原因血管の探索，③出血の原因，である。
- 出血に対する術後管理の一般的な事項（診断と輸液・輸血）については，p.214術後テーマ1を参照。
- 膵頭十二指腸切除術後の後期腹腔内出血の予兆として，sentinel bleedingが報告されている[6]。
- sentinel bleedingは，後期腹腔内出血の1〜2日前に生じる予兆出血のことであり，通常，ドレーンからの暗赤色の排液として理解される。
- 後期腹腔内出血の約89％にsentinel bleedingを認める[7]。

- 後期腹腔内出血は，いったん発生すると，急速に重症化し，急性循環不全・MOF・ARDSへ移行しやすい（Clavien分類のⅢ，Ⅳ，ⅤやCTCAE3〜5）ため，sentinel bleedingを見逃さないことが重要である（図2）。
- Sentinel bleedingが出現した場合には，造影CT検査を行い，①血性腹水の有無（CT値が30HU以上の腹水は血性，60HU以上は血腫と判断する），②血管の形状，③血管外への血液の漏出（extravasation）の有無，をチェックする。

図2 膵切除後の術後出血の自然経過による階層化（著者作）

1. 早期術後出血（術後1週間以内）

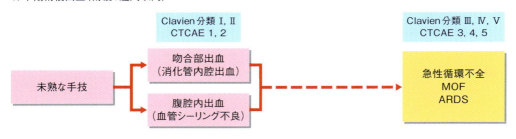

2. 後期性腹腔内出血（術後2週間以降）

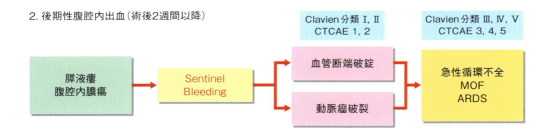

> **Points!**
>
> **膵頭十二指腸切除術後の後期腹腔内出血の自然経過と階層化**
> 1. 膵頭十二指腸術後の後期腹腔内出血は，太い静脈や動脈からの出血であるため，急速に重症化が進行する。
> 2. 後期腹腔内出血の原因は，膵液瘻か腹腔内膿瘍であり，これらを発症した患者さんの術後管理においては，後期腹腔内出血の発症に注意する。
> 3. 後期腹腔内出血の1〜2日前に，約80％の患者さんにsentinel bleedingを認めるので，この予兆を見逃さないようにする。

3. 術後合併症の重症度分類（階層化）に応じた治療方針

Check3　膵頭十二指腸切除術後の後期腹腔内出血に対する階層化に準じた治療は？

- 膵頭十二指腸切除術後の後期腹腔内出血に対しては，治療と診断を平行して行う．
- 治療の原則は，①急性循環不全の改善（輸液・輸血など），②止血，③併発するMOFやDICに対する治療，である．
- 後期腹腔内出血に対する止血操作は，IVR（interventional radiology），特にTAE（transcatheter arterial embolization）[注1]が，第一選択である（開腹手術後であり，腹腔内の癒着が高度であることが予想されるため）．
- しかし，止血操作の選択は重要であり，①緊急的止血の必要性（重症度評価としてresponderかnon-responderか），②出血の原因血管（局在）と損傷程度，③膵液瘻や腹腔内膿瘍の限局化しているか，などについて評価し判断する（図3）．
- 手術による止血の適応は，
① non-responderであり，緊急止血が必要な場合
② TAEで，止血操作困難な場合
　a. 大きな静脈からの出血
　b. 出血原因血管が，腹腔動脈や上腸間膜動脈（SMA）の根部に近い場合（手技困難，虚血臓器の発生，膵液瘻や腹腔内膿瘍による再出血の危険があるため）
③ 膵液瘻や腹腔内膿瘍が限局していない場合
- 一方，仮性動脈瘤に対するTAEの基本手技は，近位側と遠位側をサンドイッチ式に永久塞栓する方法（isolation method）を用いる．
- TAEの成功率は50〜100％と報告されている[8]．
- TAEを行う際，血管造影にて側副血行路の有無を検討することができるので，臓器虚血に対して比較的安全に施行可能である．
- ただし，SMAのTAEによる塞栓は小腸壊死の危険があり，どのような手法をとればいいのか，議論がある（一般的には手術を選択）．
- 肝動脈の仮性動脈瘤に対しては，TAEが第一選択．しかし，約30％に肝膿瘍が発生する[8]．
- 最近では，コイリングではなく，ステント（wall-stentやcovered stent）を用いることが試みられている．
- TAE操作により，仮性動脈の破裂の危険もあるので，十分な説明が必要である．
- 薬物としては，ソマトスタチンアナログ（サンドスタチン®，膵液や腸液の減少）や手術時にフィブリン糊を使用する．

図3　膵切除後の術後出血に対する止血法の選択（著者作）

1. （参考）早期術後出血（術後1週間以内）に対する止血手技

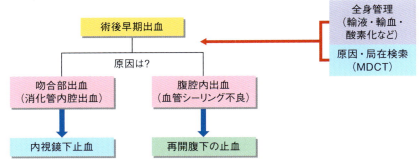

2. 後期腹腔内出血（術後1週間以降）に対する止血手技

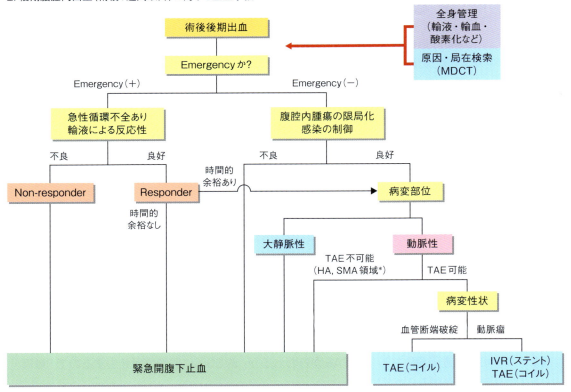

*HA：肝動脈　SMA：上腸間膜動脈

Q1 解説と答え

- 膵頭十二指腸切除術後の後期腹腔内出血であり，膵液瘻がその原因と考えられる。
- 前日（術後20日目）のドレーンからの暗赤色の排液はsentinel bleedingである。
- 急速輸液に反応しており，responderであると判断されるため，止血法の第一選択としてTAEを行う。
- 出血によるショック状態を呈しており，血液量の30％以上を喪失していると判断できるため，輸血の適応である。

（正解▷ c）

Q2 解説と答え

- 膵頭十二指腸切除術後の後期腹腔内出血において頻度の高い病変は仮性動脈瘤であり，胃十二指腸動脈の断端部に発生することが多いと言われている。
- 問題に示された写真は，腹腔動脈の造影写真である。
- 胃十二指腸動脈断端に造影剤のプールがあり，同部の仮性動脈瘤と判断できる。

（正解▷ d）

Points!

膵頭十二指腸切除術後の後期腹腔内出血の階層化に応じた治療

1. 膵頭十二指腸切除術後の後期腹腔内出血に対する治療原則は，①急性循環不全の改善，②止血，③MOFやDICへの進行阻止，である。
2. 膵頭十二指腸切除術後の後期腹腔内出血に対する止血法の第一選択は，TAEである。
3. 膵頭十二指腸切除術後の後期腹腔内出血に対する緊急手術の適応は，①non-responder，②病変部が腹腔動脈やSMA，③感染や膵液瘻がコントロールされていない場合である。
4. 肝動脈の仮性動脈瘤に対してはTAEが行われるが，約30％に肝膿瘍が発生するので，最近ではステントが試みられている。

4. 合併症ゼロをめざした周術期ケア

Check 4　膵切除後の後期腹腔内出血の予防法は？

- 膵切除後の後期腹腔内出血に影響する因子としては，①膵と消化管の縫合不全に伴う膵液瘻や腹腔内膿瘍のコントロール不良状態，②血管断端の破綻や仮性動脈瘤の発生，などである。
- したがって，膵切除後の腹腔内出血の予防法としては，①縫合不全を発生させない工夫，②腹腔内膿瘍や膵液瘻のコントロール，③血管の断端の処理法，などが工夫されている。
- 縫合不全の防止の工夫として，膵管空腸粘膜吻合や膵管チューブによる膵液の外瘻などの工夫が行われている。
- 腹腔内膿瘍や膵液瘻のコントロールとして，持続吸引による限局化が行われている。
- 血管断端の処理法としては，動脈壁を損傷しない手技，フィブリン糊の動脈壁・膵断端への塗布，刺通縫合を用いた血管断端の処理などの工夫が行われている。

Points!

膵頭十二指腸切除術後の後期腹腔内出血の予防

膵頭十二指腸切除術後の後期腹腔内出血の予防としては，①膵空腸吻合の縫合不全を生じない手技の工夫，②発生した縫合不全に伴う腹腔内膿瘍や膵液瘻のコントロール，③切離血管断端の処理の工夫，などである。

自己チェック！

（問）　正しいものに○を，誤ったものに×をつけよ。

（　）1．膵頭十二指腸切除術後の後期腹腔内出血の約50％に，sentinel bleedingが観察される。
（　）2．膵頭十二指腸切除術の術後に腹腔内出血が発症した場合，死亡率は，30〜58％である。
（　）3．膵頭十二指腸切除術後の後期腹腔内出血に対する止血法の第一選択は，手術である。
（　）4．出血源が腹腔動脈やSMAの根部の場合には，TAEのよい適応である。

（正解　1×　2○　3×　4×）

5. 胆道・膵臓の手術後の合併症

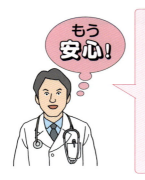

TAEを行い，どうにか救命できた。生きている心地になれなかった消化器外科専門医U君。前日の看護師さんの言葉にもっと耳を傾けていれば，患者さんを危険な状態にさらすことなく治癒させることができた。TAEを一生懸命に施行してくれた放射線科医，現在，バイタルサインを見守ってくれているICUのスタッフ，術後も，多くのスタッフがいてこそ，治療が成就する。「仲間に感謝したい！」と思うU君であった。

◆ 注釈（専門用語を理解しよう！）
1) 【TAE（transcatheter arterial embolization）】腫瘍の栄養血管や出血部位をカテーテル操作を通じて塞栓し，腫瘍を壊死させたり，止血したりする操作。

● 参考文献
1. 杉本博行ほか：日消外会誌 2002.
2. 山上裕機ほか：2006年後期日本消化器外科学会教育集会.
3. 池田隆久ほか：日消外会誌 2005.
4. Rumstadt B, et al: Ann Surg 1998.
5. 茂垣雅俊ほか：手術 2000.
6. Brodsky JT, Turnbull AD, et al: Arch Surg 1991.
7. Castro SMM, et al: Ann Surg 2005.
8. Miura F, et al: J Hepatobiliary Pancreat Surg 2009.

索引

【あ】

- 亜区域切除 442
- アミラーゼ値 354, 491
- アルコール性肝炎 74
- 胃癌 69, 110, 130, 158, 176, 214
- 胃管気管瘻 295
- 胃管再建術 299
- 息こらえ嚥下法 315
- 意識消失 242, 249
- 維持透析患者 103
- 異常行動 448
- 胃切除後急性胆嚢炎 373
- 胃全摘 215, 331, 358, 369
- 胃内容排泄遅延 343
- 今永法 487
- 陰茎プロステーシス 425
- インスリン 145
- インセンティブスパイロメトリー 326
- ウイルス肝炎 74
- 右心不全 235
- 運動耐容能 22, 42
- 栄養指標 169
- 栄養障害 169
- 栄養療法 305
- エピネフリン 306
- 嚥下障害 314
- 炎症性腸疾患 153
- エンドトキシン吸着 193
- 嘔気 342
- 黄疸 72, 84
- 嘔吐 267, 390
- オクトレオチド 306, 309, 365

【か】

- 外瘻 490
- 拡張型心筋症 9, 11
- 仮性動脈瘤 500
- 下部胆管癌 478
- カプノグラム 59
- 肝右葉切除術 428, 449
- 肝機能障害 69, 80
- 間歇性(自己)導尿 422
- 肝硬変症 70
- 肝細胞癌 438, 448
- 間質性肺炎 60
- 肝腫瘍 77
- 肝障害度 72, 80
- 乾性咳嗽 63
- 肝性昏睡 451
- 肝切除術 77, 466
- 間接熱量測定 174
- 関節リウマチ 150
- 完全房室ブロック 31
- 肝臓癌 429
- 冠動脈造影検査 40
- 肝不全 74, 79, 449
- 肝部分切除術 428
- 肝門部胆管癌 94, 459
- 肝予備能評価項目 72
- 肝リンパ漏 360
- 黄色の排液 468
- 機械的腸閉塞 272
- 気管支喘息 52
- 気胸 234
- 偽性腸閉塞症 392
- 偽性乳び胸 303
- 機能的腸閉塞症 393
- 逆行性射精 416
- 急性呼吸促迫症候群 226
- 急性心不全 233, 234
- 急性腎不全 406
- 急性胆管炎 480
- 急性胆嚢炎 372
- 急性肺血栓塞栓症 255
- 急性肺障害 226
- 急性腹症 184
- 急性副腎不全 151
- 急性輸入脚症候群 344
- 胸管結紮術 307
- 胸管損傷 300
- 胸腔鏡下食道切除術 299
- 凝固・線溶系 118
- 凝固活性 437
- 狭心症 11
- 胸痛 242
- 虚血性心疾患 36
- 経カテーテル的動脈塞栓術(TAE) 223
- 経口血糖降下薬 145, 148
- 経口摂取障害 344
- 経肛門的イレウス管 204, 388
- 頸静脈怒張 237
- 経胆嚢管的胆道ドレナージ 446
- 経腸栄養 171
- 経皮経肝胆道ドレナージ 89
- 経皮的冠動脈形成術 42
- 経鼻的持続陽圧呼吸療法 240
- 頸部発赤 290
- 外科的糖尿病 140
- 血液浄化療法 99
- 血管造影下腫瘍血管塞栓術 181
- 血漿交換 455
- 血清KL-6値 68
- 血清サイログロブリン 138
- 結腸切除術 390
- 血糖コントロール 164
- 減黄処置 89
- 高圧酸素療法 398
- 高カリウム血症 98
- 交感神経損傷 414
- 後期腹腔内出血 503
- 抗凝固薬 121, 123
- 抗凝固療法 117, 118
- 抗菌薬 264, 323, 324, 375, 422
- 口腔ケア 326
- 高血圧 129
- 抗血小板薬 121, 123
- 抗血栓療法 119
- 甲状腺機能亢進症 130
- 甲状腺クリーゼ 131, 133
- 甲状腺疾患 129
- 高浸透圧性非ケトン性昏睡 146
- 交通型胆汁漏 440
- 高度肥満 158
- 高ビリルビン血症 91
- 興奮状態 448
- 誤嚥性肺炎 234, 311
- 呼吸器合併症 313
- 呼吸苦 232
- 呼吸不全 44, 224, 328
- 骨盤内臓神経 424

【さ】

- 左心不全 235
- 嗄声 310
- 左半結腸切除術 390
- 残胃全摘術 350
- 四方分類 270
- 自己免疫性肝炎 74
- 持続陽圧呼吸療法 166
- 弛張熱 332, 334
- シベレスタットナトリウム 327
- 脂肪制限食 365
- 周術期心筋梗塞 40
- 重症不整脈 30, 31
- 十二指腸乳頭部癌 139
- 手術部位感染 287, 329, 379
- 出血傾向 108
- 出血性胃癌 176
- 術後交通型胆汁漏 464
- 術後呼吸器合併症 50
- 術後出血 216, 430, 456
- 術後静脈血栓症 164
- 術後心肺停止 251
- 術後せん妄 277
- 術後肺炎 319
- 術中出血 222
- 術中胆汁漏テスト 446
- 消化管出血 175
- 上腹部痛 488
- 静脈血栓塞栓症 110, 118
- 食道亜全摘胃管再建術 318
- 食道亜全摘術 276, 310
- 食道癌 167, 172, 276, 290, 299, 318
- 食道癌術後肺炎診断スコア 321
- 食道の手術後の合併症 287
- 食物のつかえ感 342
- ショック 498
- 徐脈 216
- 徐脈性不整脈 246
- 自律神経 414
- 心拡大 237
- 心筋梗塞 11, 35
- 心筋症 9

心筋シンチ	248
心駆出率	16
神経因性膀胱	422
心原性肺水腫	225
進行胃癌	358
人工肛門造設術	205
人工呼吸管理の適応	323
人工呼吸器関連肺炎	320
進行食道癌	168, 310
進行大腸癌	400
侵襲的陽圧換気	51
心臓合併症	37, 244
心肺停止	249
深部静脈血栓症	111
心不全	9, 11, 19, 106
腎不全	94, 99, 102
心房細動	117
膵液瘻（漏）	329, 336, 351, 371, 456, 489, 490, 498
膵切除術	466
膵頭十二指腸切除術	456, 478, 488, 498
膵頭十二指腸切除術後再建法	487
膵頭部癌	488, 498
スキルス胃癌	129
ステロイド	57, 149, 327
ステロイドカバー	154
ステロイド糖尿病	151
ステロイドパルス療法	157
ステロイド補充療法	155
ステント留置術	388
性機能障害	416, 417
声帯内転手術	315
赤色血栓	121
絶食・栄養管理	208
穿刺ドレナージ	495
喘息治療ステップ	57
せん妄	448
造影剤腎症	100
創感染	261, 371, 384, 490
早期胃癌	267, 342
早期術後出血	503
総胆管損傷	470
創部発赤	259
僧帽弁狭窄症	19, 21, 23

【た】

大腸ガス	196
大腸癌	28, 35, 197, 400
大腸ステント	204
大腸穿孔	184, 185
大動脈内バルーンパンピング (IABP)	16, 18
大動脈弁・僧帽弁閉鎖不全症	23
大動脈弁狭窄症	21, 23
大量の出血	429
大量の排液	299
多臓器不全	221
多変量解析	328
胆管炎	479

胆管癌	86
胆管ドレナージ	484
胆管の血行支配	487
胆汁漏	426, 439, 456, 460, 472
単純性腸閉塞症	393, 397
胆道感染症	85, 88
胆道切除再建術	459
胆道損傷	470
胆道ドレナージ	88
胆嚢炎	371, 476
胆嚢癌	86
胆嚢管分枝異常	476
胆嚢結石症	52, 468
胆嚢摘出術	466, 470
胆嚢ドレナージ	375
致死性不整脈	31
遅発型胆汁漏	444
中鎖脂肪酸食	365
腸管運動促進薬	397
腸閉塞症	196, 261, 268, 391
腸閉塞とイレウス	206
直腸癌	9, 256, 413
低位前方切除術	259, 379
低栄養	167, 170
低血圧	214
低酸素血症	254, 318
透析患者	101
糖尿病	97, 101, 139
糖尿病性ケトアシドーシス	146
糖尿病性昏睡	146
糖尿病性腎症	96, 143
糖尿病性慢性腎臓病	95
特発性間質性肺炎 (IIP)	61
ドレーンの管理	209
ドレナージ	356, 370

【な】

内視鏡的逆行性胆道造影検査 (ERCP)	440
内視鏡的止血術	180
内視鏡的胆道ドレナージ	89
内ヘルニア	273
内瘻	490
ナルコレプシー	455
日本臨床腫瘍研究グループ	378
乳頭部癌	86
乳び液	368
乳び胸	288, 300
乳び漏	359
尿管・膀胱新吻合	409
尿管損傷	401
尿管尿管吻合	408
尿管の血管	402
尿蛋白（アルブミン）／クレアチニン (g/gCr)	100
尿路感染症	379, 384
認知障害	284
膿胸	325
脳梗塞	117
膿瘍	336

【は】

肺炎	287, 329, 384
敗血症	231, 406, 456
敗血症性ショック	287
肺血栓塞栓症	111, 234, 251, 252
肺高血圧	254
肺水腫	225
肺塞栓症	164
排尿障害	413, 416, 417
白色血栓	121
播種性血管内凝固症候群	341
バセドウ病	131, 132
発声障害	314
発熱	290, 310, 318, 332, 350, 369, 371, 382, 438, 459, 478, 488
ハルトマン手術	193, 205
反回神経麻痺	173, 311
汎発性腹膜炎	184, 242, 385
鼻腔ケア	326
非心原性肺水腫	225
非侵襲的陽圧換気療法	51, 240
非心臓手術のリスク	37
肥大型心筋症	17
ビタミンK	128
左側大腸癌	202
微熱	259
肥満症	159
病巣内消化性潰瘍	177
貧血	175
頻脈	129, 214, 232
頻脈性不整脈	247
フィブリン糊	365
フォーミュラ食	166
不穏行動	276
腹腔鏡下S状結腸切除術	400
腹腔鏡下胃全摘術	332
腹腔鏡下胆嚢摘出術	469
腹腔鏡下腹会陰式直腸切除術	413
腹腔鏡下幽門側胃切除術	267
腹腔内出血	499
腹腔内膿瘍	336
複雑性腸閉塞症	393
腹水	218
腹水貯留	358
腹痛	267, 332, 350, 371, 438, 459
腹部交感神経	424
不整脈	11, 28, 243, 245
プッシング・プリング訓練	315
吻合部器質的狭窄	345
吻合部狭窄症	343, 485, 486
吻合部浮腫	345
閉塞性黄疸	81, 84, 454
閉塞性大腸炎	198
ヘパリン	125
弁膜症	19
縫合不全	261, 287, 291, 311, 329, 334, 336, 371, 379, 383, 384, 426, 456, 460
発作性閉塞性肺疾患	53

【ま】

麻酔 49
麻痺性腸閉塞 272
慢性B型肝炎 438
慢性腎臓病 95
慢性心不全 12
慢性腎不全 95
慢性閉塞性肺疾患 43
右側大腸癌 201
ミノサイクリン 365
無気肺 164, 234
無胆石性胆嚢炎 372
迷走神経反射 248
メタ解析 389
免疫賦活経腸栄養剤 172
門脈血栓症 427

【や】

幽門側胃切除術 331, 342
幽門輪温存膵頭十二指腸切除術 478, 489
輸液 219
輸血 456
癒着性腸閉塞 273
輸入脚 345
予防的胆嚢摘出術 377

【ら】

離断型胆汁漏 439
リピオドール 306
リンパ管紮術 365
リンパ漏 361
労作性呼吸困難 63

【A・B】

ACE阻害薬 14
acute lung injury (ALI) 226, 228
acute respiratory distress syndrome (ARDS) 226, 228, 341
Adams-Stokes発作 34
adipocytokine 160
APACHE-Ⅱスコア 187, 189, 286
APACHE Ⅲ 231
ARB 14
ASA-PS (ASA physical status) 109, 389
bacterial translocation 206, 268, 450
biloma 444
BNP 231
Boari Flap法 409, 412

【C】

C型肝炎 69, 78
Cardiac Risk Index System (CRIS) 13, 30, 37
Cattel法 487
Charcotの3徴 93, 480
Child-Pugh分類 71, 72, 79, 487
chronic renal failure (CRF) 95
CKD 95
Clavien-Dingo分類 263, 266, 271, 312, 322, 434, 441
clean intermittent (self) catheterization (CIC) 422
Closed loop 275
COPD 43
CPAP (continuous positive airway pressure) 166, 240
CTCAE分類 263, 266, 357, 434

【D・E】

D-ダイマー 116
deep vein thrombosis (DVT) 111
delayed gastric emptying (DGE) 343
DIC 341
E-PASS 286
ED 419
EF (ejection fraction) 128
extravasation 217, 432, 501

【F・H】

fine crackles 63
Fisher比 83
Forrester分類 238
Framingham criteria 236
hard pancreas 496
Harris-Benedictの式 172
Hinchey分類 186
HPA axis 152
Hugh-Jones分類 47, 64

【I・J】

International Study Group of Liver Surgery (ISGLS) 82, 452, 460, 473
interventional radiotherapy (IVR) 181
invasive positive pressure ventilation (IPPV) 51
Japan Clinical Oncology Group (JCOG) 378

【L・M】

large bowel obstruction 198
liver damage 72, 80
Lown分類 34
Luschka管 477
magnetic resonance venography (MRV) 116
MMSE認知機能検査 286
MRSA肺炎 325

【N・O】

NEECHAMスコア 286
Nohria臨床型分類 238
non-invasive positive pressure ventilation (NPPV) 51, 240
NYHA (New York Heart Association)分類 13
Obesity Surgery Mortality Risk Score 161
OK-432 365

【P】

peak expiratory flow (PEF) 59
percutaneous transluminal coronary angioplasty (PTCA) 42
Petersen's defect 274
POSSUM (Physiological and Operative Severity Score for the enUmeration of Mortality and morbidity score) 183, 190
prognostic nutritional index (PNI) 169, 170
Psoas hitch法 409, 412
PT-INR 83, 121
pulmonary embolism; PE 111

【R】

randomized controlled trial (RCT) ランダム化比較試験 378
Respiratory failure risk index 46
Reynoldsの5_ 93
Rockall score 178
Roux-en Y stasis症候群 344, 345
Roux-en Y再建 335

【S】

S状結腸癌 60, 117, 249, 382
S状結腸切除術 382
self expandable metalic stent (SEMS) 204
sentinel bleeding 500
SOFAスコア 187
soft pancreas 496
surgical site infection (SSI) 212, 260, 456
Strasberg分類 473
surgical diabetes 140, 141
Swan-Ganzカテーテルの適応 239
systemic inflammatory response syndrome (SIRS) 292, 389, 497

【T・V・W・数字】

total parenteral nutrition (TPN) 368
transcatheter arterial embolization (TAE) 502, 506
transient responder 215
ventilator-associated pneumonia; VAP 320
video fluorography (VF)検査 314
Whipple法 487
50-50 criteria 455

消化器外科周術期合併症の minimal requirements
重症度の階層化とその対策

2015年12月20日　第1版第1刷発行
2021年 6月10日　　　　第5刷発行

- ■ 監　修　北野正剛　きたの　せいごう
- ■ 編　集　白石憲男　しらいし　のりお
- 　　　　　上田貴威　うえだ　よしたけ
- ■ 発行者　三澤　岳
- ■ 発行所　株式会社メジカルビュー社
　　　　　〒162-0845　東京都新宿区市谷本村町2-30
　　　　　電話　03（5228）2050（代表）
　　　　　ホームページ　https://www.medicalview.co.jp

　　　　　営業部　FAX 03（5228）2059
　　　　　　　　　E－mail　eigyo@medicalview.co.jp

　　　　　編集部　FAX 03（5228）2062
　　　　　　　　　E－mail　ed@medicalview.co.jp

- ■ 印刷所　シナノ印刷株式会社

ISBN978-4-7583-1520-3　C3047

©MEDICAL VIEW, 2015.　Printed in Japan

・本書に掲載された著作物の複写・複製・転載・翻訳・データベースへの取り込みおよび送信（送信可能化権を含む）・上映・譲渡に関する許諾権は，(株)メジカルビュー社が保有しています．

JCOPY〈出版者著作権管理機構　委託出版物〉
本書の無断複製は著作権法上での例外を除き禁じられています．複製される場合は，そのつど事前に，出版者著作権管理機構（電話 03-5244-5088, FAX 03-5244-5089, e-mail：info@jcopy.or.jp）の許諾を得てください．

・本書をコピー，スキャン，デジタルデータ化するなどの複製を無許諾で行う行為は，著作権法上での限られた例外（「私的使用のための複製」など）を除き禁じられています．大学，病院，企業などにおいて，研究活動，診察を含み業務上使用する目的で上記の行為を行うことは私的使用には該当せず違法です．また私的使用のためであっても，代行業者等の第三者に依頼して上記の行為を行うことは違法となります．